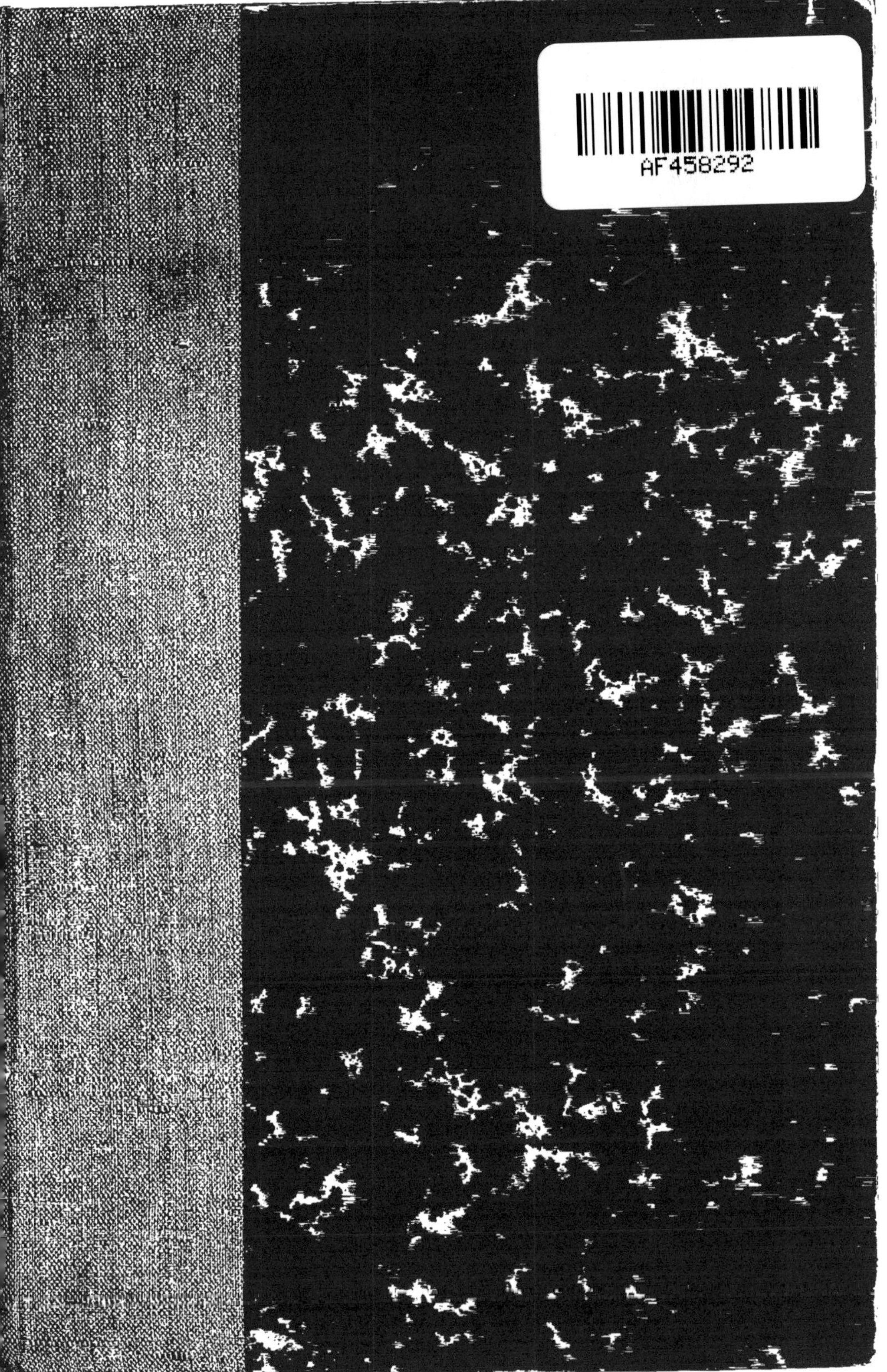
AF458292

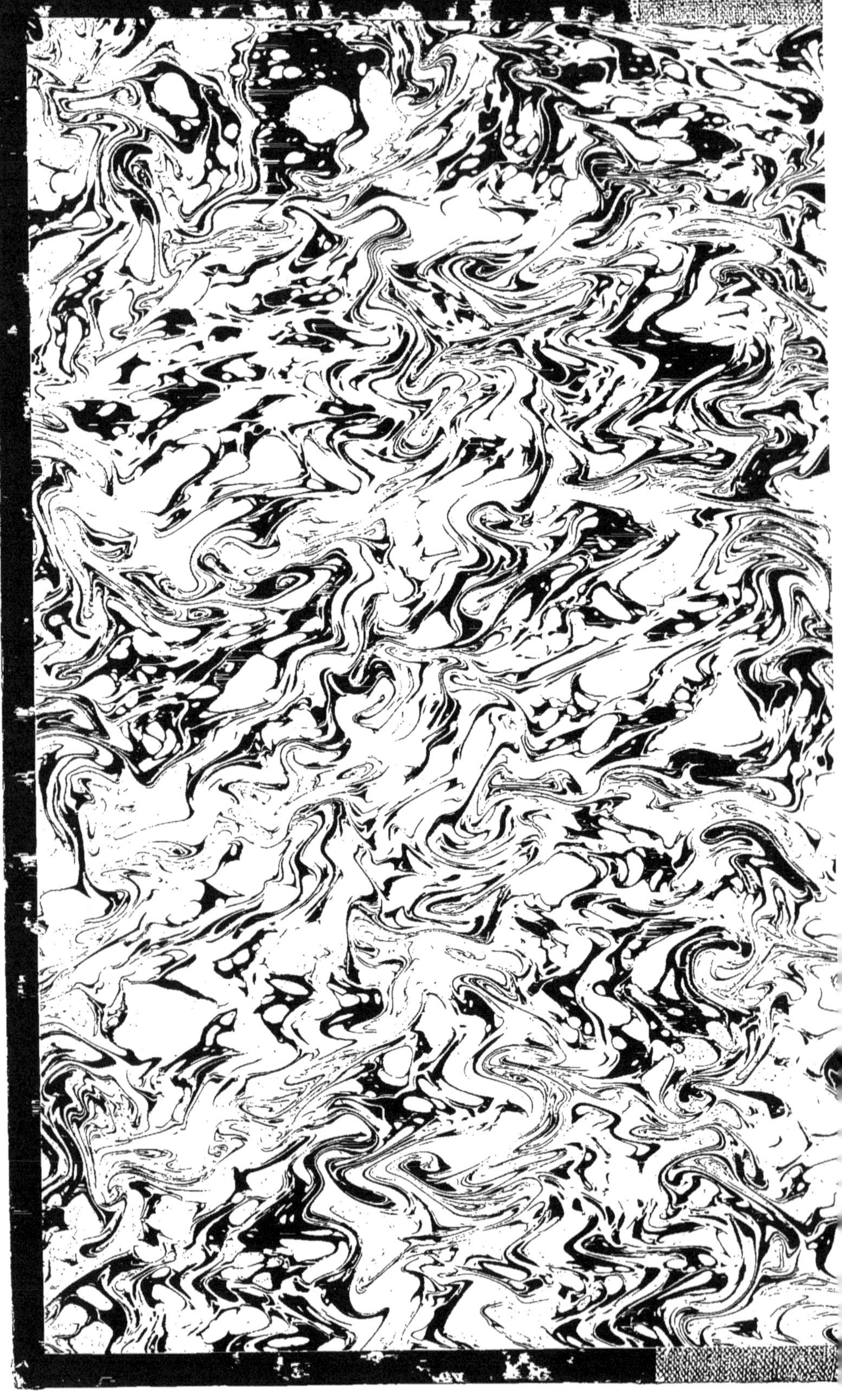

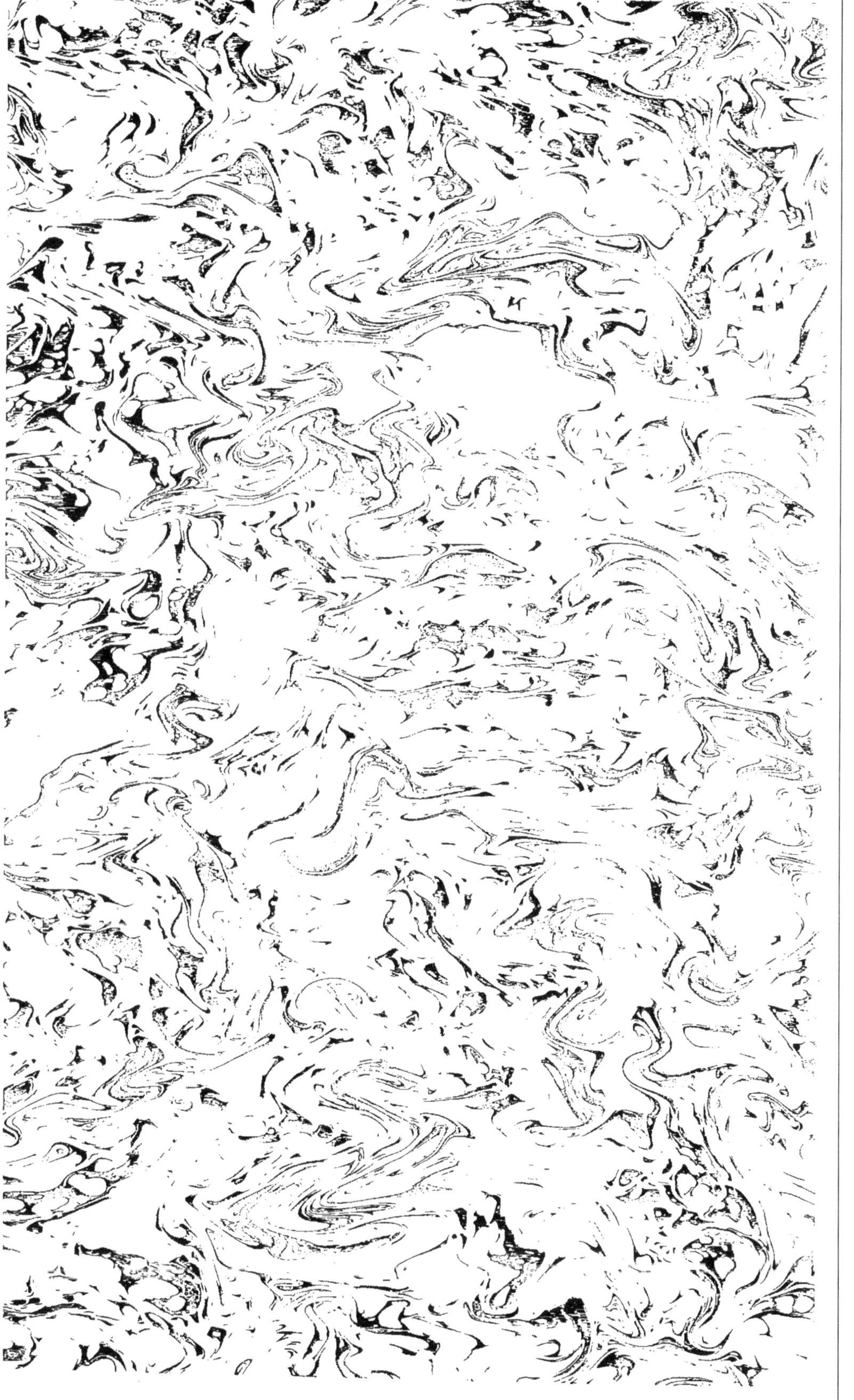

TRAITÉ PRATIQUE
D'HISTOLOGIE PATHOLOGIQUE

IMPRIMERIE LEMALE ET Cie, HAVRE

TRAITÉ PRATIQUE

D'HISTOLOGIE PATHOLOGIQUE

PAR

Oscar ISRAEL

PREMIER ASSISTANT A L'INSTITUT PATHOLOGIQUE
PRIVAT DOCENT A L'UNIVERSITÉ DE BERLIN

Traduit par D. CRITZMAN, interne des hôpitaux.

ANNOTÉ ET AUGMENTÉ D'UN ATLAS DE SEPT PLANCHES EN COULEURS

Par le Dr Maurice LETULLE

Professeur agrégé à la Faculté de Paris
Médecin des hôpitaux

135 FIGURES DANS LE TEXTE

PARIS

G. STEINHEIL, ÉDITEUR

2, RUE CASIMIR-DELAVIGNE, 2

1891

TABLE DES MATIÈRES

TROISIÈME PARTIE

Examen histologique des modifications les plus importantes des systèmes et des organes.

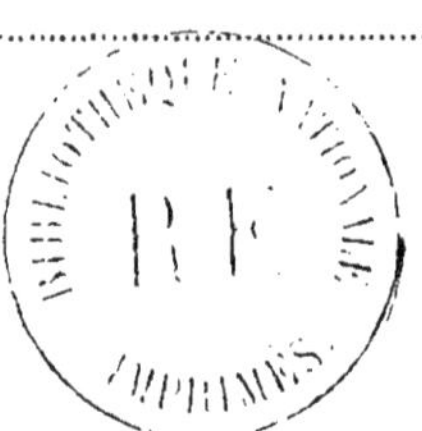

PRÉFACE

En France, les traités et les précis d'anatomie pathologique sont purement descriptifs et manquent, pour la plupart, d'une technique histologique appropriée à l'étude de chaque lésion. Ils obligent ainsi l'étudiant de remonter aux sources et aux monographies spéciales. Habituellement on se contente des procédés employés en histologie normale.

Or, ces derniers sont essentiellement des méthodes lentes de conservation qui impriment à l'aspect des lésions des modifications souvent notables.

On n'a cependant pas oublié les résultats remarquables que donnèrent entre les mains de Robin, de Virchow, les anciennes méthodes d'examen extemporané (coupes de pièces fraîches avec réactions histo-chimiques et colorantes sous le microscope).

Ce sont précisément ces méthodes que M. Israël s'efforce de remettre en honneur, et le livre que nous présentons au lecteur est spécialement consacré à leur description.

Cette technique a l'avantage d'être rapide ; elle surprend les lésions dans leur aspect réel. Aussi permet-elle un diagnostic immédiat également utile à l'étudiant et à l'anatomo-pathologiste.

Nous avons cru bon d'ajouter, dans le courant de l'ouvrage, quelques procédés techniques qui nous paraissaient nécessaires pour l'étude des détails de certaines lésions.

Enfin, en terminant, nous avons opposé, dans un court atlas annexe, aux lésions remarquablement figurées d'après les méthodes rapides de M. Israël une série de coupes fixées et colorées par les méthodes de conservation usuelles.

Dr MAURICE LETULLE. DANIEL CRITZMAN.

Paris, le 31 octobre 1890.

TRAITÉ PRATIQUE

D'HISTOLOGIE PATHOLOGIQUE

PREMIÈRE PARTIE

TECHNIQUE

En anatomie pathologique, l'œil qui a beaucoup vu est encore le *meilleur* des instruments. Il est inutile de signaler ce fait que, quelle que soit l'éducation de la vue, on doit toujours tenir compte des différences individuelles. C'est précisément à cause de ces différences qu'on a eu recours à des instruments d'optique.

A l'aide de la *loupe* (1), l'observateur découvre certains détails de structure qui amplifient déjà, sans la changer, l'impression obtenue à l'œil nu.

Il faut qu'on sache bien qu'en employant le microscope, on ne fait que continuer les investigations commencées à l'œil nu.

En résumé, pour pratiquer un bon examen anatomo-pathologique on doit toujours passer par les termes suivants : l'œil nu, la loupe et les différents grossissements du microscope composé.

Il est bien entendu que les recherches anatomo-pathologiques supposent une connaissance préalable suffisante de la structure normale des tissus.

Nous n'avons pas à entrer dans la description détaillée de la technique microscopique proprement dite puisque tous les livres d'histologie normale le font avec méthode.

Nous nous contenterons de rappeler quelques principes trop souvent négligés, malgré leur importance.

(1) Dont on devrait faire un incessant usage.

Tout d'abord, nous insistons sur l'intérêt qu'il y a à employer le miroir plan avec les faibles grossissements et le miroir concave avec de forts grossissements (1). Il faut tenir également compte, dans certaines circonstances, de l'éclairage oblique obtenu par l'inclinaison latérale du miroir, lorsqu'il s'agit par exemple de mettre en évidence tels ou tels détails d'histologie fine. Cette technique perd son importance lorsqu'il s'agit de coupes colorées et incluses.

L'emploi de diaphragmes métalliques est également utile lorsqu'il s'agit d'assurer l'éclairage de la coupe.

Tout ce qui précède a surtout de l'importance quand on se sert de forts grossissements et qu'il s'agit d'obtenir des images bien nettes.

Avec des coupes colorées, il est plus avantageux de supprimer les diaphragmes et d'utiliser tout le cône lumineux.

L'emploi de la vis micrométrique, facultatif alors qu'il s'agit de coupes colorées, est indispensable pour l'examen des pièces fraîches.

Il ne faut pas oublier que dans les coupes, les éléments anatomiques se trouvent à des niveaux différents. Pour mettre au point, avec de faibles grossissements, il suffit d'imprimer au tube des mouvements de rotation dans sa gaine cylindrique, lorsqu'il n'y a pas de crémaillère (2).

La loupe, qu'on ne doit employer qu'avec l'éclairage direct, ne peut fournir que des images en surface ; le microscope composé qui donne des grossissements plus ou moins forts utilise exclusivement la lumière réfléchie. Telle est la raison pour laquelle il faut employer des coupes extrêmement fines, d'autant plus fines qu'il s'agira de plus forts grossissements.

Il importe au plus haut point à l'anatomo-pathologiste d'éviter, autant que possible, de troubler les rapports réciproques des éléments et des tissus ; il complétera ainsi les résultats fournis par l'examen macroscopique. Les coupes remplissent cette première indication.

Pour mettre en évidence certaines particularités des tissus qu'on examine, il faut avoir recours à différents procédés chimiques qui dévoilent tels ou tels détails précis sans en modifier les conditions optiques.

(1) Le rôle et l'emploi des objectifs à immersion à l'huile et de l'éclairage Abbe seront indiqués au chapitre où l'on traitera de la coloration des microbes.

(2) Pratiquement, la vue d'ensemble d'une coupe peut être donnée par l'examen, à la lumière réfléchie à l'aide de faibles objectifs qu'on emploie, sans oculaire, à la façon d'une loupe. (Les mêmes résultats sont obtenus par l'emploi de l'oculaire I et de l'objectif OO ou O.)

La technique s'occupe également du choix de ces réactifs chimiques.

Ce n'est qu'en se conformant à un grand nombre de points de détail que l'on parvient à préciser le siège anatomique des éléments et les caractères généraux des tissus auxquels ils appartiennent ; à cette condition, on arrive, avec l'expérience, au *diagnostic anatomique* le plus complet.

Avec la lumière réfléchie, la coupe se laisse traverser par une partie des rayons lumineux et absorbe le reste ; l'image n'est constituée que par les rayons qui ont traversé la coupe. Les rayons qui passent subissent, pendant leur trajet, une réfraction qui varie suivant l'épaisseur des couches qui constituent la coupe ; c'est à l'œil de saisir les détails de cette réfraction. Les objets paraissent colorés ou non suivant leur composition. C'est ainsi que des substances qui laissent passer tous les rayons de la lumière blanche paraissent incolores, tandis que celles qui ne se laissent traverser que par une partie de rayons du spectre, présentent la coloration de ces rayons. Les éléments qui absorbent toute la lumière paraissent noirs. Il en est de même pour les éléments qui réfléchissent les rayons lumineux.

Les images produites par la lumière réfléchie sont d'une interprétation d'autant plus difficile que la surface de coupe est moins régulière. La réflexion de la lumière qui se produit à la face inférieure de la coupe fait paraître cette coupe plus foncée que celle qui se produit à la face supérieure de la même coupe et trouble la réfraction que devrait assurer la transparence réelle des éléments.

Le microscope, on le comprend sans peine, exagère les inégalités de surface des coupes.

Tous ces troubles qui dépendent, en somme, plus de la préparation que de la constitution des tissus peuvent être évités par une technique appropriée.

A. — *Des Réactifs et des véhicules liquides.*

La lamelle couvre-objet permet déjà d'éviter une partie des difficultés d'interprétation que crée la réflexion des rayons lumineux au niveau des deux surfaces de coupe. Toutefois, c'est en ajoutant à la coupe un liquide homogène qu'on rend égale la couche comprise entre la lame et la lamelle, et qu'on évite ainsi toutes les causes d'erreur dépendant de la lumière réfléchie.

Il faut toujours examiner la préparation microscopique dans une goutte de liquide (milieu liquide).

Cette goutte de liquide doit être assez grosse pour humecter exactement toute l'étendue de la lamelle ; car, lorsque la goutte n'est pas suffisante, elle tâche, en vertu de la capillarité, de s'étendre entre la lame et la lamelle et détruit ainsi les différences optiques présentées par les éléments.

Une goutte trop abondante doit également être évitée, parce qu'elle peut salir la préparation et empêcher l'emploi des réactifs.

On peut souvent utiliser comme liquide d'examen l'*eau pure* qui n'altère pas la structure des tissus et permet l'emploi des réactifs. Il ne faudrait cependant pas oublier que l'eau n'est pas toujours inoffensive, parce qu'elle peut altérer profondément, par suite des processus de diffusion, les fins détails de structure et certaines formes cellulaires.

Lorsqu'il s'agit d'examiner des parties aussi sensibles, on emploie de préférence un liquide *indifférent*.

Nombre de liquides ont été utilisés comme liquides indifférents : les liquides organiques naturels, sérum sanguin, humeur aqueuse, suc de fruit, les épanchements séreux, le sérum iodé artificiel, etc. Tous ces liquides sont d'une conservation difficile et on a recours aujourd'hui à la *solution saline physiologique* (sel marin à $0^{gr},75$ pour cent).

Grâce à ce liquide, on peut conserver leur forme naturelle à des éléments aussi sensibles que les cellules cartilagineuses ou les globules blancs du sang, et les globules rouges du sang y conservent leur coloration.

Il est souvent utile d'étudier la richesse vasculaire d'un tissu, ainsi que la réplétion des capillaires sanguins. Si l'on mettait sur la préparation une goutte d'eau, la matière colorante des globules sanguins se dissoudrait et l'on ne verrait plus trace des vaisseaux ténus : dans ce cas, l'emploi de la solution saline est d'une grande utilité. Cette solution, qui s'altère rapidement sous l'action des microbes saprophytes, est un des réactifs les plus indispensables à l'histologiste.

Les autres réactifs nécessaires sont l'acide acétique, la lessive de soude ou de potasse, la solution iodée, l'acide chlorhydrique et l'acide sulfurique concentré.

L'*acide acétique* n'est employé qu'en solution très étendue (2 à 3 0/0). Avec les préparations traitées par la solution saline, l'acide acétique détermine des précipités insolubles ; on ne peut donc s'en servir dans ce cas. L'acide acétique est doué de la propriété de dissoudre tous les albuminoïdes à l'exception de la substance nucléaire (*nucléine*). Il précipite la *mucine* qui ne se redissout pas dans un excès d'acide. Il ne faut pas croire que l'acide acétique dissolve réellement les albuminoïdes, il les gonfle simplement au point que ces substances perdent toute propriété optique.

On dépose sur le bord de la lamelle une goutte d'acide acétique, en soulevant avec soin à l'aide d'une aiguille cette lamelle jusqu'à ce que le liquide pénètre totalement la préparation. On doit éviter de pencher la préparation. L'action de l'acide sur les éléments isolés et sur les tissus finement dissociés est presque instantanée. Sur une coupe un peu plus épaisse il faut suivre du regard l'action plus lente du réactif. La coupe devient transparente sur ses bords pendant que les parties plus centrales ont encore leur aspect primitif ; et la réaction n'est terminée que quand les parties centrales se trouvent éclaircies. On doit attendre que la réaction soit complète, parce que des particules peuvent se présenter au microscope non dissoutes et l'on doit se demander alors s'il s'agit de parties non encore atteintes par l'acide ou de substances d'une nature chimique différente.

Dans les régions riches en tissu conjonctif, le gonflement des substances albuminoïdes modifie profondément les rapports des éléments constitutifs.

Dans les membranes conjonctives ténues on peut éviter jusqu'à un certain point de tels inconvénients : après avoir ajouté quelques gouttes sur les bords de la membrane étalée sur la lame, il suffit de laisser dessécher ces bords, puis d'ajouter encore quelques gouttes sur la membrane. On termine en couvrant la pièce d'une lamelle moins large que la préparation.

La *lessive de soude ou de potasse* s'emploie également en large dilution (1 à 2 0/0). Tandis que les solutions concentrées de 20 à 33 0/0 conservent longtemps les éléments cellulaires, les solutions diluées détruisent rapidement les parties constitutives des tissus organiques. Il n'y a que les *corps gras* (y compris la myéline), *le pigment*, les *substances élastiques*, les *micro-organismes* qui résistent à la lessive alcaline.

Alors que les grosses gouttelettes de graisse sont facilement reconnaissables même sans aucun réactif, les petites gouttelettes graisseuses ressemblent à s'y méprendre à des microcoques ou à des granulations pigmentaires.

Les microcoques se reconnaissent à leur identité de forme et de dimensions, lorsqu'ils ne sont pas réunis en amas zoogléiques. Les granulations graisseuses sont plus brillantes, ont un contour plus foncé et se fusionnent facilement en gouttelettes plus grosses (1).

La ressemblance entre les petites granulations graisseuses et le pigment est plus frappante à la lumière transmise. Les granulations graisseuses n'apparaissent souvent que comme un pointillé noir. Un caractère distinctif réside dans ce fait que la lumière directe, le miroir du microscope étant couvert, permet de reconnaître encore les granulations graisseuses dont le reflet brillant tranche sur le fond noir de la préparation, alors que les granulations pigmentaires demeurent invisibles.

Souvent les débutants sont tentés de prendre du pigment jaunâtre pour de la graisse, d'autant plus qu'à l'œil nu ce pigment ressemble assez à de la graisse jaune. Or, il faut noter que la graisse, par elle-même incolore, ne paraît jaune en amas que parce que les vésicules qui la constituent réfléchissent différemment la lumière. En outre, on voit quelquefois à l'intérieur des gouttelettes graisseuses, des cristaux en aiguille, production cadavérique qui disparaît lorsqu'on chauffe la préparation à une température égale à celle du corps humain. C'est de cette manière qu'on peut différencier les éléments graisseux des fibres élastiques qui, elles aussi, résistent à la lessive de soude et présentent souvent des propriétés optiques analogues.

La *solution iodée* (*solution de Lugol*) sert surtout comme colorant, grâce à sa pénétration facile des éléments organiques (2). Elle donne une réaction colorante pour la dégénérescence amyloïde analogue à celle de la matière amylacée.

L'emploi de ce réactif en solution très étendue est surtout indiqué lorsqu'il s'agit de durcir certains éléments cellulaires très friables. Dans ce but, il ne faut verser qu'une minime quantité de liquide, de façon à ne pas avoir de surcoloration (corpuscules du pus, cellules sarcomateuses, etc.).

Lorsqu'il s'agit d'une coupe, il faut éviter de faire pénétrer le réactif par le bord de la lamelle ; on doit verser directement sur la coupe ;

(1) Les schizomycètes sphériques se distinguent des granulations graisseuses de mêmes dimensions par leur grande affinité pour le plus grand nombre des matières colorantes solubles. La graisse ne se colore pas sans un traitement préalable. La solution diluée d'iode détermine déjà une coloration assez nette des micro-organismes, la graisse n'a de prédilection que pour l'acide osmique et l'orcanète.

(2) Solution : Iode pur, 1 gr. ; iodure de potassium, 2 gr. ; eau distillée, 300 gr.

la précipitation des albuminoïdes par l'iode entrave la pénétration du réactif.

L'*acide chlorhydrique* est employé pour reconnaître les sels calcaires. Ces sels se déposent sous forme de granulations plus ou moins grosses dans les tissus, ou bien infiltrent uniformément le tissu osseux.

Les sels calcaires se dissolvent dans l'acide, notamment le carbonate et le phosphate de chaux, sans donner lieu à aucun dégagement gazeux (voy. p. 17).

L'*acide sulfurique concentré* s'emploie avec la solution iodée pour la réaction de la matière amyloïde, pour la dissolution des pigments d'origine sanguine et pour déceler la présence de la cholestérine, etc.

L'action isolée de chaque réactif sera examinée ultérieurement. Seulement, il sera dit, une fois pour toutes, que l'action doit être complète. Habituellement il suffit de soulever la lamelle à l'aide de l'aiguille à dissociation et de la remuer aussi longtemps qu'il faut pour imbiber complètement la pièce. On doit éviter de faire passer un rapide courant de réactif à travers la préparation à l'aide du papier buvard : seuls certains éléments seraient atteints; et cela, qu'il s'agisse d'une coupe aussi bien que d'une dissociation.

B. — *Méthodes de préparations microscopiques.*

L'examen des liquides n'a souvent besoin d'aucune préparation : du moment où ils ne sont pas trop troubles, on peut les étudier à l'aide d'un fort grossissement. Lorsqu'ils contiennent un trop grand nombre d'éléments figurés on doit les diluer soit avec de l'eau, soit avec un liquide indifférent.

S'agit-il d'examiner des surfaces de membranes, comme les kystes par exemple, dont le revêtement épithélial est fort important pour la classification ? Ou bien encore d'un tissu mou mais richement cellulaire, le carcinome par exemple ? Il suffit alors de passer le tranchant d'un scalpel sur la surface d'une section fraîche et de porter une petite quantité de la substance raclée, sur une lame, afin de l'examiner dans un liquide quelconque.

L'élève devra cependant s'habituer à ne pas faire cette manœuvre au hasard, mais bien à se régler sur l'aspect macroscopique du tissu.

Cette précaution est d'autant plus nécessaire lorsqu'il s'agit d'un tissu dissocié, qu'il est important de bien connaître la région d'où provient la préparation. Souvent en effet on trouve réunies dans une région très étroite des parties bien différentes, non seulement au point de vue anatomique, mais aussi au point de vue physiologique. Si on laissait au hasard le choix des parties à dissocier, on risquerait d'arriver à des conclusions erronées. On emploie pour la dissociation des aiguilles d'acier, plus spécialement des aiguilles à coudre qu'on place dans des manches appropriés. L'emploi de ces dernières est d'autant plus avantageux qu'elles peuvent être très facilement remplacées.

Il est bon de parler ici de la dissociation des coupes *par le pinceau,* qui a pour but de chasser de leurs loges les cellules peu adhérentes. Ce procédé de technique est bon surtout pour les organes glandulaires, les tumeurs malignes (cancer, etc.). Il est rare de trouver un stroma assez peu résistant pour exiger un durcissement préalable de la pièce par l'alcool ou le liquide de Müller. Toutefois les manipulations doivent être faites prudemment. La coupe doit être placée sur la lame dans une quantité de liquide assez considérable ; puis, à l'aide d'un pinceau fin, coupé en biseau, on frappe perpendiculairement la coupe ; on doit éviter de balayer la coupe avec le pinceau. Ce procédé exige souvent une grande patience : il faut qu'on puisse juger à l'œil que le but est atteint : le trouble de plus en plus grand qui se produit dans le liquide et la transparence progressive de la coupe indiquent que la préparation est en bonne voie. On enlève enfin le liquide à l'aide du papier buvard, on ajoute un nouveau liquide et l'on continue l'opération jusqu'à ce qu'elle soit suffisante.

S'il s'agit préalablement d'une pièce durcie, on peut agiter la coupe dans un petit cristallisoir à demi rempli d'eau ; cette méthode s'applique aussi aux pièces fraîches quand on n'est pas parvenu à obtenir une coupe suffisante.

L'isolement des éléments constitutifs d'un tissu par les agents chimiques est moins fréquemment employé en anatomie pathologique qu'en histologie normale. Pour dissoudre la substance connective des épithéliums on emploie *l'alcool au tiers* de Ranvier, *l'acide chlorhydrique* pour les tubes glandulaires et *la lessive de soude ou de potasse* pour les fibres musculaires lisses. Les fragments macérés dans l'alcool au tiers peuvent être dissociés simplement dans la glycérine ; il n'en est plus de même pour ceux traités par l'acide chlorhydrique. Ces parties ne peuvent être dissociées qu'après un séjour préalable de dix ou douze heures dans de l'eau distillée. Les parties qui ont séjourné dans les alcalis concentrés sont peu altérées au point de vue optique ; pour les examiner, on peut donc les dissocier dans une goutte du même liquide ; l'emploi d'un autre liquide, en effet, et notamment de l'eau, détruit les éléments anatomiques en diluant la lessive alcaline contenue dans la préparation.

Pour faire des *coupes* sur des pièces fraîches, on se sert tout d'abord des *ciseaux fins* légèrement incurvés ou du *rasoir*.

Le rasoir sera tenu perpendiculairement à l'objet qu'on veut couper, sa face supérieure doit être suffisamment arrosée pour ne pas déchirer les coupes minces qui glissent lorsque le tranchant est mouillé. Lorsqu'on coupe il faut éviter toute pression ; pour cela on n'a qu'à faire glisser le rasoir d'une extrémité à l'autre de la pièce fixée, de telle sorte que le mouvement se passe surtout dans l'épaule. Lorsque les objets sont trop petits pour être tenus à la main, on peut les inclure dans un fragment de foie, si la structure des parties n'est pas trop délicate pour être lésée par cette inclusion. On choisit un foie atteint de dégénérescence amyloïde profonde, on le coupe en petits cubes de deux à trois centimètres de côté et on le durcit dans de l'alcool fort. On fait une fente dans ce fragment de foie, on y insinue une petite portion du tissu qu'on veut examiner et l'on coupe ensuite de minces tranches du foie et de l'objet inclus. Malgré la grande finesse de coupe qu'on obtient par cette méthode, son emploi est très limité, surtout lorsqu'il s'agit de tissus sensibles à une certaine pression.

Des membranes très minces, la rétine par exemple, donnent avec cette méthode, appliquée avec adresse et prudence, de bonnes coupes transversales. La méthode doit d'ailleurs être appliquée suivant les circonstances avec certaines modifications, soit de l'objet qu'on veut couper, soit du rasoir qu'on emploie. Le choix de ce dernier est encore assez difficile ; les bons rasoirs ne sont pas toujours coûteux, et les coûteux ne sont pas toujours bons, surtout lorsqu'il s'agit de coupes microscopiques (1).

Les rasoirs dont les deux faces sont excavées ont un tranchant excellent et doivent être employés de préférence. D'aucuns préfèrent

(1) On peut se demander si au lieu d'acheter un rasoir spécial il ne vaut pas mieux avoir, pour le même prix, une douzaine de rasoirs anglais dans le nombre desquels on peut trouver deux ou trois lames excellentes.

les lames dont la face inférieure est plane et la face supérieure concave.

Il est inutile de rappeler que la lame doit être toujours parfaitement aiguisée. Il vaut mieux repasser soi-même son rasoir ; le choix d'un cuir à repasser a une grande importance (1) ; toute la tranche du rasoir doit être promenée sur le cuir, et l'on ne doit pas oublier de faire marcher la lame dans les deux sens.

Entre des mains plus exercées, le *rasoir à double lame* est un bon instrument, surtout pour les coupes d'ensemble extemporanées que l'on veut obtenir sans trop abîmer la pièce. Il n'en est pas moins vrai que le rasoir ordinaire offre l'avantage de porter sur un point accessible à la vue, tandis que le couteau à double lame pénètre forcément au hasard. Le bon rasoir double lame doit présenter un écart d'un dizième de millimètre (100 μ) des deux lames sans emploi de la vis.

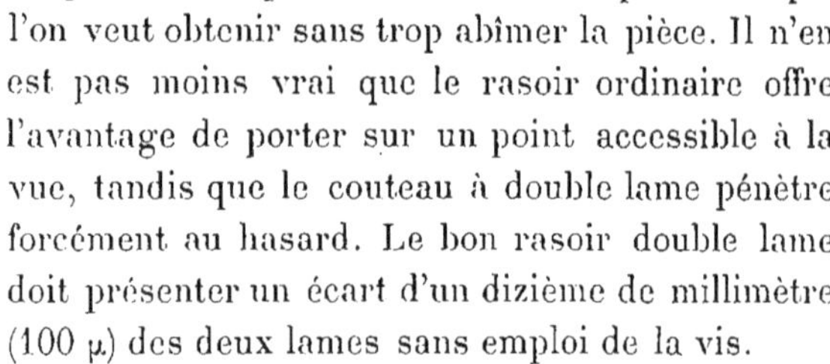

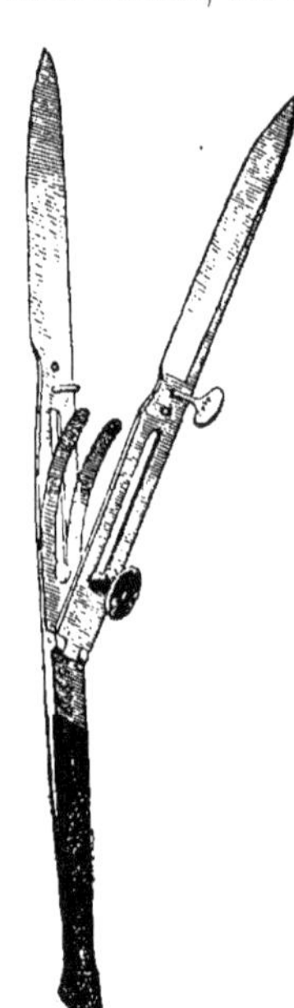

Fig. 1. — *Couteau à double lame.* — La vis mobile glisse dans la rainure. La vis supérieure n'est que rarement employée afin de rendre parallèles les deux lames.

La vis inférieure suffit pour diminuer l'écart ; la vis supérieure n'est que rarement employée.

Avant de couper, on place les deux lames aussi parallèlement que possible ; puis on plonge le couteau dans l'eau.

Les lames seront d'autant plus rapprochées que le tissu à couper sera plus dur, et, par contre, elles seront d'autant plus écartées que la pièce sera plus molle.

On doit traverser l'organe doucement, sans effort, puis, avant de revenir à la surface incliner le couteau latéralement (pour détacher la coupe qui adhère encore aux parties profondes). Lorsqu'on agit sur de petits fragments, il faut avoir soin de ne pas serrer les doigts qui tiennent la pièce, car autrement on risque de diminuer l'écart des deux lames. Souvent aussi, au moment de retirer les lames on pourrait, en desserrant les doigts, ne pas amener la coupe entre les lames du rasoir.

Pour ne pas déchirer les coupes, le rasoir ainsi que le couteau à

(1) L'auteur recommande les cuirs fabriqués par Zimmer ou Goldschmit ; il préfère par-dessus tout les lanières de cuir des barbiers.

double lame doivent toujours être humectés. Les lames se couvrent aisément d'une mince couche de graisse ; aussi doit-on avoir soin de les laver fréquemment à l'alcool.

Les coupes sont poussées aussitôt sur le porte-objet à l'aide d'une aiguille et baignées dans une goutte de liquide indifférent.

Lorsque l'on veut voir dans une coupe les capillaires sanguins il est utile d'employer une goutte d'eau salée.

Il est mauvais d'accumuler dans un cristallisoir plusieurs coupes, car on risque de perdre l'orientation de chacune d'elles.

Tous les instruments employés doivent être maintenus extrêmement propres.

Des microtomes. — Tandis que le rasoir demande une certaine habileté manuelle, moindre pour le couteau à double lame, le

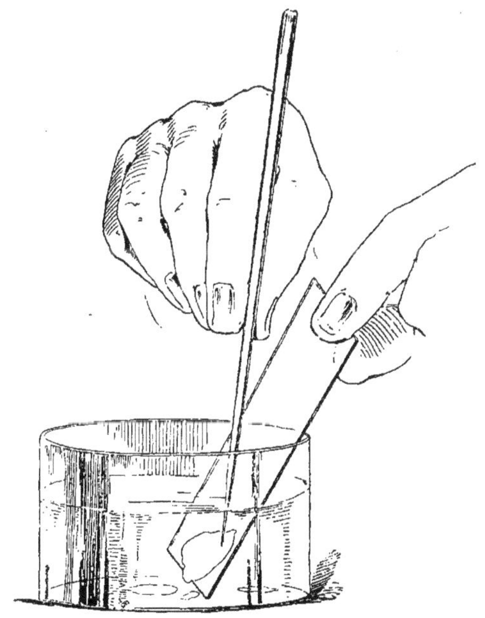

Fig. 2. — *Transport direct de la coupe sur la lame sans l'aide d'une spatule.*

microtome n'en réclame aucune, comme le démontrerait au besoin son usage de plus en plus répandu. Si, grâce à ce dernier instrument on a pu réaliser la perfection des coupes en séries, il est néanmoins hors de doute qu'il est loin de favoriser l'ingéniosité des histologistes.

Dans l'emploi du microtome la condition la plus nécessaire est la bonne orientation des coupes. Le rasoir coupe où et comme l'on veut, tandis que le microtome coupe invariablement tout ce qui se présente. Pour les pièces fraîches on ne peut se servir que du *microtome à congélation*. On prend un fragment de deux millimètres d'épaisseur et on le fixe sur le porte-objet à l'aide d'un jet d'éther (1) et le tissu devient assez résistant pour qu'on y puisse pratiquer des coupes. On passe le rasoir maintenu sur un chariot qui glisse sur une lame de verre et l'on enlève la coupe avec la pulpe du doigt qui la décongèle aussitôt, puis on la met dans l'eau.

Les bulles d'air quelquefois innombrables qui se dégagent pendant la décongélation adhèrent tellement aux coupes qu'elles peuvent rendre l'examen impossible pendant plusieurs heures. On peut éviter cet inconvénient en employant l'eau bouillie refroidie.

Lorsque les coupes sont très fines il vaut mieux éviter de se servir de la spatule et prendre la coupe directement sur la lame en employant une fine baguette de verre étiré.

Le microtome à congélation peut aussi s'employer (2) pour les tissus durcis dans le liquide de Müller. Quant aux pièces durcies à l'alcool, elles doivent passer au préalable quelque temps dans l'eau : une demi-heure suffit pour une tranche de deux millimètres d'épaisseur.

La description des autres microtomes est faite dans les livres d'histologie. Il n'y a pas de conseils spéciaux à donner pour le choix qu'en doit faire l'anatomo-pathologiste.

C. — *Méthodes de durcissement et de fixation.*

Les méthodes de durcissement ont pour but d'une part de conserver les pièces qui ne peuvent être examinées d'une manière

(1) Ou de chlorure de méthyle.

(2) Le microtome à congélation nous arrive d'Angleterre où il était employé longtemps avant de pénétrer en Allemagne. Le porte-objet et ses annexes peuvent parfaitement s'adapter au microtome à chariot de Yung (d'Heidelberg). L'instrument le plus simple et le moins coûteux est celui de Cathcart.

extemporanée, et d'autre part de rendre possible l'examen microscopique de pièces trop délicates et trop friables.

On choisit de préférence les méthodes qui conservent aux tissus pris vivants la disposition de leurs éléments constitutifs, et respectent particulièrement la structure des noyaux qui s'altèrent si vite après la mort.

Pour qu'une méthode de fixation soit bonne, il faut donc qu'elle empêche les altérations cadavériques des tissus, et qu'elle maintienne incluses les substances albuminoïdes en les rendant difficilement solubles, le tout sans modifier l'aspect microscopique des préparations.

L'agent le plus simple est *l'alcool absolu* qui précipite les matières albuminoïdes et enlève aux tissus la plus grande partie de leur eau : les matières albuminoïdes solubles se précipitent et perdent leur transparence en se transformant en granulations assez fortement réfringentes, aussi les éléments cellulaires et les liquides interstitiels, translucides avant l'opération, deviennent-ils moins transparents et granuleux, en proportion des matériaux albuminoïdes qu'ils contenaient.

La perte d'eau détermine dans les rapports des éléments des changements d'autant plus accusés que la proportion d'eau était inégalement répartie à l'intérieur des tissus. La rétraction et le recroquevillement des fragments sont la conséquence habituelle de la fixation par l'alcool.

La dilution de l'alcool par l'eau des pièces exige qu'on le remplace par un alcool plus fort. Une méthode qui consiste à faire passer d'abord la pièce par un alcool à 50°, 60° puis à le remplacer par un alcool de plus en plus fort jusqu'à l'alcool absolu, n'a que des inconvénients : à 60°, l'alcool dissout des matières albuminoïdes que respecte l'alcool absolu. Un grand désavantage, surtout pour les pièces pathologiques, consiste en ce que l'alcool absolu dissout peu à peu la graisse ; un court séjour dans le même liquide n'offre pas un pareil inconvénient.

Pour une bonne conservation dans l'alcool, il faut employer une grande quantité de liquide, proportionnelle au volume de la pièce. Les fragments ne doivent pas être trop gros ; le mieux est de ne pas dépasser quatre centimètres d'épaisseur. On les dépose soit dans un petit flacon bouché, soit dans un flacon plus grand, mais en ayant soin de remplir le fond du vase avec de l'ouate ou du papier buvard, de sorte que la pièce se trouve toujours nager dans le milieu le plus riche en alcool, l'eau gagnant le fond du récipient. Il est bien entendu que les fragments ont été coupés suivant la direction déterminée, qui a paru la plus utile pour l'examen microscopique.

Pour les pièces dans lesquelles il est utile d'étudier la présence et la distribution de la graisse, on doit employer le *liquide de Müller* (1). Son action s'exerce surtout sur les matières albuminoïdes qu'il précipite en les combinant avec l'acide chromique. Cette solution se modifie sous l'influence du temps, de la température et de la lumière. Aussi les différents réactifs et les diverses matières colorantes agissent-ils d'une manière variable sur les pièces qui ont passé par le liquide de Müller.

Ce liquide est indispensable pour les centres nerveux que l'alcool modifie trop profondément. Le séjour des pièces dans le Müller ne

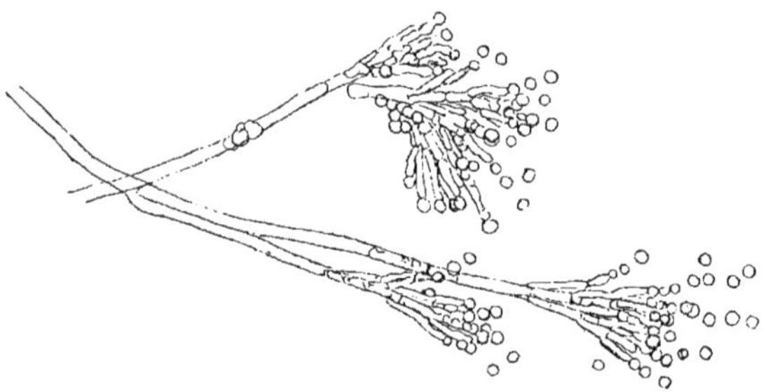

FIG. 3. — *Moisissure rencontrée dans le liquide de Müller (Penicillium glaucum).*

doit pas dépasser six à huit semaines de durée, à la température ordinaire d'une chambre (15°). Lorsqu'on veut agir plus rapidement on peut se servir de l'étuve aux environs de 35° à 40°, pendant huit à dix jours.

Le liquide de Müller doit être toujours employé en grande quantité et il ne faut pas oublier de le changer le lendemain de la première immersion; ultérieurement on ne doit changer le liquide que quand il est devenu trouble.

Le liquide de Müller offre un milieu de culture excellent aux différentes moisissures, surtout lorsqu'il se trouve mélangé à l'albumine dissoute, d'où le conseil de surveiller fréquemment le liquide et d'em-

(1) Liqueur de Müller :

Bichromate de potasse......	25	grammes.
Sulfate de soude..........	10	»
Eau (bouillie)............	1000	»

pêcher les pièces d'affleurer à la surface, car dans ce dernier cas, la pièce risque d'être envahie par une puissante végétation parasitaire.

A l'exception du cerveau et de la moelle épinière, peu d'organes acquièrent dans le Müller une consistance assez grande pour les coupes. Il faut compléter le durcissement par le passage dans l'alcool.

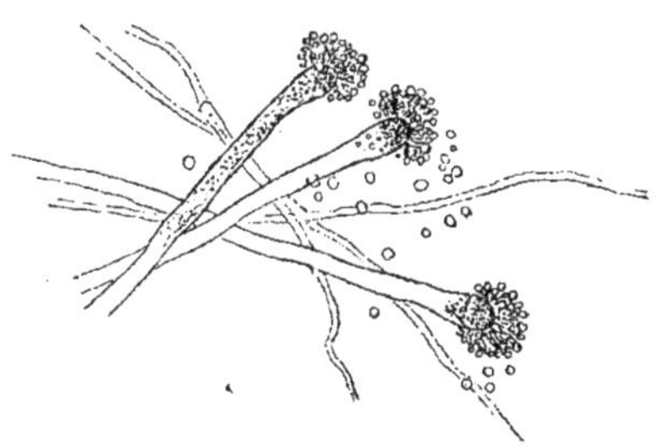

Fig. 4. — *Aspergillus glaucus.* Trouvé dans le liquide de Müller.

Dans ce but, on commence par laver la pièce dans l'eau courante pendant au moins une heure, ou pendant vingt-quatre heures dans l'eau stagnante. On porte ensuite la pièce dans un alcool renforcé de 60° à 90°. Tant que l'alcool se colore, il est utile d'ajouter une petite quantité d'acide sulfurique, 1 pour 1000 environ (1).

Pour quelques pièces, *l'ébullition* dans l'eau puis la conservation ultérieure dans l'alcool sont un procédé important, en vue de certaines recherches. En chauffant les pièces jusqu'à la coagulation de l'albumine, les tissus acquièrent une consistance qui se prête parfaitement à la mise en coupes. Ce procédé présente de grands avantages pour nombre des différentes albumines dissoutes et surtout pour les exsudats inflammatoires dont l'albumine s'échappe facilement par écoulement lorsqu'on coupe la pièce fraîche.

Les autres méthodes de durcissement ne parviennent guère à fixer les albumines dans les points qu'elles occupaient au moment de la mort. Par son action rapide, la coction les immobilise en les coa-

(1) Pour Stöhr, le meilleur procédé de durcissement est l'alcool progressivement renforcé. Voici la méthode : les objets fixés dans un des liquides conservateurs habituels, après avoir été lavés à l'eau, sont mis dans l'alcool à 70° où ils séjourneront de douze à vingt heures. Ce temps écoulé, on porte ces mêmes pièces dans l'alcool à 90° ; on les y laisse 24 à 48 heures ; elles peuvent d'ailleurs y séjourner aussi longtemps que possible en attendant l'examen. Il va sans dire que les pièces durcies par l'acide picrique ne doivent pas être lavées avant de subir la méthode que nous venons d'indiquer.

gulant sur place. Au microscope elles se présentent comme des couches minces, transparentes, finement granuleuses. Pour que la coction ait son effet il faut qu'elle soit rapide et de peu de durée. On utilise pour cela des fragments d'un à deux centimètres de côté ; on les plonge dans l'eau bouillante et on les y maintient une ou au maximum deux minutes. De cette façon les tissus ne sont pas notablement modifiés dans leur structure microscopique. La transformation en masses dures de la sérosité inflammatoire, du liquide de l'œdème, de l'urine albumineuse dans les reins brightiques par exemple, permet les coupes minces et facilite l'étude de la distribution régionale de ces lésions.

Cette manipulation doit être faite très prudemment, car une coction trop prolongée altère profondément les parties.

Décalcification. — Parmi les autres méthodes de conservation de moindre importance, une d'elles a pour but de décalcifier le tissu osseux ou les pièces pathologiques incrustées de matières calcaires. Plusieurs procédés sont en usage ; le meilleur est celui qui parvient à enlever les matières calcaires sans altérer les tissus.

Nous recommandons tout spécialement la solution d'acide chlorhydrique à 3 0/0, qu'on ne doit employer qu'après durcissement complet de la pièce (1).

Fixation des figures karyokinétiques. — Certaines méthodes de fixation n'ont pas seulement pour but de durcir les pièces, mais ont pour rôle principal de conserver les fines images karyokinétiques qui s'altèrent si rapidement, sur les tissus provenant soit d'une pièce cadavérique extrêmement fraîche, soit d'une opération faite sur le vivant.

En même temps que les figures des noyaux cellulaires on conserve de cette façon les stries ou bâtonnets des épithéliums de certains organes, le rein par exemple. On emploie pour cela de préférence différents mélanges acides. Toutefois l'alcool absolu donne aussi de bons résultats, avec cette restriction cependant, qu'un séjour un peu trop prolongé de la pièce empêche bientôt une bonne coloration. Le liquide fixateur doit être employé en excès ; il doit pénétrer largement la pièce, ce dont on s'assurera en voyant la sur-

(1) L'acide formique et l'acide picrique sont également fort employés dans le même but.

face de coupe uniformément durcie. Pour donner de bons résultats, cette opération ne doit pas dépasser quelques heures. Les fragments doivent être très minces, un à deux millimètres. Après l'action des acides, il faut laver pendant plusieurs heures la pièce dans l'eau. On déshydrate par l'alcool et l'on inclut la pièce dans la paraffine. On porte la coupe sur la lame, on la débarrasse de la paraffine et on fait agir les matières colorantes appropriées (voy. p. 46). Le liquide de Flemming (acides chromique, osmique et acétique) s'est toujours montré excellent (1).

D. — *Injections.*

Les méthodes d'injections ont une grande utilité en histologie normale. En anatomie pathologique elles sont moins employées. La perméabilité des vaisseaux et la distribution réelle du sang, au moment de la mort, sont indiquées par le sang lui-même. Il s'agit seulement de s'habituer à sa présence dans les coupes et de ne pas croire qu'il empêche l'examen des tissus. Veut-on chasser le sang, on n'a qu'à laver les coupes dans l'eau pure ou dans l'eau salée; toute injection artificielle devient ainsi superflue.

Toutefois, lorsqu'on a besoin d'une injection pour résoudre certains problèmes, on peut la pratiquer si l'on a eu soin de ne pas léser les gros vaisseaux au moment de l'autopsie. Il faut éviter également de couper les organes dont on veut remplir les vaisseaux. Il faut même respecter autant que possible les enveloppes de l'organe, alors même que l'examen microscopique n'exige que de très petits fragments.

Les injections partielles qui ne remplissent pas tout le système vasculaire sont très utiles pour les recherches histologiques. C'est ainsi que les injections d'artères isolées, de la veine porte exclusive, donnent des résultats satisfaisants.

(1) Les formules employées sont : A — solution faible environ :

Acide chromique.........	0,25
Acide osmique...........	0,01
Acide acétique...........	0,01
Eau.....................	100

B — solution forte de Flemming :

Acide chromique à 1 0/0.........	50 cent. cubes.
Acide osmique à 1 0/0............	25 —
Sol. d'acide acétique officinale.....	3 —

Employer autant que possible les solutions fraîchement préparées.

Le meilleur instrument est la seringue dont le piston progresse par rotation. Il ne faut jamais pousser par à-coups. On peut, pour plus de sécurité, employer certains instruments spéciaux, comme la table à injections, la pompe à pression constante, mais une main quelque peu habile préférera toujours la simple seringue à injections.

Une seringue de 150 à 200 grammes suffit dans la plupart des cas. Une plus petite peut être employée, mais il est préférable de terminer l'opération avec une seule manœuvre.

Lorsque la région vasculaire qu'on doit injecter est trop grande pour être remplie en une seule fois, il faut se servir de canules pourvues d'ajutages avec robinet. On doit pousser la canule aussi loin que le permet la lumière du vaisseau ; aussi doit-on être pourvu d'un choix de canules et de sondes en gomme de divers calibres. On pousse aussi loin que possible afin de pouvoir injecter quelques points, même s'il s'agit d'organes déjà ouverts. Le contact avec la paroi vasculaire doit être maintenu intime ; on y arrive soit en y faisant pénétrer à frottement la canule, soit en liant le vaisseau sur celle-ci.

On doit éviter à tout prix la perte de la matière à injection ; pour cela on lie ou l'on pince les points où le liquide fait effraction, ou bien encore on bouche les veines béantes. On risquerait autrement de ne pas voir les progrès de l'injection.

L'injection complète des vaisseaux sanguins détermine une coloration intense uniforme de l'organe, mais ne montre pas les ramifications vasculaires parce que cette coloration est déterminée par la réplétion des capillaires ; c'est un phénomène analogue à celui de l'hyperhémie. Si les manifestations macroscopiques des injections parenchymateuses n'offrent qu'un faible intérêt, l'aspect microscopique est autrement instructif. Pour ces injections partielles des parenchymes on peut se servir même des aiguilles et de la seringue de Pravaz.

Lorsque, par hasard, ce qui arrive rarement, on n'est pas tombé sur un vaisseau assez volumineux, il en résulte une dissociation du tissu environnant la piqûre et souvent une réplétion assez notable des espaces lymphatiques. C'est encore le meilleur procédé pour voir ces espaces, quand la coagulation naturelle de leur contenu ne les désigne pas à la vue. Les injections à la gélatine, sont les meilleures pour l'examen microscopique, malgré les complications du manuel opératoire qu'elles exigent.

Lorsque le but d'une préparation n'est pas seulement de voir la disposition vasculaire, mais surtout d'étudier l'état des autres éléments, la gélatine incolore est indiquée. Ordinairement on emploie des colorations intenses et pour cela on se sert de matières colorantes si ténues qu'elles semblent comme dissoutes dans le véhicule. Des matières colorantes qui se dissoudraient réellement dans la gélatine, une fois injectées, diffuseraient dans les tissus environnants et feraient manquer le but qu'on se propose.

La seule matière colorante bonne à employer avec la gélatine est le *carmin*. Pour préparer la masse colorante, il faut beaucoup d'attention, car une formule invariable n'est pas toujours possible. Le mieux est d'employer le procédé suivant : on prend du carmin finement pulvérisé qu'on mélange avec de l'eau froide et l'on en fait une bouillie. On y ajoute de l'ammoniaque en quantité suffisante pour obtenir un ton rouge cerise foncé.

A l'aide de cette première solution, on colore la masse qu'on veut injecter. Cette masse se compose d'une quantité voulue d'eau à laquelle on ajoute 15 à 20 pour 100 de gélatine.

Le mélange ainsi fait est mis à chauffer (au bain-marie) jusqu'à ce qu'il ait pris une coloration rouge foncé intense.

On dépose dans une capsule en porcelaine cette mixture ammoniacale, puis on y verse goutte à goutte, en agitant continuellement, de l'acide acétique jusqu'à ce que la masse prenne une nuance rouge vif (*frischrothe Nuance*). Pour saisir cette nuance, il faut une grande attention, car si l'on dépasse le moment en versant une trop grande quantité d'acide acétique, on risque d'obtenir un précipité trop grossier. Pour saisir ce moment délicat, l'odorat vient au secours de la vue : car au moment où le précipité se fait, l'odeur ammoniacale disparaît et est remplacée par un arome douceâtre, exempt de toute acidité : on ne sent plus l'ammoniaque et l'on ne doit pas sentir encore l'acide acétique.

On peut toujours faire l'épreuve de la matière à injection que l'on rejette si elle n'est pas parfaite, parce que la filtration ne donne jamais un bon résultat.

Ces sortes d'injections ne peuvent être faites qu'à chaud, la matière se solidifiant à 25°-30°. On ne doit pas dépasser une température de 45°. L'organe et la seringue seront maintenus à cette température en les plongeant dans l'eau chaude. Le temps pendant lequel les organes doivent séjourner dans l'eau à 45° pour que les parties profondes prennent la même température, est toujours assez long. En moyenne, il suffit d'une demi-heure à deux heures, selon le volume et la température initiale de la pièce qu'on veut maintenir à 45°. On n'a qu'à ajouter souvent de l'eau chaude qui précipite, comme on sait, les matières albumineuses.

L'injection terminée, on bouche l'orifice de pénétration au moyen d'une ligature ou du robinet de la canule ; on place la préparation dans l'eau courante froide, ou dans l'eau glacée. La seringue, les canules, etc., seront nettoyés dans l'eau chaude.

Le reste de la masse à injection peut être conservé, il suffit de la refroidir dans un flacon et de recouvrir la surface de cette masse d'une couche d'acide phénique à 3 pour 100. Pour un nouvel emploi on devra bien enlever par lavage la totalité de la couche d'acide phénique. La conservation de la masse ainsi phéniquée n'est pas illimitée ; au bout de quelques années, elle perd la propriété de se dissoudre dans l'eau chaude.

Les pièces injectées au carmin peuvent être conservées dans l'alcool ou dans le Müller, de préférence dans ce dernier liquide. Contrairement aux injections jaunes ou bleues qui pâlissent à la longue, le carmin rouge se conserve inaltérable. Ces autres matières colorantes ne viennent donc qu'en seconde ligne, leur emploi est d'ailleurs bien indiqué dans le tableau de Behrens (1).

E. — *Méthodes d'inclusion des objets durcis.*

Certains organes n'obtiennent pas, par les mêmes méthodes de durcissement, une consistance leur permettant d'être coupés soit à main levée soit au microtome. Certains même risqueraient de s'émietter.

Pour ces cas on a recours aux méthodes d'inclusion. Nous en donnerons trois qui sont plus que suffisantes.

1° *Inclusion dans la glycérine gommée.* — Le fragment destiné à être coupé est réduit à un disque de quelques millimètres d'épaisseur. On le plonge dans une solution épaisse de gomme arabique à laquelle on a ajouté environ le tiers de son volume de glycérine. On laisse 24 heures la pièce dans ce mélange ; en la sortant, on la fixe sur un bouchon de liège et l'on place le tout dans l'alcool absolu.

(1) BEHRENS. *Tableaux à l'usage des travaux microscopiques*. H. Bruhn, à Brunschwig.

Comme le bouchon surnage et que la préparation n'est qu'à moitié baignée dans l'alcool, il est bon d'ajouter au tout une petite boule de plomb surmontée d'une aiguille (1), ce procédé de la boule de plomb (fig. 5) peut être appliqué pour toutes les inclusions.

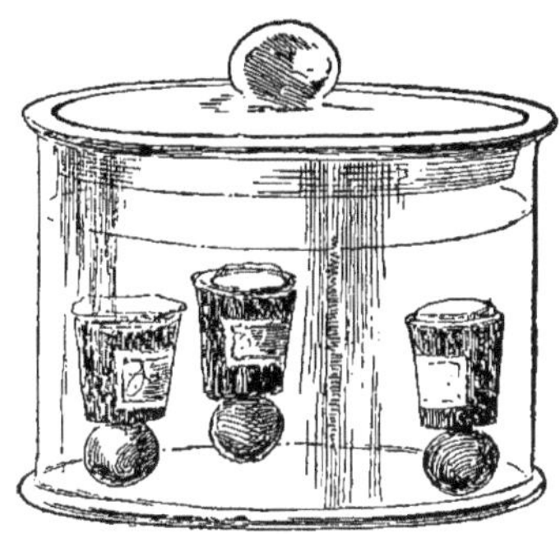

FIG. 5. — *Pièces fixées sur le liège.*

Pour les pièces qui, comme le poumon, sont creusées de lacunes, la gomme glycérinée constitue une excellente méthode. On doit la rejeter cependant quand il s'agit de recherches bactériologiques, car ce mélange n'est jamais pur.

2° *Inclusion dans la celloïdine.* — L'inclusion dans la celloïdine est un procédé moins commode, mais, au point de vue bactériologique, bien plus sûr que le précédent.

La *photoxyline* (2) donne des inclusions plus transparentes.

Les fragments primitivement ou secondairement durcis dans l'alcool et débarrassés de l'eau (3), sont placés pendant quelques heures dans l'éther, puis dans une faible solution de celloïdine ou de photoxyline préparée avec parties égales d'éther et d'alcool. Lorsqu'ils sont complètement imprégnés, généralement au bout de 24 heures, on met les fragments pendant 24 heures encore dans une solution presque sirupeuse d'une de ces deux substances (celloïdine ou photoxyline). Enfin, on colle les fragments sur un bouchon et on le met pendant 24 dernières heures dans un alcool dilué à 50°-60° qui durcira la masse. On coupe comme pour les pièces incluses dans

(1) En France, on se contente de plonger dans l'alcool la pièce, la tête en bas, le bouchon en l'air. On fixe la pièce au bouchon par gomme ou mieux par collodion.

(2) Qu'on trouve chez tous les marchands de produits chimiques.

(3) La déshydratation du fragment doit être aussi complète que possible. Il est bon de le laisser séjourner deux ou trois jours dans un alcool absolu qu'on renouvelle plusieurs fois.

la gomme glycérinée, mais on a soin (1) d'arroser le rasoir avec un alcool dilué.

L'inclusion dans la celloïdine ou la photoxyline peut être employée pour toutes les pièces. Elle ne présente de difficultés que pour la conservation des coupes dans la glycérine. Certaines bactéries, et notamment le bacille de la tuberculose, ne se colorent pas dans des préparations ainsi incluses. Pour dissoudre la celloïdine, on emploie l'alcool absolu, l'éther ou la vieille essence de girofle qui agit plus vite.

3° *Inclusion dans la paraffine.* — Cette inclusion donne avec le microtome de Thoma les coupes les plus fines. Pour les recherches bactériologiques, on a rarement besoin de coupes très fines ; mais pour l'étude de la karyokinèse, il n'y a guère que ce procédé de bon ; la peine est grande, mais la récompense est belle.

On se sert d'une paraffine fondant à 45°-50° qu'on compose en mélangeant ensemble différentes paraffines fondant à des températures plus ou moins élevées (2).

Le xylol est le meilleur dissolvant des paraffines. On place d'abord la pièce dans une solution de xylol saturée de paraffine et on l'y laisse 24 heures.

On maintient ensuite le tout 24 à 48 heures dans une étuve réglée à la température nécessaire pour la fusion de la paraffine. La température doit être bien réglée, parce qu'autrement la pièce se déformerait et deviendrait inutilisable.

La pièce une fois bien imprégnée est collée avec un peu de paraffine sur un bouchon ou sur tout autre porte-objet d'un microtome et se durcit à l'air. Les coupes sont faites à sec. Lorsqu'on emploie un microtome dont le rasoir immobile est perpendiculaire à la surface du porte-objet, les coupes ainsi obtenues s'accolent à la file, la coupe qui précède adhérant par son bord supérieur au bord infé-

(1) Les coupes sont reçues dans un alcool à 70°, puis on les porte dans un bain de 20 c. cubes d'alcool à 90°. Pour colorer la coupe, il faut éviter les couleurs d'aniline qui ont l'inconvénient de colorer également la celloïdine qui devient également bleuâtre sous l'influence de l'hématoxyline.

L'alcool absolu dissout la celloïdine.

(2) Pour déterminer le point de fusion d'une paraffine, on aspire dans un tube capillaire une petite goutte de cette substance liquéfiée. La paraffine une fois solidifiée, on fixe le tube à un thermomètre au moyen d'un anneau en caoutchouc. On porte le thermomètre dans un vase rempli d'eau distillée bouillie refroidie et l'on chauffe doucement. Au moment où la gouttelette de paraffine se liquéfie, l'eau monte dans le tube capillaire ; il suffit de lire alors la température.

rieur de la coupe qui suit. C'est de cette façon qu'on réalise les rubans de coupes (coupes en séries).

Un détail important pour les inclusions à la paraffine consiste dans le *montage des coupes*. Des nombreuses méthodes proposées, la plus simple est celle qui consiste à mettre sur la lame une goutte de collodion faible. Sitôt que la coupe est portée sur la lame, on aspire au papier buvard le collodion et l'on applique ainsi exactement la coupe. On lave au xylol, puis à l'alcool et l'on traite enfin la coupe par les procédés de coloration habituels.

Emploi de la colle à la glycérine pour la fixation des pièces sur le porte-objet. — Les fragments trop petits pour être coupés à main levée ou pour être introduits dans la pièce du microtome peuvent être fixés sur du liège à l'aide de la *colle à la glycérine*. Pour préparer cette colle, on emploie le procédé suivant : on prend de la gélatine fine qu'on laisse macérer plusieurs heures dans l'eau froide, jusqu'à complet gonflement, on rejette l'eau en excès et on fait fondre la gélatine à la chaleur ; on mélange cette solution avec une égale quantité de glycérine et l'on ajoute pour 100 grammes de ce mélange un gramme d'acide phénique, on verse dans plusieurs tubes de 2 à 3 cent. cubes et on laisse refroidir. Selon les besoins on redissout la colle ainsi obtenue. Cette colle à la glycérine peut aussi servir de milieu d'inclusion.

Nous n'avons donné ici qu'une partie des nombreuses méthodes aujourd'hui employées. Elles suffisent pour les points importants. Quand il s'agit de recherches spéciales, ou de techniques particulières, on doit avoir recours aux différentes publications, ou s'efforcer de répondre par soi-même aux indications nouvelles.

Il en est de même pour la conservation des coupes déjà faites, qu'il s'agisse de les conserver comme spécimen ou qu'on en ait besoin comme terme de comparaison. On doit savoir se limiter, d'autant mieux que chaque jour apporte de nouveaux procédés de technique.

F. — *Conservation des préparations microscopiques.*

Les pièces bien durcies se conservent seules longtemps. Pour que les coupes donnent des images claires il faut que les matières colorantes aient bien mis en évidence les détails de structure. Les deux procédés les plus habituels, le montage dans la glycérine ou dans le baume, éclaircissent la préparation au point de rendre invisibles les finesses de structure. Il a donc fallu avoir recours à des colorations spéciales. Cette sorte d'embaumement coloré des coupes ne supporte pas un instant la comparaison avec les préparations récentes de pièces fraîches. Les coupes colorées et conservées ne mettent en évidence que tels ou tels détails, telles ou telles particularités : la coupe provenant d'une pièce fraîche les donne tous.

Les coupes ou les dissociations qui ne sont pas trop excessives peuvent être conservées de longues années dans la glycérine ou dans quelque baume transparent ; il suffit de les monter dans l'un de ces deux milieux. On emploie aussi une solution concentrée d'acétate de potasse ou de tout autre liquide conservateur. La glycérine ou le baume suffisent presque toujours. Le premier liquide est soluble dans l'eau, l'autre se durcit à l'air ; ils ne peuvent donc pas être employés de la même façon, et présentent des propriétés optiques différentes qu'on saura utiliser.

De la glycérine et de la colle a la glycérine. — Le pouvoir réfringent de la glycérine est de beaucoup supérieur à celui de l'eau ou des autres liquides qui occupent les interstices des tissus ; elle se rapproche donc bien plus par son indice de réfraction des parties solides d'un tissu que n'importe quel autre liquide d'examen, toute préparation imbibée de glycérine est bien transparente ; mais en même temps les différents détails de structure se perdent noyés dans la lumière uniformément réfractée à peu près par tous les éléments.

Si une grande partie des détails se trouve ainsi perdue, il n'en est pas moins vrai que lorsqu'on emploie un mélange d'eau distillée et de glycérine à parties égales, la préparation montre bien plus de fins détails de structure que lorsqu'elle est incluse dans le baume. On devrait même, lorsqu'il ne s'agit pas de mettre en évidence les effets de couleur comme dans les préparations bactériologiques, préférer l'inclusion dans la glycérine à toute autre sorte d'inclusion. On ne peut conserver dans la glycérine, qui doit toujours être neutre, que les objets colorés. La plupart des pièces fraîches s'altèrent dans ce milieu, la glycérine étant très hygroscopique enlève aux tissus leur eau de constitution et détermine ainsi un recroquevillement notable des cellules et du tissu interstitiel.

Il faut toujours colorer les préparations *avant* de les inclure dans la glycérine. Les méthodes de coloration seront exposées plus loin; elles ont pour but de pallier les inconvénients des faibles différences de réfraction dues à la présence de la glycérine dans un tissu.

La préparation une fois colorée, on verse une goutte de glycérine sur la lame et on y porte la coupe qu'on étale avec soin (1). Il vaut mieux employer un mélange par parties égales d'eau et de glycérine. Lorsque la coupe est très large et fort mince il est très difficile de l'étaler dans ce liquide visqueux sans la détériorer. On peut alors commencer par étaler la coupe dans une goutte d'eau, aspirer l'eau avec le papier buvard, puis verser la goutte de glycérine sur la coupe (2).

La quantité de liquide ajouté doit être suffisante pour remplir l'espace compris entre la lame et la lamelle.

L'excès de liquide doit être enlevé au papier buvard; on nettoie le pourtour avec un linge trempé dans l'alcool fort pour enlever toute trace de glycérine, et on lute la préparation avec un des ciments ordinairement employés (cire, baumes, colophane, paraffine), pour l'occlusion provisoire, et même pour des préparations fraîches qu'on veut conserver quelques jours, on peut employer la paraffine qu'on dépose sur la lamelle à l'aide d'un fil de fer incurvé, ou mieux encore d'une lame de scalpel chauffée à la flamme.

Les ciments les plus employés sont les substances résineuses. Un ciment qui s'emploie comme la paraffine et qui est composé de quatre parties de colophane et d'une partie de cire fondues ensemble, donne une occlusion élégante, solide et durable. Il faut seulement chauffer la lame de scalpel ou le fil de fer à une température plus élevée.

On peut encore employer à la place de la glycérine, la colle à la glycérine qui, entre autres avantages, peut être employée très proprement. La partie aqueuse en s'évaporant inclut ainsi la préparation.

Baume du canada. — Nous avons dit plus haut que la glycérine

(1) La partie inverse, qui consiste à colorer la coupe sur la lame porte-objet puis à la monter dans une goutte de glycérine, nous semble préférable.

(2) Au lieu d'aiguilles d'acier, il est préférable d'employer, lorsqu'on n'a pas un grand effort à faire, de fines aiguilles de verre qu'on peut fabriquer soi-même en étirant des baguettes de verre de 3 millimètres d'épaisseur. Ces aiguilles de verre ont l'avantage de ne se jamais rouiller, d'être d'un facile nettoyage à l'alcool ou au xylol. Plutôt que de déchirer une préparation, elles se brisent.

n'est pas bonne pour les pièces fraîches ; l'emploi du baume est impossible dans le même cas, car il ne se mélange pas aux sucs des tissus et ne fournit, dans les cas les plus favorables, que des émulsions malpropres au point de vue optique. Les préparations doivent donc être non seulement durcies, mais totalement déshydratées avant l'emploi du baume. Pour les préparations sèches, en particulier pour les pièces bactériologiques, le baume est encore le procédé le plus simple.

Les préparations déshydratées par l'alcool absolu, demandent avant de passer au baume, à être traitées par une huile éthérée. Elles deviennent de ce fait tellement transparentes, que les différences de réfringence ne comptent plus et que tout tient dans l'intensité des colorations.

Il ne faut donc employer le baume que là où on renonce aux effets de lumière et où l'on ne tient qu'aux effets de coloration. Quant au reste, on doit surtout se servir de la glycérine malgré ses quelques difficultés de technique.

En résumé, voici la série des manipulations qu'exige le montage d'une coupe : La coloration une fois faite, si la préparation n'a pas passé par l'alcool absolu, il faut d'abord la mettre dans un cristallisoir rempli de ce liquide. Ce premier récipient peut servir pour plusieurs coupes. Sortie de ce milieu la coupe est portée dans un second bain d'alcool absolu qui ne servira qu'une fois. On prend la coupe sur une spatule, on la porte sur la lame. Lorsqu'on possède un bon papier buvard suédois, on peut fixer la coupe sur la lame en aspirant l'alcool et on ajoute une goutte d'huile éthérée. En l'absence de papier buvard, on peut employer la dessiccation par le courant d'air (Kühne) (1).

Avant d'employer le baume (du Canada, habituellement), il faut avec le papier buvard étalé sur la coupe enlever toute l'huile. La non observance de cette règle de même que l'emploi de certaines huiles non appropriées, expliquent pourquoi certaines méthodes de coloration n'ont pas toujours donné des résultats constants.

L'huile essentielle la plus employée, et la moins appropriée au but cherché, est l'essence de girofle. La meilleure est l'*huile de cèdre*, d'autant plus que, d'après l'expérience de l'auteur, l'huile de cèdre concentrée peut dispenser de l'emploi du baume, car elle se

(1) Kuhne. *Praktische Anleitung zum mikrosk. Nachweis d. Bacterien im thierisch. Gewebe.* Leipzig, 1888.

solidifie au bout d'un certain temps sans altérer les préparations (1), grand avantage qui diminue singulièrement la manipulation des coupes.

Si l'on ne veut pas renoncer à l'emploi du baume, le mieux est de remplacer les huiles végétales par le *xylol*, malgré son odeur désagréable pour certaines personnes; celui-ci, grâce à sa propreté, à son emploi multiple et à son indifférence pour les couleurs d'aniline, est très fréquemment utilisé.

Il offre encore cet avantage, qu'il partage avec l'huile de cèdre, de supprimer l'usage du papier buvard.

Le baume du Canada est difficilement soluble. On peut l'employer en le chauffant légèrement, pratique mauvaise quand il s'agit de couleurs d'aniline ; le mieux est de le dissoudre dans un liquide qui s'évapore facilement : le xylol remplit parfaitement toutes ces indications (2).

Lorsque la coupe est totalement pénétrée par l'huile de cèdre ou par le baume, ce qui arrive vite quand la déshydratation est complète, et ce que l'on voit par la transparence parfaite de la coupe, on la recouvre de la lamelle. On rejette comme superflu le lutage des bords à la paraffine.

Plus tard, soit que la coupe ait pâli, soit qu'on veuille pour une raison ou pour une autre, renforcer la coloration d'un de ses éléments, il suffira de laisser baigner la préparation 24 à 48 heures dans un bain de xylol. Le baume s'humecte, se décolle et la coupe après avoir été reprise un temps suffisant dans l'alcool, peut être traitée à nouveau comme avant toute coloration.

Il est bien entendu que les préparations faites doivent être étiquetées avec indications précises de la pièce et du mode opératoire (durcissement et coloration).

La conservation des coupes est assurée par leur mise en ordre dans des tiroirs numérotés ; on doit éviter de se servir d'armoires dans lesquelles les coupes ne reposent que par leurs extrémités.

(1) Pour préparer l'huile de cèdre concentrée, il suffit de prendre l'huile de commerce et de la mettre dans un récipient à fond plat. On protège le tout par un couvercle de papier et on laisse séjourner à l'air ; plus la couche est mince et plus la concentration sera rapide.

(2) La préparation du baume au xylol est facile ; on lui donne la concentration désirable. Il est préférable de faire soi-même cette préparation.

G. — *Des colorations.*

En présence de certaines modifications de tissus, un petit nombre de matières colorantes jouent le rôle de véritables réactifs. L'étude de leur action, encore trop peu avancée, constitue un problème important. Pour ce qui a trait à l'anatomie pathologique, les résultats de cette méthode histologique seront examinés à propos de chaque lésion. Nous nous bornerons à exposer dans ce chapitre les principes généraux des méthodes de coloration.

Pour colorer, on emploie des solutions de matières colorantes qui agissent d'autant plus vite qu'elles sont plus concentrées ; mais l'effet n'en est pas toujours bon, tandis qu'il est d'ordinaire excellent avec les solutions faibles.

Certaines matières colorantes ne sont pas employées en solutions simplement aqueuses ; on y ajoute un *mordant*. Ceux-ci fort employés en teinturerie industrielle, accroissent l'action des substances colorantes. L'explication en est donnée par Gierke (1). Contentons-nous de quelques indications pratiques.

Les pièces bien durcies donnent seules de bons résultats, à quelques exceptions près ; comme, par exemple, le liquide de Müller pour le cerveau et la moelle, les meilleurs liquides durcissants sont l'alcool et l'acide osmique. Pour les fragments qui ont subi l'action des chromates, il faut terminer le durcissement dans l'alcool. On a totalement renoncé à la coloration des coupes fraîches, à cause des difficultés et des raisons innombrables qui réglementent l'action des matières colorantes. Il y a cependant des cas où les tissus frais doivent être colorés, comme nous le verrons plus loin. Le débutant doit donc se garder d'essayer la coloration des pièces fraîches, en dehors de l'emploi de la solution iodo-iodurée (2).

Pour faire les solutions colorantes, on n'emploiera que des produits purs. Quelquefois, et notamment pour les couleurs d'aniline, le lieu de provenance est absolument important ; on doit conserver, si possible, les solutions dans un flacon bouché à l'émeri ou hermétiquement fermé par un bouchon de liège traversé d'une pipette.

Pour colorer, à froid, les coupes il est commode d'employer des

(1) Gierke. *De l'emploi des matières colorantes en microscopie.* Brunschwig, 1885.

(2) Toutes les préparations fraîches peuvent être montées dans une goutte de gomme iodée.

petits cubes de verre creusés en encrier. Les verres de montre sont bons lorsqu'on a besoin de solutions chaudes, les autres récipients risquant de se briser. En général, toutes les matières colorantes produisent un excès de coloration quand on les fait agir trop longtemps ; il est vrai que les méthodes de décoloration peuvent corriger ce défaut. Il faut cependant éviter de laisser les matières colorantes en contact trop prolongé, à cause des précipités qui peuvent se produire.

Il n'est pas bon de donner une limite exacte du temps pendant lequel doivent séjourner les préparations, tout dépend non seulement de la matière colorante employée, mais encore des tissus soumis à l'examen. Une coloration peut être considérée comme suffisante, lorsque la coupe ou la substance desséchée sur la lamelle a atteint une couleur intense ; tant qu'une préparation reste pâle, il faut laisser agir la matière tinctoriale.

Si l'on veut obtenir une double coloration, on peut faire agir les matières colorantes soit l'une après l'autre, soit simultanément en les mélangeant l'une à l'autre. Malgré le plaisir qu'offrent à l'œil les contrastes produits par la double coloration, cette méthode n'a, à juste titre, qu'une application très restreinte en anatomie pathologique (voy. plus loin, p. 41).

On doit avoir toujours grand soin de bien étaler la coupe dans le bain colorant, les plicatures empêchant l'accès de la matière colorante sur les tissus. En portant directement la coupe de l'alcool absolu dans le bain colorant, on obtient un excellent résultat parce que la préparation s'étale rapidement à la surface de la solution aqueuse. Si pendant l'opération on a commis quelque faute et que la coupe soit plissée, on peut y remédier par un court séjour dans un bain d'alcool (si toutefois ce liquide n'est pas contre-indiqué), puis par un transport ensuite dans un milieu plus aqueux. Lorsque les coupes sont étalées on les porte sur la lame avec la spatule. Si la coupe est large on peut la prendre directement sur la lame comme il a été indiqué plus haut. La matière colorante qui recouvre la spatule est enlevée au papier buvard afin de ne pas maculer les manipulations ultérieures.

Nous verrons dans les chapitres suivants les méthodes de coloration les plus usuelles et nous commençons par la coloration des noyaux.

Cette coloration des noyaux destinée aux préparations qui doivent être conservées, met bien en évidence la forme et la disposition des noyaux, et constitue la meilleure démonstration de la texture d'un tissu.

1. DE LA COLORATION DES NOYAUX. — Malgré les grands progrès réalisés par la méthode contemporaine de la coloration des noyaux (depuis 1854), le carmin et l'hématoxyline, employés dès le début des colorations histologiques, restent encore les moyens les plus durables et les plus sûrs.

Si l'on peut les utiliser avec les coupes fraîches, à condition qu'elles n'aient pas été touchées au préalable par l'alcool ou la glycérine, il n'en est pas moins certain que leur emploi est surtout indiqué pour les pièces durcies dans l'alcool ou dans le Müller. Pour le cerveau il ne faut utiliser que le Müller et éviter l'alcool même pour couper la pièce.

a) *Carmin.* — Les meilleures solutions de carmin sont celles qu'on prépare avec le carmin français (cochenille, provenant du coccus cacti). Harting et Gerlach ont démontré les premiers, dès 1854, l'importance du carmin dans la technique histologique.

La *solution ammoniacale de carmin* est un bon colorant. Pour préparer le carmin ammoniacal, on prend une partie de carmin pulvérisé qu'on dissout dans l'ammoniaque et l'on ajoute 100 parties d'eau. La solution séjourne 24 heures dans un récipient couvert d'un mince papier buvard, afin de favoriser l'évaporation de l'ammoniaque en excès. Avoir soin de filtrer la solution avant de l'employer.

La coloration se fait d'autant mieux que la solution est plus étendue ; on laisse agir vingt-quatre heures. On étend d'eau la solution jusqu'à obtenir une teinte rose.

Une fois la coloration faite, on lave soigneusement la coupe dans l'eau et l'on passe dans une solution d'acide acétique à 1 0/0 pour enlever l'excès de matière colorante répandue dans le tissu. On lave de nouveau une à deux heures dans l'eau, afin d'enlever tout l'acide et l'on monte soit dans la glycérine, soit dans le baume (voy. p. 26).

On peut employer de préférence le *carmin lithiné de Orth*. Cette solution offre sur les autres préparations de carmin l'avantage de pouvoir se préparer d'une manière extemporanée. Il suffit de prendre une solution de carbonate de lithine saturée à froid et on y ajoute environ 2,5 0/0 de carmin pulvérisé. La solution peut ne pas être filtrée. La coloration des noyaux se produit sitôt que la coupe retirée du bain carminé est plongée, sans avoir passé par l'eau, dans un bain d'alcool chlorhydrique (1).

En ajoutant à la solution de carmin lithinée une certaine quantité d'*eau picriquée* (2), on peut obtenir en outre une belle coloration jaunâtre des fibres musculaires, des épithéliums, de la fibrine, et de quelques masses gélatineuses. Comme pour le carmin lithiné, le picro-carmin lithiné demande le lavage à l'alcool chlorhydrique ; toutefois cette manœuvre doit être de courte durée, parce que l'acide picrique se dissout.

L'alcool absolu qu'on fait agir ensuite doit être légèrement coloré à l'acide picrique (3).

Le picro-carmin lithiné se prépare facilement toutes les fois qu'on en a besoin ; son mode d'emploi est sûr. Il mérite donc la préférence sur le picro-carmin de Ranvier dont la préparation est si difficile et si peu certaine qu'on en a donné un grand nombre de formules.

b) *Carmin aluné de Grenacher.* — Cette solution colore les noyaux, mais elle agit plus lentement et ne donne pas comme les précédentes une coloration rouge intense, mais plutôt rouge bleuâtre. On obtient une bonne solution en faisant bouillir vingt minutes environ un à deux grammes de carmin dans une solution saturée d'alun. On laisse refroidir, on filtre et l'on ajoute quelques gouttes d'acide phénique afin d'empêcher la formation de champignons.

Il suffit de passer les coupes à l'eau, car on n'obtient guère de surcoloration avec cette solution.

c) *Hématoxyline.* — On retire du bois de Campêche (Hematoxylon campechianum), une matière cristalline qui, dissoute dans l'am-

(1) L'alcool chlorhydrique se prépare :

Alcool à 70°	100 parties
Acide chlorhydrique	1 —

(2) Formule du picro-carmin lithiné :

Solution formulée du carmin lithiné	1 volume
Eau saturée d'acide picrique	1 —

(3) Une technique excellente consiste dans :
1° Passage au picro-carmin de Orth, un temps variable suivant les indications ;
2° Lavage à l'eau picriquée ;
3° Lavage à alcool fort, puis absolu ;
4° Montage au baume.

Voici la formule de l'*eau picriquée* :

Alcool à 70°	70 parties
Eau saturée d'acide picrique	30 —
Acide chlorhydrique	0,5 —

moniaque et l'alun, colore spécialement les noyaux en un beau violet bleuâtre. Böhmer a introduit cette substance en histologie. La solution d'hématoxyline d'Ehrlich a une grande puissance de coloration (1). Pour les préparations du sang, on ajoute une solution d'éosine à un pour mille. Comme l'hématoxyline est souvent impure, il est bon de préparer soi-même une solution de bois de Campêche. Voici une formule excellente :

Extrait de bois de Campêche. . .	6 grammes.
Alun pulvérisé.	18 —

Il faut pulvériser l'alun dans un mortier en ajoutant goutte à goutte 28 cent. cubes d'eau distillée.

Filtrer le tout et ajouter enfin 3 gr. 75 d'alcool.

Le résidu conservé sur le filtre est transporté au mortier et on le triture avec 14 cent. cubes d'eau ajoutée goutte à goutte. On filtre et on mélange les deux liquides ; on filtre de nouveau.

L'hématoxyline donne la plus sûre et la plus intense coloration des noyaux. Elle ne surcolore que difficilement. Dans ce cas on n'a qu'à décolorer avec de l'eau acidulée (quelques gouttes d'acide acétique dans un peu d'eau) ; seulement on a soin d'enlever tout l'acide avant d'inclure dans la glycérine.

d) *Couleurs d'aniline.* — Ce sont surtout les couleurs basiques d'aniline qui donnent d'excellentes colorations des noyaux ; toutefois, elles sont moins recommandables que les précédentes, parce que, sauf le *brun de Bismarck*, elles ne tiennent pas bien dans la glycérine.

Les solutions concentrées de brun de Bismarck s'obtiennent en faisant bouillir la matière colorante pulvérisée dans de l'eau distillée. On y ajoute partie égale de glycérine pure. La solution doit être filtrée chaque fois qu'on veut l'employer, parce qu'elle moisit facilement et donne des précipités. La coloration est rapide même lorsque la solution est notablement étendue. Les coupes doivent être décolorées dans l'alcool absolu jusqu'à ce que l'on observe

(1) Solution d'hématoxyline d'Ehrlich :

Hématoxyline pure.	5 grammes.
Alcool absolu	300 —

Ajoutez :

Glycérine et eau distillée saturée d'alun.	300 grammes.

La solution ainsi préparée est rendue acide en y ajoutant 15 à 25 grammes d'acide acétique. Elle est durable et ne surcolore pas.

une coloration bien pure des noyaux, ce qu'on obtient au bout de quelques secondes à une minute suivant l'épaisseur de la coupe.

II. Coloration des figures karyokinétiques. — Lorsqu'on examine le noyau de certaines cellules bien isolées, on peut souvent y apercevoir, outre le corpuscule nucléaire brillant, un dessin moins réfringent que le nucléole et qui donne au noyau un aspect granuleux. Il est rarement possible de découvrir à ce noyau une structure mieux déterminée. Le mérite d'avoir apporté quelque lumière dans ces dispositions du noyau, revient exclusivement aux méthodes contemporaines de fixation et de coloration.

Ce n'est que lorsqu'on a pu recueillir des pièces extrêmement fraîches ou même extirpées sur le vivant et après les avoir fixées par une des méthodes indiquées, qu'on obtient les figures karyokinétiques dans leurs formes naturelles. On peut les colorer soit comme l'a fait Flemming qui a étudié la karyokinèse sur les animaux, soit comme l'a pratiqué Strassburger sur les plantes. Il suffit pour cela de bien laver la coupe pour enlever toute trace d'acide. L'hématoxyline est la matière la meilleure pour cet effet. On doit avoir recours à de vieilles solutions qu'on étend largement d'eau distillée. On laisse agir lentement, vingt-quatre heures au besoin (1).

La *safranine* et le *violet de gentiane* en solutions aqueuses concentrées agissent également bien et donnent en peu de temps des colorations intenses (monter dans le baume) (2).

(1) Pour la karyokinèse voici une bonne méthode :

1° Faire une solution :

Hématoxyline cristallisée	0 gr. 35
Alcool absolu	10

2° Quelques gouttes de cette solution sont versées, jusqu'à coloration foncée, dans le mélange suivant :

Eau distillée	30 grammes.
Alun	0,10 centigrammes.

On filtre au bout de trois ou quatre jours.

(2) Les coupes sont plongées 16 à 48 heures dans trois centimètres cubes de la solution suivante :

Alcool à 50°	60 cent. cubes.
Safranine	2 grammes.

On lave alors dans l'eau distillée ; puis on décolore dans 5 cent. cubes d'*alcool chlorhydrique* (alcool absolu, 100 cent. cubes ; acide chlorhydrique pur, huit à dix gouttes). Après un séjour de demie à une minute, on passe à l'alcool absolu et l'on monte dans le baume. Éviter une trop grande décoloration. Il est bon de rappeler que les fragments doivent avoir été fixés par le liquide de Flemming.

III. Coloration des différentes parties constitutives d'un tissu. — Nous nous sommes borné à donner pour la coloration des noyaux une courte nomenclature des méthodes éprouvées par l'usage et suffisantes dans presque tous les cas. Nous nous restreindrons davantage encore pour la coloration des autres parties constitutives des tissus, malgré les énormes progrès réalisés dans cette partie de la science, et bien que ces méthodes colorantes soient le point de départ de recherches importantes au point de vue de l'analyse micro-chimique des tissus.

Il y a, en effet, à côté des substances colorantes qui ont une prédilection marquée pour les noyaux, des matières colorantes qui choisissent de préférence le protoplasma, la substance intercellulaire, etc.

Ehrlich est parvenu à différencier par les couleurs d'aniline, certaines granulations optiques logées dans le protoplasma cellulaire, et il a fourni ainsi la base d'une analyse différentielle des éléments cellulaires par les méthodes de coloration. Toutefois ces études sont encore peu avancées et la somme des résultats positifs obtenus est si faible au point de vue pratique, que nous sommes forcé de n'en pas tenir compte dans ce traité élémentaire.

IV. Coloration de la graisse. — Pour la coloration de la graisse, on a rarement occasion d'appliquer avec succès la méthode des sels métalliques, régulièrement employée en histologie normale. En pathologie expérimentale, on utilise avec succès le nitrate d'argent ou le chlorure d'or. En anatomie pathologique, l'acide osmique, comme nous l'avons vu déjà, est le meilleur moyen de fixation de la graisse.

Employé d'abord par Max Schultze, l'acide osmique met parfaitement en évidence, en cas de doute, la graisse dans les éléments frais ou durcis depuis peu dans les sels chromiques. Cet acide osmique est, il est vrai, réduit par la plupart des matières organiques dans lesquelles l'osmium se divise en fines particules. Mais le pouvoir réducteur de la graisse (qui se colore en noir) est tellement supérieur à celui des autres substances, qu'elle prend un ton noir intense avant que les autres parties des tissus aient été seulement ombrées.

La coloration a-t-elle atteint l'intensité désirée? On lave largement à l'eau la coupe et on peut conserver dans la glycérine des préparations fraîches parfaitement colorées (1).

V. Coloration du protoplasma cellulaire. — Les colorations de protoplasma cellulaire n'ont qu'une valeur restreinte quand elles n'ont pour but que de mettre en relief le corps cellulaire et non pas de détailler l'étude analytique du protoplasma.

Pour les préparations qui doivent être conservées dans le baume, les meilleures matières colorantes sont les couleurs acides d'aniline; parmi elles l'*éosine* occupe le premier rang.

Pour la conservation dans la glycérine, le *rouge du Congo* est excellent.

On prépare avec ces deux substances une solution alcoolique concentrée dont quelques gouttes suffisent pour donner à une grande quantité d'eau un fort pouvoir colorant.

L'alcool enlève une grande partie de la matière colorante. Cependant le rouge du Congo présente une bien plus grande résistance que l'éosine.

Ces méthodes de coloration offrent un grand intérêt pour une certaine espèce de cellules logées dans le tissu conjonctif et décrites par Waldeyer sous le nom de *cellules plasmatiques*. Elles se trouvent chez l'homme à l'état isolé, surtout au voisinage des vaisseaux, et offrent avant toute coloration un aspect granuleux. Elles sont très nombreuses dans les inflammations chroniques et dans l'induration du tissu conjonctif. Quand on emploie les couleurs d'aniline qui agissent sur les noyaux, ces cellules plasmatiques se présentent sous l'aspect de corps sphériques pourvus de prolongements ; ces corpuscules sont plus volumineux que les cellules du tissu conjonctif et bourrés de petites granulations fortement colorées. Ce sont les *Mastzellen* (*cellules grasses*) d'Ehrlich qu'il ne faut pas confondre avec les cellules adipeuses, non plus qu'avec l'infiltration graisseuse des cellules. Le noyau de ces cellules ne se colore pas de la manière habituelle, il apparaît comme une tache claire se détachant sur la masse colorée.

Les *substances intercellulaires* ne subissent l'imprégnation de l'argent que lorsque les tissus sont très frais. Leur coloration est

(1) La teinture d'orcanète préparée extemporanément, colore en rose orange les graisses des pièces qui ont passé par le Müller. On ne peut monter les coupes que dans la glycérine.

peu importante en anatomie pathologique. La substance fondamentale du cartilage offre la même prédilection que les noyaux pour les matières colorantes, ce qui gêne beaucoup pour l'interprétation des lésions.

Les réactions colorantes de certains produits pathologiques qui n'ont pas leur analogue en histologie normale, comme la *matière amyloïde* ou la *matière hyaline*, seront examinées à part.

VI. Coloration des nerfs. — Il n'y a guère que pour le système nerveux que nous possédions une méthode de coloration capable de mettre en évidence les plus fins détails de structure qu'on ne pourrait pas voir sans coloration ; c'est dire la grande importance de cette méthode dans l'étude de la topographie du système nerveux central.

Ces principes posés d'abord par Weigert donnent, avec les modifications de Pal, des résultats excellents. C'est la raison pour laquelle nous ne décrirons que cette dernière méthode.

Méthode de Pal. — Les fragments du tissu suffisamment durci dans le Müller doivent être coupés à l'alcool, puis portés directement dans la solution colorante en évitant bien tout contact avec l'eau.

La solution colorante se compose d'une solution aqueuse d'hématoxyline à 3/4 pour 100 (0,75 pour 0/0), préparée à chaud ; après refroidissement on ajoute une petite quantité d'alcool.

La solution ne doit pas être vieille, elle ne doit pas davantage avoir été exposée à la lumière solaire.

On y ajoute, immédiatement avant de s'en servir, deux pour cent de solution de carbonate de lithine saturée (1). Les coupes séjournent 5 à 6 heures dans ce mélange. Elles sont ensuite lavées dans une eau à laquelle on ajoute quelques gouttes de la même solution de carbonate de lithine.

Pour enlever l'excès de matière colorante on plonge la coupe pendant 15 à 20 secondes dans une solution aqueuse de permanganate de potasse (2).

(1) Pratiquement trois à quatre gouttes de la solution de carbonate de lithine pour 10 cent. cubes de la solution d'hématoxyline.

(2) Solution :

Eau.	100 gr.
Permanganate de potasse.	0,25 centig.

On termine en plongeant la coupe dans une solution acide (1) dans laquelle la coupe séjourne jusqu'à décoloration complète.

On colore enfin à l'aide du carmin aluné. La substance blanche prend un ton bleu foncé, la substance grise un ton gris rougeâtre.

Ces préparations se distinguent de celles faites d'après la méthode primitive de Weigert, par une plus belle coloration bleue des fibres à myéline, et par un ton plus clair de la névroglie.

Si l'on veut en outre colorer les cellules, on fait agir peu de temps le picro-carmin faiblement alcalin, on lave à l'eau, puis on passe par un bain de carmin aluné.

Une autre méthode de coloration pour le système nerveux central consiste en l'emploi de la *nigrosine*, couleur d'aniline qui agit en solution aqueuse à 1 0/0 sur le cylindre axe et les cellules ganglionnaires qu'elle colore presque en noir, ainsi d'ailleurs que les cellules de la névroglie.

VII. Coloration des microbes. — Toutes les méthodes qui ont pour but de colorer en les isolant les microbes plus ou moins pathogènes pour l'organisme humain rentrent dans ce chapitre.

Tandis que les différentes méthodes de coloration précédemment décrites ne sont que des moyens auxiliaires pour bien fixer les images microscopiques (images colorées qui sont loin de valoir l'impression fournie par l'examen direct des pièces fraîches), les méthodes de coloration des bactéries présentent l'importance capitale d'un moyen indispensable pour le diagnostic nosologique. D'une façon générale tous les colorants des noyaux sont en même temps des colorants des bactéries (2).

Il existe cependant une série de couleurs d'aniline qui se distinguent par une action énergique sur les ferments figurés.

Ce n'est que par l'emploi des matières colorantes qu'on parvient à mettre en évidence d'une manière parfaite la forme des microorganismes. Par là également on arrive à différencier les variétés d'espèces microbiennes bien plus aisément qu'en étudiant leurs diamètres ou leurs contours.

(1) La solution acide :

Acide oxalique	ââ 1 gr.
Sulfure de potasse	
Eau distillée	200 gr.

(2) Toutefois il ne faut pas oublier que si les différentes préparations de carmin teignent les microcoques, elles ne colorent que très insuffisamment les bâtonnets.

Les préparations faites d'après ces principes ne sont devenues bien pratiques que le jour où Koch a introduit dans la technique bactériologique le système des immersions homogènes, combiné avec l'éclairage Abbe. Les principes qui président à la construction de ces instruments sont connus.

Leur excellent effet se manifeste quand on les emploie bien (huile à immersion voulue, miroir plan, oculaires faibles lorsqu'on n'a pas à sa disposition un système apochromatique). Les différences de réfraction, même pour les préparations un peu grossières, disparaissent complètement et les détails histologiques de la coupe s'effacent devant l'image des microbes.

Comme l'éclairage Abbe noie dans la lumière tous les détails de structure pour mettre en évidence les microbes disséminés dans le tissu, lorsqu'on veut rechercher ensuite leur distribution topographique, il faut obscurcir la préparation et faire usage des diaphragmes métalliques. Toutefois il faut pour cela que le baume n'ait pas trop éclairci la coupe. On comprend en effet que lorsqu'on n'utilise qu'une portion seulement du cône lumineux, on peut éclairer en même temps les microbes et les éléments organiques comme s'il s'agissait d'un miroir simple.

L'éclairage Abbe permet cependant l'emploi de très forts grossissements, ce qui serait impossible avec les éclairages ordinaires quelque minces que soient les coupes. D'ailleurs l'usage de l'huile à immersion supprime la couche d'air intermédiaire entre la coupe et l'objectif.

Ces deux conditions, de *l'éclairage Abbe* et *des objectifs à immersion*, jointes à l'abandon des détails de structure histologique pour ne voir que les microbes colorés, permettent de comprendre comment on peut déceler la présence de microbes extrêmement ténus.

Revenons à nos couleurs d'aniline. Les substances employées sont des matières basiques (1). Le nombre des matières indispensables pour ces recherches a diminué proportionnellement à mesure que se perfectionnait la connaissance de leurs propriétés colorantes. Aujourd'hui deux substances suffisent amplement, même quand il

(1) On divise les couleurs d'aniline en deux classes, les basiques et les acides. Les matières dont le principe colorant est une base teignent principalement les noyaux ; les acides n'ont pas une prédilection marquée pour les noyaux (on peut citer comme type de colorant acide, l'acide picrique, l'éosine ; comme couleur basique la fuchsine, le bleu ou les violets de méthylène.

s'agit des colorations les plus difficiles: la fuchsine et le bleu de méthylène, ce qui ne va pas à dire que d'autres matières, principalement les violets, soient devenues inutiles. En fait, elles ne sont plus indispensables aujourd'hui (1).

On prépare des solutions colorantes en ajoutant quelques gouttes de solution alcoolique concentrée, préparée d'avance, à de l'eau distillée ou à un des mordants qu'on veut employer (par exemple, la solution d'acide phénique à 5 0/0, ou l'eau d'aniline). L'eau d'aniline doit être fraîchement préparée, chaque fois qu'on veut s'en servir. On agite 5 volumes d'eau et 1 volume d'huile d'aniline pure dans un verre et l'on a ainsi une solution *d'eau saturée d'aniline*. On filtre ensuite sur un filtre humide et l'on obtient une eau incolore et fortement odorante (employée par Ehrlich le premier).

La plupart des schizomycètes se colorent aisément par la solution aqueuse concentrée seule.

Pour préparer une solution aqueuse concentrée, on ajoute à une certaine quantité d'eau distillée un nombre de gouttes de la solution alcoolique concentrée suffisant pour que la surface du liquide présente un ton irisé (reflet métallique).

Les préparations bactériologiques les plus simples, telles que les préparations sur lamelles, s'obtiennent parfaitement avec les solutions aqueuses, même quand il s'agit du bacille de la tuberculose, bien que pour ce dernier l'emploi d'un mordant soit très avantageux.

La préparation sur lamelles s'emploie couramment pour l'examen bactériologique du pus, du sang, de la lymphe et des différentes parties liquides ou solides de l'organisme. On prend une parcelle de la partie suspecte en se guidant sur l'aspect macroscopique, ainsi d'ailleurs que sur les indications microscopiques préalables ; on l'étale en la dissociant finement sur la lamelle bien propre (2),

(1) Pour ceux qui veulent étudier plus spécialement les microbes, il est bon d'employer une série plus grande de substances colorantes, la façon de se comporter en leur présence variant pour tels ou tels microbes et pouvant servir utilement d'élément diagnostique. C'est ainsi que le brun de Bismarck ne colore pas le microbe de la *lèpre*, que les bacilles de la morve ne sont colorés d'une façon durable que par le bleu de méthyle, que les bacilles de la fièvre typhoïde se colorent difficilement et que le bacille de la tuberculose ne peut être mis en évidence dans l'épaisseur des coupes sans l'intervention d'un mordant.

(2) Pour bien nettoyer une lamelle même neuve, il est bon de la laisser bouillir dans une solution étendue d'acide sulfurique ou d'acide chlorhydrique. On lave à l'eau et l'on essuie à l'aide d'un linge fin. Pour enlever les quelques fibres textiles qui peuvent encore adhérer, on se sert d'un autre linge bien sec.

comme si l'on préparait par dissociation, et l'on écrase les produits dissociés à l'aide d'une baguette stérilisée à la flamme.

S'agit-il d'un liquide ? on étale une goutte sur une lamelle et on le couvre d'une seconde lamelle que l'on sépare de la première par frottement.

Ces couches minces de substance organique une fois séchées à l'air sont chauffées à la flamme afin de coaguler l'albumine. On chauffe pendant une heure à 120 degrés, ou bien, ce qui est plus rapide, on passe trois fois à la flamme incolore de la lampe de Bunsen, la face préparée de la lamelle regardant en haut (1). Quant au temps pendant lequel on doit passer la lamelle à la flamme, c'est une affaire de main ; il faut éviter un excès de chaleur, car la couche prendrait une teinte brunâtre et les colorants n'y mordraient plus.

Si les parties étalées sur la lamelle contiennent de la graisse, il faut l'enlever avant de faire intervenir les colorants. Dans ce but on plonge la lamelle dans un petit bain d'éther, la face préparée maintenue en haut ; on l'y laisse quelques minutes ; on lave encore avec un peu d'éther et on laisse évaporer à l'air.

On peut colorer ces préparations avec la plus grande facilité, soit en plaçant les lamelles sur un plan clair, la couche préparée regardant en haut et en mettant sur chacune de ses faces une gouttelette de matière colorante à l'aide d'une baguette de verre ou d'une fine pipette, soit en plongeant les lamelles, la couche préparée en bas, dans des bains colorants. Ce dernier mode de préparation est surtout nécessaire lorsqu'il s'agit d'exalter par la chaleur l'action des matières colorantes, technique plus facile pour les préparations sur lamelles que pour les coupes. Avec les coupes, en effet, on ne peut élever la température au-dessus de 45° sans risquer de les altérer, tandis que les lamelles peuvent être maintenues jusqu'à ébullition du bain colorant ; au bout de 5 minutes d'ébullition dans un verre de montre, on a atteint le maximum d'intensité de coloration.

Toutefois, si quelques minutes suffisent pour la coloration des micro-organismes sur lamelles, pour les coupes le temps nécessaire est plus long. De même d'ailleurs pour la méthode de décoloration des tissus, à l'exclusion des microbes, qui doit être plus longue avec les coupes qu'avec les lamelles. L'emploi de l'alcool présente

(1) Pour fixer le sang sur la lamelle, sans le passer par la flamme, on laisse tomber sur la lamelle quelques gouttes d'un mélange par parties égales d'éther et de chloroforme, puis on colore.

les mêmes différences : en effet l'alcool enlève à certains micro-organismes la matière colorante (bacille de la morve, par exemple), mais pour qu'il puisse agir sans trop de dégâts sur une coupe, il faut colorer celle-ci d'une manière bien plus intense que les préparations sur lamelles qui ne doivent pas nécessairement être toujours traitées par l'alcool. De même certaines méthodes difficiles de décoloration ne sont pas employées à juste titre en ce qui concerne les préparations sur lamelles, car le lavage dans l'alcool ou dans une solution d'acide acétique à 1 0/0 suffit souvent pour différencier les microbes du tissu qui les contient.

Dans les coupes on peut colorer les ferments figurés soit avec la *fuchsine*, et alors on décolore par l'alcool, soit par le *bleu de méthylène* et alors on décolore par l'eau acidulée d'acide acétique. Le *bacille de la tuberculose* occupe une place à part en ce que, pour démontrer son existence dans les coupes, il est nécessaire d'employer la méthode donnée par Koch-Ehrlich pour la coloration des bacilles de la tuberculose (1). Lorsqu'on chauffe progressivement les lamelles, il suffit d'un séjour de 5 minutes dans un bain de fuchsine anilinée ; pour les coupes, il faut au moins une heure de séjour à l'étuve. On décolore dans une solution d'acide chlorhydrique à 33 0/0, jusqu'à ce que les lamelles ou les coupes aient perdu leur coloration rouge. Pour terminer on passe par l'alcool qui ramène d'une manière transitoire la teinte rouge pour l'absorber aussitôt. Sur une coupe ainsi préparée, seuls les bacilles de la tuberculose sont rouges, tout le reste, micro-organismes et éléments histologiques, demeure incolore. Rien ne s'oppose à la coloration ultérieure de ces parties ; et ce contraste même est nécessaire pour mieux mettre en relief, sur les coupes, la structure des tissus, et sur les lamelles la disposition des bacilles de Koch. On y arrive en traitant simplement le fond par une matière colorante complémentaire et en montant dans le baume après avoir enlevé l'eau. Si l'on a traité les

(1) Une excellente méthode qui permet de colorer les bacilles tuberculeux en même temps que les tissus, est la suivante :

On charge la coupe sur une lame et on la recouvre de quelques gouttes de violet de gentiane. On laisse 24 heures à la chambre humide.

Pour activer la coloration on peut placer la préparation dans l'étuve réglée à 30°.

On enlève alors, avec du papier buvard, l'excès de liquide colorant, on le remplace par le picro-carmin d'Orth qu'on laisse agir une heure.

On décolore dans l'alcool picriqué (alcool absolu 70 gr., acide chlorhydrique 0,5 et eau picriquée 30 gr.) On lave ensuite à l'alcool absolu. On ajoute une goutte d'essence de girofle. On lave soigneusement au xylol et l'on monte dans le baume.

bacilles par la fuchsine on fera agir sur les tissus le bleu de méthylène (1).

La *méthode de Gram* s'emploie également pour la décoloration des micro-organismes sur lamelles ou sur coupes colorées au violet de gentiane aniliné ; elle utilise l'action de la solution iodo-iodurée après le violet (2). Kühne a modifié d'une manière très heureuse cette méthode (3) : il colore pendant 5 minutes la coupe en la plongeant dans un mélange, par parties égales, d'une solution de violet hexaméthyle, et d'une solution de carbonate d'ammoniaque. La solution de violet hexaméthyle est :

Violet cristal	1	gramme.
Eau	90	—
Alcool	10	—

La solution de carbonate d'ammoniaque est au centième.

On rince largement dans l'eau et l'on fait agir le Gram pendant 2 ou 3 minutes. On lave de nouveau à l'eau et l'on décolore avec l'alcool à la fluorescéine (solution concentrée : alcool 50 grammes pour fluorescéine 1 gramme).

La coupe ainsi décolorée, lavée dans l'alcool absolu, est portée dans l'huile d'aniline. On enlève l'huile par un mélange d'huile de cèdre (ou d'une autre huile éthérée) et de xylol. On monte dans le baume.

Malgré sa complication, ce procédé donne d'excellents résultats grâce à l'absence de tout précipité dans la préparation et à l'intensité de la coloration.

Il faut se poser comme règle de ne choisir, en bactériologie, que les méthodes de coloration les plus simples. Les filaments et les myceliums des champignons, dans les cas rares où ils existent à l'état de parasites dans l'organisme humain, peuvent toujours être

(1) Fränkel a modifié cette seconde partie de la coloration des bacilles de la tuberculose sur lamelles en obtenant d'un seul coup la décoloration et la recoloration des tissus. On prépare un mélange de :

Eau distillée	50	parties.
Alcool	30	—
Acide azotique	20	—

que l'on sature à froid avec du bleu de méthylène. La préparation est lavée à l'eau, ou, si elle est trop colorée, dans l'alcool dilué et montée dans le baume.

(2) Solution de Gram :

Iode	1	gramme.
Iodure de potassium	2	—
Eau distillée	300	—

(3) Kuhne. *Anleitung zum mikroskopischen Nachweis der Bakterien*. Leipzig, 1888.

reconnus dans les tissus sans coloration. Leur membrane d'enveloppe est assez épaisse et résistante pour permettre leur conservation dans la glycérine pure sans coloration ; leurs contours sont en effet assez accusés pour ressortir dans ce milieu si réfringent. Ces organismes prennent d'ailleurs difficilement les matières colorantes qui mordent sur les micro-organismes. Cependant le violet de gentiane, le bleu de méthylène unis à un mordant en donnent d'excellentes préparations.

Les *champignons rayonnés* qui se trouvent à l'état de parasites dans l'organisme humain, en particulier l'*actinomycose* du bœuf, ont une réaction colorante spéciale, en ce que le mycélium se colore avec les couleurs basiques d'aniline, tandis que les fleurons ne se colorent pas ; ils présentent par contre une grande affinité pour la matière colorante de l'orseille qu'on retire de la *Roscella tinctoria*. *L'orséine* est encore plus active ; lorsqu'on l'emploie convenablement, elle colore en rouge intense les fleurons et en bleu le mycélium et les noyaux du tissu environnant. Comme l'orséine est très soluble dans l'alcool, on traite les préparations par une solution concentrée d'orséine (1) qu'on fait agir une demi-heure. On décolore dans l'alcool. On obtient de cette façon de très belles images quand on pousse jusqu'à la décoloration complète des tissus, de sorte que les fleurons seuls restent colorés en rouge. La coupe est portée sur la lame ; on dessèche au papier buvard et l'on monte dans le baume après avoir éclairci à l'huile de cèdre.

Les globules rouges du sang retiennent aussi cette couleur rouge, seulement ils présentent une nuance rouge brunâtre qui ajoutée à leur forme et à leur disposition les différencie aisément des fleurons de l'actinomycose.

H. — *Mensuration. Dessin des préparations.*

Dans un grand nombre de circonstances, les modifications pathologiques ne se manifestent ni par les troubles de réfraction ou de coloration, ni par les altérations morphologiques subies par les éléments anatomiques, mais seulement par l'augmentation ou l'amoindrissement de leurs dimensions. Toutes ces modifications,

(1) La solution concentrée d'orséine s'obtient en mélangeant 1 partie d'acide acétique à 10 parties d'eau ; on ajoute en grande quantité la matière colorante en poudre.

est-il besoin de le dire, peuvent se combiner et l'observateur attentif reconnaît la nécessité de se rendre compte des changements du volume des éléments. Pour cela, il suffit souvent de déterminer un ou deux diamètres du plan optique, ce qui s'obtient à l'aide de la vis micrométrique. Pour un œil exercé, avec un instrument muni d'une vis micrométrique exactement réglée, on n'a qu'à prendre sur les différents plans les points extrêmes de l'élément qu'on veut mesurer et calculer ainsi l'écart imprimé à la vis micrométrique.

La manière la plus simple pour déterminer les dimensions des éléments microscopiques consiste dans l'emploi de *l'oculaire micrométrique*. C'est un oculaire faible, qui contient dans son intérieur un disque de verre sur lequel se trouve gravé un centimètre divisé en cent parties égales. L'échelle se trouve placée en un point qui grandit son image et l'objet est compris dans ces divisions. En tournant l'oculaire et en déplaçant la préparation comme il faut, on arrive à enfermer l'objet entre les divisions de l'échelle micrométrique. La *valeur absolue d'une division du micromètre oculaire* est évaluée pour chaque système d'objectifs d'une manière spéciale. On note pour cela le nombre de divisions d'un micromètre objectif correspondant à une division d'un micromètre oculaire. Dans le micromètre objectif la division réglée est ordinairement d'un millimètre en cent parties. On compte, par exemple, trois divisions de l'échelle du micromètre objectif pour l'espace compris entre deux divisions du micromètre oculaire ; la valeur réelle est dans ce cas trois centièmes de millimètre pour l'espace compris entre les deux divisions de l'oculaire micrométrique.

De même lorsqu'il faut quatre divisions de l'oculaire micrométrique pour une seule division de l'échelle du micromètre objectif, la valeur d'une division de l'oculaire micrométrique sera de 2 μ,5 (0^{mm},0025). De sorte qu'un bâtonnet allongé dont les extrémités correspondraient dans l'oculaire micrométrique à deux raies avoisinantes, aurait une longueur de 2 μ,5.

Il est inutile de faire remarquer que la valeur réelle des divisions oculaires ne dépend pas seulement de la force du système d'objectifs, mais également de toutes les dispositions de l'appareil optique du microscope employé, en particulier de l'allongement plus ou moins considérable du tube.

L'unité microscopique est le *micro-millimètre* ou μ, c'est-à-dire la millième partie d'un millimètre.

Pour déterminer le *grossissement* d'une combinaison optique, on n'a qu'à regarder les dimensions offertes par un objet déterminé d'une grosseur connue. Pratiquement on n'a qu'à dessiner avec une chambre claire un *micromètre objectif* et l'on mesure à l'aide d'un centimètre les divisions du dessin. Si ces divisions, qui sont la centième partie d'un millimètre, présentent un écart de 6,2 millimètres, par exemple, le grossissement sera de $\frac{6,2}{0,01}$ c'est-à-dire 620.

Les appareils employés pour le dessin sont la chambre claire d'Oberhauser, construite par Hartnack, et celle d'Abbe, construite par Zeiss. La première reflète l'image de l'objet dans l'œil qui regarde le papier, tandis que la seconde réfléchit l'image portée sur le papier dans l'œil fixé à l'oculaire.

Il est important de rappeler que pour le dessin d'une préparation à la chambre claire, le papier sur lequel l'image sera fixée doit être à la même hauteur que la platine du microscope.

Un exercice très utile mais difficile, consiste dans *l'évaluation du grossissement* d'un élément sans l'aide de la chambre claire.

Dans l'emploi du microscope l'usage de la vision binoculaire est malaisé, mais on y arrive par la pratique. Il est en effet bon de prendre l'habitude de regarder dans le microscope ordinaire avec les deux yeux ouverts, manœuvre qui favorise le pouvoir d'accommodation et repose l'œil qui travaille.

Les mensurations par la photographie ou le dessin ne tiennent compte que des contours et même les appareils à dessin ne déterminent guère que les limites des éléments d'une préparation. Les finesses, les petits points et les nuances qui, dans leur ensemble, constituent l'image ne peuvent être placés dans le dessin fait avec un appareil qu'une fois l'appareil enlevé ; il faut constamment comparer le dessin ainsi obtenu à l'image microscopique. On emploiera pour le dessin du papier épais et lisse. Pour les détails qui ont trait aux différences de réfringence, le crayon employé doit être fin et dur.

Lorsqu'on veut figurer des objets colorés, on peut utiliser les couleurs d'aquarelle.

On ne saurait donner de règle générale pour les dessins microscopiques ; le meilleur ne reproduit jamais intégralement l'image ; il y a toujours quelque chose de conventionnel, d'approximatif et de subjectif.

Le débutant doit toujours se rapprocher autant que possible de l'image qu'il veut reproduire et ne jamais se contenter des traits généraux d'un dessin schématique.

Aussi tout dessin demande-t-il beaucoup de temps ; mais ce temps n'est pas perdu, car, outre la valeur intrinsèque du travail, c'est l'exercice le plus important peut-être pour l'élève.

Tout d'abord, on s'exercera à dessiner des cellules isolées, vues à un fort grossissement ; plus tard seulement, on abordera les dessins d'ensemble.

Pour pouvoir comparer les dessins entre eux, il faut toujours avoir soin de noter exactement les grossissements employés et de conserver à égale hauteur la préparation et le papier à dessin.

Un grand nombre d'observateurs aiment à entourer d'un cercle leur dessin pour mieux accentuer le caractère microscopique de l'image obtenue ; soin superflu et qui peut être la source d'erreurs quand le diamètre du cercle ne correspond pas au diamètre du champ microscopique. Cette faute se retrouve dans des livres classiques où la petitesse du diamètre est manifestement incompatible avec les dimensions et les détails de l'image microscopique.

DEUXIÈME PARTIE

ETUDE MICROSCOPIQUE DES PROCESSUS PATHOLOGIQUES

CHAPITRE PREMIER

I. — Altérations cadavériques.

Pour bien apprécier les lésions élémentaires causées par les maladies, il faut tout d'abord se familiariser avec la connaissance des diverses modifications de structure apportées par la mort aux tissus organiques. Encore faut-il faire la part des altérations matérielles produites pendant la vie et combinées avec les lésions cadavériques proprement dites.

Ces dernières sont multiples et dépendent des conditions dans lesquelles on a conservé, soit le cadavre, soit les différents fragments organiques jusqu'au moment de l'examen.

Nous ne pouvons, ici, passer en revue que les modifications cadavériques les plus importantes. C'est à l'observateur qui se livre à une étude spéciale, de rechercher dans sa voie, la connaissance exacte des altérations que la mort imprime aux tissus, seul moyen d'éviter les erreurs graves.

Après la mort, il y a toute une série de modifications qui sont pour la plupart dues à l'arrêt de la circulation et de la respiration. Ces changements sont connus en partie et pour le plus grand nombre causés par une perturbation de l'état chimique des tissus.

De toutes ces modifications profondes, le microscope ne révèle rien autre que la diminution ou la disparition du pouvoir réducteur des éléments vivants en présence des sels métalliques, comme l'a montré Ehrlich, à l'aide d'une solution de bleu de méthylène.

Les autres manifestations cadavériques s'annoncent déjà par les déviations de leurs propriétés optiques; leur extension marche de pair avec le refroidissement du cadavre.

Parmi ces modifications, celle qui concerne la disparition de la série des figures *karyokinétiques* a une importance scientifique réelle, et a conduit à l'invention des méthodes de technique qui empêchent cette disparition et fixent dans leur position vivante les figures de karyokinèse.

La *contractilité* du protoplasma vivant cesse rapidement chez les animaux à sang chaud. Le corps cellulaire reste fixé dans un état de rigidité variable suivant ses moments statiques (1).

C'est à cette cause qu'il faut attribuer la forme sphérique des cellules trouvées nageant dans les liquides; on peut d'ailleurs prolonger la contractilité protoplasmique des cellules un certain temps après la mort, en employant la chaleur, et observer de la sorte des changements de forme (voy. *Pus*) (fig. 6).

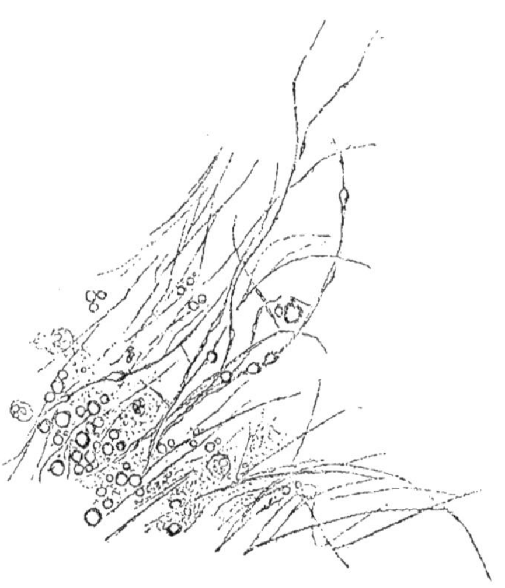

FIG. 6. — *Contenu péritonéal dans un cas de péritonite par perforation.* Dilution dans l'eau. Aiguilles graisseuses en voie de fusion partielle. Gouttelettes graisseuses. Quelques corpuscules purulents montrent leurs petits noyaux multiples. Dans la moitié droite de la figure on voit un précipité granuleux de mucine

Avec l'abaissement de la température apparaissent les *cristaux gras*, pour disparaître dans les cellules grasses ou bien se réunir sous forme de gouttelettes arrondies, quand on chauffe de nouveau la préparation.

Au moment de la putréfaction qui met en liberté un grand nombre

(1) Moments statiques : situation, fonctions, forme de la cellule à un moment donné.

d'acides gras, les cristaux se forment beaucoup plus nombreux que lors du simple refroidissement. Le refroidissement détermine également dans la vessie un précipité d'*urate de soude*.

Les *mouvements des cils vibratiles* cessent plus tard que les phénomènes précédents ; mais cet arrêt, qui ne relève pas uniquement de l'abaissement de la température, précède les profondes modifications cadavériques. Nous avons pu voir, dans un cas exceptionnel, le mouvement des cils vibratiles persister au niveau des grosses bronches, 28 heures après la mort. Virchow a montré que lorsqu'on ajoute une solution alcaline diluée, on peut ranimer les mouvements des cils vibratiles. Peut-être donc pourrait-on expliquer dans des cas semblables au nôtre, la persistance des mouvements vibratiles par une réaction peu habituelle des liquides cadavériques. Même sur les cadavres conservés à une température fraîche, on voit apparaître les altérations cadavériques 24 heures après la mort. On doit donc, sur ces pièces, tenir compte de ces altérations qui persisteront telles quelles dans les liquides conservateurs, alors même que les fragments de tissus y seraient plongés, comme on doit le faire, aussitôt après l'autopsie.

C'est pourquoi sur les préparations traitées par les liquides conservateurs, on trouve très rarement les enveloppes épithéliales fines de certaines surfaces. Les couches épithéliales plus épaisses y sont comme relâchées et en partie séparées de la membrane basale.

Les villosités intestinales présentent rarement leur bel épithélium cylindrique ; et ce n'est que par un examen précoce qu'on peut apercevoir ce léger revêtement décrit par les histologistes sur les animaux frais. Il est même habituel de trouver flottant dans le liquide intestinal, souvent en petits fragments, tout l'épithélium de la muqueuse. Il en est de même, toutes proportions gardées, pour l'épithélium des cavités séreuses.

La *myéline* se coagule bien plus tôt que les autres substances à cause de la graisse qui la compose. On voit ensuite les substances albumineuses se troubler dans certaines conditions par un précipité granuleux qui révèle une coagulation post mortem. Ce phénomène se montre particulièrement dans les épithéliums et dans les muscles striés. Les stries transversales de ces derniers éléments apparaissent très troubles.

Ces modifications ne doivent pas être confondues avec la *tuméfac-*

tion trouble, car la tuméfaction y fait totalement défaut ; et, en outre, par l'examen à l'aide de forts grossissements, on voit que les granulations y suivent exactement la disposition des stries transversales.

Immédiatement après la mort commence la *dissolution de la matière colorante du sang*, et en même temps une modification notable de l'aspect des parties cadavériques. Le sérum sanguin, incolore pendant la vie, prend, quand la décomposition cadavérique est assez avancée, un ton vert jaunâtre assez intense qui va

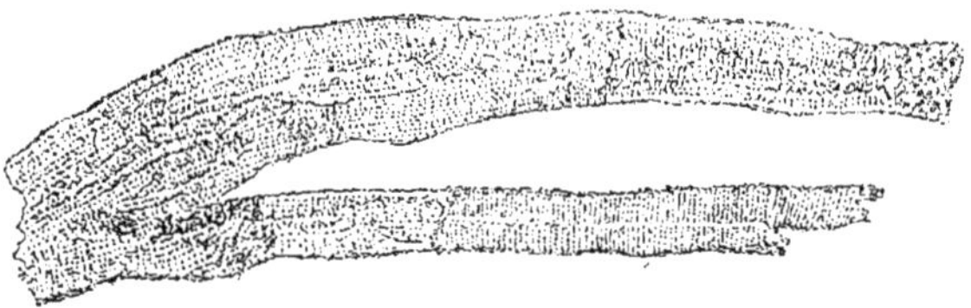

FIG. 7. — *Troubles cadavériques des fibres musculaires du cœur sans tuméfaction.* — Dissociation dans l'eau. Gross. 250/1.

en augmentant à mesure que les globules rouges se décolorent. Souvent il faut une grande attention, et des mouvements répétés de la vis micrométrique sont nécessaires, pour apercevoir les fins contours des hématies pâlies. La matière colorante du sang colore les éléments avoisinants et, de préférence, certaines parties de ces éléments. Ces imprégnations cadavériques peuvent être enlevées par le lavage ; cependant on observe souvent la fixation plus tenace de la matière colorante sur les noyaux des éléments : C'est ainsi que les noyaux des leucocytes ou ceux des fibres musculaires lisses, inappréciables sur les parties cadavériques fraîches, sont mis en évidence alors, grâce à cette substance colorante hématique. La coloration du noyau n'est pas habituellement totale, la matière colorante se fixe sur certaines granulations du noyau et lui donne ainsi un aspect pigmenté. L'imbibition cadavérique des tissus a cependant son importance lorsqu'il s'agit de juger l'état plus ou moins avancé de la décomposition. Tant que la diffusion de la matière colorante est circonscrite, on peut encore établir le rapport qui existait, au moment de la mort, entre les éléments anatomiques ou les tissus et la réplétion sanguine de leurs vaisseaux. Des parties de tissus bien colorées par l'hémoglobine doivent être soupçonnées d'avoir contenu et conservé, au moment de la mort, beaucoup de sang dans leurs vaisseaux et particulièrement dans les capillaires sanguins. Les grands territoires capillaires, en effet, au point de vue de la distribution post mortem du sang, ont plus d'importance que les départements des vaisseaux de moyen calibre, le sang, même après la mort, gagnant toujours les voies qui lui offrent le moins de résistance.

La décomposition du sang et la diffusion de sa matière colorante sur d'autres tissus détermine souvent des colorations foncées très intenses. Il semble même que la matière colorante puisse s'épaissir, se concréter, à la manière du pigment sanguin dans les épanchements hémorrhagiques, et que certaines granulations pigmentaires trouvées à l'autopsie, ne soient que le résultat de ces mutations cadavériques. Dans la majorité des cas, cependant, cette coloration intense ne fait qu'imprégner des particules plus ou moins fines, préformées, d'albumine granuleuse.

L'*hémoglobine* elle-même subit d'ailleurs une série d'altérations qui multiplient beaucoup son pouvoir colorant. C'est ainsi que les tissus paraissent beaucoup plus largement colorés que ne le comporterait la quantité d'hémoglobine diffusée.

L'hémoglobine et ses dérivés, surtout ceux qui contiennent du fer, prennent, sous l'action de l'hydrogène sulfuré, une teinte qui varie du vert au noir ; il en résulte pour ces substances une action optique d'autant plus intense. C'est ainsi que le pigment sanguin montre de bonne heure, dans les parties cadavériques, et cela même macroscopiquement (en particulier dans la muqueuse intestinale rapidement envahie par l'hydrogène sulfuré), ces tons louches si connus. Au microscope, ce pigment produit des nuances variant du vert au noir intense.

Pendant la vie, le pigment sanguin a une coloration rouillée, d'un rouge brun foncé ; on le voit bien mieux sur le malade que sur le cadavre où ces tons se perdent rapidement.

De même que l'hémoglobine, la bile, qu'elle soit encore contenue dans le foie ou qu'elle soit renfermée dans la vésicule biliaire, colore les tissus avec lesquels elle se met en contact. Cet ictère artificiel diffère de l'ictère vrai par sa localisation étroite facile à constater à l'œil nu ou à l'aide de faibles grossissements. Les parties imbibées de pigment biliaire, qu'il s'agisse d'une imprégnation cadavérique ou d'un ictère réel, ne présentent aucune différence au point de vue microscopique. Il semble cependant que l'apparition de cristaux et de grosses granulations de matière colorante biliaire dans l'intimité des tissus ictériques soit caractéristique d'un ictère vrai, produit pendant la vie.

Lorsque, sous l'action progressive des *microbes saprophytes*, que l'on rencontre toujours en plus ou moins grand nombre sur le cadavre, la putréfaction fétide apparaît, l'action dissolvante de ces germes pénètre de plus en plus profondément les tissus.

Les schizomycètes, dont le nombre augmente sans cesse, de formes variées (sphériques, bâtonnets, mobiles ou immobiles), se trouvent dans toutes les humeurs, dans toutes les parties molles des tissus et y forment des colonies visibles quelquefois à l'œil nu.

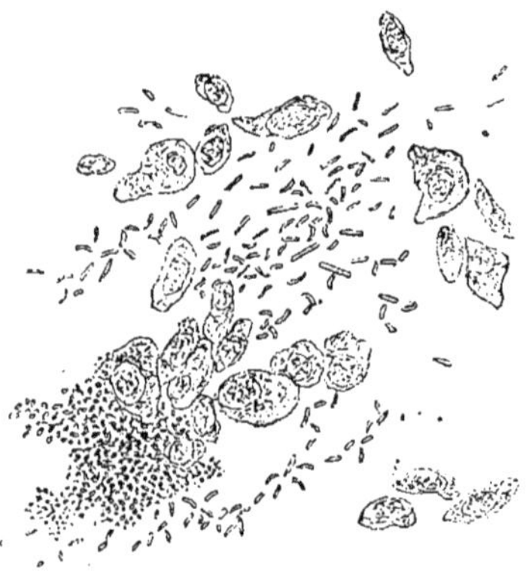

Fig. 8. — *Bactéries de la putréfaction provenant de la vessie urinaire. Cellules épithéliales de la surface en suspension dans l'eau.* — On voit entre elles un grand nombre de bâtonnets mobiles (bactéries) ; en bas et à gauche, une zooglée de microcoques. Gross. 380/1.

Les cellules et les substances intercellulaires se détruisent, les muscles striés se résolvent en disques de Bowman, les muscles lisses se fragmentent également ; la myéline remplit la gaine de Schwann de gouttelettes de formes bizarres. Des cristaux apparaissent en masses dans le tissus graisseux, formant des groupes irréguliers dans les grosses gouttes de graisse transparentes. Ils s'y serrent tellement qu'on a de la peine à reconnaître leur disposition cristalline. On y observe en outre de fines aiguilles traversant la gouttelette graisseuse comme des rayons, ou bien partant d'un point de la périphérie et s'étendant dans la gouttelette sous forme de pinceaux. On y rencontre également des aiguilles d'acides gras déjà mentionnées (voy. fig. 6) que l'adjonction de lessive de soude permet de distinguer de la graisse neutre ; ces aiguilles d'acide gras, en effet, se dissolvent à froid dans la lessive de soude en s'y saponifiant, contrairement à la graisse neutre qui ne peut s'y dissoudre qu'après ébullition.

Il n'est pas possible de suivre dans ce chapitre tous les stades de la dissolution des tissus et nous nous contentons d'indiquer les réactions chimiques qui se manifestent soit par le gonflement, soit par l'effacement de la structure des tissus. Les mêmes réactions que celles déterminées par les alcalis dilués ou par les acides et que l'on provoque dans un but de recherches, peuvent se produire spontanément sous l'influence de la putréfaction et prendre même des aspects très caractéristiques, dans les liquides, par exemple, où les altérations ont une extension des plus faciles. Dans le pus, en effet, les flocons qu'on voit nager entre les leucocytes, au lieu d'être constitués par de la fibrine, comme cela a lieu pour le pus frais, sont composés de mucine. La preuve de cette transformation muqueuse est donnée par l'augmentation de l'acidité du liquide purulent et par le précipité insoluble qu'y détermine l'acide acétique ; les leucocytes montrent d'ailleurs, avant toute intervention, leurs noyaux nettement appréciables.

De même pour le mucus gastrique, dans lequel on trouve, sur les cadavres très frais, de petits coagula de mucine. Outre une grande augmentation du nombre de microbes saprophytes qui y vivent habituellement, la forte réaction acide du contenu favorise en même temps la destruction des parois de l'organe et des parties avoisinantes.

C'est à la même cause que l'on peut rattacher la *putréfaction acide* des poumons avec destruction profonde des tissus dont il ne reste que les éléments élastiques ainsi que quelques masses de matière colorante du sang, et le *ramollissement brun* de l'estomac. Dans ce dernier organe, plus l'altération précédente est accusée, et plus la muqueuse tend à disparaître, jusqu'à laisser à nu la couche sous-muqueuse ramollie dans laquelle on voit les veines dessiner des réseaux brun rouge. Au microscope, on trouve, outre un grand nombre de granulations et de concrétions, une imprégnation diffuse de la matière colorante du sang; dans les intervalles, se trouvent des micro-organismes en masses et la gangue fibreuse résistante fondamentale.

A côté des microbes saprophytes et de leurs produits de nutrition qui déterminent les plus profondes destructions de tissus, on doit également tenir grand compte des lésions déterminées après la mort par les *microbes pathogènes* contenus dans l'organisme. Certaines espèces, comme les bacilles du charbon, par exemple, succombent rapidement dans la lutte pour l'existence qu'ils livrent aux microbes saprophytes ; tandis que le bacille de la tuberculose présente une plus grande résistance.

D'autre part, le bacille charbonneux produit sur le cadavre, avant le début de la putréfaction et surtout sur les parties que l'autopsie a rendues accessibles à l'oxygène, des spores vivaces qui n'ont rien à redouter des microbes saprogènes. La formation de spores dans les bacilles charbonneux est déjà d'ailleurs une manifestation cadavérique, car le bacille du charbon ne produit jamais, dans aucune condition, de spores à l'intérieur d'un organisme vivant.

Tandis que certains microbes parasitaires proprement dits, comme le bacille de la tuberculose ou celui de la morve, ne peuvent plus se développer une fois l'animal mort, il en est d'autres, les micro-organismes des infections septiques par exemple, qui, notamment pendant la saison chaude, continuent à pulluler sur le cadavre, ainsi que le microscope permet de le constater (voy. *Reins ; Embolies bactériennes*). Ces micro-organismes pathogènes et saprogènes tout à la fois, ont une grande influence sur la marche des décompositions cadavériques ; les destructions qu'ils produisent, qu'il s'agisse de lésions localisées ou d'une infection généralisée à tout l'organisme, font de bonne heure des progrès extrêmement rapides.

Au début de leur développement les colonies de microbes pathogènes peuvent encore être distinguées de celles des microbes de la putréfaction, grâce à leur distribution ; plus tard, le microscope est absolument impuissant pour établir une distinction entre ces deux séries de micro-organismes.

La formation des différents *cristaux organiques* et *inorganiques* mérite une étude plus approfondie. Ces cristaux peuvent apparaître sur le cadavre tantôt presque immédiatement après la mort, tantôt alors que la destruction cadavérique a déjà fait d'énormes progrès. Nous ne décrirons que les cristaux les plus importants ; parmi ceux-ci les cristaux de *phosphate ammoniaco-magnésien* se déposent sur les surfaces exposées à la dessiccation, mais ils se précipitent également dans les humeurs les plus différentes. C'est une production fréquente, d'un diagnostic facile. Sur les organes incisés, ces cristaux se déposent parfois en masses, à la suite de l'évaporation, en sorte que l'observateur doit toujours renouveler ses coupes pour l'examen du tissu. Leurs dimensions sont très variables, les petits cristaux affectent la forme typique de couvercles de cercueils ; lorsqu'ils augmentent de volume et de nombre, ils se rapprochent le plus de leur forme primitive. On trouve souvent des spécimens altérés et cassés, ainsi que des fragments de gros cristaux. En ajoutant de l'acide acétique en quantité suffisante, ils se dissolvent. Sur une surface

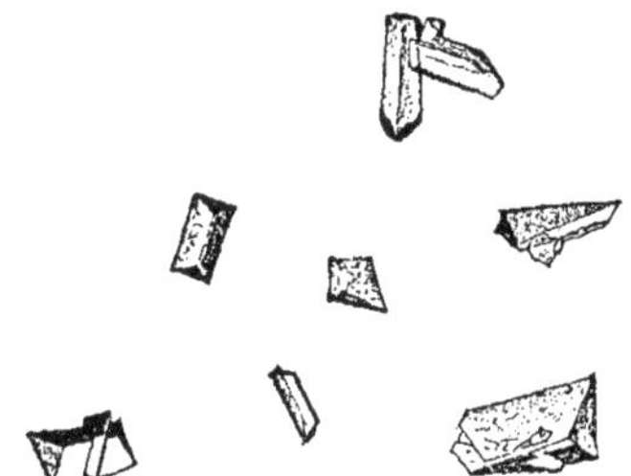

Fig. 9. — *Cristaux de phosphate tribasique :* à gauche et en haut, ils ont la forme typique de couvercles de cercueils. Au-dessous, le même cristal vu de côté. Cristaux agglomérés en partie rompus, préparation provenant d'un cœur ; suspension dans l'eau.

desséchée on les voit quelquefois sous la forme d'une fine poussière qui peut contenir des cristaux d'un volume tel qu'ils soient reconnaissables à l'œil nu.

La *tyrosine* affecte une place à part parmi les formations ou précipités cadavériques. Elle se présente à la surface d'organes autopsiés, sous la forme d'une fine poussière, d'un blanc mat, visible à l'œil nu quand elle est réunie en grande quantité. Les cristaux de tyrosine s'observent dans la rate, le foie, le pancréas d'individus morts d'affections aiguës, notamment d'affections septiques, ce qui explique pourquoi on les trouve souvent, principalement en été, dans les organes de femmes mortes d'infection puerpérale.

Pour bien voir ces amas, il suffit de les enlever en grattant avec un scalpel et de les examiner dans un liquide provenant de l'organe même, parce que l'eau dissout la tyrosine impure.

A un faible grossissement les masses de cristaux de tyrosine paraissent opaques, légèrement brunes. Si on les examine à un fort grossissement après dissociation, on aperçoit des faisceaux et des gerbes d'aiguilles très fines. Ces aiguilles se distinguent des cristaux de graisse par leur solubilité dans l'eau, dont une goutte fait disparaître très rapidement les fines aiguilles de la périphérie de la masse ; les noyaux plus fournis du centre résistent plus longtemps et exigent une plus grande quantité d'eau.

Outre la tyrosine, il existe une autre espèce de cristaux orga-

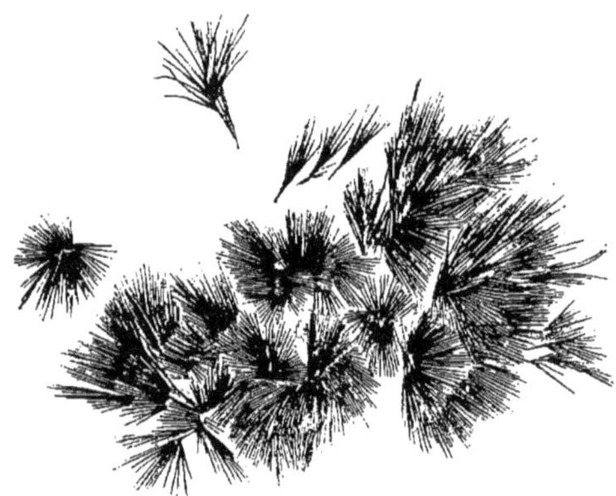

FIG. 10. — *Cristaux de tyrosine* provenant de la surface de section d'un foie atteint d'hépatite parenchymateuse puerpérale. Autopsie faite vingt-quatre heures après la mort. Raclage obtenu cinquante heures après la mort. Examen dans le liquide de raclage. Gross. 250/1.

niques révélant, dans certaines circonstances, un état morbide spécial antérieur à la mort. Ce sont les *cristaux de Charcot-Leyden*. Ces petits octaèdres à angles aigus flexibles mais cassants, facilement solubles, se trouvent d'habitude presque immédiatement après la mort, dans la rate et le sang des leucocythémiques, dans les crachats des asthmatiques ; cependant on les trouve également, dans des conditions en apparence normales, dans le sperme et dans la moelle des os. Leur constitution chimique n'est pas encore déterminée, mais ils sont facilement reconnaissables, avec un fort grossissement, grâce à leur aspect brillant.

II. — **Conservation des pièces anatomiques.**

Pour obtenir de bonnes préparations microscopiques de tissus pathologiques, il est fort important de bien conserver les pièces qui serviront à ces sortes de recherches.

Si certaines conditions ne peuvent être volontairement modifiées, par exemple la conservation du cadavre jusqu'à l'autopsie, il n'est pas moins vrai que, lorsque l'anatomo-pathologiste possède les pièces qui l'intéressent, il peut faire beaucoup pour en assurer une meilleure conservation.

Abstraction faite des micro-organismes pathogènes préexistant dans les tissus, il ne faut pas oublier que les germes destructeurs pénètrent dans l'intérieur du cadavre. Aussi est-il indiqué de nettoyer à fond, voire même d'enlever les couches superficielles des pièces anatomiques tant que la coloration rouge fraîche des parties en démontre l'oxygénation. Quand des teintes cadavériques existent déjà à la surface, les résections doivent être plus profondes encore.

Quand on a obtenu un cadavre de bonne heure, il faut enlever d'abord l'intestin pour préserver les autres parties de la putréfaction qui procède surtout des organes intestinaux.

Les pièces, soigneusement nettoyées et protégées contre la dessiccation, peuvent être conservées longtemps dans un endroit frais. On pourrait même, à la rigueur, avoir recours à la congélation complète des objets, opération qui, d'ordinaire, n'altère pas notablement leur structure et s'oppose à toute destruction saprophytique.

Nous ne possédons aucune action contre la dissolution de la matière colorante du sang, mais par le froid nous pouvons en empêcher du moins la diffusion. On conserve très bien les petits objets dans la glacière (à une température qui ne doit pas dépasser 7 degrés centigrades), en les recouvrant d'une compresse imbibée d'une solution de sublimé au millième.

Un procédé plus pratique consiste dans l'emploi de chambres humides que l'on peut aisément fabriquer à l'aide de deux cristallisoirs par exemple, dont le fond est tapissé d'un papier buvard imbibé de la même solution de sublimé. Même sans glace et pourvu que l'endroit soit bien frais, les pièces bien proprement préparées peuvent être longtemps conservées de cette manière.

Comme il est nécessaire de plonger dans un liquide conservateur les pièces qu'on doit examiner, comme d'autre part on ne peut pas déterminer d'avance les résultats de l'examen, il est bon, quand on a à sa disposition une suffisante quantité de fragments, d'en conserver une partie dans le liquide de Müller, une autre partie dans l'alcool (voy. p. 13). Mais ces pièces conservées n'ont de valeur qu'autant qu'elles ont été examinées bien complètement à l'*état frais*.

CHAPITRE II

PERTURBATIONS DANS LA DISTRIBUTION DU SANG ET DANS LA COLORATION DES ORGANES

L'examen histologique devant nous donner des renseignements complets sur les moindres parties des tissus organiques, ces tissus doivent être mis en coupes fines et bien orientées. Il va sans dire que cet examen doit porter non seulement sur la substance constitutive des organes, mais aussi sur les vaisseaux et leur contenu. Nous étudierons plus loin, au chapitre de l'appareil circulatoire, les altérations vasculaires ; pour le moment nous nous contenterons de passer en revue les troubles de la circulation sanguine (hyperhémie, anémie, etc.). Ces modifications donnent des images microscopiques moins nettes, cela va sans dire, que les altérations des parois vasculaires.

Lorsque les parois des vaisseaux n'ont subi aucune altération de structure, il est difficile de reconnaître la distribution sanguine d'un organe, le sang ayant quitté les canaux vasculaires soit pendant la vie, soit après la mort. Lorsqu'il est nécessaire de bien apprécier le trajet et le calibre des vaisseaux d'une région, c'est encore aux injections artificielles qu'il faut avoir recours (voy. p. 17), et se bien rappeler que la valeur de ces injections est toute relative, puisqu'elles ne peuvent, en aucune façon, même comparées avec une longue série d'injections faites dans le même organe à l'état normal, donner la mesure exacte du degré de réplétion des vaisseaux pendant la vie.

La réplétion naturelle des vaisseaux constatée sur le cadavre ne donne pas l'indication précise de l'état de la circulation pendant la vie, mais l'inégale réplétion des différents vaisseaux apporte des points de repère importants pour l'interprétation des phénomènes qui ont précédé la mort.

Quand la pression sanguine cesse avec la vie, le sang s'écoule dans les régions où il rencontre la moindre résistance. Lorsque la pesanteur rassemble la presque totalité du sang dans les parties profondes du cadavre, la distribution du sang dans les territoires vasculaires dont les fines ramifications ne sont visibles qu'au microscope dépend de la pression que les tissus avoisinants exercent sur ces territoires.

De même que les régions déclives des téguments du cadavre peuvent être, parfois, plus pâles que les marbrures cadavériques, de même aussi, au niveau des viscères il est des points plus ou moins décolorés par suite des conditions accidentelles (compression, etc.), qui n'ont rien à voir avec l'état pathologique.

Tout autre est l'importance de certaines réplétions des capillaires sanguins correspondant à une dilatation pathologique de leur calibre. Lors même qu'ils sont pleins à en éclater, les capillaires sont invisibles à l'œil nu ; les fines traînées rouges que l'on voit ainsi, appartiennent toujours aux petits vaisseaux contractiles, surtout aux veines, qui reçoivent proportionnellement à la minceur de leurs parois plus de sang que les artérioles. D'ailleurs les parois de ces dernières opposent à la colonne sanguine une résistance plus grande.

Seule, la réplétion considérable d'un grand nombre de capillaires sanguins d'un territoire déterminé peut donner une rougeur uniforme comme on peut le voir pendant la vie au niveau des pommettes. Au microscope on distingue nettement les capillaires remplis de sang des capillaires vides. On verra également que l'état de la substance organique joue un grand rôle dans la distribution du sang.

Des considérations qui précèdent résulte la conclusion que l'appréciation de l'anémie ou de l'hyperhémie d'une région doit être très réservée. Les états extrêmes se reconnaissent facilement. Lorsqu'on les rencontre sous le microscope il ne faut pas les négliger, mais les adjoindre aux observations concomitantes.

Qu'on songe à l'ischémie des infarctus emboliques, ou à l'hyperhémie grossièrement caractéristique de certains états pathologiques, et l'on se rendra compte de l'importance de ces constatations histologiques.

La stase du sang dans les capillaires, liée souvent à une notable dilatation de ces derniers, se traduit au microscope, lors de l'examen d'organes frais, par l'immobilité des corpuscules sanguins, et l'agglomération des leucocytes ; en outre, l'aplatissement des globules rouges par compression réciproque indique bien la proportion presque infinitésimale de sérum sanguin intermédiaire. Sur des objets durcis, ayant perdu une certaine quantité de leur eau par le procédé de durcissement employé, et dans lesquels les capillaires sont comme bourrés d'éléments figurés du sang sans autre partie constitutive, on peut trouver de place en place les mêmes déformations des globules sanguins ; ceux-ci ne sont plus rigides, mais paraissent d'ailleurs normaux. L'élève pourrait être facilement trompé par ces images, et une grande prudence doit présider à l'appréciation de la distribution sanguine d'un organe donné.

Il faut mentionner aussi les embolies capillaires inappréciables à l'œil nu, mais modifiant profondément la vascularisation d'un organe. Parmi les substances capables d'obstruer les plus petits vaisseaux capillaires, il faut noter tout spécialement la graisse et les amas de bactéries. Ces deux sortes d'embolies se distinguent par leur résistance à l'acide acétique (et à la lessive de soude), réaction facile permettant de les retrouver même quand elles sont peu nombreuses (voy. chap. *Ferments*, *Poumons*, *Embolies graisseuses*). La forme particulière (en saucisson, en arborisations) des masses emboliques dénote déjà leur présence dans l'intérieur des capillaires, avant même qu'on ait reconnu la paroi de ces vaisseaux.

A. — *Atrophie et induration cyanotiques.*

Il existe des organes qui, sans la moindre compression de leurs vaisseaux nourriciers, ont leurs capillaires moins remplis qu'à l'état normal. Cette moindre réplétion des capillaires peut être causée soit par une prolifération des éléments fondamentaux de l'organe, soit par un épaississement de la masse intercellulaire, qu'il s'agisse alors d'une infiltration œdémateuse ou d'une prolifération des éléments interstitiels. D'autres organes au contraire sont atteints d'une atrophie de leurs éléments parenchymateux, état qui favorise la dilatation des capillaires.

La réplétion sanguine, plus abondante qu'à l'état normal, peut devenir appréciable à l'œil nu. Ce dernier phénomène est surtout remarquable lors de la lésion appelée *atrophie cyanotique*. Une quantité surprenante de sang s'accumule après la mort dans des régions organiques ayant subi pendant la vie une stase prolongée du sang. Les capillaires y apparaissent dilatés, et les cellules du parenchyme montrent qu'elles ont souffert dans leur nutrition ou bien même elles sont totalement détruites. La dilatation exagérée des capillaires produit une augmentation du volume de l'organe, état pathologique qui ne va pas sans lésions du parenchyme, l'ectasie se faisant aux dépens des cellules nobles.

Dans ce processus atrophique les lésions ne sont pas toujours circonscrites aux éléments parenchymateux. C'est ainsi que lorsqu'à la

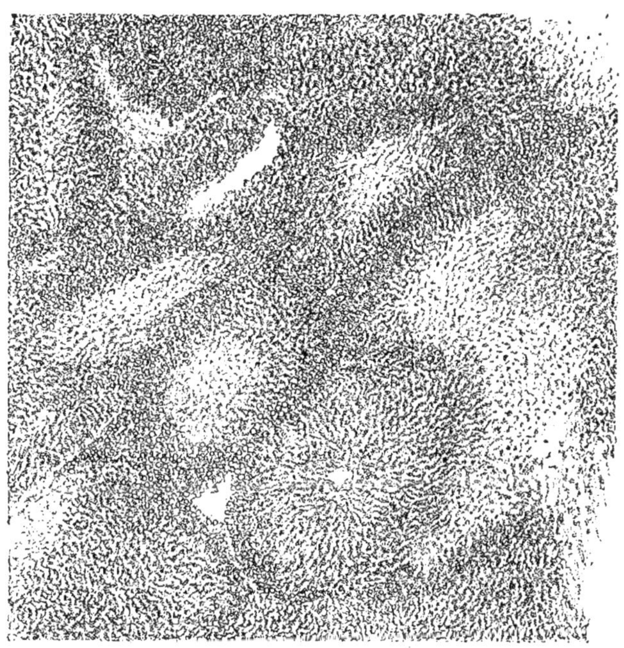

FIG. 11. — *Atrophie rouge du foie.* — Coupe examinée dans l'eau. Les points correspondant aux cellules atrophiées paraissent clairs parce que le sang contenu dans les capillaires dilatés est décoloré par l'eau. A la périphérie on voit des acini infiltrés de graisse. Gross. 25/1.

dilatation passive des capillaires s'ajoute un processus hyperhémique par apport exagéré du sang, le tissu conjonctif interstitiel et les parois vasculaires s'épaississent. L'ectasie capillaire jointe à la sclérose dont nous parlons produit une augmentation de consistance de l'organe et donne naissance à ce qu'on appelle l'*induration rouge.*

Cette induration rouge est surtout frappante au niveau des reins, de la rate, du corps thyroïde, moindre pour le poumon ; mais c'est, sans contredit, le foie qui en présente les exemples les plus caractéristiques.

Le poumon se comporte d'une façon plus particulière; la dilatation de ses capillaires pouvant se faire, grâce au grand développement de sa surface, sans intéresser les autres parties constitutives de l'organe. Par contre, on voit survenir ici, bien mieux que dans le foie, la diapédèse des globules rouges et les dépôts de pigments qui se forment dans les petits extravasats.

B. — *Extravasation sanguine. Pigment sanguin.*

Que, par suite de diapédèse (processus qui ne peut guère être démontré autrement que par l'expérimentation), ou par suite de la rupture des parois vasculaires, le sang arrive dans un tissu qu'il ne peut plus complètement quitter, aussitôt, sous l'influence des parties avoisinantes il subira une série de transformations régressives. Pour ce qui concerne l'extension du sang extravasé, il prend toujours le chemin où il trouve la moindre résistance; il affectionne surtout les canaux préformés et les fentes interstitielles, disposition qu'on peut reconnaître facilement et distinguer des vaisseaux proprement dits, sans qu'il soit nécessaire d'y démontrer à l'entour l'absence de parois vasculaires. Les petits foyers hémorrhagiques dans la substance cérébrale, les épanchements sanguins dans l'intérieur des capsules de Bowman, les extravasations diffuses dans l'intimité des tissus sont facilement reconnaissables. Mais il n'en est plus de même pour certains autres points, les épanchements de sang dans les tubes droits du rein, par exemple, qui nécessitent un examen approfondi.

Il est bon de rappeler ici que, dans les parties du cadavre gorgées de sang au moment de la mort, les tissus s'imbibent toujours de matière colorante du sang. Cette imbibition se produit non seulement dans les régions où les capillaires étaient très ectasiés (état cyanotique), mais encore dans les extravasations sanguines; là, en effet, les phénomènes de diffusion peuvent se combiner intimement avec les colorations survenues pendant la vie et rendent très difficile l'appréciation de la part qui revient à ces deux ordres de processus.

Les modifications subies par le sang épanché sont influencées non seulement par la masse totale infiltrée, mais encore par la proportion de plasma, et par les ruptures que l'effraction du sang a déterminées dans les tissus. Si la fibrine se coagule dans une notable étendue on observe, outre les transformations de la matière colorante du sang qui n'en sont nullement influencées, un travail d'organisation et de cicatrisation des parties rompues (voy. le chap. traitant des *Tissus de granulations*).

On peut distinguer deux sortes de transformations des foyers hémorrhagiques : ou bien l'épanchement sera recueilli par les cellules fixes ou les cellules migratrices des tissus (dans ce dernier cas, en effet, les corpuscules sanguins peuvent être transportés fort loin du foyer) ; ou bien le sang subira des métamorphoses dans le tissu interstitiel, en dehors des éléments cellulaires.

Les globules rouges du sang, les seuls que l'on puisse observer exactement à cause de leur supériorité numérique énorme, peuvent être reçus dans les cellules soit isolément, soit en nombre notable ; dans ce dernier cas les cellules sont fortement distendues. Cette distension diminue à mesure que les corps globulaires hémoglobiniques se fusionnent ; leur matière colorante se trouvant condensée sous un plus petit volume, leur coloration augmente. En sorte que, comme phénomène ultime, on trouve dans le corps cellulaire un ou plusieurs noyaux (quelquefois très nombreux) jaune brunâtre vers la fin, ou rouge brillant.

La coloration plus intense des noyaux, dans lesquels il serait impossible de retrouver trace des globules rouges, marche de pair avec des modifications profondes de leurs réactions en présence des agents chimiques. Au début de la transformation, en effet, la matière colorante n'est plus soluble dans l'eau, mais l'est encore dans l'acide acétique ; vers la fin au contraire, devenue matière pigmentaire, elle peut être rangée dans la classe des substances organiques les plus résistantes qui sont à peine solubles dans l'acide sulfurique concentré.

Il existe un certain contraste entre cette difficile solubilité des pigments d'origine hématique, leur consistance molle et la faible fixité de leur teinte. Sous l'influence cadavérique (hydrogène sulfuré) le pigment sanguin devient facilement très foncé, verdâtre, presque noir, aspect sous lequel on le trouve pour ainsi dire régulièrement dans certaines régions du cadavre, dans la muqueuse intestinale, par exemple. La coloration rougeâtre primitive peut toutefois réapparaître dans les solutions d'acide sulfurique.

C'est précisément dans les processus cyanotiques qui s'accompagnent d'une extravasation peu abondante de sang que l'on voit presque exclusivement cette sorte de métamorphose. Dans d'autres cas, dans l'hémorrhagie cérébrale par exemple, on la rencontre avec une grande régularité.

On observe à peu près les mêmes phénomènes lors d'épanchement dans l'intimité des tissus ; on y voit les globules sanguins se ratatiner et leur matière colorante primitivement soluble dans l'eau, se transformer en un pigment granuleux, fragmentaire, résistant à l'acide acétique ou à la lessive de soude. Il s'y ajoute toutefois un nouveau facteur, la diffusion de la matière colorante dans le voisinage du foyer, comme on le voit, par exemple, lors de la décoloration d'un thrombus.

Après ces extravasations sanguines, comme d'ailleurs dans les cas précédents, on voit la matière colorante se concréter sous forme d'amas pigmentaires et sous forme de cristaux d'hématoïdine, toujours bien moins nombreux, et révéler ainsi, même au bout de longues années, le siège d'anciens foyers hémorrhagiques.

Les *cristaux d'hématoïdine* sont tellement petits qu'on ne peut reconnaître leur forme qu'au moyen de forts grossissements. Cependant leur surface lisse les rend bien plus transparents et plus rouges que les granulations d'hématoïdine. La forme rhomboèdre y domine, bien qu'on y rencontre aussi de fines aiguilles. L'action que l'acide sulfurique concentré exerce sur l'hématoïdine, ainsi que sur la bilirubine, est caractéristique.

L'acide sulfurique concentré mis lentement en présence des cristaux ou des granulations d'hématoïdine donne naissance à une série de teintes qui passent du bleu au vert, et au rouge rosé, avant que la dissolution n'ait lieu avec les teintes rouge brillant et jaune rougeâtre. Pour obtenir cette lente réaction, il suffit de placer sur la lame et d'y dissocier les parties contenant l'hématoïdine, puis de les recouvrir d'une lamelle ; on verse le réactif contre le bord de la lamelle en ayant soin de ne la point bouger, autrement la dissolution du pigment se produirait d'une manière instantanée. En agissant prudemment, les réactions ne se produisent qu'au bout d'un temps assez long, souvent même au bout de quelques heures (1).

(1) Avant l'introduction en médecine de l'analyse spectrale du sang, on avait recours à la production artificielle de cristaux de chlorhydrate d'hématine (cristaux d'hémine

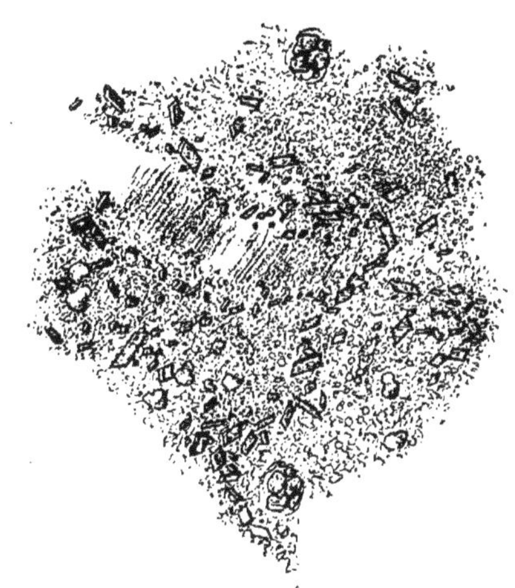

Cristaux d'hématoïdine et pigment sanguin amorphe. Fragments d'hématoïdine dans deux cellules légèrement colorées en jaune. _ Coupe d'une cicatrice cérébrale examinée dans l'eau. Gross.t 300 : 1 (Voyez page 64)

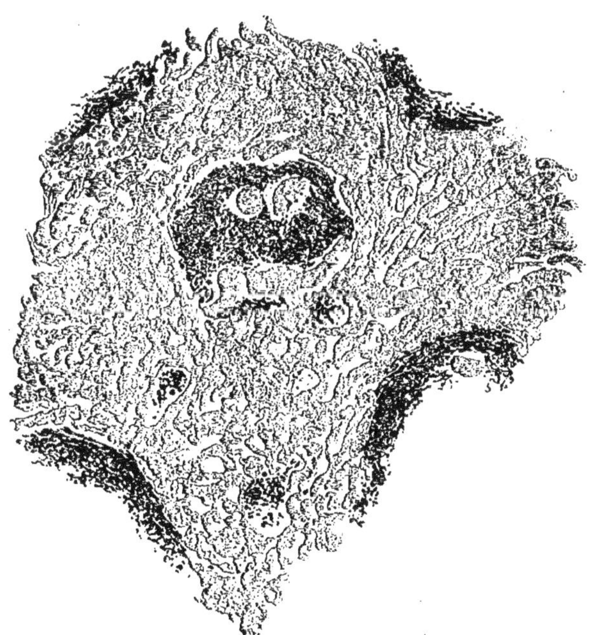

Dégénérescence amyloïde de la rate._ Coupe au rasoir. Les capillaires de la pulpe sont atteints comme les petites artères du follicule. Les parties dégénérées apparaissent rougeâtres, les autres jaunes. Gross.t 60 : 1 (Voyez page 88)

A. Karmanski ad. nat. del. et lith. G. Steinheil Editeur. Imp. Lemercier & Cie, Paris.

L'absence de fer dans l'hématoïdine a vivement frappé les observateurs sans cependant qu'on soit encore arrivé à élucider le mode de séparation du fer et de l'hémoglobine.

Il est un fait certain, c'est qu'à côté de ce pigment privé de fer, il existe dans tous les foyers hémorrhagiques des granulations pigmentaires qui en contiennent souvent une très grande quantité. On n'a qu'à ajouter quelques gouttes d'une solution de ferro-cyanure à 1 0/0 (surtout lorsqu'on active la réaction avec quelques gouttes d'acide chlorhydrique) pour voir apparaître la réaction bien connue et le ton qui varie du gris violet au bleu de Prusse.

Le sulfure d'ammonium produit la même coloration bleue, mais il ne peut guère être utilisé à cause de son odeur insupportable.

Des colorations de teinte bleue diffuse apparaissent encore dans les tissus qui ne présentaient avant le réactif qu'à peine une coloration jaunâtre, et sans aucune pigmentation.

Lorsqu'on veut faire de pareilles recherches, il faut employer un couteau à toute épreuve, de préférence au besoin les lames nickelées (de Walb d'Heidelberg), et se servir d'aiguilles de verre pour que la préparation ne soit pas souillée de poussières de fer, accident qui arrive facilement lorsque l'instrument est légèrement oxydé.

C. — *Ictère.*

Nous décrivons ici l'ictère, pour des raisons pratiques. La coloration ictérique est produite par la matière colorante de la bile dissoute, tandis que l'infiltration sanguine est toujours granuleuse. Ce n'est que dans des points très limités, surtout dans le foie, que l'on peut trouver des cristaux d'un rouge rubis.

La teinte ictérique se distingue de la coloration sanguine par une plus grande variété dans le ton jaune et par le fait qu'elle est

de Teichmann). La coloration brunâtre, moins belle, de ces cristaux obtenus aux dépens d'une petite quantité d'un sang déjà altéré, les différencie des beaux cristaux naturels d'hématoïdine. Pour leur donner naissance on prend une petite quantité de la substance que l'on veut examiner et on l'écrase en la mélangeant intimement sur le porte-objet avec du sel marin ; on traite ce mélange par quelques gouttes d'acide acétique qui le dissout, on fait évaporer en chauffant doucement sur la lampe ; plus lente est l'évaporation et plus grands sont les cristaux d'hémine. Il ne faut pas les confondre avec les cristaux non colorés de chlorure de sodium qui peuvent recouvrir les cristaux d'hémine quand le sel a été versé en trop grande proportion.

plus souvent une manifestation cadavérique que l'imprégnation sanguine.

Les granulations, les fragments de bile concrétée, les cristaux même de matière colorante biliaire ont une teinte jaune rougeâtre ou vert foncé tellement intense que, malgré leurs affinités chimiques, ils ne sauraient être confondus avec les pigments sanguins.

En outre, leur siège de prédilection, le foie, enlève toute hésitation. L'action de l'acide sulfurique concentré est identique à celle que le même réactif exerce sur l'hématoïdine.

CHAPITRE III

ALTÉRATIONS DES PARTIES CONSTITUTIVES PRÉEXISTANTES DANS LES TISSUS

Les lésions anatomo-pathologiques les plus graves se réalisent selon une série de types qui existent à l'état physiologique dans un certain nombre de tissus. C'est ainsi, par exemple, que la métamorphose graisseuse des cellules glandulaires de la mamelle, ou des cellules épithéliales du follicule de de Graaf représente le type physiologique du processus pathologique réalisé dans la transformation graisseuse du rein, des globules du pus, ou d'autres éléments cellulaires.

Il n'y a qu'un très petit nombre de processus pathologiques qui ne trouvent pas leur analogue dans l'évolution normale des tissus; l'infiltration amyloïde et la dégénérescence caséeuse, par exemple, font exception à la règle dont nous parlons. Cependant les modifications du premier groupe, qui pourraient passer pour normales, sont pathologiques parce qu'elles se produisent d'une manière inopportune et dans des points où elles ne devraient pas exister. La lecture assidue des livres, pas plus que l'examen accidentel d'une préparation d'un organe donné, ne peuvent démontrer cette vérité : ce n'est que par l'étude comparative de pièces préparées toujours dans les mêmes conditions qu'on peut acquérir cette conviction ; question d'expérience personnelle, d'autant plus que, même à l'état physiologique, il existe de grandes différences dans les détails de structure d'un tissu.

Ces différences ressortissent à l'histologie normale ; l'histologie pathologique ne doit considérer que les états nettement morbides sans perdre cependant de vue les limites qui séparent l'état normal de l'état pathologique ; l'appréciation ne peut être d'ailleurs complétée que par l'étude comparative des autres tissus ou organes avoisinants.

Il existe par conséquent des cas où l'examen ne présente aucune difficulté parce que l'observateur possède un critérium déterminé que nous indiquerons plus loin. C'est le devoir de l'observateur d'acquérir, par l'expérience, le droit de pouvoir, même dans les cas douteux, se prononcer d'une manière positive.

Commençons par l'examen des processus pathologiques qui modifient seulement les éléments d'un tissu dans leur aspect sans altérer la constitution normale du tissu soit par l'apport d'éléments étrangers, soit par la substitution aux éléments normaux de formations pathologiques. Les néoformations pathologiques appartiennent à ce dernier groupe, tandis que dans le premier groupe rentrent les modifications morbides concernant les cellules normales préexistantes ou la substance intercellulaire.

A. — *Hypertrophie.*

Si l'on veut, au point de vue pratique, classer les processus pathologiques suivant une série de signes distinctifs, facilement appréciables, il faut commencer par mentionner les anomalies des différents groupes de tissus.

L'étude de l'*hypertrophie* en donne la preuve ; on ne peut comprendre ce processus qu'en le comparant à l'*hyperplasie*. Ces deux processus se trouvent complètement décrits dans la *Pathologie cellulaire* de Virchow (voy. 4me édition, p. 90). La marche des lésions, leur disposition cellulaire ne diffèrent en aucune façon de l'état normal antérieur ; seule, l'augmentation de volume de la partie atteinte constitue toute l'altération.

L'hypertrophie est constituée par l'accroissement des cellules dont les dimensions augmentent, l'*hyperplasie* par la multiplication numérique des éléments. Ce dernier phénomène produisant de nouvelles cellules appartient aux altérations plastiques.

Les cellules hypertrophiées se distinguent des cellules normales par leur volume, et les cellules hyperplasiées par leur nombre. La détermination de ces états pathologiques ne peut guère être faite que par la mensuration ou par le dénombrement. L'évaluation approximative donne, pour un œil exercé, des résultats assez favorables, mais il va sans dire que rien ne peut suppléer aux méthodes exactes. On trouve souvent sur un grand nombre de préparations, l'une à côté de l'autre, des régions normales et des régions hypertrophiées. Lorsque dans le champ du microscope on constate et des cellules normales et des cellules hypertrophiées, l'appréciation en est facilitée d'autant. Il est même bon de rechercher de telles préparations, quand cela est possible. Sinon, on doit se reporter à des observations antérieures.

Toutefois, il est bon de répéter encore que les résultats ne sont comparables que lorsqu'ils ont été obtenus dans des conditions identiques.

Ce que nous disons n'est pas vrai seulement pour l'hypertrophie, mais aussi pour l'hyperplasie. Une coupe transversale d'un nerf de un à deux millimètres de diamètre, permet toujours la numération de ses fibres nerveuses. Il n'en est plus de même au contraire lorsqu'il s'agit d'apprécier le nombre des fibres musculaires comprises sur une coupe représentant l'épaisseur totale d'un cœur, de deux à trois centimètres. On doit alors diviser le chiffre que donne la mensuration microscopique de la paroi par le diamètre moyen des diverses fibres musculaires et déterminer ainsi la cause de l'augmentation d'épaisseur du cœur : c'est le moyen de reconnaître si elle est due à l'hypertrophie proprement dite, ou à l'hyperplasie numérique, ou bien encore aux deux processus réunis.

Sur les tissus frais, on doit tenir compte, lorsqu'il s'agit du cœur, de la rigidité cadavérique et des différences fonctionnelles, lorsqu'on a affaire à des cellules glandulaires. Avec la chambre claire ou à l'aide de la projection binoculaire, on peut tracer des dessins plus faciles que la mensuration et offrant des points de comparaison très commodes. On doit donc toujours conserver des dessins très corrects des organes dans lesquels on a reconnu que l'hypertrophie ou l'hyperplasie jouait un grand rôle. Si cependant l'on veut en conserver les pièces on ne doit pas oublier que les procédés de conservation, en modifiant les tissus, changent les conditions de l'observation et rendent difficile la comparaison des faits constatés.

Toutefois, comme il n'est pas rare de voir coexister l'hypertrophie et l'hyperplasie, on devra presque toujours renoncer alors à reconnaître le processus prédominant. Il est beaucoup plus difficile encore de déterminer le moment où l'hypertrophie et l'hyperplasie cessant d'être normales deviennent inflammatoires. Un organe étant donné, s'il est facile de dire si son état est normal ou non, il est fort malaisé de diagnostiquer un processus inflammatoire, car il n'existe pas de ligne de démarcation bien nette entre un état de nutrition exagérée et les premiers degrés de l'inflammation.

B. — *Atrophie.*

De même que l'hypertrophie ne modifie pas la texture des organes, *l'atrophie simple* se contente de diminuer la substance, et de provoquer ainsi un resserrement correspondant de l'organe pouvant aller jusquà la complète disparition.

L'atrophie simple rend transparentes les cellules qui possédaient des granulations, le nombre de ces granulations diminuant ainsi que les diamètres de la cellule.

On trouve dans les cellules adipeuses une manifestation spéciale de l'atrophie simple: elles perdent progressivement leur graisse et le corps cellulaire est mis ainsi en évidence, phénomène qu'on n'observe que dans les cellules adipeuses pendant la phase de leur développement, ou sous l'influence de certains réactifs. La substance intercellulaire fibreuse qui n'était pas visible avant cette

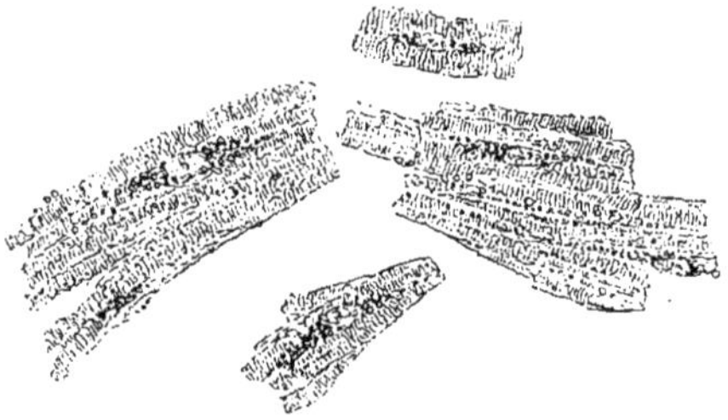

FIG. 12. — *Atrophie brune du muscle cardiaque.* — Les cellules sont plus petites et notamment plus étroites qu'à l'état normal (comparez avec la fig. 7). On voit autour du noyau un dépôt fusiforme de pigment brun clair, dissociation. Gross. 25/1.

atrophie graisseuse, devient, par le fait de cette disparition de la graisse, de plus en plus évidente, soit qu'elle fût dissociée, soit qu'elle fût cachée par les amas adipeux. Le tissu ressemble ainsi de plus en plus au tissu muqueux fœtal, dont il est né.

Les éléments cellulaires de toute nature qui étaient infiltrés de graisse, reviennent ainsi, sous l'influence de cette atrophie simple, à leur état primitif, abstraction faite des autres désordres matériels dont ils étaient atteints.

De même que l'atrophie simple, *l'atrophie brune* peut s'observer dans tous les éléments cellulaires ou intercellulaires. Cette atrophie brune est caractérisée par l'apparition de pigment dans l'intérieur de cellules diminuées de volume. On la voit notamment dans les fibres musculaires, surtout dans les cellules myocardiques, dans les cellules ganglionnaires nerveuses, dans les cellules hépatiques. Elle est souvent l'expression d'un trouble sénile, bien qu'on puisse la rencontrer à un âge relativement peu avancé.

Le pigment est constitué par de petites granulations brunes ou jaunâtres, de volume variable, arrondies ou angulaires, ce qui indique un état d'agrégation plus solide que celui d'autres granulations (la graisse par exemple), qui sont toujours sphériques.

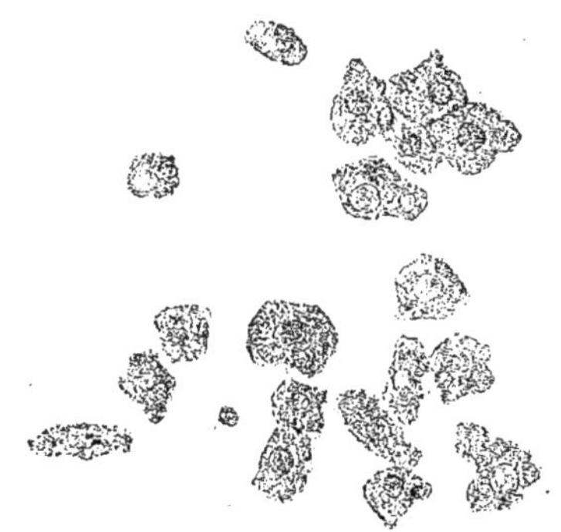

FIG. 13. — *Atrophie brune de cellules hépatiques provenant de la zone centrale d'un acinus.* Dissociation dans l'eau. Gross. 250/1.

Elles sont en outre toujours colorées, contrairement à la graisse avec laquelle elles partagent la *résistance aux alcalis*. Cette coloration est difficile à bien voir; la vis micrométrique, prudemment employée, permet de la constater. Elle peut être en effet masquée par le brillant de la surface ou par l'ombre des couches plus profondes.

Ces granulations foncées offrent une certaine ressemblance avec le pigment de la rétine et de la choroïde; leur origine est cependant encore inconnue. Il est probable qu'il s'agit là de l'exagération de l'état normal des cellules, car on ne rencontre ces granulations brunes qu'au niveau d'éléments qui en contiennent déjà à l'état normal.

C. — *Infiltration graisseuse.*

Il arrive parfois qu'on rencontre dans les cellules ou dans les masses intercellulaires des substances qui n'ont pas été produites dans les points où on les observe, mais apportées par les humeurs qui circulent; alors il s'agit d'une infiltration véritable.

Les tissus peuvent être envahis également par des cellules mobiles, les *cellules migratrices*. On sait aujourd'hui que ces corpuscules (qui font partie intégrante du liquide purulent), arrivent dans les tissus en vertu de leurs mouvements propres. L'infiltration purulente se trouve dans les tissus vivants aussi bien que nécrosés. Elle pénètre au milieu des corps étrangers doués d'une certaine perméabilité, et on la rencontre fréquemment dans les processus infectieux ou traumatiques.

Les substances sans mouvements propres qui sont souvent déposées dans les tissus sont *la graisse* et *la chaux*. Ces deux substances s'excluent dans une certaine mesure, car la graisse se dépose dans l'intérieur des éléments cellulaires, et la chaux dans les espaces intercellulaires.

Les cellules du pannicule adipeux et les cellules de la moelle des

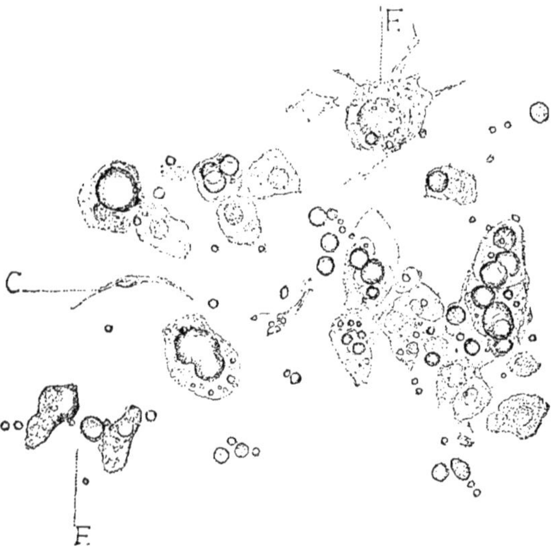

FIG. 14. — *Infiltration graisseuse du foie.* — Dissociation de la zone jaune périphérique d'un acinus. Gross. 250/1. Dans les cellules augmentées de volume, on aperçoit, à côté du noyau encore visible, des gouttelettes graisseuses; en F, graisse sortie des cellules détruites; en C, une cellule fusiforme (cellule de Kupfer).

os, qui, par leur formation embryonnaire aux dépens du tissu muqueux, sont destinées à emmagasiner la graisse, reçoivent leurs matériaux adipeux du dehors.

Les cellules hépatiques, et, de préférence, celles qui sont logées à la périphérie des acini, reçoivent également du sang le superflu de la graisse digérée ; on peut donc considérer comme normale l'infiltration graisseuse périodique de ces cellules. Pour que ce phénomène puisse au contraire revêtir une signification pathologique, il faut qu'il devienne durable.

On trouve, également pendant la digestion, de la graisse dans l'épithélium intestinal; mais la disposition de cette graisse ne correspond en aucune façon à l'infiltration graisseuse.

Dans les cellules du cartilage et dans les ostéoplastes on rencontre de même une infiltration graisseuse plus ou moins accentuée.

Les corpuscules purulents eux-mêmes, produit essentiellement pathologique, contiennent aussi de la graisse; mais ici la question se pose de savoir s'il s'agit d'une véritable *infiltration* ou d'une *métamorphose graisseuse* du corps cellulaire, et c'est celle-ci qu'on voudrait admettre. Cela tient à ce qu'au début il est presque impossible de distinguer une infiltration d'une métamorphose graisseuse.

Ce n'est que lorsque la métamorphose est avancée que l'on peut reconnaître la consomption de la cellule qui se transforme en graisse: Il existe des lacunes dans le protoplasma cellulaire. Il n'en est plus de même dans l'infiltration avancée, car le corps cellulaire continue à exister à côté de la masse graisseuse, et l'on voit bien que cette graisse n'est pas produite aux dépens des albuminoïdes du protoplasma, mais qu'elle provient du dehors.

Tandis que, dans l'infiltration complète, les gouttelettes adipeuses sont larges et peuvent être aisément reconnues même sans le secours d'un alcali, au début ou à la période décroissante de ce processus elles ne sont pas plus volumineuses que les toutes petites granulations graisseuses qu'on trouve habituellement dans les cellules en voie de métamorphose adipeuse. Encore, dans la métamorphose, les gouttelettes peuvent-elles se fusionner et donner lieu à des gouttes plus grosses.

La distinction entre les deux processus, infiltration et métamorphose, ne peut être faite qu'en recherchant l'état de nutrition de la cellule. Lorsqu'il n'y a que peu de graisse cette distinction, sur une cellule donnée, est à peu près impossible (voy. *Métamorphose graisseuse*, p. 79).

D. — *Infiltration calcaire.*

Contrairement aux processus d'infiltration et de métamorphose graisseuses, la chaux évite les cellules tant qu'elles sont vivantes; une fois mortes ou lorsqu'elles ont totalement perdu leurs fonctions, la chaux se dépose, dans certains cas rares, à leur place. Mais son siège de prédilection est la masse intercellulaire ou les substances analogues, la matière hyaline par exemple.

A l'état normal, l'infiltration calcaire se fait de deux façons différentes, soit d'une manière uniforme, comme on le voit pour la substance fondamentale des os, soit sous forme de granulations fines, fortement réfringentes, solubles dans l'acide chlorhydrique, comme cela a lieu dans la zone étroite de l'incrustation calcaire provisoire qu'on observe dans le cartilage embryonnaire en voie d'ossification. Ces deux processus d'infiltration calcaire se rencontrent à l'état pathologique. Cependant, l'infiltration par granulations conglomérées dépasse de beaucoup, par sa fréquence et son extension, l'incrustation uniforme des substances intercellulaires conduisant à la formation de blocs calcaires compacts.

L'infiltration calcaire ne se produit pas seulement comme manifestation de nécrobiose dans des éléments morts de l'organisme, elle pénètre aussi des parties mortes, étrangères à l'organisme humain, telles, par exemple, que l'actinomycète, la trichine, le pentastome, etc., parasites animaux ou végétaux de l'homme.

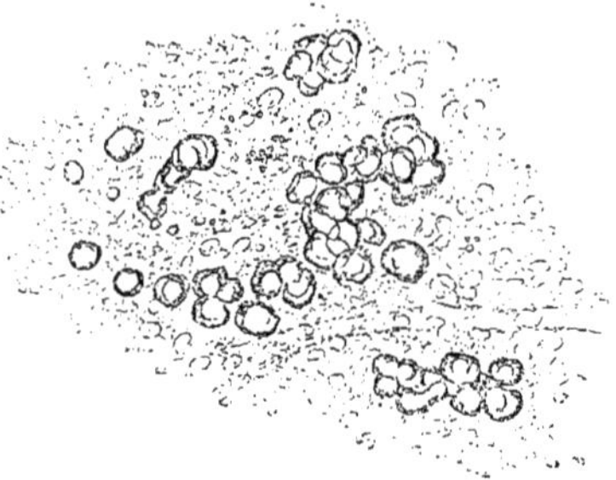

FIG. 15. — *Dépôt calcaire dans un gliome cérébral.* — Masses brillantes se dissolvant dans l'acide chlorhydrique en donnant naissance à un dégagement gazeux. Coupe dans l'eau. Gross. 250/1.

Par son aspect optique, la chaux rappelle beaucoup la graisse. Si l'œil exercé de l'observateur suffit le plus souvent, il faut néanmoins pour un diagnostic ferme avoir recours aux réactifs chimiques. L'acide chlorhydrique répond le mieux à ce but. Une goutte mise sur le bord de la lamelle qu'on soulève légèrement, dissout rapidement la chaux. Le carbonate de chaux disparaît avec développement de bulles d'acide carbonique, le phosphate de chaux se dissout sans effervescence.

On peut suivre, avec un faible grossissement, la destruction des foyers calcaires par l'acide ; et, là où existaient des points brillants fortement réfringents, apparaissent souvent de fins détails de structure.

Lorsqu'en même temps que la chaux existent d'autres sels solubles également dans l'acide chlorhydrique, il suffit d'ajouter une gouttelette d'acide sulfurique pour y démontrer l'existence de la chaux ; les fines aiguilles de *sulfate de chaux* en donnent alors la preuve évidente.

L'infiltration calcaire pathologique, la *pétrification*, doit être distinguée avec soin de l'*ossification* qui n'est que la calcification d'un point où le tissu fondamental devenu ostéoïde s'est infiltré consécutivement de substances calcaires. Comparé à la pétrification, ce processus, qui, normalement, joue un si grand rôle dans le développement de l'individu, n'a, en pathologie, qu'une importance tout à fait secondaire.

E. — *Pigmentation.*

Comme pour la graisse et pour la chaux, il n'est pas toujours aisé d'établir l'origine des dépôts pigmentaires constatés dans les tissus et dans les éléments cellulaires. Les pigments sont faciles à reconnaître grâce à leur coloration et appartiennent au groupe des *substances qui résistent à la lessive de soude ou de potasse.* L'acide sulfurique concentré les dissout au contraire.

Les petites particules pigmentaires faiblement colorées peuvent être prises pour des granulations graisseuses lorsqu'on les examine à la lumière oblique.

On rencontre dans les tissus plusieurs pigments qu'on peut différencier facilement les uns des autres, à cause de leur forme et de leur composition chimique. Le moins connu est le pigment qui se trouve normalement dans les épithéliums et les cellules conjonctives pigmentées et auquel paraît ressembler le pigment des tumeurs mélaniques. Ce pigment des *mélanomes* ne se trouve pas seulement sous la forme de granulations brunes, petites, arrondies ou en bâtonnets, mais il forme encore souvent de gros fragments variant du brun au noir, qu'on ne rencontre pas normalement dans la rétine, la choroïde ou la peau.

Le pigment de l'atrophie brune des cellules, que l'on trouve soit dans les cellules, soit à leur place quand elles ont disparu par atrophie, rappelle de très près les granulations pigmentaires normales, mais avec une coloration moins intense.

Le foie, les muscles striés et le myocarde, le cerveau, les cellules ganglionnaires et les capillaires, les glandes proprement dites telles que le pancréas et autres, présentent, à un âge avancé, de riches dépôts de pigment facilement mis en évidence par l'action de l'acide acétique.

Les pigments dérivés du sang ou de la bile forment un groupe à part bien défini. On trouve, là où se sont produites des hémorrhagies, une diffusion de la matière colorante du sang, et d'autres fois, comme dans l'ictère, c'est l'imbibition par la matière colorante de la bile qui infiltre les tissus.

On peut suivre toutes les transformations des corpuscules sanguins dans les cellules et dans la masse intercellulaire, depuis les colorations jaunâtres ou rougeâtres dues à la dissolution de la matière colorante du corpuscule, jusqu'à la production de cristaux ou de granulations pigmentaires résistant à l'action de l'acide acétique ou de la lessive diluée.

On rencontre souvent des granulations ou des cristaux contenus dans l'intérieur des éléments cellulaires fixes ou mobiles, dans l'intérieur des leucocytes, des corpuscules du pus, dans les cellules de la rate, dans les cellules de la névroglie, du tissu conjonctif, ou dans les cellules épithéliales de différentes formes (voy. *Hémorrhagie*, *Ictère*, etc.).

On peut opposer au groupe des pigments, formés dans le corps, des matières colorantes qui viennent du dehors. Les représentants principaux de ce groupe, sont le *charbon*, qui pénètre par le poumon, le *cinabre* et le *bleu d'outre-mer* par le tatouage.

Le pigment charbonneux, noir, granuleux, ou en éclats, se reconnaît en grande quantité, notamment dans le poumon des habitants des grandes villes, hommes ou animaux. De là, il pénètre dans les ganglions bronchiques, voire même dans la rate, le foie, les reins. Le charbon se distingue du pigment sanguin et des dépôts biliaires par sa grande résistance à l'acide sulfurique concentré. D'autres infiltrations, telles que celles produites par le fer, la silice, se différencient soit par leurs réactions chimiques, soit par la configuration de leurs granulations.

F. — *Infiltrations cellulaires.*

Les infiltrations peuvent être constituées, non seulement par des particules inorganiques, mais encore par des *éléments cellulaires vivants*. Ces cellules qui sont toujours douées de mouvements propres (cellules lymphatiques), peuvent pénétrer d'elles-mêmes au milieu des éléments constitutifs d'un tissu (leucocytes, corpuscules du pus, cellules lymphatiques), ou bien recevoir dans leur intérieur d'autres cellules. C'est ainsi que les cellules de la rate, des ganglions lymphatiques ou de la moelle des os mangent d'autres éléments (globules rouges, éléments lymphatiques, etc.).

Les préparations de cette dernière sorte doivent être faites avec le plus grand soin, car on risque de briser les cellules distendues par leur contenu. Cependant, malgré toutes les précautions, on n'aura souvent que des fragments de cellules. Pour éviter toute pression, il est bon d'interposer un cheveu entre la lame et la lamelle. Pour les préparations finement dissociées et examinées à un fort grossissement, il est indispensable de se servir d'eau salée afin de conserver les détails les plus fins. L'iode est quelquefois utile.

On désigne encore sous le nom d'infiltrations cellulaires, des amas de cellules émigrées hors du système vasculaire, ou provenant directement des éléments interstitiels de l'organe en question. Ces résultats anatomo-pathologiques sont dus à des lésions inflammatoires et seront examinés au chapitre de l'inflammation interstitielle et de la suppuration.

G. — *Infiltrations bactériennes.*

En étudiant les pigments, nous avons déjà vu dans les tissus, des corpuscules venant du dehors et y ayant pénétré plus ou moins profondément. On trouve en outre, dans les diverses parties des tissus, des micro-organismes appartenant à la grande classe des végétaux inférieurs, et qui constituent les pires ennemis de tout organisme vivant. Ces microbes se rencontrent non seulement dans les espaces préformés, cavités ou canaux, mais même partout ailleurs, sous forme d'infiltration.

Il n'y a guère que la forme, soit des amas de microbes, soit des individus isolés, qui permette de les bien reconnaître. On ne doit donc jamais oublier de les dessiner, ni d'essayer leur résistance aux lessives de soude ou de potasse. L'emploi de ces solutions n'est pas seulement destiné à assurer le diagnostic, il met de plus très bien en évidence les micro-organismes en éclaircissant les tissus environnants.

Lorsque les micro-organismes sont en petit nombre, les méthodes de coloration reprennent leurs droits. Des coupes très minces, traitées par l'acide acétique, sont aptes à mettre en lumière la marche de l'invasion microbienne.

H. — *Tuméfaction trouble.*

Virchow a le grand mérite d'avoir démontré la parenté proche qui existe entre l'*hypertrophie* des cellules et leur *tuméfaction trouble ;* ce processus, expression la plus élevée de l'irritation nutritive, n'est que la preuve d'une inflammation parenchymateuse déjà commencée.

Dans cet état, les cellules les plus diverses se remplissent de petites granulations incolores, solubles dans l'acide acétique et qui sont par conséquent albumineuses.

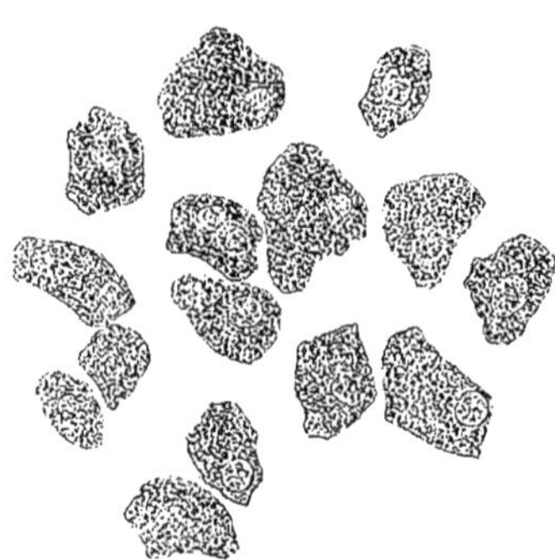

FIG. 16. — *Tuméfaction trouble des cellules du foie* (inflammation parenchymateuse). Les noyaux cellulaires sont peu visibles à cause de l'infiltration granuleuse de la cellule. Le contour des cellules est moins anguleux et plutôt arrondi. Gross. 250/1.

Ces granulations peuvent être nombreuses au point de rendre invisibles le noyau et les autres particularités de la cellule. En même temps qu'elles apparaissent, la cellule augmente de volume et devient trouble, d'où la dénomination de tuméfaction trouble donnée à cet état.

Ces propriétés sont facilement déterminées quand la cellule ne contient pas de granulations à l'état normal, comme la substance striée contractile, par exemple ; ou bien lorsqu'elle n'en contient que très peu, comme les cellules plasmatiques du tissu conjonctif.

Cette distinction est plus difficile quand il s'agit d'éléments cellulaires granuleux comme les épithéliums du foie, des reins, etc.

On peut poser en principe pour la certitude du diagnostic que la tuméfaction du tissu doit être reconnue déjà à un faible grossissement et sur des coupes peu minces. On évite ainsi l'erreur qui consiste à laisser passer inaperçus des détails anormaux ; d'autre part, on n'est pas conduit à diagnostiquer la tuméfaction trouble alors qu'il s'agit de granulations quelconques appartenant à une cellule normale.

A-t-on reconnu, avec un faible grossissement, qu'il existe un état trouble sans gonflement ou tuméfaction appréciable, on n'a qu'à recourir à un fort grossissement pour trancher la difficulté et reconnaître si l'opacité de la cellule est due à un état cadavérique ou à la présence de granulations pathologiques.

I. — *Métamorphose graisseuse.*

On rencontre souvent cette lésion associée à la tuméfaction trouble ; elle n'est alors qu'une expression ultérieure de l'inflammation parenchymateuse, un phénomène secondaire par conséquent. Dans d'autres cas, la métamorphose graisseuse peut s'installer sans avoir été précédée par la tuméfaction trouble ; elle constitue alors un phénomène primitif. Primitive ou secondaire, la métamorphose graisseuse est l'une des manifestations morbides les plus fréquentes qui frappent les éléments cellulaires. Sauf les cellules ganglionnaires nerveuses et les globules rouges du sang dont on n'a jamais observé la dégénérescence graisseuse, toutes les autres cellules, normales ou néoformées, de l'organisme humain sont passibles de la destruction par métamorphose graisseuse. Il s'agit d'un processus *régressif ;* les manifestations vitales de la cellule s'arrêtent avec la transformation de l'albumine élémentaire en graisse.

Au microscope, on voit, dans les cellules qui subissent ce processus, des granulations graisseuses tellement petites au début, qu'on ne les aperçoit, même avec un fort grossissement, que comme un point, brillant ou foncé, suivant les oscillations de la vis micrométrique.

La transformation progresse jusqu'à ce que la cellule ait perdu, par suite de la présence d'un grand nombre de ces granulations, la plupart de ses propriétés physiologiques et morphologiques. Il ne reste de la cellule qu'un peu de substance albumineuse ; et souvent pour la reconnaître encore, il faut étudier la disposition des éléments du voisinage. Pour les cellules du tissu conjonctif, par exemple, il faut bien en chercher les prolongements caractéristiques ; de même pour les éléments cellulaires de la névroglie.

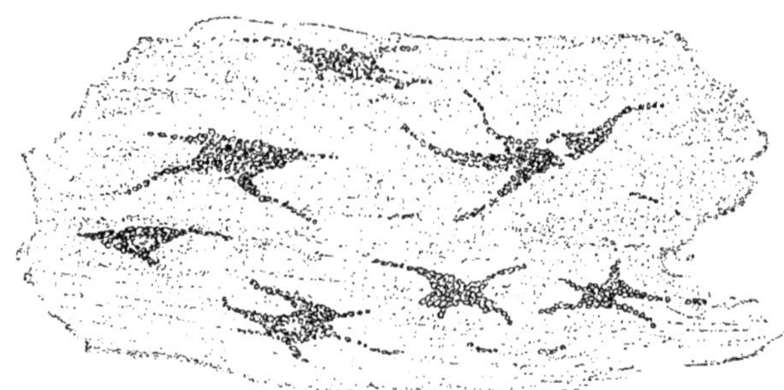

FIG. 17.— *Métamorphose graisseuse de la membrane interne de l'aorte*, vue de champ. Lamelle enlevée avec une pince et montrant des cellules devenues graisseuses. Gross. 250/1.

A la suite de cette transformation la cellule augmente de volume parce que la graisse, plus légère, occupe un plus grand espace que l'albumine dont elle provient. Alors même qu'on n'admettrait pas un relâchement de l'enveloppe cellulaire, l'augmentation de volume de la cellule pourrait s'expliquer par ce fait seul. En devenant plus volumineuses, les cellules deviennent aussi plus friables ; et on les brise presque toujours pendant la préparation.

Dès que la transformation graisseuse a atteint sa limite, un traumatisme n'est même plus nécessaire pour produire des détritus graisseux, la graisse infiltre la masse intercellulaire et réunit tous les éléments altérés.

On doit cependant observer que le ramollissement des substances intercellulaires ne se fait pas par le procédé de la métamorphose graisseuse, qu'on n'y a jamais observé.

Les produits les plus utiles de l'organisme sont dus à ce processus de métamorphose graisseuse : le lait, la sécrétion des glandes sébacées. Mais ce même travail occasionne aussi les lésions les plus graves.

La graisse dans les urines des brightiques est, si l'on peut ainsi dire, un fait pathologique.

On pourrait aisément faire les mêmes réflexions à propos de certains kystes sébacés et certaines néoformations tumorales.

Mentionnons encore ce fait que la métamorphose graisseuse joue un grand rôle dans les ramollissements auxquels succombent certaines parties de l'organisme, soit à la suite de divers troubles de nutrition par interruption du courant sanguin, soit à cause d'inflammations de toute nature.

Déjà l'aspect macroscopique des foyers de cette nature donne des indications assez utiles pour le résultat de l'examen microscopique. Il s'agit de foyers de graisse d'un jaune particulièrement opaque, *jaune graisseux*. La masse graisseuse peut être résorbée et disparaître, dans des conditions particulièrement favorables. S'il n'en est

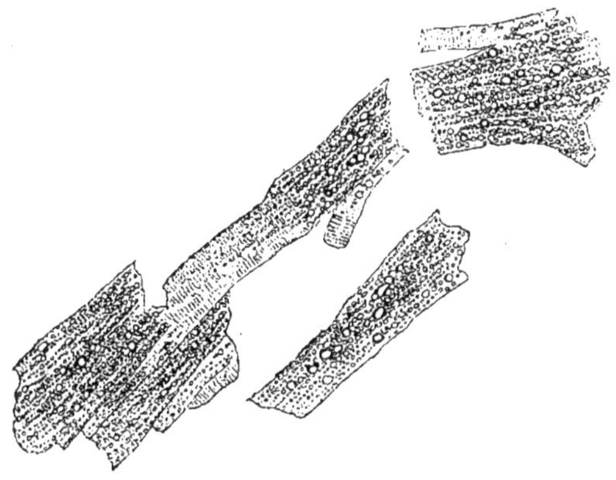

FIG. 18. — *Cellules myocardiques ayant subi la métamorphose graisseuse.* — Les nombreuses granulations graisseuses, formant par places des gouttelettes, sont dues à la transformation d'une grande partie de l'albumine du protoplasma cellulaire. Les granulations sont disposées longitudinalement, et l'on voit encore la striation transversale de la fibre. Dissociation d'un point opaque d'un muscle papillaire. Dissociation dans l'eau, 250/1.

pas ainsi, les transformations de la graisse soumise à des influences que nous connaissons déjà peuvent donner lieu à des phénomènes microscopiques multiples ; par exemple, la production de la cholestérine cristallisée qui a un point de fusion plus élevé, ou bien encore, la formation d'aiguilles d'acides gras ou autres précipités graisseux cristallins qui n'apparaissent qu'après la mort ou après que la graisse, liquide ou fluide jusque-là, a quitté le corps humain.

Pour diagnostiquer la métamorphose graisseuse, il faut démontrer et l'existence de la graisse et la transformation de la cellule. C'est en cela que la *métamorphose* se distingue de l'*infiltration* graisseuse qu'on voit chez les animaux domestiques soumis à l'engraissement. De même chez l'homme, on observe cette infiltration graisseuse dans le foie et dans d'autres substances. Tant que cette infiltration reste temporaire ou périodique, elle conserve sa signification physiologique. Ce n'est que lorsqu'elle dure plus longtemps qu'il n'est nécessaire, ou lorsqu'elle s'accumule en trop grande quantité, que l'infiltration graisseuse devient pathologique. Contrairement à la cellule métamorphosée en graisse, la cellule *infiltrée* de graisse est un élément intact qui n'est pas seulement bien nourri, mais qui s'enrichit spécialement d'une substance d'épargne ; celle-ci s'y emmagasine jusqu'à ce qu'elle en soit extraite pour une raison quelconque. Dans ce cas, la graisse n'est pas un produit de transformation du protoplasma cellulaire ; mais formée ailleurs, elle a pénétré dans l'intimité de la cellule.

Lorsque le tissu muqueux se transforme en graisse, l'infiltration graisseuse se produit dans la plus grande étendue. Jusqu'à un certain point, cette infiltration n'est pas un phénomène pathologique (foie, cellules cartilagineuses) ; elle le devient lorsqu'elle frappe des cellules qui ne doivent jamais contenir de graisse à l'état normal. Et, cependant, même alors, ces cellules infiltrées restent des éléments vivants, forts, résistants, contrairement à ce qui se produit pour les cellules atteintes de métamorphose graisseuse.

Les deux processus se distinguent encore par la forme des masses graisseuses. Tandis que dans la métamorphose les granulations de graisse sont petites et ne forment que tardivement des gouttelettes en se fusionnant, dans l'infiltration les gouttelettes sont la règle. Ces différences ne peuvent pas servir de critérium parce qu'elles ne dépendent qu'indirectement des processus.

On reconnaît la graisse par le fait qu'elle se présente sous forme de granulations ou gouttelettes incolores, plus ou moins grosses, ne se dissolvant pas lorsqu'on les traite par les lessives de soude ou de potasse.

Pour saponifier les graisses, il faut faire bouillir longtemps la préparation, ainsi que le font les fabricants de savon. Certaines graisses, même celles produites par la putréfaction, ont un point de fusion si bas qu'elles se précipitent en cristaux que l'on trouve, soit libres, soit inclus dans la goutte en partie liquide.

Ces cristaux peuvent être dissous en chauffant légèrement les préparations sur la platine ; les grosses gouttelettes troubles s'éclaircissent alors et les aiguilles se transforment en petites gouttelettes.

En chauffant doucement, ou en ajoutant à la préparation une

certaine quantité d'acide acétique, on voit souvent les aiguilles fondre par places et apparaître des images qui rappellent de très près les fibres nerveuses variqueuses.

Les petites granulations graisseuses se distinguent du *pigment* en ce qu'elles sont réfringentes tandis que le pigment absorbe toute la lumière.

Si l'on excepte certaines colorations cadavériques, il est extrêmement rare de rencontrer des amas de granulations graisseuses donnant l'impression d'un élément coloré par l'imbibition sanguine ou bilieuse des masses albumineuses protoplasmiques intermédiaires. Dans ce cas, l'eau suffit en général, si la lessive alcaline n'a pu arriver à enlever la coloration.

D'autre part, certains pigments très pâles, jaunâtres et comme fumés, possèdent une surface miroitante.

L'examen à l'aide d'un diaphragme les fait paraître brillants. On voit bien se produire ce phénomène dans des cellules contenant du pigment sanguin en médiocre quantité, et dont l'albumine, non traitée par la lessive, présente encore ses propriétés optiques.

Si ces granulations douteuses sont tellement petites qu'on ne puisse pas apercevoir la moindre coloration, l'action de l'acide osmique tranchera la question. Sous l'influence d'une solution d'acide osmique à 1 0/0, ces granulations se colorent en noir d'une manière si intense qu'elles paraissent avoir cette couleur, quelle que soit la position de la vis micrométrique. L'acide osmique n'agit pas aussi vite sur le pigment pâle.

D'autre part, l'acide sulfurique fort dissout les pigments et ne dissout pas les graisses. On voit par là que les moyens ne manquent pas pour arriver à un diagnostic différentiel complet.

Les substances qui ont subi la métamorphose graisseuse sont tantôt éliminées, tantôt résorbées ; d'autres fois la graisse reste à demeure et n'est que très peu influencée par les processus vitaux. C'est dans ces derniers points que l'on rencontre un précipité progressif de *cholestérine*, qui s'y trouve sous forme de fines aiguilles caractéristiques ou de tablettes rhomboïdales, vitreuses, quelquefois réunies en amas.

Déjà, à l'œil nu, on peut reconnaître dans les foyers athéromateux, dans les kystes dermoïdes, dans l'endartérite, de minces lamelles, blanchâtres, sèches et brillantes. Lorsqu'il s'agit de liquides (hydrocèle, kyste ovarique ou kyste tubaire), ce sont de petites plaques incolores scintillantes. Dans les calculs biliaires, on trouve en masse la cholestérine et souvent même elle les constitue en entier ; on n'a qu'à enlever quelques éclats à la surface des concrétions solitaires, grosses ou petites, d'un blanc jaunâtre qu'on trouve dans la vésicule, à les plonger dans l'eau, pour apercevoir aussitôt tous les détails de structure.

Des lignes foncées ou fortement réfringentes, souvent d'une minceur telle qu'elle échappe à la mensuration, limitent des tablettes

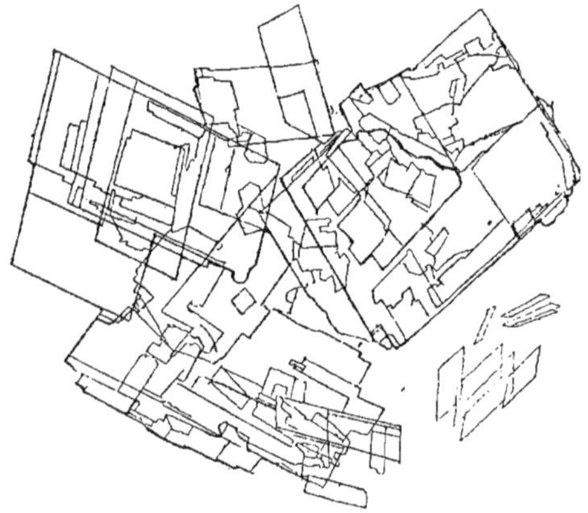

FIG. 19. — *Cristaux de cholestérine,* provenant du contenu d'un kyste ovarique, examinés dans le liquide même. Gross. 150/1.

dont les angles aigus mesurent 76°30, ou 87°30. Souvent les angles en sont arrondis. Des fragments cassés s'y trouvent fréquemment, ne laissant qu'à peine reconnaître leur origine. Dans ce cas, un moyen sûr est l'acide sulfurique qui colore les tablettes en orange d'abord, puis en rouge rose et finalement, après un temps assez long, les gonfle avant la dissolution complète.

La solution iodée, seule, ne colore pas la cholestérine ; mais lorsqu'on l'associe à l'acide sulfurique, on obtient une belle coloration bleu clair, plus intense au niveau des angles et des bords des tablettes.

Des états gélatiniformes.

A. — *La dégénérescence amyloïde.*

Il existe une série de pièces anatomiques dont l'aspect est vitreux, dont la consistance est molle, rappelant quelquefois de très près celle de la gélatine. Là où normalement on trouve un tissu à structure fine et à consistance élastique, on voit apparaître, de pair avec une hypertrophie de la substance fondamentale, des stries amorphes, incolores, plus ou moins transparentes ou translucides ; ces stries peuvent augmenter de volume et alors elles forment des fragments, des globes qui, en se développant, détruisent les particularités normales de l'organe.

Une des modifications les plus connues de ce groupe, est la *dégénérescence amyloïde*, qui se distingue par une réaction rigoureusement déterminée. Virchow qui a découvert cette réaction, lui a donné le nom d'amyloïde à cause de l'analogie chimique de ce produit morbide avec certaines parties constitutives des végétaux.

Sous l'influence d'une solution iodée, les masses amyloïdes prennent un ton particulier, rouge brun, sans perdre leur transparence ; en ajoutant ensuite des acides concentrés, on assiste à un changement de coloration caractéristique allant du rouge au violet et du violet au bleu.

La substance amyloïde serait un corps albuminoïde ; sa consistance rappelle celle de la cire molle. Les parties organiques qui contiennent une plus grande quantité de cette substance présentent à l'œil nu, un aspect cireux ; leur élasticité est d'ailleurs diminuée. Cet aspect cireux se trouve encore renforcé par l'état anémique des parties organiques. Cette anémie, due à l'altération amyloïde des vaisseaux, augmente avec les progrès de la maladie.

La dégénérescence amyloïde est regardée par certains auteurs (Virchow) comme une infiltration, en ce sens, que la substance albuminoïde qui se dépose dans les tissus ne naît pas sur place, mais provient du dehors et y pénètre dans un certain état chimique qui n'est pas encore la matière amyloïde.

Pour d'autres auteurs (V. Recklinghausen) c'est dans les

cellules mêmes que serait la source de la substance amyloïde. Elle se formerait par coagulation de ces cellules, aidée par les humeurs de l'organisme, le sang particulièrement.

La marche de l'affection est la suivante : la substance amyloïde apparaît tout d'abord, circonscrite, dans les petites artérioles, modifiant en premier lieu la couche circulaire des fibres musculaires lisses. Les fibres musculaires se tuméfient isolément, une à une, ou par traînées. Leur forme en fuseau devient moins élégante ; le protoplasma cellulaire devient transparent ; le noyau n'est plus mis en évidence par l'action de l'acide acétique.

Les réactions chimiques accusent le contraste qui existe entre les parties dégénérées et les régions normales avoisinantes. On obtient de cette manière des images fort intéressantes. Lorsque le processus fait des progrès, il envahit aussi les capillaires, et la lésion atteint son apogée. Sur les petites artérioles, on a déjà observé un épaississement du tube vasculaire avec diminution du calibre pouvant aller jusqu'à l'occlusion complète. Cette occlusion est encore plus facile au niveau des vaisseaux capillaires et donne des effets optiques d'autant plus remarquables, que le réseau capillaire de l'organe atteint est plus dense. Mais à ce moment le parenchyme a eu à souffrir, lui aussi, et les cellules, éléments hautement différenciés, ont pâti d'une manière bien visible.

La question de savoir jusqu'à quel point les cellules parenchymateuses peuvent devenir elles-mêmes amyloïdes n'est pas encore résolue de la même manière pour tous les organes. Il est certain que le rétrécissement des espaces inter-capillaires provoqué par la tuméfaction amyloïde des vaisseaux et que la cessation de l'apport du sang atrophient les cellules et peuvent même les détruire complètement avant qu'elles aient eu le temps de subir pour leur compte la dégénérescence amyloïde.

C'est ainsi que peuvent se former dans l'organe des masses longtemps persistantes, non résorbables, dont l'origine est difficile à reconnaître. On n'a jamais observé la restitution ad integrum des éléments atteints d'altération amyloïde.

D'autres masses, d'une translucidité vitreuse et affectant une forme déterminée, ou tout à fait amorphes, qui se rencontrent aussi dans les tissus pathologiques, se différencient des masses amyloïdes par l'affinité extrême que présente cette matière amyloïde pour l'iode et par sa réaction caractéristique.

Il en est de même pour les *corps amylacés* qu'on trouve dans le système nerveux central, quelquefois sans aucune raison pathologique, d'autres fois en abondance surtout dans des points où le tissu nerveux a été détruit. On observe ces mêmes corps amylacés presque toujours également incrustés dans la prostate de personnes adultes, et plus rarement dans le tissu pulmonaire. Ces corpuscules présentent souvent une coloration jaunâtre ou brune

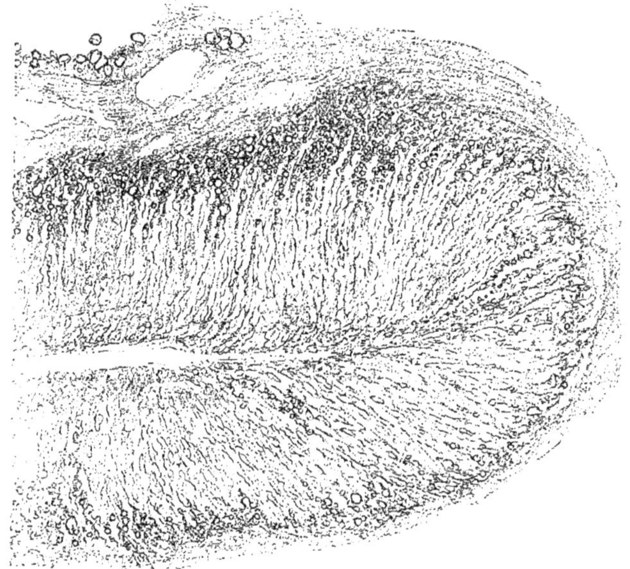

FIG. 20. — *Capsule surrénale atteinte de dégénérescence étendue.* — Quelques cellules encore graisseuses se voient dans la couche corticale. Tout le reste, transparent, est la matière amyloïde.

Dans la capsule d'enveloppe, à gauche et en haut, on aperçoit quelques cellules adipeuses. Coupe examinée dans l'eau, 25/1.

sans aucune addition d'iode. Leur structure se compose de couches nettement concentriques ; soumis à l'action de l'iode, ils offrent une coloration bleuâtre souvent très intense, allant parfois jusqu'au noir. Ils diffèrent en cela de la matière amyloïde qui exige pour obtenir ce ton bleuâtre, l'action d'un acide minéral après le passage par l'iode.

En revanche, il existe une autre substance, la *matière glycogène*, qui se colore en brun foncé par l'iode et peut dans certaines circonstances acquérir une signification pathologique.

C'est surtout dans les cellules hépatiques et dans les tubes droits du rein qu'on trouve cette substance glycogène. Elle est très soluble dans l'eau, aussi faut-il des circonstances particulièrement favorables pour l'observer.

Pour cela, l'emploi d'une solution aqueuse d'iode est contre-indiqué, et il est indispensable, lorsqu'on veut démontrer l'existence du glycogène, d'avoir recours à l'emploi de la gomme iodée (1).

On ne confondra donc pas cette substance avec la matière amyloïde, il suffit en effet de passer les coupes dans l'eau, de les y agiter avec une baguette de verre : le glycogène disparaît et l'amyloïde persiste.

Chez le vieillard indemne de toute maladie générale, on peut observer comme manifestation isolée, une réaction amyloïde des cellules et de la substance fondamentale des cartilages hyalins. Pour bien voir cette réaction, il faut d'abord éviter la confusion avec le glycogène, et d'autre part, savoir que dans la *dégénérescence fibreuse* de la substance fondamentale des cartilages, la solution iodée trouve de nombreuses fentes fines, limitées par les fibrilles ; de sorte que, sous la moindre coloration de la substance cartilagineuse devenue fibreuse et par l'association des ombres et des différentes réfringences des fibres, la solution iodée y provoque une teinte brunâtre, foncée, aisément confondue avec la coloration amyloïde, surtout lorsqu'il s'agit de coupes quelque peu épaisses.

Pour obtenir la *réaction amyloïde*, on fait, contrairement à la technique habituelle, agir la solution iodée sur la coupe dans un petit cristallisoir, ou mieux encore directement *sur la lame*. On facilite la pénétration de la solution iodée en agitant doucement la coupe soit avec une aiguille, soit à l'aide d'une baguette de verre. Cette manipulation est d'autant plus nécessaire que, sur les pièces fraîches, il existe des précipités albuminoïdes plus ou moins abondants qui masqueraient la réaction, si l'on n'avait le soin de les enlever. Autrement, en effet, l'examen serait troublé par d'innombrables masses coagulées, jaunâtres et granuleuses.

On lave donc, dès que toutes les parties paraissent jaune pâle à la vue, et que les parties amyloïdes paraissent brunâtres. On enlève ainsi les précipités. S'il reste encore quelques points incolores dans la coupe, il faut continuer la réaction. Après un nouveau lavage on couvre d'une lamelle ; on examine d'abord à un

(1) Pour préparer la gomme iodée : ajouter à la solution de Lugol (eau iodo-iodurée) une quantité de gomme arabique suffisante pour obtenir une consistance sirupeuse.

faible grossissement pour voir l'extension des lésions amyloïdes et si la préparation est bonne, on en étudiera les détails à un plus fort grossissement.

Si l'organe qu'on doit examiner présente une réaction fortement alcaline, ce qui arrive toujours quand les désorganisations cadavériques sont plus avancées, la réaction colorante manque parce qu'il s'y forme des combinaisons iodées incolores (iodures d'ammonium, de potassium, de sodium). Un résultat négatif dans la recherche de la substance amyloïde ne saurait donc avoir une grande valeur qu'après avoir réitéré l'examen de la pièce une fois acidifiée.

Alors même que la réaction s'est nettement montrée, sans l'intervention d'un acide, il est bon d'ajouter quelques gouttes d'acide acétique qui rendront plus frappant le constraste des couleurs : Le jaune devient plus transparent, le rouge brun plus brillant ; de plus, il est encore facile de s'orienter au milieu des tissus même lorsque l'acide agit fortement, parce que les noyaux restent évidents. Sur les coupes d'ensemble, un peu épaisses, l'acide a également une bonne influence.

La réaction combinée de l'*iode* et de l'*acide sulfurique* présente de plus grandes difficultés. C'est cependant elle qui, dans les cas douteux, tranche la question et fait découvrir des parties amyloïdes là où la simple réaction iodée était restée sans effet. On commence d'abord par colorer, suffisamment et non pas fortement, avec l'iode, les coupes, puis, pour ne pas trop diluer l'acide sulfurique, on enlève l'eau et les précipités avec le papier brouillard qui bleuit lorsqu'il contient de l'amidon. La coupe une fois sèche est recouverte d'une lamelle. C'est à ce moment qu'on dépose sur le bord de la lamelle quelques gouttes d'acide sulfurique concentré. Plus lente est la pénétration de l'acide, plus belle est la réaction. Tout d'abord, les masses amyloïdes prennent une teinte rouge brillant qui ne passe au violet puis au bleu (bleu violacé) que quelque temps après, quelques heures, voire même quelques jours. Les tons bleuâtres sont d'autant plus beaux et plus durables qu'ils tardent à apparaître. L'acide sulfurique s'évapore difficilement, mais il est bon cependant de conserver dans la chambre humide les préparations en vue d'un examen ultérieur. Au lieu de l'acide sulfurique pur employé par Virchow, Böttcher recommande un acide sulfurique fortement dilué (7 à 8 c. c. d'acide pour

100 c. c. d'eau), solution dans laquelle on place les coupes traitées par la solution iodée sitôt que cette réaction iodée s'est produite. Cette méthode est bonne pour les pièces durcies par l'alcool.

On peut également employer des solutions concentrées de chlorure de zinc (1) ou d'autre acide fort.

L'*acide chlorhydrique* donne des colorations excellentes, allant du rouge violet ou bleu jusqu'au noir, suivant son intensité d'action. La coloration est surtout belle lorsque le contact de la coupe avec la solution iodée ne dure que quelques secondes et qu'une faible teinte est encore à peine perceptible. Même après lavage de l'acide chlorhydrique, la coloration de la matière amyloïde peut se conserver encore longtemps.

Les colorations iodées de la matière amyloïde traitée par les acides peuvent se conserver pendant plusieurs semaines, mais pâlissent progressivement pour disparaître d'une façon complète. La simple coloration iodée disparaît très rapidement, souvent dans le courant de la journée (2).

Jürgens, Heschl et Cornil, ont recommandé le violet de méthyle comme matière colorante de l'amyloïde. Il est certain que bien employé, le violet de méthyle donne des colorations durables ; mais, comme réactif, il est inférieur à la solution iodée simple et surtout à la réaction iodo-sulfurique. Des pièces fraîches sont colorées avec une solution de violet de méthyle à 1 0/0 environ, en y ajoutant une notable quantité d'acide acétique. Le mieux est de monter les coupes dans l'acétate de potasse à 50 0/0 et de luter à la paraffine. Il n'y a guère que les objets durcis à l'alcool qui puissent être conservés dans le baume. Les préparations ainsi obtenues, présentent, outre la coloration bleue des noyaux des parties saines, une teinte rouge rosé des masses amyloïdes. Les tonalités de coloration varient suivant l'intensité d'action de la matière colorante.

D'autres couleurs d'aniline, et notamment le vert de méthyle, ont été également recommandées.

Les pièces durcies dans le Müller ne sont pas bonnes pour la mise en évidence de la matière amyloïde si l'on ne les soumet préalablement à l'action de l'alcool. Car la graisse subit sous

(1) Rindfleisch ajoute de l'iode à une solution d'iodure de zinc.

(2) La coupe montée dans la gomme iodée conserve indéfiniment la coloration caractéristique de la matière amyloïde.

l'influence du bichromate de potasse un changement tel qu'elle prend, en présence de la solution iodée ou de l'iode et de l'acide sulfurique, une coloration analogue à la réaction amyloïde. La graisse devient même, après un séjour plus ou moins long dans le Müller, sensible aux couleurs d'aniline alors que, normalement, elle y est réfractaire.

B. — *Dégénérescence hyaline.*

Moins bien connue que la dégénérescence amyloïde, la *dégénérescence hyaline*, qui n'est pas caractérisée par une réaction aussi précise, a été isolée par Von Recklinghausen dans le groupe des transformations colloïdes.

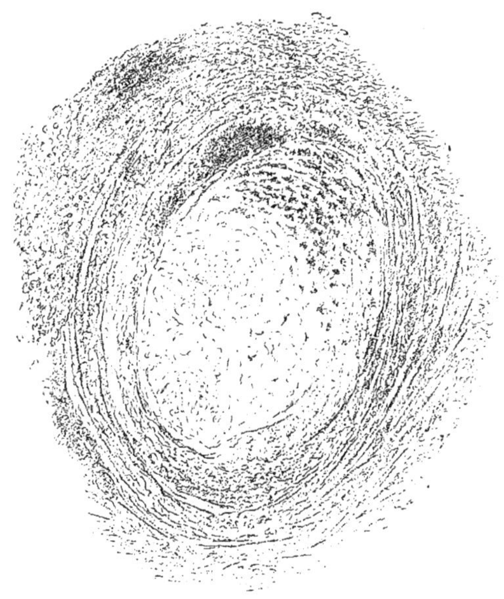

FIG. 21. — *Coupe d'une petite branche collatérale d'une artère coronaire qui, entourée d'un foyer tuberculeux du péricarde, contient un thrombus.* — La plus grande partie du thrombus coupé a subi la dégénérescence hyaline. Le caillot contient en haut un grand nombre de cellules graisseuses se distinguant par leur aspect sombre.

Pour ce qui est de ses caractères physiques, elle ressemble souvent à l'amyloïde, au point qu'il n'y a guère que l'absence de la réaction iodée pour la différencier de cette dernière. En général, la masse est plus friable, mais pour le reste, elle est analogue du tout au tout à l'amyloïde.

La substance hyaline se distingue des autres substances albuminoïdes gélatiniformes par sa grande affinité pour les matières colorantes acides (carmin, picro-carmin, éosine, fuchsine acide).

Même au point de vue de son origine, la substance hyaline est très mal connue. Tandis que pour l'amyloïde on peut, presque sans exception, démontrer l'existence d'une maladie générale chronique, il n'en est nullement de même pour la dégénérescence hyaline. Cette dernière frappe surtout les tissus qui possèdent des cellules riches en protoplasma. Elle peut d'ailleurs atteindre toutes les autres parties constitutives d'un tissu. On peut la retrouver dans les masses gélatiniformes des follicules de la glande thyroïde et dans les muscles qui ont subi la dégénérescence cireuse. Elle est surtout abondante dans les vieux thrombus, dans les concrétions sanguines et les exsudats fibrineux, dans le système vasculaire et le tissu conjonctif (Virchow, sclérose du tissu conjonctif).

La substance décrite par Ranvier sous le nom d'*éléidine* qui se trouve dans les couches sous-cornées de l'épiderme et dans les cheveux ne serait, d'après Waldeyer, qu'une substance hyaline (1).

C. — *Dégénérescence muqueuse.*

Le mucus est un produit normal qu'on trouve dans certaines parties de l'organisme constitué par une masse fortement transparente, visqueuse, qui, au microscope, présente certaines analogies avec les états gélatiniformes, mais, à un plus ample examen, se distingue de la dégénérescence amyloïde par l'absence de cet aspect brillant propre à ladite dégénérescence.

L'acide acétique a une influence caractéristique sur la mucine. Cette substance, en effet, que l'eau gonfle fortement, est précipitée par l'acide acétique sous forme de fines fibrilles et de granulations qu'un excès d'acide ne peut pas dissoudre.

Au point de vue physiologique, le mucus se trouve normale-

(1) Voir RECKLINGHAUSEN. *Traité de pathologie générale de la circulation et de la nutrition*, 1883.

ment dans les glandes muqueuses du tube digestif et dans les glandes salivaires. Pour ce qui est de la glande sous-maxillaire, l'excitation du grand sympathique produit la sécrétion du mucus, à l'inverse de l'action de la corde du tympan.

Les cellules caliciformes de l'épithélium de l'estomac, de l'intestin et de la vésicule biliaire, et d'autres surfaces muqueuses recouvertes d'un épithélium cylindrique, sécrètent également du mucus. On trouve encore du mucus d'une consistance presque gélatiniforme dans la cavité du col utérin; dans les cavités articulaires, les gaines tendineuses et les bourses séreuses, le mucus est liquide.

Pendant le développement de la vie embryonnaire, le mucus joue un rôle important comme masse intercellulaire.

Le mucus persiste pendant toute la vie à l'intérieur du corps vitré.

Au point de vue pathologique, le mucus se présente sous une forme encore plus complexe et souvent en quantité énorme. Tantôt c'est un produit de sécrétion cellulaire; tantôt c'est la conséquence du ramollissement des parties organiques frappées par la dégénérescence muqueuse. Il s'agit donc aussi bien d'une véritable sécrétion que d'une modification régressive des tissus, distinction qui a de l'importance lorsqu'il s'agit d'apprécier le mucus contenu dans certaines cavités. Dans les inflammations catarrhales des muqueuses, par exemple, on rencontre une grande quantité de mucus, dû, non seulement à une sécrétion et à la desquamation des cellules épithéliales, mais aussi à la métamorphose muqueuse du protoplasma cellulaire.

On trouve mélangées au mucus, toutes les cellules entières ou fragmentées qui se sont détachées de la muqueuse. Cet exsudat est tantôt évacué pendant la vie et tantôt retenu à la surface de l'organe; et on l'y retrouve, comme dans l'estomac, après la mort, formant une sorte de vernis épais.

Les réactions de la mucine se retrouvent en partie dans les masses du *carcinome gélatiniforme* et dans l'énorme quantité de substance intercellulaire des *myxomes* et de leurs congénères.

Des fragments souvent étendus de *chrondromes* subissent la dégénérescence muqueuse; de même dans le cartilage persistant du squelette normal on peut trouver des *kystes muqueux* complets.

Les cellules du pus, de même que le sérum, contiennent souvent une assez grande quantité de mucine. La mucine est partout mise en évidence par l'acide acétique. Lorsqu'on ajoute une petite quantité de cet acide à un liquide contenant de la mucine, on voit tout d'abord, à l'œil nu, un trouble blanchâtre très net. Si l'on ajoute sur le bord d'une lamelle quelques gouttes d'acide acétique, et que l'on n'ait pas le soin de soulever ce bord, la réac-

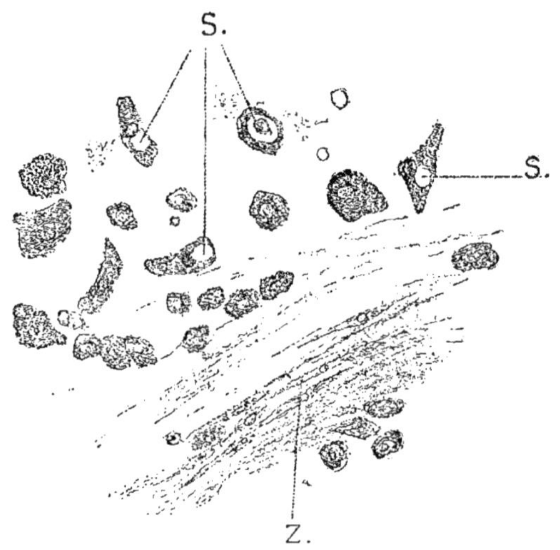

FIG. 22. — *Flocons muqueux de la surface d'un estomac atteint de catarrhe*; dissociation dans l'eau. Gross. 250/1. *s*, gouttelettes muqueuses dans des cellules glandulaires desquamées ; *z*, cellules qui ont pris une forme fusiforme, par suite de la coagulation de la mucine sous l'influence du suc gastrique acide.

tion ne se produira que sur les bords de la lamelle, par suite des coagulations effectuées aussitôt par l'acide.

Au point de vue microscopique, la réaction montre des filaments finement granulés ou des voiles ténus s'étendant d'un corpuscule solide ou figuré à un autre. Cette image est facilement obtenue avec le pus. Lorsqu'on touche légèrement la lamelle, les filaments muqueux sont agités d'une trémulation très appréciable.

On trouve souvent dans l'estomac des coagulations muqueuses rappelant exactement les coagulations produites par l'acide acétique, et dues très probablement à la réaction acide du suc gastrique. Cependant la quantité de ces coagulations muqueuses est relativement très petite.

D. — *Dégénérescence gélatiniforme.*

D'après V. Recklinghausen, si l'on isole le groupe assez bien délimité des substances *hyalines*, groupe dont les membres sont reliés par des caractères analogues et, en particulier, par la même manière de se comporter en présence de l'acide acétique, et si d'autre part on le sépare du groupe des substances *muqueuses*, il reste encore une série de lésions qui, par leurs caractères extérieurs, méritent le nom de dégénérescence *colloïde*. Ce dernier groupe Virchow l'a désigné sous le terme plus compréhensif de *dégénérescence gélatiniforme*, parce que la substance qui la constitue ne présente, au point de vue chimique, rien qui la rapproche de la colle proprement dite. C'est ainsi que les masses gélatineuses si friables du cancer de l'intestin, de même que les produits mucoïdes du catarrhe de la vessie ne présentent aucune des réactions chimiques de la mucine ou de la matière hyaline et doivent être considérés comme de la matière gélatiniforme. Il en est de même pour les gouttelettes gélatiniformes que l'on rencontre dans les kystes congénitaux à épithéliums vibratiles.

E. — *Dégénérescence caséeuse.*

Le groupe des transformations caséeuses doit rentrer dans les processus si bien étudiés par Virchow sous le nom de *nécrobiose*. La dégénérescence caséeuse est donc une phase de transition vers la *nécrose* dont la signification pathologique est la mort définitive des tissus, comprenant les cellules aussi bien que la substance intercellulaire. Nous n'avons pas à rechercher ici les raisons qui font que les tissus atteints par ce processus de caséification ressemblent, à l'œil nu, à des masses de fromage blanc desséché.

Les motifs doivent en être imputés à la composition particulière des substances qui succombent à ce processus et à la marche des troubles de nutrition provoqués également par une cause spéciale. Ce que nous pouvons dire, c'est que le siège de prédilection de la transformation caséeuse se trouve dans les tissus lymphoïdes et cellulaires d'origine conjonctive, et que la cause la plus fréquente en est le bacille de la tuberculose.

Cela ne veut pas dire que la dégénérescence caséeuse ne se trouve pas ailleurs et causée par des raisons autres que celle que nous venons d'indiquer.

A l'instar de tous les groupes anatomo-pathologiques qui tirent leurs caractères d'ensemble d'une comparaison morphologique ou macroscopique, le groupe des dégénérescences caséeuses est loin d'être fermé ; suivant les observateurs on peut, en effet, y faire rentrer des formes mixtes, complexes : ainsi les transformations subies par la fibrine dans les infarctus (le rein, la rate, notamment), ou encore les îlots caséeux des différentes tumeurs, ou enfin les exsudats inflammatoires fibrino-diphtériques des muqueuses respiratoires ; autant de lésions dont les caractères diffèrent cependant profondément, à l'œil nu, du caséum des produits tuberculeux.

Dans les différents exemples qui précèdent, l'aspect caséeux est dû parfois à une dégénérescence graisseuse beaucoup plus accusée qu'elle ne l'est dans le caséum tuberculeux ; d'autres fois le même aspect est causé en partie par les transformations hyalines, en partie par la coagulation de l'albumine cellulaire (nécrose de coagulation de Cohnheim), sans cependant que les phases ultérieures, rigoureusement propres à la dégénération caséeuse, viennent à se réaliser.

Ces modifications ultérieures consistent en une rétraction progressive par déshydratation (*inspissation* de Virchow) des tissus, laquelle, sans qu'aucune autre modification chimique soit nécessaire, fait des cellules organiques un *caput mortuum* grâce auquel la cellule ne présente plus aucun des détails de sa structure normale.

Tel est le motif pour lequel on ne trouve dans les amas caséeux typiques que des masses albumineuses en miettes, plus petites que les cellules à la dessiccation desquelles elles doivent leur origine. Les différentes parties de la cellule, noyau, nucléole, protoplasma cellulaire, ont disparu, et la masse finement granuleuse ainsi produite n'offre plus aucun caractère qui lui puisse assigner une origine reconnaissable.

Lorsque la masse caséeuse se détruit (ce qui arrive plus fréquemment chez l'homme que chez les animaux où les amas caséeux subissent volontiers la calcification), elle laisse à sa place un mélange informe qui n'est qu'un détritus de granulations albumineuses.

Très souvent, mais non d'une manière régulière, les masses caséeuses contiennent une certaine quantité de *graisse*, dont l'origine doit être attribuée à la dégénérescence graisseuse de certains éléments cellulaires ; d'ordinaire, les masses albumineuses rétractées sont tellement prédominantes que, malgré la présence de la graisse, elles ne peuvent pas passer inaperçues. Il est des cas cependant où le diagnostic différentiel entre la transformation graisseuse et la dégénérescence caséeuse est important, par exemple alors qu'il s'agit de déterminer si certaines néoformations cellulaires doivent être attribuées à la tuberculose ou à la syphilis. On doit toujours se rappeler qu'une faible quantité de graisse accompagnant la déshydratation ne saurait faire douter de la dégénérescence caséeuse. Cette remarque a d'autant plus d'intérêt que les cellules graisseuses isolées offrent, grâce à leur réfringence et à l'augmentation notable de volume que la graisse leur fait subir, des effets optiques beaucoup plus puissants que la transformation caséeuse qui n'occupe qu'une très faible partie de l'espace dévolu aux cellules qui lui ont donné naissance (1).

Les granulations de l'albumine coagulée sont, par suite de la déshydratation, si serrées les unes contre les autres, que les masses caséifiées du pus où des tissus deviennent très opaques, ce dont on peut aisément se rendre compte à l'œil nu ou avec de faibles grossissements. L'acide acétique fait disparaître cette opacité, ce qui la différencie de l'opacité due à la graisse. Les alcalis dissolvent plus lentement que les substances albuminoïdes les masses caséeuses fortement desséchées ; il se produit ainsi des éléments arrondis, transparents, pourvus de fentes très fines, et qui rendent la masse analogue, au point de vue optique, à ces formes qu'on trouve normalement dans la dégénérescence hyaline.

Tandis que la métamorphose graisseuse ne manque pas d'analogues dans l'histologie normale, la caséification rentre dans le petit nombre des processus qui n'apparaissent qu'à l'état pathologique. Les diverses transformations des tissus et du pus chez les phtisiques n'offrent que des occasions trop fréquentes pour

(1) Les parties organiques contiennent à l'état normal 80 0/0 environ d'eau, il n'est donc pas étonnant que la dégénérescence caséeuse en les desséchant leur fasse perdre une grande partie de leur volume.

l'étude du caséum. Il en est de même de la tuméfaction strumeuse des ganglions que les chirurgiens enlèvent si souvent. Toutefois le microscope vient restreindre fréquemment le diagnostic macroscopique de dégénérescence caséeuse, notamment dans certaines tumeurs où la nécrose donne aux tissus un aspect caséiforme démenti par l'examen microscopique.

F. — *Nécrose et gangrène.*

La nécrose des différents tissus, qui ressemble si bien, au point de vue macroscopique, à la dégénérescence caséeuse, s'en différencie histologiquement par la conservation de la forme des éléments cellulaires. Les origines de la nécrose sont multiples. Tantôt c'est l'interruption du courant sanguin, ce qui explique la grande fréquence de la nécrose dans les infarctus ; tantôt ce sont des agents chimiques, qui agissent soit par leur puissance corrosive propre, soit en favorisant le développement de micro-organismes (1).

Ce qui caractérise surtout l'image microscopique de la nécrose des tissus (les cellules et la substance intercellulaire étant également frappées), c'est que les influences secondaires si variées de la nécrose sur les tissus frappés de mort ne déterminent pas la disparition plus ou moins rapide des caractères morphologiques de la région nécrosée. Progressivement et, d'après les recherches de Weigert sur les membranes diphtériques, vingt-quatre heures seulement après le début de la nécrose, les noyaux disparaissent. Cette disparition se reconnaît soit par les caractères optiques, soit par l'impossibilité d'isoler du corps cellulaire le noyau à l'aide des différents réactifs (acide acétique, réactifs colorants divers des noyaux). Les noyaux perdent leur réfringence et leurs contours nets ainsi que leurs figures karyokinétiques; en présence des réactifs ils se comportent comme l'albumine du protoplasma cellulaire. Quelquefois cependant, on peut reconnaître à des vestiges nucléaires, longtemps après sa disparition, le siège

(1) Lorsque la nécrose est due au pouvoir corrosif d'un agent chimique, le tissu affecté prend une consistance plus ferme. Weigert explique ce fait en admettant une coagulation des cellules sous l'influence d'une lymphe fibrinogène. Cohnheim a proposé pour cette sorte de nécrose le terme de *nécrose de coagulation*.

primitif du noyau. Prise dans sa totalité, la cellule paraît remplie de granulations fines.

La disparition du noyau cellulaire doit être considérée comme une modification secondaire, correspondant au début de la dislocation des éléments morts. Les sucs des parties saines avoisinantes entraîneront ces parties nécrobiosées.

On doit donc rechercher l'état de la circulation dans le foyer de nécrose et reconnaître ses limites.

Le tissu sain entourant le foyer est, sur une zone étroite, le siège de troubles circulatoires manifestes et de lésions inflammatoires. Ces phénomènes réactionnels sont toujours beaucoup plus accusés que ceux qui se passent au centre d'un foyer contenant un corps étranger ; car les réactions que ce corps étranger, quel qu'il soit, détermine dans les tissus sains dépendent en grande partie de sa constitution chimique et de sa perméabilité.

Si la nécrose frappe un tissu superficiel, par conséquent un point où les microbes saprophytes ont accès, des phénomènes de putréfaction se produisent dont les détails microscopiques rappellent de très près la putréfaction cadavérique (1).

(1) Pour ce qui concerne les processus d'élimination des parties nécrosées, voyez le chapitre consacré à la *suppuration* et aux *tissus de granulation*.

CHAPITRE IV

ANOMALIES DANS LE NOMBRE, LA FORME ET LES DISPOSITIONS DES ÉLÉMENTS HISTOLOGIQUES

§ 1. — **États hyperplasiques.**

Nous avons étudié jusqu'à présent les anomalies qui modifient les éléments isolés d'un tissu. Mais les substances fondamentales des tissus n'avaient pas changé. Les éléments histogéniques, malgré leurs modifications, étaient restés les mêmes.

En opposition avec ces phénomènes, on rencontre une longue série de processus où l'image microscopique du tissu est modifiée, non pas par ses éléments préformés (fondamentaux), mais par l'apparition de nouveaux éléments n'appartenant pas au tissu qu'on examine. Ces nouveaux éléments proviennent soit des éléments autochtones, soit d'éléments venus d'ailleurs.

Pour des raisons pratiques, nous ne commencerons pas par l'étude des produits d'exsudat des tissus, malgré la netteté de leurs images microscopiques. Ils appartiennent plus justement au chapitre des lésions inflammatoires. Nous préférons débuter par les processus qui peuvent déterminer une augmentation notable des tissus, mais qui, pris isolément, ne présentent rien de pathologique, puisque le microscope y décèle uniquement des éléments identiques aux éléments normaux.

Tels sont les *processus hyperplasiques* qui apparaissent soit comme effets compensateurs d'une irritation inflammatoire, soit à la suite d'une irritation souvent de nature indéterminée.

Des organes entiers, ou bien des portions limitées de ces organes, peuvent augmenter par hyperplasie ; mais cet état absolument anomal n'offre, histologiquement parlant, rien d'anormal ; car il faut, pour admettre l'hyperplasie, que le microscope ne révèle aucune altération histologique.

L'hyperplasie, il est vrai, est souvent unie à l'hypertrophie, mais ne présente pas des caractères aussi saisissants que ceux de l'hypertrophie, et là où les modifications ne sont pas assez nettes pour s'imposer de prime abord, il faut avoir recours aux mensurations et à la numération.

De la division des cellules et des noyaux.

Le processus de la division cellulaire peut s'observer non seulement dans les hyperplasies, mais encore partout où se produit une néoformation cellulaire, et en particulier pendant la croissance normale du corps.

Chaque cellule doit son existence à la division d'une cellule, et plus la *prolifération cellulaire* est vive, plus les éléments en voie de division sont nombreux.

Lorsqu'on examine à de forts grossissements des coupes très minces, on rencontre (surtout dans les points les plus récents de la néoformation) des cellules pourvues de deux ou plusieurs noyaux, et en outre on aperçoit des éléments qui présentent des étranglements indiquant une division cellulaire en voie de formation.

Enfin, on trouve des noyaux dont la forme particulière donne à penser qu'on est en présence du premier degré de la division cellulaire par division du noyau.

Ces aspects sont la démonstration indiscutable du fameux « *omnis cellula e cellulâ* » de Virchow ; ils sont depuis longtemps connus, et l'on peut les voir sans autre préparation spéciale, sur un certain nombre de coupes provenant d'un tissu en voie d'accroissement rapide.

Il n'en est plus de même pour la *division indirecte* des noyaux (*karyokinèse* ou *mitose*), qui est de date toute récente. Ces réactions cellulaires très importantes sont connues grâce aux méthodes de conservation et de coloration histologiques modernes.

L'opinion théorique qui veut que toute division cellulaire soit indirecte, gagne chaque jour des partisans. C'est précisément parce que les signes qui précèdent cette division sont extrêmement délicats qu'on n'aperçoit ordinairement que la division déjà effectuée. Les figures caractéristiques qui précèdent la division du noyau disparaissent d'ailleurs très peu de temps après la mort ou après l'ablation des parties vivantes. Il est probable que cela tient à ce que la division indirecte se complète pendant l'agonie et qu'à la place des noyaux karyokinétiques on ne trouve plus que des éléments au repos, ne se distinguant par aucune particularité de structure.

Pour voir la division indirecte des noyaux, il faut fixer les tissus selon la méthode indiquée page 16 et colorer avec des matières colorantes spéciales pour la karyokinèse (voy. p. 33). Les coupes ainsi colorées sont déshydratées à l'alcool, éclaircies à l'huile éthérée et montées dans le baume.

On voit de cette manière, dans le noyau augmenté de volume, à la place de la membrane nucléaire et des nucléoles ainsi que des autres figures comprises dans le noyau, apparaître un peloton composé de fibres très fines, lesquelles, vu la facilité avec laquelle elles se colorent, portent le nom de *chromatine*. Les différentes dispositions que prennent ensuite les parties constitutives du noyau ont été parfaitement étudiées pour les cellules vivantes par Flemming (1).

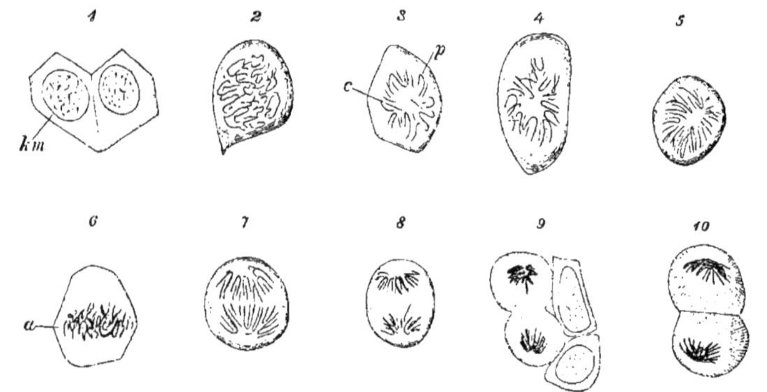

Fig. 23. — *Différentes phases de la division indirecte observées sur les cellules épithéliales de la cornée du triton.* Gross. 560.

1. Deux cellules épithéliales dont le noyau laisse voir sa membrane *km*, et son réseau nucléaire fortement coloré. 2. La membrane nucléaire a disparu. 3. Filaments nucléaires fragmentés, la convexité des anses est tournée en partie vers le centre *c*, en partie vers la périphérie *p*. 4. Plaque stellaire ; la convexité des anses est tournée vers le centre. 5. Les anses à la suite du dédoublement sont devenues minces et nombreuses. 6. Métakinésis *a*. Plaque équatoriale. 7. Tonnelet. 8. Amphiaster. 9. Division du protoplasma cellulaire. Les deux cellules voisines laissent voir leur noyau, le réseau nucléaire n'est pas visible parce que la coloration est insuffisante. 10. La division de la cellule est complète, les noyaux ne sont pas encore revenus à l'état de repos (d'après Stöhr).

Lorsqu'on trouve de pareilles figures karyokinétiques on peut affirmer sans hésiter qu'il s'agit d'une prolifération. On n'a pas encore décrit à ce processus de formes pathologiques s'éloignant de la karyokinèse normale.

Déjà, à un faible grossissement, on peut reconnaître les cellules

(1) Flemming. *Zellsubstanz, Kern-und Zelltheilung*. Leipzig, 1882.

en voie de karyokinèse. L'attention est attirée, en effet, soit par les dimensions inaccoutumées et la forte coloration du noyau, soit par la disposition bipolaire déjà visible ; mais les détails ne peuvent être bien appréciés qu'à l'aide d'un fort grossissement (objectif à immersion homogène).

Les matériaux les plus propres à l'étude de ces fins détails sont fournis par des portions de tissus hyperplasiés, ou en voie de régénération, par des néoformations inflammatoires ou encore par des tumeurs, à condition qu'elles aient été recueillies rapidement et placées extrêmement fraîches dans les liquides conservateurs.

Sur des fragments cadavériques un peu anciens, on retrouvera le filament chromatique en peloton, mais presque jamais les autres stades de la karyokinèse (1).

§ 2. — **États métaplasiques.**

De même que les hyperplasies, les *métaplasies* se manifestent par la formation, aux lieu et place d'un tissu régulier, d'un autre tissu, parent il est vrai du premier ; toutefois, ce nouveau tissu présente, au point de vue histologique, les caractères d'un tissu normal.

Rien qu'à l'aspect macroscopique on peut déjà juger qu'un tissu a été remplacé dans un organe par un autre tissu. Le microscope montre que ce nouveau tissu s'est développé d'une manière régulière. *La métaplasie n'apparaît que dans les tissus appartenant à la série conjonctive ;* c'est ainsi qu'on peut, par exemple, rencontrer la transformation du tissu conjonctif fibreux en tissu cartilagineux, osseux ou muqueux. La transformation de ce dernier tissu en tissu adipeux représente un important processus du développement fœtal, tandis que la transformation contraire n'est qu'une évolution sénile habituelle.

Dans certaines conditions pathologiques, tout tissu de la série conjonctive peut prendre la place, par métaplasie, d'un tissu appartenant au même groupe. La transformation des cellules ou de leurs dérivés directs marche de pair avec des modifications profondes de la

(1) La description de la série des transformations du noyau, qui peut se voir facilement sur les cellules épidermiques de la salamandre, ne rentre pas dans le cadre que nous nous sommes tracé. On aura donc recours aux traités d'histologie normale. On doit encore ajouter qu'on rencontre en outre des divisions multiples des noyaux en trois ou quatre parties sans que ce processus ait une signification pathologique.

substance intercellulaire; toutefois ces phénomènes ne dépassent jamais les limites de l'accroissement ordinaire : on n'y rencontre ni néoformations excessives, ni pertes ou destructions profondes; c'est au point que le processus d'accroissement normal, au niveau du cartilage par exemple, trouve souvent sa démonstration dans ces modifications pathologiques.

De même lorsque le tissu conjonctif se transforme en tissu osseux, comme il arrive dans certaines conditions pathologiques pour les tumeurs, le rachitis, etc., on voit apparaître le tissu ostéoïde bien développé, alors que ce tissu n'a qu'une importance secondaire dans le développement normal du tissu osseux.

Les processus métaplasiques se rencontrent donc non seulement dans les tissus normaux, mais aussi dans les néoformations pathologiques, que ces dernières soient dues à l'inflammation ou qu'il s'agisse de tumeurs réelles. Ces processus métaplasiques se distinguent de l'accroissement normal, en ce que l'on est frappé de suivre leur développement jusque dans les plus petits foyers microscopiques. L'examen microscopique ne suffit donc pas pour démontrer l'existence d'une métaplasie, mais il contribue à la certitude du diagnostic.

§ 3. — **Des produits inflammatoires.**

Les lésions inflammatoires peuvent envahir la surface du corps, les cavités naturelles préformées, les tissus denses ; c'est dire que le domaine de l'inflammation est des plus vastes.

Abstraction faite des thrombus des vaisseaux et des autres manifestations pathologiques qu'on y peut rencontrer et qui seront examinées dans le chapitre qui traitera des lésions vasculaires, les processus inflammatoires peuvent se rencontrer comme causes d'un grand nombre d'altérations dans les tissus organiques. C'est ici encore le squelette conjonctif qui fournit la plus grande masse des produits et exsudats inflammatoires, soit sous forme de cellules, soit sous forme d'exsudats membraneux qui présentent un certain contraste, au point de vue microscopique, avec la constitution normale des tissus.

Un grand nombre d'agents nuisibles qui pénètrent du dehors dans l'organisme sans que nous puissions, avec nos moyens actuels, découvrir toujours la porte d'entrée, provoquent une réaction qu'on désigne sous le nom d'*inflammation*.

Cette conception de l'inflammation ne répond pas à une manifestation constante, mais dépend plutôt de la nature de l'agent nuisible, de la durée de son action et aussi de l'aptitude de l'organe à se défendre.

Les épanchements inflammatoires, c'est-à-dire la sortie de liquides souvent riches en cellules et pouvant quelquefois former des masses solides coagulées (mais jamais des tissus proprement dits) peuvent se produire même après des irritations passagères. Mais il n'en est plus de même pour les néoformations inflammatoires des tissus qui, pour se produire, exigent une irritation plus prolongée. Lorsqu'on rencontre des produits de cette dernière sorte, on peut conclure à un processus à marche plus ou moins lente, sans qu'on puisse cependant affirmer la chronicité, dans le sens clinique du mot.

Les inflammations qui se distinguent par leur morphologie et qui ont une étiologie déterminée sont désignées sous le nom *d'inflammations spécifiques*. Nous nous en occuperons après avoir étudié les inflammations simples, c'est-à-dire celles qui ne peuvent pas être classées d'une manière aussi spéciale ; d'ailleurs les inflammations spécifiques ne sont, en grande partie, que l'expression des formes simples de l'inflammation et de leurs combinaisons.

Les modifications inflammatoires se rencontrent surtout dans le groupe des substances conjonctives (tissu conjonctif et ses congénères), par conséquent dans les organes où ce tissu interstitiel est le siège des échanges circulatoires. Les cellules parenchymateuses des organes, éléments hautement différenciés, peuvent être le siège de modifications multiples. Nous avons déjà décrit différents de ces troubles, métamorphose graisseuse, tuméfaction trouble, etc.

Le chapître actuel sera consacré aux produits déposées par l'inflammation dans le tissu insterstitiel soit à la surface des organes ou dans leur intimité même, soit dans les espaces préformés.

Il demeure bien entendu que l'action de l'inflammation sur les épithéliums ne doit jamais être perdue de vue. L'observateur rigoureux considérera les troubles de nutrition comme un facteur important de l'ensemble de la maladie, même alors que, comme dans les gros organes glandulaires, ces troubles ne paraissent pas occuper le premier plan. D'ailleurs, les altérations parenchymateuses ne sont pas toujours régressives ; il faut s'attendre à trouver, à l'occasion, des processus hypertrophiques et hyperplasiques résultant de troubles nutritifs de nature inflammatoire.

La distribution du sang dans les tissus enflammés mérite une attention spéciale. Il s'agit en effet d'un symptôme réactionnel important, non seulement pour ce qui est du foyer de l'affection, mais aussi pour son voisinage. Nous renvoyons le lecteur aux pages 50 et 64, pour ce qui concerne les phénomènes cadavériques de la distribution du sang.

Les produits microscopiques des processus inflammatoires sont d'une part *exsudatifs*, le pus et la fibrine par exemple, laquelle est un agrégat histologique contenant encore d'autres substances albuminoïdes ; d'autre part ces produits sont *histogénétiques*, comme les tissus de granulations, si proches parents du tissu germinatif embryonnaire, ou comme le tissu conjonctif qui provient de ce tissu de granulation, alors même que, par métaplasie, il prendrait l'aspect d'un spécimen quelconque de la série conjonctive.

A. — *Exsudats fibrineux.*

Les épanchements peu abondants qui se forment à la suite d'un processus inflammatoire (1) n'offrent au microscope que des cellules et de la fibrine à la condition qu'elle soit coagulée.

Ces coagulations peuvent se former dans les cavités naturelles, dans l'intimité des tissus ou à la surface des organes. Pour se séparer, la fibrine prend différentes formes ; tantôt c'est un feutrage à fibrilles très fines, peu réfringentes et qui ne sont souvent visibles qu'à de forts grossissements ; tantôt ce sont de grandes quantités de granulations fines ; et tantôt enfin, il s'agit d'une masse vitreuse sillonnée de fentes et de fissures, comme on le voit dans les vaisseaux lymphatiques.

(1) On obtient ces exsudats soit en extrayant les épanchements formés dans les séreuses frappées d'inflammation aiguë sèche, soit en les retirant de la surface des muqueuses enflammées ou du parenchyme pulmonaire.

On trouve en outre la fibrine dans les caillots sanguins du cadavre, dans les thrombus vasculaires ou dans les grands foyers hémorrhagiques.

Dans les liquides on rencontre souvent la fibrine sous forme de minces lamelles ou voiles.

L'action de l'acide acétique sur la fibrine est caractéristique. Cet acide, même très dilué, gonfle rapidement la fibrine et la rend ainsi de plus en plus transparente. Elle ne disparaît cependant

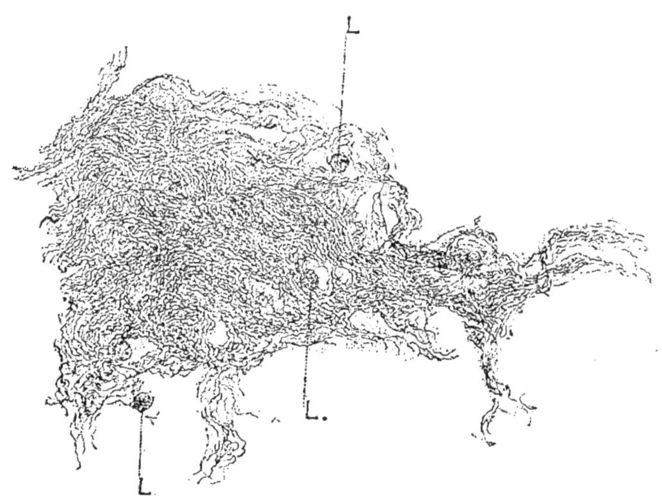

FIG. 24. — *Grumeaux fibrineux provenant d'un épanchement péritonéal*. Cellules lymphoïdes. Gross. 250/1.

jamais, le gonflement de la fibrine s'arrêtant forcément à certaines limites.

On trouve la fibrine normalement dans la lymphe et aussi dans des liquides qu'on ne saurait considérer comme inflammatoires, tels, par exemple, que ceux qui s'accumulent à la suite de troubles circulatoires dans les cavités préexistantes. Dans ce dernier cas, le point où la fibrine a abandonné le tissu ne présente aucune lésion inflammatoire. Comme la fibrine est relativement en grande quantité et qu'elle est mélangée à des éléments cellulaires, on peut hésiter longtemps pour établir si l'on est en présence d'un exsudat inflammatoire ou non.

Les préparations de fibrine fraîche s'obtiennent généralement par la dissociation, à l'aide d'aiguilles, de petites particules de la grosseur d'une tête d'épingle. Il est rare de rencontrer des exsudats assez consistants pour permettre l'emploi du rasoir. On peut examiner dans une goutte d'eau, mais le réactif par excellence est l'acide acétique.

La séparation de la fibrine appartient à un phénomène de coagulation. Il est donc naturel de trouver dans le caillot les éléments figurés provenant du liquide dans lequel ce caillot s'est formé suivant les cas. On rencontre dans cette masse fibrineuse dense, des corpuscules lymphatiques, des globules rouges et blancs du sang, des corpuscules du pus, des cellules épithéliales provenant de différentes surfaces muqueuses, des micro-organismes ayant souvent une grande importance au point de vue de l'étiologie de l'affection. Il faut savoir les rechercher en employant soigneusement les réactifs et colorants appropriés.

Le sort ultérieur des caillots fibrineux dépend du siège qu'ils occupent. Tandis que dans l'intestin, par exemple, les caillots se détruisent sous l'influence des microbes saprophytes, dans les alvéoles du poumon hépatisé, ils peuvent se ramollir et être rejetés mécaniquement sous l'influence des liquides excrétés et des cellules migratrices. Il n'en est plus de même dans les cavités closes où la fibrine coagulée peut demeurer longtemps sans subir des modifications ou bien s'organiser, comme dans les canaux vasculaires, en commençant par les couches les plus rapprochées de la paroi. Toutefois la fibrine y sera toujours reconnaissable au microscope, grâce à ses propriétés optiques et aux réactifs appropriés.

En vertu des principes qui régissent les nomenclatures scientifiques (*denominatio fiat a potiori*), c'est l'agent prédominant qui impose son nom dans un mélange donné ; l'exsudat inflammatoire liquide porte le nom de fibrineux, parce que la fibrine y prédomine ; on y trouve également des cellules qui, comme il a été déjà dit pour les corpuscules lymphatiques, forment une partie nécessaire de l'épanchement ; les corpuscules du pus, lorsqu'il en existe, rapprochent l'exsudat inflammatoire de l'épanchement purulent.

B. — *Le pus.*

Le pus constitue le produit le plus important, au point de vue microscopique, de l'inflammation aiguë exsudative (1). En exami-

(1) On trouve le pus dans les inflammations aiguës et chroniques des cavités séreuses, dans les phlegmons de la peau et du tissu interstitiel des muscles, etc., dans les inflammations phlegmoneuses, muqueuses et sous-muqueuses, dans les abcès des différents organes, etc.

Lire, à ce sujet, l'*Essai sur l'inflammation du mésentère de la grenouille*, par Cohnheim.

nant une goutte ou une plus grande quantité de pus, à un faible grossissement, on obtient déjà des indications précieuses. On doit commencer par isoler les corpuscules plus consistants qui nagent dans le liquide; pour cela, on met une petite quantité de pus dans un verre de montre ou bien on l'étale sur une lame de verre, sur un fond noir et l'on enlève ainsi les corpuscules qui surnagent. Pour éclaircir encore le liquide qui est toujours en excès, on peut le laisser déposer ses parties cellulaires constitutives dans un verre cylindrique et le diviser ainsi en plusieurs portions pour l'examen.

Il est rare que le pus soit assez peu riche en cellules pour permettre d'obtenir une vue d'ensemble en étalant une simple goutte entre deux lames; les cellules sont souvent si serrées dans la préparation qu'elles recouvrent un grand nombre de contours et de détails et empêchent un examen complet. Il est donc nécessaire de diluer sur la lame même la goutte avec un liquide quelconque; sur une bonne préparation on voit alors des cellules assez distantes les unes des autres et permettant ainsi de bien voir tous les détails sans être gêné par un trop grand nombre d'éléments.

Le degré de dilution peut se mesurer de la manière suivante: on ajoute à la gouttelette de dilution autant de pus qu'il est nécessaire pour la rendre légèrement opalescente. Si la teinte est trop nette, c'est qu'on a ajouté certainement trop de pus.

Une pareille préparation se montre très sensible aux réactifs, dès qu'on les ajoute sur le bord de la lamelle couvre-objet.

L'emploi de l'acide acétique est toujours de rigueur, même alors qu'on ne tient pas à voir les détails des cellules, parce que très souvent la consistance du pus est due à de la mucine dissoute que l'acide acétique précipitera. Si les cellules sont très friables, il est bon d'ajouter une minime quantité de solution iodée à l'eau ou à l'eau salée qui sert à la dilution.

Dans chaque variété de pus, on distingue une partie constitutive essentielle et une partie accidentelle. Cette dernière partie relève soit de la cause, soit du siège de la suppuration, soit même de certaines complications spéciales.

Les parties essentielles du pus sont le *sérum* du pus et les cellules ou *corpuscules* du pus; très variables dans leur proportion, ces parties, lorsque l'une ou l'autre prédomine, attribuent au pus des propriétés macroscopiques importantes. Plus un liquide purulent est riche en cellules, plus il paraît visqueux, à moins que d'autres influences, que nous étudierons plus loin, ne viennent à modifier cet aspect.

Sérum du pus. — Le sérum du pus présente peu d'importance. En réalité, il s'agit d'une solution plus ou moins concentrée d'albumine. Il n'y a guère que la fibrine et la mucine qu'on puisse encore y rencontrer, dans certaines circonstances. Une partie de la fibrine contenue dans le pus se sépare, soit déjà pendant la vie, soit plutôt encore après la mort et forme des caillots petits ou de grosses masses, tantôt floconneuses et chargées d'un grand nombre de granulations, tantôt filamenteuses, visibles à l'œil nu et pouvant s'enlever à l'aide d'une aiguille pour être soumises à un examen méthodique.

A un faible grossissement on voit déjà dans les caillots un grand nombre de cellules et quelquefois d'autres éléments organiques. A un fort grossissement, les masses fibrineuses se présentent sous forme d'un feutrage dont les fibrilles fines affectent les directions les plus variées.

Il suffit d'une gouttelette d'acide acétique dilué pour gonfler les fibres au point de les faire disparaître, pour ainsi dire, du champ de la préparation; on n'aperçoit plus alors que les noyaux des cellules ainsi que les autres éléments résistants englobés dans le caillot.

La consistance muqueuse du pus peut tenir à sa grande richesse en cellules, ou bien à la mucine qui s'y adjoint en plus ou moins grande quantité. Pour reconnaître la mucine, il suffit d'ajouter de l'acide acétique et l'on voit se former dans la préparation des coagulations fibrillaires et granuleuses ne se dissolvant pas dans un excès de réactif. Une pareille préparation présente à l'œil nu, après action de l'acide, un trouble blanchâtre et cette coagulation empêche quelquefois l'extension du réactif acide. Pour obvier à cet inconvénient, il suffit de soulever plusieurs fois la lamelle; quand le pus est suffisamment dilué, on voit, à un faible grossissement, les caillots délicats jeter souvent des guirlandes d'un groupe cellulaire à un autre et flotter lorsqu'on comprime légèrement la lamelle.

Corpuscules du pus. — Il existe deux formes de cellules purulentes : 1° les corpuscules qui ressemblent aux leucocytes, et 2° ceux qui ressemblent aux corpuscules lymphatiques. Ces deux formes présentent pendant la vie une contractilité active, manifestée par les pseudopodes. La forme sphérique de ces éléments cellulaires indique leur mort.

Lorsqu'on prend du pus vivant, on peut, à l'aide d'une platine chauffante et en ayant soin de le diluer avec de l'eau salée, du sérum iodé ou avec la sérosité d'un épanchement, observer la contractilité des ces cellules dans une *chambre humide* (lame creuse de *Ranvier*) (1). Le pus de l'homme et des animaux à sang chaud exige l'emploi de la *lame chauffante* (2).

Il est plus commode d'avoir recours à la grenouille, sur laquelle on détermine expérimentalement la formation du pus (3); on enlève l'œil traumatisé et le pus se trouve dilué déjà sous la cornée par l'humeur aqueuse.

Les cellules blanches sont déposées dans la chambre humide et y montrent, sans l'emploi de la chaleur, leurs prolongements pseudopodiques.

Pour bien voir les modifications de forme des cellules, il faut avoir soin de regarder de 10 en 10 minutes la cellule fixée et dessiner chaque fois l'image observée (4).

Dans le pus de bonne nature, *pus louable* des chirurgiens, les corpuscules arrondis, c'est-à-dire morts, ressemblent par leur volume, leur aspect et leurs réactions chimiques aux globules blancs du sang. Un petit nombre au contraire répondent aux corpuscules lymphatiques.

Les corpuscules sont donc presque tous sphériques, à surface mate et granuleuse; leur structure est uniforme, sans noyaux tant que ces corpuscules se trouvent dans un milieu indifférent. Dès

(1) Il suffit de verser sur la lamelle couvre-objet la gouttelette qui servira à cette expérience, de renverser la lamelle sur la lame creuse, de border à la vaseline et de maintenir la lame à la température voulue.

(2) L'auteur recommande un appareil ingénieux construit par lui et employé lorsqu'on veut conserver une température constante (Müncke, fabricant à Berlin). En France l'appareil de Vignal à plaque chauffante répond à tous les besoins.

(3) L'expérience consiste à enflammer la cornée à l'aide d'une petite quantité de nitrate d'argent. On tue la grenouille vingt-quatre heures à quarante-huit heures plus tard.

(4) Si l'on veut se rendre compte de la manière dont les corps étrangers pénètrent dans l'intérieur des cellules contractiles, on n'a qu'à ajouter dans le liquide de préparation de très petites quantités de sang, lait, carmin, cinabre. Les forts grossissements donnent des images très saisissantes.

qu'on ajoute de l'eau, le corpuscule se gonfle et l'on voit apparaître, à côté du mouvement moléculaire des granulations albuminoïdes, plusieurs petits noyaux à peine indiqués. Ces noyaux ne deviennent tout à fait nets qu'après action de l'acide acétique qui dissout les granulations albuminoïdes du protoplasma cellulaire tout en rétractant légèrement les noyaux eux-mêmes.

On voit alors que les noyaux sont brillants, sans nucléoles, fortement réfringents, et qu'ils affectent des dispositions typiques pour les leucocytes, en trèfle, en fer à cheval, et qu'ils sont situés le plus souvent excentriquement. Les moindres granulations grais-

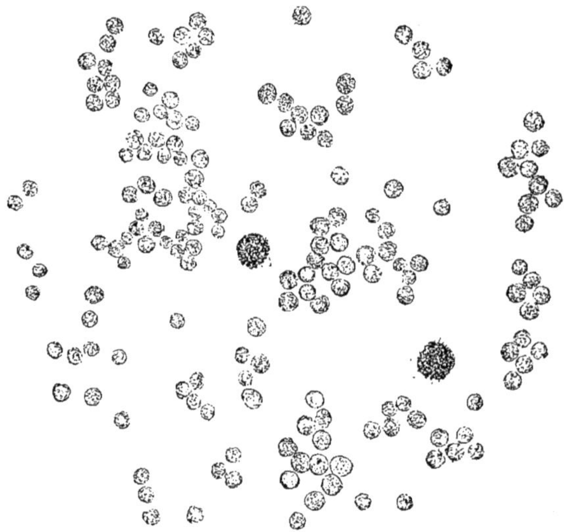

FIG. 25. — *Pus louable provenant d'une pleurésie purulente,* examiné dans l'eau salée. Cellules sphériques granuleuses en apparence, dépourvues de noyaux. Deux cellules remplies de granulations graisseuses. Gross. 250/1.

seuses, les globules rouges, les poussières pigmentaires, les micro-organismes qui occupaient occasionnellement le noyau, sont parfaitement mis en évidence.

Les globules du pus ressemblant aux corpuscules lymphatiques sont, comme eux, d'un volume variable ; mais ils se distinguent des corpuscules blancs du sang en ce qu'ils contiennent un seul noyau granuleux, trop gros pour la masse cellulaire et pourvu d'un ou plusieurs nucléoles. Le protoplasma cellulaire y est souvent si peu développé qu'on ne l'aperçoit, comme un mince contour péri-nucléaire, qu'au moyen des mouvements répétés de la vis micrométrique; parfois on y voit même un double contour. Comme ces cellules se distinguent toutes par leur grande friabilité, souvent on ne trouve réellement que leurs noyaux nucléolés. L'emploi de l'acide acétique évitera toute confusion avec d'autres éléments cellulaires. Il ne faut pas non plus oublier que ces cellules étant très visqueuses, peuvent se réunir en amas plus ou moins abondants, surtout autour des éléments accessoires du pus.

Il n'y a pas, en effet, de variété de pus qui ne contienne, en outre de ces deux variétés d'éléments cellulaires, des produits de leur destruction; mais le degré de ces modifications régressives est très variable, ce qui explique les variations de l'aspect macroscopique et de la structure histologique des liquides purulents.

Les transformations ou dégénérescences muqueuse, graisseuse et caséeuse jouent un très grand rôle à côté de la dissolution simple des granulations albuminoïdes qui entrent pour une si grande part dans la constitution des cellules purulentes. Chacune de ces transformations peut exister, soit seule, soit combinée avec ou sans prédominance de l'un de ces processus dégénératifs. La métamorphose graisseuse des cellules existe presque invariablement, tandis que la transformation muqueuse y fait souvent défaut, aussi bien dans les cellules que dans le sérum.

Les corpuscules du pus en voie de *dégénérescence muqueuse* apparaissent gonflés ou d'un aspect vitreux, suivant qu'ils sont plus ou moins atteints ou plus ou moins riches en granulations. Le plus souvent ils se détruisent rapidement; c'est pourquoi l'on ne trouve guère qu'un petit nombre de cellules purulentes dégénérées alors même que la transformation muqueuse est très étendue.

Toutefois, il existe aussi des liquides purulents dans lesquels la destruction élémentaire est très avancée, mais progresse néanmoins encore après la mort sous l'influence des micro-organismes saprophytes. On n'y trouve plus qu'un petit nombre de corpuscules intacts, mais en revanche beaucoup de noyaux libres et de fines granulations. Ces liquides sont généralement très séreux, et ont été produits à la faveur d'autres troubles graves, tels que les hydropisies et les hémorrhagies.

La *métamorphose graisseuse* des corpuscules du pus est un sujet d'étude très commode pour cette dégénérescence. Lorsque la dégénérescence graisseuse est complète, on peut, à l'aide d'un faible grossissement, apercevoir les granulations caractéristiques qui se présentent sous forme de corpuscules noirs ; mais les réactifs appropriés permettent d'apercevoir la lésion à son début. On ne rencontre pas l'infiltration graisseuse diffuse, comme cela existe au contraire pour les cellules fixes du tissu conjonctif, du cartilage ou pour les cellules hépatiques (1).

La transformation de l'albumine cellulaire se fait de la manière suivante : on voit apparaître dans le corps de la cellule de petites granulations incolores, fortement réfringentes, qui deviennent de plus en plus nombreuses jusqu'à ce que le noyau ne soit plus visible, même après l'emploi de l'eau et de l'acide acétique, et que la totalité du protoplasma cellulaire ait disparu sans laisser de traces. Les cellules prennent alors une forme sphérique, elles contiennent de grosses granulations et l'infinité des granulations graisseuses qui les remplissent ne sont plus maintenues en place que par une minime quantité de matière albumineuse.

Ces sphères sont bien plus volumineuses que les cellules qui leur ont donné naissance. Elles se distinguent, ainsi que nous l'avons vu, par leur volume et leur teinte foncée quand on les examine à un faible grossissement. A la lumière directe, elles sont très brillantes et font contraste avec la blancheur mate des cellules non altérées. Leur réaction en présence de la lessive de soude enlève tous les doutes au sujet des transformations chimiques subies par la cellule, qui perd d'ailleurs sa nature cellulaire dès que la transformation graisseuse a atteint sa dernière limite.

Au microscope, on observe déjà le relâchement de toutes ces particules graisseuses accolées les unes aux autres et qui forment ainsi les détritus graisseux du pus : il s'agit alors, en effet, de petites granulations graisseuses libres flottant dans le sérum du pus.

La *transformation caséeuse* du pus, qui ne frappe que des amas purulents relativement petits, est une indication précieuse au sujet de la nature du foyer qui lui a donné naissance. C'est à Virchow qu'on doit cette dénomination tirée de la ressemblance macroscopique qu'offre cette transformation avec le fromage blanc desséché. Comme la formation de ce caséum se fait par déshydratation jusqu'à dessiccation, la masse purulente est toujours plus ou moins

(1) Ce qui ne veut pas dire que l'*infiltration* graisseuse ne puisse pas s'y observer. On peut l'obtenir expérimentalement en *nourrissant de lait* les corpuscules du pus.

épaisse, elle peut se concréter jusqu'à prendre une consistance solide et s'émietter aisément. L'aspect de ces masses est, par conséquent, tout à fait différent de celui du liquide appelé communément purulent.

En dissociant, dans un liquide indifférent, de petites particules prises à l'aide d'une aiguille ou d'une lancette, on voit des cellules plus réfringentes et comme ratatinées à cause de leur grand nombre, des fragments cellulaires, un détritus granuleux, et s'il n'y a pas métamorphose graisseuse concomitante, tous ces éléments se dissolvent dans l'acide acétique, la substance nucléaire demeurant respectée. Cette réaction prouve la nature albumineuse de pareils éléments.

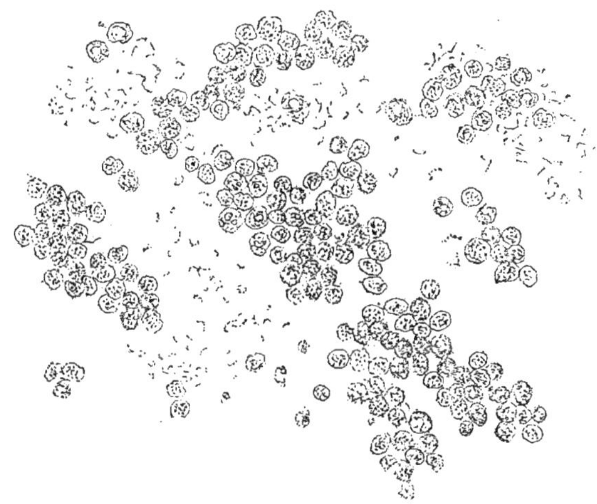

FIG. 26. — *Pus de péritonite après laparotomie.* — Par suite d'une faible réaction, les corpuscules du pus sont gonflés, présentent un contour net et un grand nombre de granulations. Certaines cellules possèdent un seul noyau, mais la plupart en présentent plusieurs. On voit dans le sérum de nombreux streptocoques. Gross. 250/1.

Dans toutes les variétés de pus, on trouve un nombre variable de globules rouges, des extravasations ayant pu avoir lieu, pour des raisons multiples, dans les points où la suppuration s'est collectée. On y rencontre encore, à côté de corpuscules rouges bien conservés, des dérivés de la substance colorante du sang et du pigment sanguin lui-même, insoluble dans la soude et affectant la forme de granulations nageant librement dans le sérum ou bein fixées par les cellules ; on peut même y rencontrer des cristaux d'hématoïdine.

Après avoir étudié les différentes modifications du pus qu'on peut rencontrer également dans l'organisme, manifestations morbides qui donnent lieu à certaines formes typiques, nous devons mentionner les altérations qui frappent les cellules déjà pendant la vie et quelquefois après la mort. La cause de ces altérations réside dans certaines réactions normales acides ou alcalines de l'organisme.

Ce que nous pouvons déterminer avec nos réactifs, peut également se produire spontanément avant toute recherche, et c'est ainsi que le pus sanieux, de mauvaise nature, peut ressembler au pus sur lequel on aurait fait agir l'acide acétique, c'est-à-dire présenter des granulations multiples, des noyaux libres dans des cellules très pâles, des flocons fibrillaires qui ne se développent pas dans un excès d'acide acétique (voy. *Mucine*, fig. 22).

Des éléments accidentels du pus. — A côté des éléments essentiels du pus mentionnés jusqu'à présent, il faut citer aussi les éléments accidentels qui donnent des indications précieuses pour établir la dignité pathologique de la sécrétion et pour asseoir le diagnostic et le traitement des affections suppuratives.

Ces éléments peuvent être divisés en deux catégories :

1° Éléments dont la présence est due au siège de la suppuration ;

2° Éléments qui jouent un rôle dans l'étiologie de l'affection suppurative.

Rappelons tout d'abord que dans le pus retiré longtemps avant l'examen, on peut rencontrer des micro-organismes saprophytes, des cristaux de différents sels et d'autres altérations cadavériques.

En ce qui concerne le *siège de la suppuration*, le diagnostic de l'organe sera fait par les éléments affectés, dissociés et tombés dans la masse purulente. Ils peuvent être plus ou moins intacts, plus ou moins modifiés suivant leur résistance à l'action destructive de la suppuration.

Les éléments *hémorrhagiques* ont déjà été décrits et nous allons passer en revue les autres éléments les plus importants.

On peut trouver en effet mélangés avec le pus les *revêtements endothéliaux* des cavités séreuses, soit par lambeaux, soit à l'état de cellules isolées; d'autres fois ce sont des éléments plus élevés encore, les *fibres musculaires*, par exemple.

Chaque organe peut mélanger au pus ses parties constitutives et facilite ainsi les recherches concernant l'origine ou le siège de la suppuration ; tandis que l'épithélium rénal y est mal conservé et d'une forme peu caractéristique, les cellules du foie, au contraire, sont souvent parfaitement reconnaissables et peuvent même par leur masse imposer à certaines parties du pus leur coloration propre.

Parmi les parties les plus résistantes qu'on puisse rencontrer dans le pus, les plus caractéristiques sont sans contredit les *parcelles osseuses*, visibles quelquefois même à l'œil nu, et les *fibres élastiques* des différents tissus qui, dans les maladies du poumon, acquièrent une grande valeur diagnostique.

En dehors des éléments normaux des tissus, des néoformations pathologiques peuvent, en se détruisant, verser dans le pus des éléments caractéristiques et l'examen du liquide peut trahir ainsi une affection jusque-là méconnue.

Les faibles grossissements suffisent pour découvrir sûrement ces éléments accidentels ; mais lorsqu'il s'agit d'identifier ces parties, les forts grossissements deviennent souvent indispensables. Dans ce cas il faut dissocier les petites masses que l'on trouve au milieu du liquide purulent ; toutefois les faibles grossissements sont alors même utiles, parce que leur champ très étendu permet d'y constater l'existence des parties étrangères aux éléments constitutifs du pus. Il est inutile d'ajouter que pour mettre en évidence la graisse, les fibres élastiques, etc., on doit avoir recours aux réactifs appropriés.

Au point de vue étiologique les associations importantes se rapportent soit aux *parasites animaux*, soit au grand groupe des *micro-organismes végétaux* qui trouvent dans le corps des animaux toutes les conditions requises pour leur développement et leur reproduction, et qui, malgré leurs dimensions minimes, jouent un grand rôle dans la pathologie moderne.

Parmi les parasites animaux on note souvent les *échinocoques* dont la présence au milieu du pus a une grande signification diagnostique ; toutes les autres variétés de parasites animaux y sont beaucoup plus rares. Dans certaines variétés de pus on les aperçoit déjà visibles à l'œil nu ; dans d'autres variétés il faut chercher longtemps avec de forts grossissements, pour y découvrir quelques crochets ayant résisté longtemps à l'influence destructive de la suppuration.

En ce qui concerne le siège et l'étiologie de l'affection purulente, il n'y a guère que les éléments arrivant dans le foyer par rupture de l'organe auquel ils appartiennent qui jouent un certain rôle ; à ce point de vue les combinaisons les plus variées sont possibles, vu le voisinage des éléments anatomiques les plus différents ; le meilleur exemple est la suppuration du péritoine survenant à la suite de la perforation de l'estomac ou de l'intestin ; le contenu de ces organes se retrouve dans le pus, et ce n'est quelquefois que par l'examen comparatif de toutes les parties constitutives de la suppuration qu'on peut arriver à le reconnaître. La graisse, par exemple, qui entre dans la cavité péritonéale par une perforation de l'estomac, subit une transformation chimique et, au lieu de paraître sous la forme de gouttelettes, prend l'apparence de *cristaux* d'acides gras.

Dans le pus mélangé au contenu de l'intestin on trouve un grand nombre de micro-organismes saprogènes et il est difficile, lorsque la survie a été assez longue, d'y reconnaître l'existence d'un agent pyogène.

Les parasites du pus sont le plus souvent des micro-organismes végétaux et notamment des *schizomycètes*, causes fréquentes de suppuration. Les actinomycètes sont beaucoup plus rares et tous les autres champignons doivent être considérés, dans l'état actuel de nos connaissances, comme des impuretés.

Certaines formes de ces micro-organismes exigent pour être vues, l'emploi de matières colorantes, mais la plupart sont visibles sans aucune préparation, lorsque le pus est suffisamment dilué.

Ces micro-organismes peuvent nager isolément dans le sérum, ou bien être enfermés dans les cellules. D'autres espèces s'agglomèrent en amas, forment ainsi ce qu'on décrit sous le nom de *zooglées* et peuvent atteindre un volume tel qu'elles deviennent visibles à l'œil nu. On peut, dans ce cas, en s'aidant de l'aiguille, extraire du pus ces petites granulations molles, mais cohérentes. Souvent la granulation n'est pas constituée par des micro-organismes seulement ; ceux-ci forment un noyau autour duquel viennent s'accumuler en amas denses les corpuscules du pus. Un pareil pus granuleux n'a pas de caractère macroscopique bien spécial ; il peut être visqueux, riche en cellules et en mucine, ou au contraire séreux et très pauvre en cellules.

Dans la plupart des cas les granulations sont constituées par des microcoques, en zooglées, mais il arrive parfois que les actinomycètes forment de ces amas et l'observateur doit en être prévenu.

Comme certaines formes de ces parasites sont d'une grande friabilité, il a dû certainement déjà arriver qu'en employant des procédés défectueux de dilution, on a laissé passer inaperçus ces actinomycètes qui s'étaient rapidement dissous et transformés en fragments amorphes, vitreux.

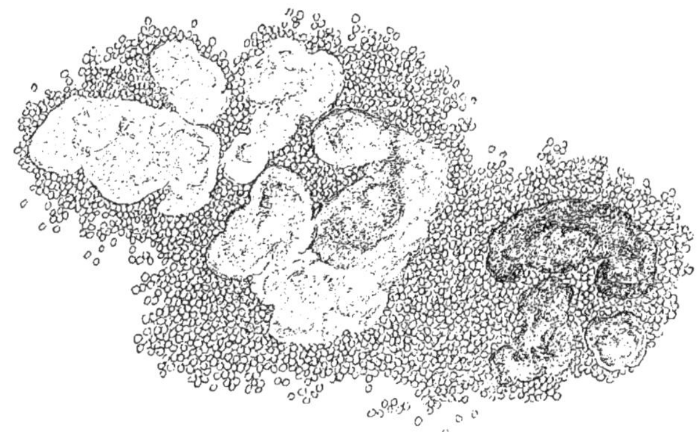

FIG. 27. — *Pus provenant d'un abcès actinomycosique de la région lombaire chez l'homme.* — Granulations dissociées examinées sans liquide, on aperçoit dans la préparation des pelotons sombres à droite, vitreux à gauche et entourés d'une couche visqueuse de corpuscules purulents. Gross. 75/1.

Dans ces conditions il faut examiner le pus sans y ajouter quelques gouttes d'un liquide indifférent ; si, à un faible grossissement, on n'a pas trouvé de formes élémentaires pouvant déceler la présence du champignon rayonné, on doit ajouter alors des liquides comme l'eau simple ou salée, ou mieux les alcalis dilués. En tout cas, il est bon de colorer les granulations du pus visibles à l'œil nu et d'en dissocier une, afin de pouvoir en faire l'examen à un fort grossissement.

C'est souvent à propos de l'actinomycose qu'on rencontre le foyer parasitaire renfermé dans un amas de corpuscules purulents. Même chez les animaux domestiques, où l'actinomycose détermine souvent une grosse tumeur scléreuse, chaque champignon parasitaire se trouve enfermé dans un petit abcès. En isolant du tissu à l'aide d'une aiguille une pareille granulation, opération rendue facile par les faibles adhérences de la granulation parasitaire aux parties environnantes, on l'aperçoit toujours entourée d'une épaisse couche de leucocytes qui peuvent complètement recouvrir la surface caractéristique de la masse actinomycosique.

C. — *Expérience de Cohnheim sur l'inflammation.*

L'*inflammation* n'est pas un processus univoque et nous ne l'avons observée jusqu'ici que dans ses modifications extérieures. D'ailleurs il n'entre pas dans le plan de ce livre de faire une étude générale de l'inflammation. Ce que nous pouvons rappeler, c'est que les phénomènes inflammatoires ne sont que les réactions des tissus vivants en présence des irritations fortes. La meilleure preuve, c'est que les modalités de l'inflammation varient à l'infini, car elles dépendent et de la nature de l'irritation et de l'organe affecté. Dans un cas, par exemple, l'inflammation se manifeste par la formation d'exsudats fibrineux, dans un autre cas par la suppuration ; ailleurs ce sera un tissu de granulations et des néoformations conjonctives qui se formeront, ou bien encore les éléments du tissu enflammé, ne pouvant lutter, subiront une dégénérescence quelconque.

Nous ne voulons pas rechercher tous les facteurs qui concourent à produire ces lésions ; mais il est une partie du problème qui a été parfaitement étudiée par Cohnheim, celle de la *suppuration*.

L'*expérience de Cohnheim* est une des plus intéressantes pour le micrographe. On la pratique sur le mésentère de la grenouille. Elle est si simple que le débutant même peut l'exécuter à peu de frais. Il ne devra donc pas perdre l'occasion de voir un tissu vivant devenant malade sous ses yeux. La membrane natatoire et la langue de la grenouille se prêtent également à l'étude de la circulation normale et à celle des troubles artificiels qu'on y peut déterminer expérimentalement.

Pour toutes les expériences, on doit employer des grenouilles curarisées. On injecte à l'aide d'une seringue de Pravaz une goutteletté d'une solution de curare au centième dans un des sacs lymphatiques siégeant sur le dos de l'animal, de chaque côté de la colonne vertébrale. Avec un peu d'exercice on arrive aisément à trouver la quantité de curare nécessaire, quantité qui varie d'ailleurs suivant l'expérience tentée (1). Au bout de 10 à 20 minutes, l'animal est totalement paralysé. On le place sur un porte-

(1) La solution aqueuse de curare peut se conserver pendant des années.

objet assez grand (0,20 de long sur 0,09 de large), et l'on recouvre les segments de l'animal inutilisés d'une couche de gros papier buvard imbibé d'eau.

Les forts grossissements ne peuvent pas servir lorsqu'on examine la membrane natatoire ou la langue. C'est notamment sur la langue sortie de la cavité buccale que Cohnheim a pratiqué ses expériences sur l'embolie et sur l'inflammation. Seulement ces organes exigent une grande adresse de main, et mieux vaut choisir le mésentère qui répond parfaitement au but que l'on se propose.

On prend un porte-objet suffisamment grand sur lequel on colle, avec du baume du Canada, à un centimètre du bord, et à sa partie moyenne, un morceau de verre arrondi d'un millimètre et demi d'épaisseur sur 12 millimètres de diamètre. Cette petite plaque de verre est entourée d'un anneau en liège s'y adaptant exactement (1). Sur cet anneau l'anse intestinale à laquelle appartient le mésentère est fixée à l'aide de fines épingles, aussi courtes que possible.

On emploie quelquefois l'anneau de liège seul sans le morceau de verre, mais l'expérience risque de manquer à cause du peu de fixité de l'objet. Nous conseillons donc fortement de suivre à la lettre la méthode de Cohnheim.

Les grenouilles mâles (*Rana temporaria* et non pas *Rana esculenta*) se prêtent le mieux à cette expérience (2). L'animal une fois curarisé, on ouvre la cavité abdominale sur la ligne axillaire gauche par une incision d'un centimètre et demi de long qui coupe en un seul temps la peau et les muscles. Tandis que chez les grenouilles femelles la hernie de l'ovaire vient gêner l'expérience, chez le mâle, l'intestin est immédiatement à nu ; on le tend sur l'anneau de liège, opération qui peut se faire sans déterminer de grands tiraillements.

L'emploi d'une lamelle couvre-objet n'est pas nécessaire, tout au plus peut-on se servir d'un petit éclat de lamelle.

Quant aux objectifs à immersion, nous n'avons rien à en dire. Si pour les forts grossissements les objectifs immersion à eau sont fort avantageux, il n'en est pas moins vrai qu'avec un gros-

(1) L'extrémité inférieure d'un bouchon de vin de champagne offre les bonnes dimensions.

(2) On reconnaît la grenouille mâle aux grosses glandes qui siègent au niveau du pouce.

sissement de 300 diamètres on arrive à voir très nettement tous les détails.

Exposé à l'air, le mésentère s'enflamme et l'on voit les artères se dilater d'abord, puis les veines, et enfin les cellules blanches contractiles du sang sortir par la paroi des capillaires et des veines. On aperçoit également les globules rouges abandonnant les capillaires et ce phénomène contribue à démontrer que ces globules sont des éléments flexibles qui ne deviennent rigides et cassants qu'à l'état cadavérique. Les globules du sang ovales et nucléés de la grenouille sont plus grands que les globules blancs, à l'inverse de ce qui existe chez les animaux à sang chaud. Avant la sortie des cellules à travers la paroi vasculaire, il faut bien examiner la disposition des éléments du sang (couche périphérique, cordon central des globules rouges, accolement des globules blancs à la paroi vasculaire, etc.).

Le temps de la durée de l'expérience est très variable, mais, après 24 heures, la préparation est tellement troublée qu'on n'y voit presque plus rien de bien net.

Nous n'avons pas à entrer dans les détails; chaque observateur doit avoir pratiqué l'expérience après avoir lu la description magistrale de Cohnheim (*Archives de Virchow*, 1867, vol. XI), qui reste un modèle de description objective.

D. — *Les tissus de granulation.*

Le tissu de granulation affecte des rapports intimes avec la formation du pus. C'est une néoformation délicate, molle, vasculaire, mucoïde, qui se développe partout où une lésion interstitielle doit être réparée. L'expérience de Cohnheim démontre qu'une grande partie des corpuscules du pus ne sont autres que les globules blancs du sang extravasés; la source de ces extravasats se trouve, pour un grand nombre d'inflammations suppuratives, dans ce tissu de granulation, tissu néoformé dont le grand nombre de vaisseaux délicats représente le point de départ des leucocytes. D'ailleurs lorsque l'on peut, à l'aide de méthodes appropriées, retrouver dans le pus les microbes pathogènes, cause de la suppuration, on peut également les déceler dans l'épaisseur des tissus de bourgeons charnus.

A la surface des tumeurs d'ordres les plus variés, de même que dans les parois d'abcès, on rencontre recouvert par le pus le tissu de granulation qui, dans les cas favorables, assure la guérison par la formation d'une cicatrice. D'ailleurs ces cicatrices peuvent se former, dans certaines circonstances, à l'intérieur des organes eux-mêmes, sans qu'il y ait eu la moindre suppuration ; même alors le tissu de granulation est un produit inflammatoire que l'on voit développé à un haut degré même dans les inflammations spécifiques.

Le développement régulier du tissu de granulation a pour but la formation d'une *cicatrice*, c'est-à-dire d'une néoformation résistante, conjonctive, qui remplit mécaniquement les lacunes laissées dans un organe par l'élimination des parties malades. De cette manière le processus inflammatoire est terminé sans qu'il y ait à proprement parler une « restitutio ad integrum ».

Bien que le tissu cicatriciel présente une grande résistance, il n'en est pas moins vrai que le tissu de granulation peut encore disparaître lorsque les agents inflammatoires restent victorieux (voy. *Inflammations spécifiques*, p. 131).

Nulle part la formation de granulations et leur transformation en tissu durable ne se manifestent mieux que dans la cicatrisation des plaies, dont les détails microscopiques peuvent servir d'exemple pour l'étude des néoformations conjonctives ; d'autant mieux que les faits observés peuvent utilement être appliqués à l'étude de l'inflammation chronique interstitielle. Là, en effet, le développement semblable d'un tissu conjonctif s'effectue dans des points où, à l'état normal, on trouve des tissus plus hautement différenciés.

On peut étudier le *processus de la cicatrisation* soit sur des pièces trouvées accidentellement sur le cadavre, soit sur des pièces chirurgicales. Il n'est pas nécessaire que les parties aient subi un large traumatisme ; une solution de continuité quelconque suffit, accompagnée ou non d'une perte de substance.

Les inflammations disséquantes elles-mêmes, dans l'entourage des infarctus hémorrhagiques, sur la limite des régions nécrosées, fournissent des éléments d'étude tout aussi favorables que la surface des cavernes tuberculeuses pulmonaires ou que la membrane pyogénique des abcès du cerveau.

Il faut reconnaître que les foyers nécrosiques dont les parties constitutives sont absolument détruites représentent de véritables corps étrangers et irritent les parties avoisinantes. Cette comparaison entre un infarctus et un corps étranger est exacte et se poursuit jusqu'aux dernières limites, puisque les deux processus donnent également naissance au tissu de granulation accompagné ou non de suppuration. C'est ainsi que les processus de cicatrisation avec suppuration trouvent leur analogue dans le travail de guérison subi par les cavernes tuberculeuses, aussi bien que par la membrane pyogénique des abcès cérébraux, tandis que la cicatrisation dans les infarctus hémorrhagiques correspond plutôt à la guérison par première intention des plaies de la peau ou des parties profondes.

Les phénomènes que les plaies présentent dans leur évolution se compliquent d'un nombre considérable d'éléments accessoires tenant surtout à la nature du traumatisme, aussi est-il plus simple d'étudier expérimentalement les processus de la cicatrisation.

Pour l'étude de la guérison par seconde intention, de petites pertes de substances suffisent, que l'on peut successivement reproduire chaque jour (surtout sur le jeune chien). Une fois qu'on a obtenu le nombre de plaies nécessaire pour permettre l'étude complète du processus, on sacrifie l'animal en expérience. L'observation de la guérison par première intention peut être reproduite de la façon suivante : Une incision aseptique d'un demi-centimètre de long environ est faite, avec un couteau tranchant, sur la langue d'un chien. Cette lésion ne doit pas intéresser seulement la muqueuse, mais pénétrer aussi la couche musculaire. Que l'on répète, trois semaines durant, de chaque côté de l'organe, cette même opération une douzaine de fois, et l'on aura la série complète des stades du processus de cicatrisation par première intention.

En général, il vaut mieux examiner les pièces fraîches ; mais, comme dans ce cas il existe un grand nombre de problèmes dont on doit chercher la solution, l'examen microscopique ne pourra guère être fait que sur des coupes minces (1) après durcissement.

Ces coupes doivent, bien entendu, se faire perpendiculairement à la surface de la langue et à la direction de l'incision.

La *cornée* du lapin et du cobaye fournit des préparations très démonstratives, mais d'une technique plus difficile. L'avantage qu'offre la cornée pour cette sorte d'expérience consiste dans le fait que, n'étant pas vasculaire à l'état normal, elle emprunte ses rares

(1) La muqueuse des joues (chien) convient aussi bien pour cette étude que la langue. De même pour le lapin dont la langue et la muqueuse des lèvres sont facilement utilisées dans ce même but.

vaisseaux de nouvelle formation à la conjonctive adjacente (1).

On pratique des coupes transversales de la cornée extraite avec toutes les précautions désirables et incluse entre deux fragments de foie suffisamment volumineux. L'examen de la cornée fraîche dans l'eau salée (2) montre très nettement les processus inflammatoires.

Veut-on spécialement observer la *néoformation vasculaire?* Il faut avoir recours aux tissus indiqués précédemment (langue, etc.). Pour obtenir une vue d'ensemble, on examine d'abord à un faible grossissement et dans l'eau salée.

Quelquefois l'emploi du rasoir à main libre est difficile ; dans ces cas, le rasoir à double lame et, pour les petites coupes, les ciseaux fins rendent un service déjà signalé.

L'inclusion dans les fragments de foie est contre-indiquée pour ces tissus vasculaires.

On peut faire des préparations par dissociation de la cicatrice en voie de développement ou déjà avancée. On excise avec des ciseaux courbes de petites parties délicates souvent peu visibles à l'œil nu.

La guérison des plaies atteignant les surfaces épithéliales détermine l'intervention d'un troisième élément, *l'épithélium*, qui, pour combler la lacune existante, n'agit que relativement tard, alors que l'union des parties séparées et le remplacement de la perte de substance est déjà effectué par le tissu conjonctif. Aussi, étant donnée la minime importance de l'épithélium dans ces cicatrices, on peut dire qu'on n'en trouve que des traces sur les coupes histologiques, le tissu de granulation jouant le rôle capital.

Ici, de même que dans la guérison par seconde intention, on voit un tissu riche en cellules, et les éléments se juxtaposent presque sans substance intermédiaire. Un pareil processus est nettement

(1) Pour pratiquer des plaies sur la cornée, on fait fixer par un aide, assis le corps de l'animal entre les genoux, la tête entre les mains. Le sommeil narcotique est inutile, le traumatisme étant léger et rapide. Pour fixer le bulbe oculaire, on insinue un manche de scalpel assez large, entre l'angle interne de l'orbite et le bulbe oculaire, en repoussant en dedans la troisième paupière. L'œil est ainsi bien immobilisé et l'on peut pratiquer les incisions avec la plus grande certitude. On peut également, en employant des cultures pures et liquides de microbes pathogènes, dont on enduit la surface de la cornée, poursuivre ainsi l'étude de la pénétration des micro-organismes dans les canaux plasmatiques de la cornée.

(2) Pour bien voir ces détails, il faut employer, après l'eau salée, l'eau distillée et aussi l'acide acétique.

muqueux ; l'acide acétique, en effet, y détermine des précipités granuleux.

Les cellules sont à peu près sphériques, affectent une forme ronde sur la coupe optique, de volume sensiblement égal, et pourvues d'un noyau nucléolé. Le corps cellulaire est petit et souvent le protoplasma ne forme qu'une fine bordure autour du noyau, comme dans les corpuscules lymphatiques. Les noyaux sont en voie de multiplication et souvent on peut trouver deux ou plusieurs noyaux dans une même cellule. Il ne s'agit pas de noyaux libres, mais bien de cellules nucléolées ; aussi les voit-on mieux sur une préparation par dissociation où elles sont isolées que sur une coupe d'ensemble. Ainsi ces éléments agglomérés forment un tissu riche, uniforme et dense. Seules, certaines cellules éparses dans la masse, mais en connexion les unes avec les autres, sont fusiformes, avec un corps cellulaire très étiré, très délicat et finement granuleux. En les poursuivant sur les coupes, on arrive quelquefois à constater leur union directe avec de fins tubes endothéliaux dont le contenu sanguin ne laisse aucun doute sur leur nature. Ces cellules représentent les racines des capillaires néoformés qui sont nés de la même manière aux dépens des capillaires du tissu traumatisé.

Les bourgeons charnus exubérants abondent en vaisseaux, et comme il ne s'agit que de tubes capillaires à parois très minces, il est très fréquent d'y trouver des foyers hémorrhagiques avec toutes leurs conséquences histologiques. L'accroissement vasculaire est souvent si énergique que le calibre des capillaires dépasse fréquemment les dimensions moyennes des vaisseaux capillaires en général, nouvelle cause d'extravasations hémorrhagiques.

Cet accroissement trouve son explication dans le développement des cellules pariétales des vaisseaux, plus rapide en largeur qu'en longueur.

De même que les cellules vasculaires, les cellules indifférentes du tissu de granulation, plus nombreuses, peuvent entrer en grande activité sous l'influence de différentes causes irritantes, et donner naissance à de nouvelles cellules dérivées des cellules fixes du tissu conjonctif qui sont l'origine du tissu de granulation.

C'est ainsi que se forment également des *cellules géantes*, gros éléments de formes variées, le plus souvent sphériques, mais pouvant également être polyédriques et pourvues d'un grand nombre de prolongements. Ces cellules géantes dépassent largement les autres par leur volume et présentent des dimensions très variées ; mais elles se distinguent toujours par un protoplasma cellulaire très développé, finement granuleux, et par une multitude de pâles noyaux, nucléolés.

Ces noyaux sont souvent ovalaires et, suivant les coupes, ils affectent une forme tantôt arrondie, tantôt ovale. Fréquemment leur nombre ne dépasse pas 3 ou 4, mais souvent aussi ils sont extraordinairement nombreux. On en a compté, dans certaines cellules géantes (notamment dans certaines tumeurs), jusqu'à une ou deux douzaines. Les noyaux siègent souvent en amas au centre de la cellule ; quelquefois ils sont périphériques et même assez régulièrement disposés en couronne, formant une ligne sinueuse en dedans du contour de la cellule.

Avec la vis micrométrique on peut s'assurer que ces images régulières ne sont dues qu'à la coupe optique transversale d'un amas discoïde de noyaux.

On rencontre ces cellules géantes non seulement dans les processus de cicatrisation, mais également dans différentes néoformations variées, de nature inflammatoire ou appartenant aux tumeurs proprement dites.

Il ne nous appartient pas de déterminer la hiérarchie pathologique de ces éléments. Certains auteurs admettent que la production de ces cellules est due à ce que la division du noyau s'est effectuée plus rapidement que la division de la cellule ; d'autres observateurs n'y veulent voir que des formations régressives dues à la fusion de plusieurs cellules entre elles ; une troisième opinion prétend que ces cellules géantes (de même que les *cellules vaso-formatives* et que les *cellules plasmatiques* qui existent dans les inflammations chroniques du tissu conjonctif), forment un groupe particulier d'*éléments spécifiques* dont l'origine est encore inconnue.

Pour l'histologiste, l'important est de constater leur présence, leur dissémination, les propriétés et les rapports qu'elles affectent avec les parties avoisinantes.

Revenons au tissu de granulation. Par sa structure microscopique et la richesse en mucus du protoplasma cellulaire, la néoformation cellulaire ressemble à la moelle osseuse dépourvue de graisse des nouveau-nés. Elle se compose de fins mamelons rougeâtres, dans lesquels les capillaires sinueux affleurent immédiatement la surface. Dans les parties de la néoformation plus anciennes, les cellules les plus nombreuses sont celles qui se distinguent des cellules conjonctives ancestrales par leur volume, leur aspect fusiforme étoilé, et par leur noyau très développé et souvent en voie de pelotonnement. Ces caractères les rapprochent tellement des cellules épithéliales, qu'on les désigne sous le nom de cellules *épithélioïdes*. Dans un stade ultérieur du développement, ces cellules diminuent de volume et dans l'espace qu'elles limitent apparaît une substance intercellulaire, homogène, qui, avec le temps, devient de plus en plus fibrillaire ; de sorte qu'à la fin le tissu possède une masse interstitielle purement fibreuse et que les cellules subissent une telle régression qu'il faut une attention et une technique spéciales pour les bien observer (vis micrométrique, acide acétique, réactifs colorants). Un tissu conjonctif fibreux est né.

Le développement de ces différentes substances n'est pas le même dans toutes les parties de la plaie. Dans les plaies qui guérissent par seconde intention, dans les tumeurs de toute nature, on trouve simultanément la *suppuration* et la *transformation conjonctive*, et l'on peut ainsi obtenir des préparations qui montrent presque tous les états de la néoformation inflammatoire. Toutefois il existe des processus particulièrement complexes : c'est ainsi qu'au tissu de granulation peuvent s'ajouter des exsudats inflammatoires (pus, fibrine), ou bien des processus hyperplasiques ou régressifs évoluant dans les éléments parenchymateux des organes. L'examen isolé des éléments parenchymateux, d'une part, et de l'autre du tissu interstitiel, apportera toute la clarté désirable.

Les *inflammations interstitielles chroniques* des organes internes qui évoluent sans suppuration, peuvent, quand on trouve le point de départ récent de l'affection, être étudiées dans toute la série de leurs manifestations, depuis la prolifération de la cellule préexistante du tissu interstitiel, jusqu'à la cicatrice dure et pauvre en vaisseaux. Telles sont, par exemple, les affections amenant la rétraction du foie, du rein, des muscles, etc.

Dans ces tissus, les foyers atteints sont si nombreux et si petits qu'il en faut un grand nombre réunis pour déterminer une affection générale de l'organe. On peut donc apercevoir ici, plus facilement que dans les tissus de granulation très étendus et proprement dits, comment les éléments naissent des cellules préexistantes du tissu conjonctif et des vaisseaux. Esquisser tous ces détails nous conduirait trop loin. En se familiarisant avec les détails de ce processus on aura souvent l'occasion d'apercevoir des cellules en voie de division munies de plusieurs noyaux et d'autres cellules chez lesquelles la division du corps cellulaire est même déjà faite et dont la situation réciproque est telle qu'il ne peut y avoir le moindre doute sur leur origine. Les groupes des cellules fusiformes se trouveront à la périphérie du foyer inflammatoire, point d'où l'affection se propage aux tissus avoisinants. C'est là également qu'on rencontrera les éléments les plus jeunes dont le point de départ

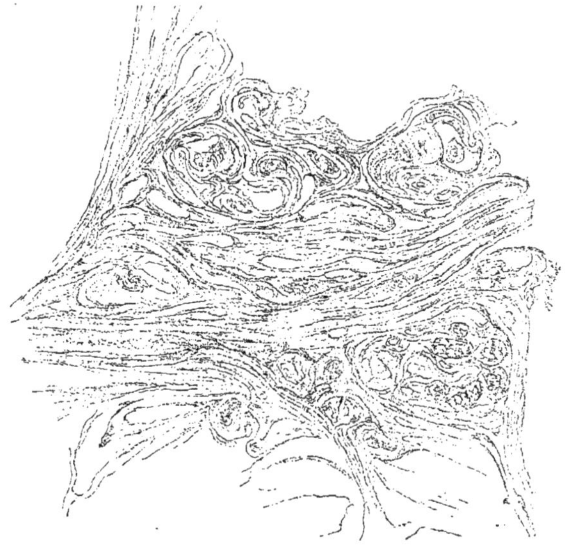

FIG. 28. — *Squirrhe de la mamelle.*
Les cellules épithéliales sont en partie sorties des alvéoles. — Le stroma conjonctif est formé de grosses fibres. Gross. 250/1.

se trouve être dans les éléments, fusiformes à leur origine, qui occupent les espaces interfasciculaires du tissu conjonctif fondamental.

La transformation du tissu richement cellulaire en une substance conjonctive pauvre en cellules et ayant les caractères du tissu conjonctif fasciculé, onduleux et lâche, ne marque pas toujours le terme final du processus; souvent la masse intercellulaire prime de plus en plus tous les autres éléments du tissu qui devient alors dur, à grosses fibres, vitreux, et rappelant d'assez près les masses intercellulaires de certains cartilages; arrivé à cet état, le tissu devient *sclérosé*. On rencontre ce *tissu de sclérose* dans les anciens foyers inflammatoires indurés, dans les cicatrices post-traumatiques, dans les tumeurs fibreuses, et il n'est pas rare de le trouver également dans certaines formes indurées du cancer (voy. fig. 28 et 33).

Quelques inflammations interstitielles chroniques, qu'il est impossible de considérer comme des formes de réaction contre un agent nuisible et spécifique, présentent souvent l'aspect d'un processus à lente évolution qui lèse profondément les organes atteints et l'organisme en général.

L'étendue des parties interstitielles enflammées augmente assez notablement à la suite de la prolifération cellulaire et détermine,

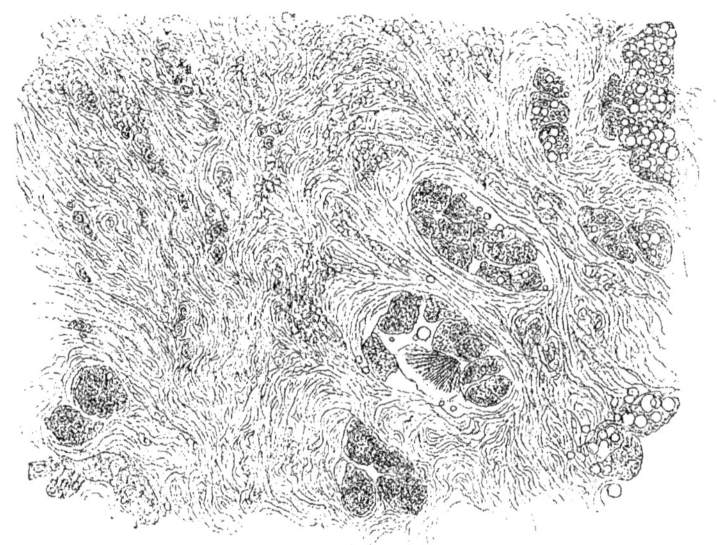

FIG. 29. — *Hépatite interstitielle chronique.* — Coupe mince colorée légèrement à l'aide de la solution iodée. Le tissu conjonctif est fortement développé. On y aperçoit également des cellules rondes ; à droite en bas, on remarque des cellules hépatiques partiellement infiltrées de graisse. Gross. 250/1.

par cela même, le gonflement de l'organe, et rétrécit les espaces destinés aux cellules parenchymateuses. La situation du parenchyme s'aggrave, lorsque, à la suite de la transformation du tissu de granulation en tissu cicatriciel, l'organe diminue en vertu du phénomène bien connu de la rétraction du tissu cicatriciel. Les lésions ne portent pas seulement sur les cellules épithéliales, mais le tissu cicatriciel agit encore avec force sur les éléments ses congénères : Des portions de tissu conjonctif interstitiel, non malades auparavant, succombent à la constriction que toutes les travées cicatricielles exercent autour d'elles, et certains vaisseaux, encore aptes à fonctionner, sont mis hors d'état de nourrir les départements cellulaires dont le rôle physiologique était leur tributaire. Ce processus d'inflammation chronique peut avoir un retentissement sur des territoires plus éloignés encore, ainsi que nous le démontrera bientôt l'étude de chaque organe en particulier.

§ 4. — **Inflammations spéciales spécifiques.**

A. — *Inflammation catarrhale.*

On définit *l'inflammation catarrhale* un processus qui a sa localisation typique sur les muqueuses, mais qui rappelle, au point de vue microscopique, des lésions analogues existant au niveau d'autres surfaces. L'inflammation catarrhale consiste en une exsudation de liquide, avec une prolifération cellulaire accompagnée de desquamation, caractère distinctif qui doit s'entendre dans son acception la plus large, puisqu'on observe les mêmes lésions jusque dans les cavités des glandes. En outre, les leucocytes sortis par diapédèse des capillaires sous-jacents traversent les couches épithéliales de revêtement.

Le lien qui rattache les inflammations passagères des muqueuses à leurs lésions chroniques ou aux lésions de la peau (dermatite, eczéma), déterminant une notable infiltration cellulaire, ce lien, il faut le reconnaître, est des plus lâches. Mais on doit avouer également qu'on peut trouver un grand nombre de manifestations microscopiques intermédiaires entre les lésions de la blennorrhée légère et le catarrhe purulent chronique.

La caractéristique de l'inflammation catarrhale réside dans *l'intégrité complète de la muqueuse atteinte*. La desquamation épithéliale peut, il est vrai, y être plus accusée que ne l'exigent normalement les modifications vitales de l'organe ; mais il n'existe jamais une perte complète du revêtement épithélial et bien moins encore la formation d'une tumeur quelconque. Les glandes et la muqueuse enflammées produisent et détruisent un plus grand nombre de cellules épithéliales qui se transforment pour la plupart en mucus.

Ce phénomène se constate sans peine dans la sécrétion catarrhale des différentes muqueuses; à l'état normal, le mucus s'y trouvait en petite quantité; aussi peut-on considérer cette hypersécrétion comme une exagération de la fonction.

Les éléments cellulaires, peu abondants en général dans le mucus des sécrétions catarrhales aiguës, sont constitués par des cellules de revêtement, lorsque l'épithélium est fin, délicat, comme par exemple l'épithélium cylindrique disposé sur une seule couche. Mais dès que la couche épithéliale devient plus épaisse, comme pour l'épithélium pavimenteux à plusieurs couches de certaines muqueuses, les corpuscules du pus et ceux du mucus deviennent de plus en plus nombreux.

Les *corpuscules muqueux* se distinguent des corpuscules purulents granuleux par leurs dimensions plus grandes, leur volumineux corps cellulaire granuleux et par leur noyau nucléolé facilement appréciable. Ils contiennent assez souvent des granulations pigmentaires et se distinguent des cellules épithéliales par leur forme caractéristique qui est absolument sphérique. Certaines membranes muqueuses, comme celle de l'urèthre ou de la conjonctive, fournissent une sécrétion purulente presque pure, avec un petit nombre de cellules épithéliales et un grand nombre de corpuscules de pus typiques.

On n'a, malheureusement, l'occasion d'examiner de catarrhe tout à fait *récent* que dans des cas très exceptionnels. Sur le cadavre, on trouve bien plus souvent des traces *d'inflammation catarrhale chronique*. Lorsqu'on rencontre du mucus à la surface d'une muqueuse enflammée, ce mucus y est en général très abondant, visqueux, d'aspect vitreux, comme on le voit, par exemple, à la surface de la muqueuse gastrique. En divisant dans l'eau une petite quantité de mucus, il n'est pas difficile d'obtenir de bonnes préparations et de se rendre compte de la nature du produit, en employant les réactifs appropriés. Vient-on ensuite à examiner, à l'aide des méthodes voulues, les coupes de la muqueuse elle-même, on sera étonné des minimes lésions qu'on y trouvera.

L'hyperhémie que la clinique a souvent constatée dans ces cas peut disparaître au moment de la mort, et si la muqueuse est lésée, outre la desquamation épithéliale qui peut être un phénomène cadavérique, on reconnaîtra parfois l'existence d'une inflammation qui n'est plus catarrhale et qui s'est transformée en un processus inflammatoire chronique interstitiel.

Les *micro-organismes*, il est vrai, peuvent se trouver mélangés aux produits de la sécrétion catarrhale, mais on ne saurait dire s'ils sont la cause directe du catarrhe. Il n'est guère que la *gonorrhée*, qui se manifeste sous forme de catarrhe purulent aigu ou chronique, dans laquelle on ait trouvé des diplocoques comme cause directe de la maladie.

On connaît assez mal le mode d'action de ces micro-organismes ; toutefois, il semble qu'ils pénètrent dans l'épaisseur de la couche épithéliale, y pullulent et ne soient éliminés que par les cellules migratrices sorties hors des capillaires du derme muqueux. En effet, on retrouve dans ces corpuscules lymphatiques les micro-organismes vivants ou à l'état de cadavres. On ne sait pas encore si les cellules fixes de la membrane muqueuse prennent une part quelconque à ce processus d'élimination.

B. — *Inflammation fibrineuse des membranes muqueuses.*

Un degré de la réaction inflammatoire aiguë plus accusé que l'hypersécrétion catarrhale, et l'on arrive à l'inflammation fibrineuse, laquelle n'existe que sur les membranes muqueuses sensibles. Le type de cette inflammation est réalisé dans le croup trachéal ou bronchique ; on peut également la rencontrer ailleurs, mais sur de petites étendues. L'exsudat montre la présence d'une plus ou moins grande quantité de fibrine coagulée, contenant des cellules, et remplaçant le revêtement épithélial détaché de la muqueuse. Avec les progrès de la maladie, une nouvelle membrane se forme, de même structure que la précédente, qu'elle remplace. La perte complète de l'épithélium s'effectue dès le début de l'inflammation, et les corpuscules blancs du sang, à leur arrivée dans le dépôt fibrineux, paraissent eux-mêmes atteints d'une sorte de nécrose caractérisée par la disparition de leur noyau. Le derme de la muqueuse offre une infiltration cellulaire assez abondante dans ses couches superficielles, mais cette infiltration n'est rien en comparaison des atteintes si graves de la surface.

Une coupe perpendiculaire à la fausse membrane et à la muqueuse démontre déjà, à un faible grossissement, que les modifications subies par le derme muqueux, sont peu importantes si on les compare aux pertes de substance de la couche épithéliale. On emploiera les ciseaux ou le rasoir pour préparer les coupes ; si l'on veut obtenir une coupe d'ensemble de la fausse membrane et de la muqueuse sous-jacente, le rasoir à double lame est parfait, à condition de placer la muqueuse sur une surface d'organe suffisamment résistant et pouvant se couper sans peine, comme le foie.

L'acide acétique dissout la masse fibrineuse et met en évidence les noyaux existants ; le mucus se coagule sous l'influence de cet acide. Lorsque les pièces sont durcies, on doit les inclure dans la

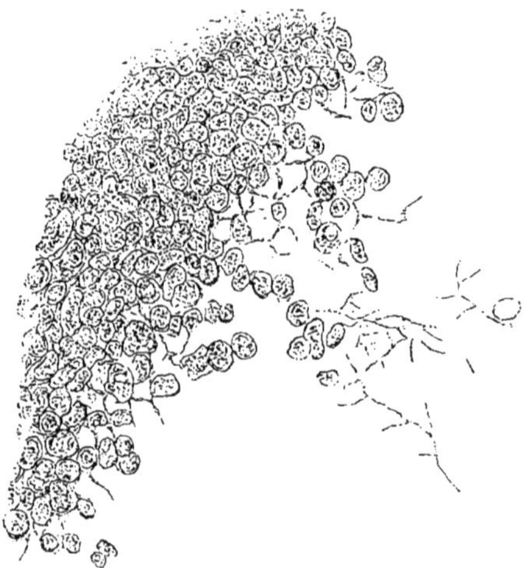

Fig. 30. — *Coupe mince d'une pseudo-membrane fibrineuse trachéale examinée dans l'eau.* — Pseudo-membrane et fibrine. Gross. 300/1.

photoxyline pour bien maintenir en connexion la fausse membrane et la muqueuse. Il est bon de colorer les noyaux avec une matière colorante acide.

Le microscope ne donne aucune explication de la cause du processus. Il semble qu'il y ait là des relations étroites avec le processus diphtérique, si différent au point de vue anatomique.

C. — *Diphtérie.*

Si la muqueuse reste intacte sous l'influence de l'inflammation catarrhale, il n'en est plus de même pour l'affection diphtérique dans laquelle l'invasion des cellules et des micro-organismes détermine la *nécrose* des points frappés de la muqueuse, et, en cas de guérison, produit des ulcérations et des cicatrices à la surface. L'examen des lamelles squameuses qui recouvrent la muqueuse récemment affectée prouve qu'il ne s'agit pas du dépôt d'un produit inflammatoire à la surface de la muqueuse, mais que les couches superficielles du chorion muqueux lui-même forment ces lambeaux. Ces lambeaux sont farcis de microbes et leurs cellules ont perdu, par suite de la pénétration des micro-organismes, leur aspect normal ; leurs noyaux ne se colorent plus. L'affection progresse en profondeur, les microbes pénétrant en colonnes serrées (1), dans les fentes interstitielles du tissu ; on les rencontre sur les coupes en groupes isolés et entourés d'une zone due à la prolifération inflammatoire des cellules avec diapédèse des globules blancs. Cette zone est d'abord étroite et elle ne s'étend que lorsque le processus est arrêté, pour former alors un tissu de granulation disséquant les portions nécrosées.

Les coupes transversales et les coupes d'ensemble de la muqueuse sont assez faciles à faire, surtout lorsqu'il s'agit de voir à un faible grossissement la disposition réciproque de la zone nécrosée et de la zone inflammatoire ; celle-ci est reconnaissable à la forte réplétion des vaisseaux. Les coupes plus fines ne peuvent embrasser que de petites portions. Les alcalis dilués peuvent mettre en évidence les micro-organismes ; mais c'est surtout la coloration au bleu de méthylène qui les montre le mieux.

D. — *Inflammations tuberculeuse et caséeuse.*

Voici un groupe anatomique dont les nombreuses variétés sont liées intimement entre elles par leur étiologie générale qui se résume dans le bacille tuberculeux. Cette démonstration, toute récente encore, de la nature des lésions, n'enlève rien au mérite de Virchow qui a découvert les caractères anatomiques de chaque manifestation, et les a si nettement établis que tout examen anatomique doit s'efforcer de différencier ces lésions des processus concomitants.

Ici on rencontre de grandes difficultés, parce que toutes les lésions tuberculeuses offrent une tendance univoque à subir la dégénérescence caséeuse, de sorte que leur différenciation n'est possible qu'au moment où elles sont encore en voie de développement et dans des points non encore envahis par la caséification.

(1) Les bâtonnets y prédominent toujours.

Un examen macroscopique soigneux est donc nécessaire pour guider les recherches microscopiques et pour fixer le choix des pièces utilisables à cet effet. Il n'est pas difficile de distinguer des produits tuberculeux proprement dits le pus caséeux qu'on trouve dans les différentes cavernes, non plus que les hépatisations caséeuses qui se caractérisent par une exsudation cellulaire et par une prolifération des cellules épithéliales alvéolaires. Par contre il faut connaître bien à fond les caractères du tubercule pour distin-

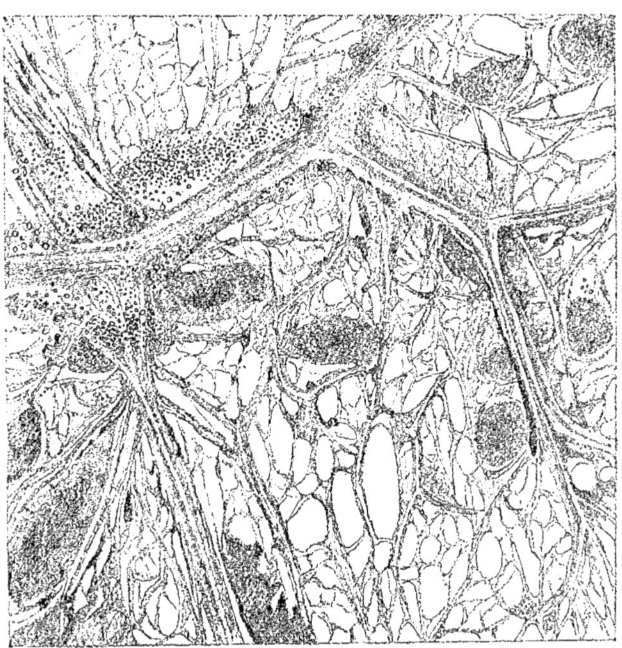

FIG. 31. — *Tuberculose de l'épiploon.* — Fragment d'épiploon étalé sur une lame selon la méthode de la demi-dessiccation de Ranvier. On voit de très fines granulations miliaires opaques et caséifiées à leur centre. Le tissu adipeux qui longe les gros vaisseaux est atrophié. Gross. 25/1.

guer le *tubercule* proprement dit de l'*inflammation tuberculeuse* et de *l'hyperplasie scrofuleuse* des ganglions lymphatiques, parce que ces trois processus sont non pas exsudatifs, mais plastiques.

Le tubercule est une *nodosite*, une sorte de tumeur, qui ne dépasse jamais et souvent même est loin d'atteindre les dimensions d'un grain de millet ; la granulation tuberculeuse est donc submiliaire ou tout au plus miliaire. Les gros foyers tuberculeux sont toujours dus à la confluence de ces granulations primitives.

Ces nodules tuberculeux sont formés par la prolifération d'un groupe très limité de cellules conjonctives, le plus souvent appartenant au tissu conjonctif fibrillaire lâche. Ils montrent finalement un amas épais de cellules souvent très peu développées (cellules embryonnaires des auteurs).

Virchow a réfuté l'opinion qui voulait que ces néoformations lymphoïdes fussent composées de noyaux et non de cellules complètes. L'examen microscopique des préparations provenant de l'homme est insuffisant pour déceler la part qui revient aux éléments exsudés, soit des espaces lymphatiques, soit des capillaires hyperhémiés ; mais on peut assez souvent démontrer que la plupart des éléments cellulaires du nodule tuberculeux qui sont bien développés, procèdent manifestement des cellules fixes du tissu conjonctif. Ce sont, disons-nous, des cellules bien formées qui, comme les descendants véritables des corpuscules du tissu conjonctif, possèdent un noyau finement granuleux, un corps cellulaire dont la forme dépend de l'espace dont la cellule peut disposer ; elles se distinguent ainsi nettement des petits éléments lymphoïdes dont le protoplasma cellulaire paraît petit, mesquin, par rapport au noyau.

On trouve également dans les tubercules des *cellules géantes*, c'est-à-dire de grandes cellules finement granuleuses formées d'un grand nombre de noyaux pâles, ovoïdes et périphériques. De même que pour les cellules géantes des tissus de granulation et de certaines tumeurs, leurs dimensions dépassent de beaucoup les autres cellules voisines. D'après tout ce que nous savons de ces cellules dans la tuberculose, on peut supposer que leur origine est due à ce que, sous l'influence d'une irritation intense, presque perturbatrice, les noyaux se divisent plus rapidement que le protoplasma cellulaire et que la multiplication incomplète de la cellule s'arrête à cet état. S'il est vrai qu'en outre des cellules des vaisseaux et notamment des capillaires, ainsi d'ailleurs que des cellules du tissu conjonctif, les épithéliums réagissent également contre le bacille de Koch, il faut cependant des pièces particulièrement favorables pour suivre les détails de ces transformations épithéliales. L'examen habituel démontre que, selon le plus ou moins grand nombre de ses éléments, le tubercule n'est que le produit du tissu interstitiel, tandis que la participation des épithéliums n'est qu'une manifestation secondaire.

La tuberculose étant ainsi intimement liée au tissu interstitiel sera étudiée à fond lors de la description des lésions qui frappent le stroma des organes. Lorsqu'on traite une coupe de lésions tuberculeuses par le pinceau, on peut voir un *stroma* surtout accusé au niveau des bords et des points fins de la coupe, stroma qui rappelle celui des ganglions lymphatiques ; mais il n'est pas prouvé qu'il s'agisse dans ce cas d'un système réticulé, comme cela se voit dans les organes lymphoïdes proprement dits et dans la rate.

Il est probable que le réticulum intercellulaire du tubercule représente les restes conservés de la masse intercellulaire qui occupe une plus grande surface que les cellules dans le tissu conjonctif normal, pour se réduire au fur et à mesure que la néoformation cellulaire se développe. Le néoplasme est si dense que les capillaires qui s'y trouvent sont complètement obturés. Il n'y a guère de perméable encore que les gros vaisseaux dans la paroi desquels les tubercules se sont développés.

D'autre part, comme la néoformation ne progresse pas jusqu'à produire la néoformation de capillaires sanguins, ainsi que cela a lieu dans le tissu de granulation, on y voit apparaître le stade régressif, sous la forme de *caséification* débutant par le centre de l'îlot tuberculeux. De la sorte, le foyer se maintient tout au plus à son premier volume de granulation miliaire.

La masse caséeuse dense peut également contenir de la graisse qui rend sa résorption possible. Cette terminaison, qui est une sorte de guérison, est tout aussi rare que la *crétification*. La terminaison habituelle est, soit la formation d'une *ulcération* tuberculeuse, ulcération lenticulaire lorsqu'il s'agit de la surface d'une muqueuse, soit le développement d'un *foyer de ramollissement* alors qu'il s'agit de l'intimité des organes.

Ces foyers peuvent, par la confluence d'un grand nombre de tubercules, former de véritables abcès vides de pus, mais contenant un détritus albumineux, avec ou sans mucus (acide acétique).

En résumant les caractères du tubercule, nous pouvons le définir, *un petit foyer arrondi, constitué surtout par du tissu lymphoïde, de la grosseur d'un grain de millet, non vasculaire, et subissant la dégénérescence caséeuse.* La présence du bacille de la tuberculose dans son intérieur complète le diagnostic au point de vue étiologique.

De semblables foyers peuvent se compliquer de processus inflammatoires, d'exsudats purulents et fibrineux, de même que de formation de tissu de granulation. Dans les tissus enflammés, les foyers de caséification peuvent se produire dans l'intérieur des granulations néoformées, et alors on ne se trouve plus en présence d'un simple processus tuberculeux, mais bien d'une *inflammation tuberculeuse.*

Dans ces cas, le tubercule ne se caséifie pas seul ; les produits inflammatoires subissent la même dégénérescence et, de cette manière, la destruction frappe des masses de tissus relativement énormes. Ces cas conviennent mieux que les tubercules miliaires à l'étude du ramollissement et des processus inflammatoires caséeux ou scrofuleux, qui, morphologiquement, se distinguent de la tuberculose des ganglions lymphatiques, mais lui sont identiques par suite de la présence du bacille de la tuberculose.

L'hyperplasie inflammatoire des ganglions lymphatiques, qui se caséifie comme néoformation scrofuleuse, n'a pas les caractères bien déterminés du tubercule. Tout d'abord elle s'étend plus que celui-ci et frappe de dégénérescence caséeuse de grands départements ganglionnaires. On y trouve, en outre, de petites cellules lymphoïdes, des cellules endothéliales provenant le plus souvent des éléments aplatis qui tapissent les espaces lymphatiques ; et, si l'on a soin de faire les préparations avec des parties non caséifiées, on peut y rencontrer des cellules géantes.

Un grand nombre d'inflammations, simples en apparence, se terminent souvent par la caséification. Ces inflammations, le plus souvent chroniques, expliquent pourquoi on rencontre à côté de granulations caséifiées une néoformation de tissu conjonctif. Ces inflammations caséeuses (tuberculeuses ou non) forment un groupe important dans les différentes phtisies organiques (rein, poumon, organes génitaux, articulations, os, etc.), et produisent, à l'aide de la confluence des tubercules, les plus grosses masses caséeuses qu'on puisse rencontrer.

La découverte de Koch offre une grande importance pour le diagnostic des lésions ; mais la spécialisation de chaque processus pris isolément ne peut être déterminée que par une analyse exacte de leurs manifestations anatomiques. Pour l'étude des cellules géantes, les lésions de la race bovine connues sous le nom de *pommelière*, sont très utiles, parce qu'elles en contiennent un bien plus grand nombre que les produits tuberculeux de l'homme, bien qu'il s'agisse de la même lésion microbiologique, reconnaissable au microscope. Cette néoformation, constituée surtout par de grosses cellules, subit de bonne heure la caséification (avec métamorphose graisseuse) et la pétrification; elle s'accompagne dans sa marche lente d'un abondant développement de tissu conjonctif, c'est-à-dire de la formation d'un tissu de cicatrice.

Il faut donc examiner les parties les plus récentes de la lésion, et souvent le nodule caséifié et pétrifié se montrera entouré comme d'une capsule par sa couche périphérique qui, à l'œil nu, rappelait le tissu de granulation, mais se montre sous le microscope constituée par un tissu finement fibrillaire; dans ce tissu, qui est mou et succulent, on ne trouve qu'un petit nombre de grandes cellules.

Chez l'homme on pourra rencontrer, rarement il est vrai, des formations analogues aux lésions précédentes, au niveau des membranes séreuses et du péritoine notamment.

E. — *Néoformations gommeuses.*

En différenciant les processus qui se terminent par la caséification, Virchow a éclairé d'un jour nouveau la pathologie de la phtisie. C'est encore Virchow qui nous a appris en grande partie les caractères communs aux produits syphilitiques. Les détails anatomiques ont, dans ce dernier cas, une grande importance : comme il n'y a guère d'éléments étiologiques caractéristiques, c'est la structure anatomique seule qui, dans les cas douteux, décidera si une lésion est ou n'est pas syphilitique. Il est certain que pour les lésions irritatives et amyloïdes qui n'appartiennent pas exclusivement à la syphilis, l'examen microscopique sera moins probant que dans le cas de productions gommeuses. Partout où l'on rencontre une néoformation de tissu granuleux, avec tendance à la dégénérescence graisseuse, la syphilis doit être soupçonnée et le diagnostic macroscopique de l'affection y trouve un puissant point d'appui.

Les formations gommeuses affectent, pour la plupart, les caractères d'une tumeur et comme le tissu de granulation y est, à tous les points de vue, mieux développé, il n'est pas rare que l'issue de la gomme soit sa transformation partielle en tissu conjonctif; cela est d'autant plus facile qu'il se forme, par place, dans la gomme, de nouveaux vaisseaux capillaires. Il est probable que la néoformation subit rapidement une certaine destruction par la transformation graisseuse de ses cellules, parce que, outre l'action du virus syphilitique, les vaisseaux sanguins se trouvent également lésés. Cette transformation graisseuse permet la résorption de ses produits morbides et la guérison locale est due précisément à cette résorption, jointe à une transformation fibreuse du tissu.

D'ailleurs, les observations microscopiques, de même que l'examen macroscopique, donneront des résultats qui varieront suivant l'époque à laquelle on examinera les néoformations, suivant leur

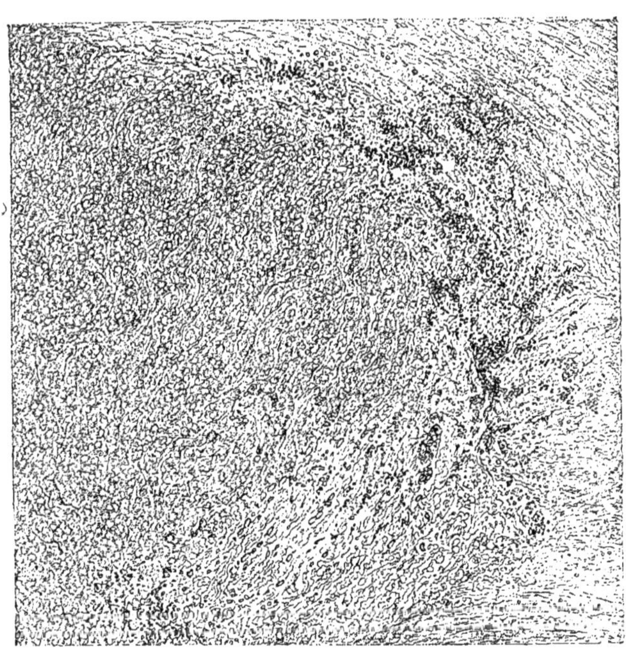

FIG. 32. — *Coupe d'une gomme du foie.*— Tissu de granulation ; à droite, tissu conjonctif et métamorphose graisseuse. Gross. 250 1.

plus ou moins grande richesse en cellules, et enfin, suivant le degré de développement d'une espèce de caséification que l'on rencontre par places (foie, muscles). Toutefois cette caséification se distingue, au microscope, par sa grande abondance en graisse. Les gommes, pauvres en cellules et plus ou moins gélatiniformes, possèdent assez souvent une substance intermédiaire muqueuse. Celles qui sont riches en cellules sont plus consistantes, parce que tous les éléments du tissu de granulation sont des dérivés bien développés du tissu conjonctif, y compris les cellules géantes, les cellules épithélioïdes et les cellules plasmatiques, que les matières colorantes mettent parfaitement en évidence.

C'est précisément dans les foyers syphilitiques que ces cellules sont le mieux développées, ce qui les a fait souvent confondre avec le grand nombre de microbes de la syphilis décrits jusqu'ici (1).

F. — *Lésions de la lèpre, de la morve, du typhus et de l'actinomycose.*

Les processus de toutes les affections que nous venons d'énumérer en tête de ce chapitre ne se distinguent au point de vue microscopique que par les micro-organismes qu'on y rencontre. S'il est vrai que la formation du tissu morbide varie avec la marche plus ou moins rapide de l'affection, il n'en est pas moins vrai que la différence est plutôt macroscopique que microscopique et l'on trouvera partout, comme produit constant, un tissu de granulation riche en cellules. Tandis que dans la *lèpre* et la *morve* on peut observer soit de la suppuration, soit une transformation régressive ou conjonctive, suivant la rapidité et l'intensité de l'action parasitaire, il n'en est plus de même pour les néoformations *typhiques* qui occupent une place à part. Le processus typhique comporte surtout une hyperplasie lymphatique et il ne produit de tissu de granulation que parce que les follicules intestinaux et les plaques de Peyer déterminent une inflammation du tissu interstitiel, d'où production de granulations. C'est pour cette raison seulement que le processus typhique rentre dans le groupe des tissus de granulation.

La nécrose qui frappe souvent les ganglions mésentériques dans le typhus, rappelle, lorsqu'elle est ramollie, la dégénérescence caséeuse des ganglions lymphatiques strumeux. Il est vrai que cette ressemblance n'est qu'apparente.

L'actinomycose qui détermine chez certains animaux, l'espèce bovine en particulier, de grosses tumeurs ossifiantes analogues aux sarcomes (maxillaire inférieur) ne provoque, chez l'homme, que des granulations peu vivaces avec tendance à la dégénérescence

(1) Les bacilles de Lustgarten dont la spécificité n'est pas encore absolument démontrée ne peuvent servir comme moyen de diagnostic.

graisseuse; il y a en outre une telle production de pus qu'un des symptômes cliniques les plus importants de l'affection est la formation d'abcès. Par l'examen microscopique, le pus fournit les éléments les plus caractéristiques, recherche très précieuse même pour le diagnostic de l'affection pendant la vie.

CHAPITRE V

LES TUMEURS

On désigne en pathologie générale sous le nom de *tumeurs* une série de néoformations morbides, très variables dans leur structure microscopique, et qui ne peuvent être exactement séparées, d'une part des formations hyperplasiques et inflammatoires et, d'autre part, de l'accroissement exagéré et des malformations innombrables survenant dans l'organisme.

La base scientifique de nos connaissances et de la conception moderne des tumeurs nous a été fournie par l'Œuvre de Virchow (1) qui, malgré le temps écoulé, reste encore le meilleur conseiller dans l'explication des cas douteux, si fréquents dans l'examen microscopique des néoplasmes.

Virchow a, le premier, insisté sur la nécessité qu'il y a d'examiner les tumeurs lorsqu'elles sont en voie de développement jusqu'à l'époque où elles ont atteint leur période d'acmé. C'est de cette manière seulement qu'on arrive à les diviser, à les classer suivant leur genèse. Il faut donc s'imposer comme une règle rigoureuse d'examiner chaque tumeur dans ses parties les plus récentes, parce que ce sont les seules qui donnent les résultats les plus importants. L'examen macroscopique doit être soigneusement fait, car c'est lui qui montrera quelles sont les portions limites, et par conséquent récentes, de la tumeur aptes à être examinées au microscope. Cet examen déterminera en outre les limites de la dégénérescence qui peut envahir les différentes parties de la tumeur. Ce sont les parties dégénérées qui représentent les éléments anciens du néoplasme. Les parties récentes de la plupart des tumeurs se distinguent par une structure rappelant les tissus de granulation riches en cellules ; elles sont d'une consistance molle et remplies de sucs.

Virchow classifie les tumeurs de la manière suivante : 1° tumeurs par *extravasation* et par *exsudation* (tumeurs formées par les

(1) Virchow. *Pathologie des tumeurs.* Berlin, 1863-1867.

parties constitutives du sang) ; 2° tumeurs dues à l'accumulation de matières excrétées : tumeurs par *dilatation* et par *rétention* ; 3° tumeurs produites par la prolifération des tissus ; ce sont de véritables végétations ou des tumeurs par *prolifération ;* 4° tumeurs produites par la réunion de plusieurs groupes de tumeurs, ou *tumeurs mixtes*.

Pour établir d'une manière positive qu'un néoplasme appartient au groupe des tumeurs, il faut toujours joindre à un examen histologique précis un examen macroscopique détaillé. L'observation rigoureuse de tous les signes offerts par la clinique et l'anatomie pathologique est d'autant plus nécessaire, que les éléments constitutifs d'une tumeur quelconque représentent des éléments normaux ou à peu près normaux de l'organisme. On s'explique ainsi comment le diagnostic des tumeurs est d'ordinaire porté avant tout examen anatomique.

Il ne s'agit pas toujours, en effet, de constater la variété de tumeur à laquelle on a affaire, mais souvent, étant donnée une néoformation de petit volume, de savoir si l'on est véritablement en présence d'une tumeur. Ce point a une grande importance pratique, car on est bien obligé, surtout lorsqu'il s'agit d'une intervention chirurgicale possible, de différencier une néoformation inflammatoire d'une hyperplasie simple et surtout d'une tumeur à marche envahissante. D'ailleurs, détail non moins important au point de vue pratique, la structure histologique d'une tumeur donne des indications au sujet de sa bénignité ou de sa malignité.

Pour ce qui est des deux premiers groupes des tumeurs, les phénomènes qui leur donnent naissance (exsudations, extravasations, dilatations et rétentions) ont été étudiés dans les chapitres précédents. Malgré leur forme de tumeur, l'examen soigneux à l'œil nu permettra toujours de bien reconnaître leurs propriétés cliniques et d'éviter ainsi l'erreur.

Dans les deux derniers groupes, l'examen histologique aura toujours pour mission d'établir la structure de la substance fondamentale, principale, de la tumeur, et de reconnaître les tissus aux dépens desquels elle s'est développée. Pour obtenir certaines indications sur les parties constitutives de la tumeur, les coupes fraîches pratiquées avec les instruments connus (rasoir simple ou double, ciseaux, aiguilles), et traitées par les réactifs indiqués précédemment, rendent de grands services. Mais pour observer la disposition réciproque des parties, il faut avoir recours aux méthodes de durcissement connues. Si l'on veut examiner absolument à l'état frais, il faut empêcher les masses molles de la tumeur de se déplacer. Lorsqu'il s'agit, par exemple, de tumeurs à contenu liquide, ayant des parois très minces et très délicates comme les formations kystiques, un bon procédé rapide pour durcir les parois, consiste en l'emploi d'une solution légère, jaune clair, d'acide chromique. On inclut ensuite dans un morceau de foie pour obtenir des coupes fines. Avec les objets frais, on doit prendre d'extrêmes précautions.

A ce groupe complexe de tumeurs à contenu liquide appartiennent les *hématomes*, les *hydrocèles*, les *hygromas*, le *spina bifida congénital*, *l'encéphalocèle*, les formes multiples des *kystes congénitaux* et *acquis* à contenu mucoïde ou gélatiniforme, les *athéromes*,

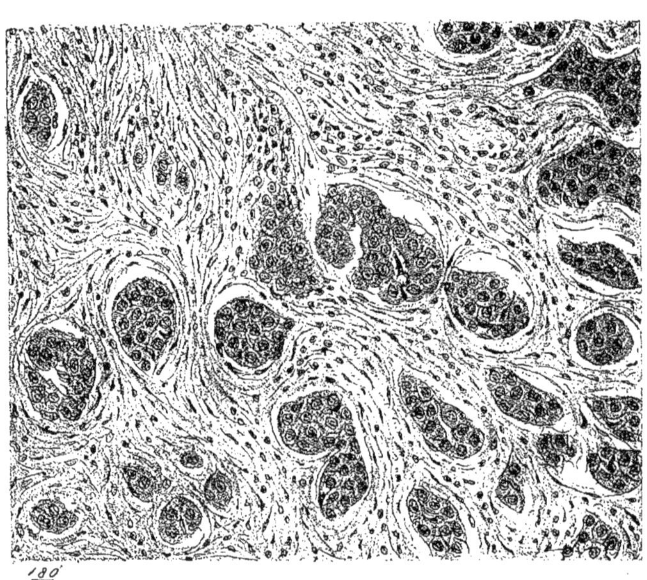

FIG. 33. — *Cancer de la mamelle.* — Sclérose interstitielle considérable; les travées conjonctives péri-alvéolaires forment des bandes épaisses de tissu fibreux; coupe colorée au picro-carmin. Gross. 180/1. (*Dessin de Karmanski*, d'après une préparation de M. LETULLE.)

les *comédons*, les *formations polypeuses multiples*. Toutes ces tumeurs fournissent, au point de vue microscopique, des préparations intéressantes et trouvent leur légitimation dans les tissus normaux.

Même pour les tumeurs proprement dites (tumeurs des 3e et 4e groupes), on peut bien trouver à toutes un tissu normal correspondant. Malgré les altérations que subit la tumeur par suite de l'accroissement excessif de ses éléments constitutifs, on peut établir si la néoformation est *homologue* ou *hétérologue*, par conséquent si elle est bénigne ou maligne, les tumeurs homologues étant généralement bénignes, les hétérologues malignes.

D'après la définition de Virchow, les tumeurs homologues sont celles qui, dans leur développement, affectent le type du tissu mère, tandis que les tumeurs hétérologues sont celles qui s'écartent au contraire du type du tissu mère.

Il en résulte que, pour déterminer si une tumeur est bénigne ou maligne, il ne suffit pas d'examiner seulement la structure de la masse, mais encore de déterminer son point de départ et d'étudier les territoires les plus voisins.

L'examen microscopique peut avoir une grande importance, mais

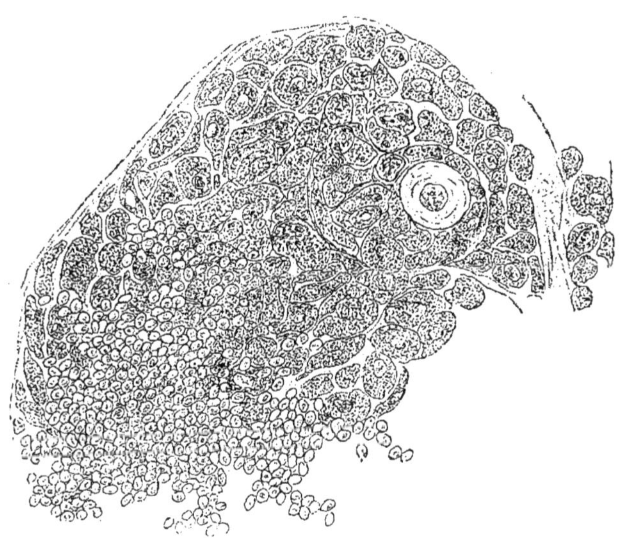

FIG. 34. — *Infiltration carcinomateuse d'un ganglion lymphatique. Cancer primitif de l'œsophage.* — Coupe fine examinée dans une solution saline. Gross. 250/1.

A gauche, cellules lymphatiques ; à droite, cellules carcinomateuses logées dans les sinus lymphatiques.

il faut bien connaître la structure normale du tissu préformé aux dépens duquel s'est développée la tumeur. Les régions voisines des néoplasmes ne sont pas toujours des tissus préformés normaux. Au contraire on y trouve certaines lésions des plus graves, déterminées indirectement par la tumeur dans les tissus avoisinants, abstraction faite de la solution de continuité, établie par le néoplasme dans la structure de l'organe atteint.

On doit attacher la plus grande importance à la détermination des *limites* de la tumeur. C'est en effet au niveau de ces points, surtout lorsqu'il s'agit de tumeurs malignes, qu'on trouve la végétation néoplasique la plus active. Les parties les plus récentes s'y montrent dans leur forme la plus simple, libres de tout processus régressif et de toute complication. A ce niveau on trouvera également le critérium d'une malignité possible, même dans les tumeurs dont la structure compliquée du tissu mère rend, sur d'autres points, l'interprétation très difficile.

Alors même qu'elles ne se disséminent pas dans le voisinage, les tumeurs bénignes peuvent, par elles-mêmes, déterminer des désordres très graves dans le tissu circonvoisin; ces lésions peuvent n'être pas toujours l'atrophie. Il n'est même pas rare d'observer à côté de l'atrophie, des phénomènes d'irritation se traduisant soit par l'hypertrophie, soit par l'hyperplasie des éléments; ces états peuvent même dégénérer en manifestations inflammatoires, au point que les régions limitrophes d'une tumeur bénigne sont parfois le siège de lésions secondaires extrêmement graves. A ces processus prennent part l'action mécanique de la tumeur, les troubles circulatoires, les hémorrhagies, etc. La tumeur bénigne, qui semble pousser d'elle-même, reste bien limitée, lorsqu'on la compare aux néoplasmes malins qui pénètrent dans le voisinage; ceux-ci présentent un caractère absolument infectieux, à côté de l'habitus simplement parasitaire des tumeurs bénignes.

Les *tumeurs malignes* pénètrent dans les tissus et leurs éléments morbides prennent la place des éléments normaux. Les néoplasmes malins peuvent détruire de deux manières, par simple action mécanique, à l'instar des tumeurs bénignes, et par envahissement qui se caractérise, à l'examen, par une continuité complète entre la tumeur et le tissu voisin. La détermination de ces fusées ou prolongements dans les régions voisines, a en pratique, une grande importance lors de la détermination du carcinome, surtout lorsque l'épithélium de la zone envahissante est différent de l'épithélium de la zone envahie. Ces fusées épithéliales peuvent déterminer des proliférations atypiques et un développement excessif des éléments avec irritation chronique du tissu conjonctif, mais elles ne pénètrent jamais dans la profondeur des tissus. Il s'agit toujours alors d'une production exclusivement superficielle, comme cela se voit, par exemple, au niveau du larynx, au col de l'utérus et en d'autres points de la surface de l'organisme.

§ 1. — Tumeurs par prolifération.

Les tumeurs par formation proliférante sont divisées par Virchow en *histioïdes*, constituées par un simple tissu dont la structure répond à un tissu connu du corps, et en *organoïdes*, composées par le concours de plusieurs tissus affectant une disposition organique, quelquefois typique, et en *tératoïdes* qui reproduisent incomplètement un système quelconque de l'organisme; les parties organiques qui forment ces tumeurs peuvent aller jusqu'à reproduire un fœtus (*fœtus in fœtu*).

Lorsqu'on examine une véritable tumeur, on doit commencer par établir auquel des trois groupes elle appartient. S'il s'agit d'une tumeur *histioïde* ou d'une *organoïde*, il peut y avoir certaines difficultés, surtout pour ces dernières, lorsque leurs différentes parties constitutives, tissu conjonctif et épithélium, sont en petite quantité. Il est des cas où le développement typique et les dispositions organiques des tumeurs ne laissent aucun doute sur leur identité avec tel ou tel tissu normal (adénome, cystome); mais il existe au contraire deux espèces de néoplasmes carcinomateux pouvant donner, à ce point de vue, lieu à des confusions possibles, en l'absence d'une analyse exacte. Ce sont le *cancer médullaire* (riche en cellules) et le *squirrhe* (riche en tissu conjonctif) principalement, qui peuvent en imposer pour un sarcome, voire même pour un fibrome.

Pour voir si une tumeur, outre ses éléments cellulaires, possède ou non un stroma conjonctif spécial, il suffit quelquefois de chasser les cellules au pinceau. Après le lavage au pinceau, un stroma n'apparaît-il pas, ou bien est-il détruit malgré la technique légère, on peut être certain que la genèse de ces cellules et de ce tissu ressortissent à un seul groupe d'éléments.

Ce sont les dérivés du feuillet moyen du blastoderme qui donnent naissance aux tumeurs histioïdes. Elles appartiennent à la série des substances conjonctives.

Les *tumeurs organoïdes*, au contraire, naissent partie du feuillet interne, partie du feuillet externe du blastoderme, aidées par un tissu conjonctif vasculaire (tissu interstitiel des organes, produit du feuillet moyen).

Pour la classification des tumeurs, il est donc nécessaire d'examiner les points où le tissu a atteint le plus haut degré de développement possible.

Les parties qui se trouvent encore dans le stade de granulations (Virchow) doivent, pour assurer le diagnostic, céder le pas aux régions déjà mûres. Il n'en est plus de même quand il s'agit de rechercher la genèse de l'affection.

On trouve un pareil stade de granulations dans les tumeurs de la substance conjonctive. C'est ainsi que le *fibrome* n'est pas purement fibreux dès sa formation et que le *myxome* n'est pas purement muqueux. Au début, il n'y a guère que des cellules qui, à cette époque, présentent une grande ressemblance avec les cellules du tissu de granulation. Les caractères définitifs n'apparaissent que progressivement et la substance conjonctive intercellulaire n'est sécrétée que plus tard.

L'identification d'une tumeur bien développée ne saurait être faite qu'avec les connaissances les plus exactes de l'histologie normale. Il en est de même d'ailleurs pour l'étude de tous les phénomènes d'histologie pathologique.

On rencontre cependant souvent, malgré tout, certaines difficultés tenant à ce que toutes les tumeurs, produits d'une active prolifération, possèdent des éléments doués d'une vitalité excessive.

Des cellules, déjà volumineuses par elles-mêmes, dépassent souvent, dans les tumeurs, le volume moyen de leur développement normal. Il en est de même des petites cellules peu développées qui demeurent souvent au-dessous de leurs dimensions moyennes, étant donnée l'exubérance de la tumeur. Les cellules qui normalement possèdent des prolongements présentent, dans les tumeurs, des ramifications puissamment développées.

Ce que nous venons de dire des cellules s'applique du tout au tout aux noyaux, à la substance intercellulaire, aux vaisseaux sanguins qui dans leur étendue et dans leur calibre peuvent progresser au point de faire dénommer les tumeurs *télangiectasiques*.

La paroi vasculaire dans son développement ne marche pas de pair avec l'accroissement de calibre du vaisseau; souvent, en effet, les vaisseaux sont réduits au tube endothélial des capillaires (1).

De même que le système fibreux intercellulaire acquiert un développement énorme dans les *fibromes*, de même les *myxomes* présentent un accroissement massif de la substance muqueuse intercellulaire. Le tissu ostéoïde, qui rentre dans la série des tissus conjonctifs, est constitué, à l'état normal, par des petites cellules étoilées et par une substance fondamentale homogène et dure, destinée à recevoir les matériaux calcaires des os. Physiologiquement, ce tissu n'existe qu'en petite quantité ; il augmente lorsque le tissu osseux est soumis à des troubles morbides ; mais dans les *ostéomes* le tissu ostéoïde prend un énorme développement. Les fibres de la substance intercellulaire du cartilage qui, à l'état normal, forment des figures délicates, en général régulièrement distribuées, acquièrent dans les *chondromes* des proportions telles, qu'on pourrait croire à la présence, par place, d'un tissu conjonctif très dur, n'était la forme cellulaire et la substance intercellulaire caractéristiques dans d'autres points de la tumeur, et le fait que l'acide acétique n'a aucune action sur la plupart de ces fibres.

La même explication s'applique à ces formes bizarres que prennent parfois les tumeurs à la surface du corps où, peu maintenues, elles peuvent acquérir parfois des dimensions énormes. Ces formes peuvent aller du *fongus* le plus simple au *polype* pédiculé ou aux productions néoplasiques en choux-fleurs. Le développement anormal de certains points de la surface est la raison déterminante de ces formes, ainsi d'ailleurs qu'une disposition spéciale des foyers de prolifération.

Le développement des *tumeurs verruqueuses* au niveau des points de la surface du corps déjà munis, à l'état normal, de villosités ou papilles, montre combien le type local fondamental domine dans la morphologie de ces tumeurs. Les tumeurs verruqueuses peuvent être dues, soit à une prolifération de la seule couche épithéliale qui attire à sa suite la couche conjonctive sous-jacente, soit au développement exagéré du tissu conjonctif avec prolifération épithéliale secondaire à ce molimen.

Ce voisinage étroit de l'épithélium et du tissu conjonctif fait que, sur les coupes, ces tumeurs offrent une grande ressemblance avec

(1) De pareilles tumeurs fournissent d'excellentes préparations, quand on examine, dans l'eau salée, les coupes à l'aide de faibles ou moyens grossissements. On ajoute ensuite, pour chasser les corpuscules rouges, une certaine quantité d'eau.

les productions cancéreuses; dans certains cas le diagnostic est d'autant plus difficile que les *carcinomes* malins peuvent, parfois, prendre une forme verruqueuse, et qu'inversement des *papillomes* innocents peuvent exister dans le voisinage d'un cancer.

Différentes dégénérescences qui frappent le tissu normal atteignent d'une manière extrêmement fréquente les éléments des tumeurs. Les formes bizarres que ces dégénérescences impriment à l'aspect des tumeurs augmentent encore les difficultés du diagnostic.

Les tumeurs peuvent en outre s'ulcérer par *dissolution nécrobiotique* de leur masse. Mais il peut y avoir aussi des *ulcérations vraies* avec développement de tissu de granulation et suppuration, d'une manière limitée, il est vrai, mais présentant au microscope tous les caractères propres à ce dernier processus.

Il est dans la nature de ce *tissu de granulation des tumeurs* d'être très peu viable; il ne donne pas naissance à de nouvelles masses néoplasiques développées à ses dépens, et il succombe le plus souvent à la dégénérescence graisseuse. Ce tissu peut également être le siège d'*hémorrhagies* et offrir ainsi dans les tumeurs des foyers hémorrhagiques récents ou anciens.

Les considérations dans lesquelles nous venons d'entrer permettent de choisir les points que l'on doit examiner et de fixer la direction des coupes ainsi que les différentes méthodes applicables.

Les mêmes principes servent également pour l'examen des tumeurs et pour l'étude des altérations morbides d'autre nature. Cette méthode d'examen est facile lorsqu'il s'agit de verrues, polypes ou fongus, parce que leur ressemblance extérieure avec des organes normaux sont la base même de la sélection à faire; mais sur d'autres tumeurs il faut que chaque particularité de structure visible à l'œil nu serve de point de repère pour les recherches histologiques. Les principes généraux d'anatomie et de technique microscopique exposés au début du volume s'appliquent aussi bien ici qu'aux dégénérescences régressives.

§ 2. — Tumeurs histioïdes.

(Tumeurs des substances conjonctives.)

De même que les substances de la série conjonctive peuvent se remplacer mutuellement par métaplasie (voy. p. 103), de même les tumeurs de cette série peuvent présenter les transitions et les combinaisons les plus variées. De cette manière une tumeur muqueuse peut être graisseuse en certains endroits et dans d'autres points conjonctive d'une façon prédominante. On peut y trouver du cartilage, de l'os, et, au même titre, on peut rencontrer du tissu muqueux dans les tumeurs où le tissu osseux prédomine.

La grande variété, normalement connue, des types de la série conjonctive explique les variétés si nombreuses des tumeurs histioïdes. Le tissu prédominant impose son nom à chaque variété, à laquelle on ajoute, comme un adjectif, le nom des autres tissus compris dans la tumeur. Lorsqu'il n'y a pas de prédominance d'un tissu, on combine les noms des tissus composant la tumeur. Par exemple, on dit *fibrome*, *chondrome télangiectasique myxomateux,* et suivant qu'on y trouvera des globules du sang ou des éléments sarcomateux, on ajoutera l'épithète d'*hémorrhagique* ou de *sarcomateux*. C'est la substance qui semble prédominer qui coordonne la dénomination de l'espèce (chondro-myxome, myxo-chondrome, ostéo-fibro-sarcome, etc.).

On peut de la sorte établir aisément des nomenclatures qui embrassent les petites différences graduées selon la participation des divers tissus rentrant dans la composition des néoplasmes.

D'après ces principes généraux, toutes les tumeurs qui sont constituées par un tissu bien développé provenant du feuillet moyen du blastoderme (*fibrome*, *gliome*, *myxome*, *lipome*, *chondrome*, *ostéome*), aussi bien que leurs combinaisons mutuelles, n'ont pas besoin d'autre explication. Il n'en est plus de même lorsque le développement de la tumeur n'a pu arriver à fournir un tissu caractéristique, et qu'elle s'est arrêtée à une certaine période du développement du tissu, période correspondant à une époque très peu avancée de la vie embryonnaire.

Lorsque le tissu de la tumeur n'est pas constitué par un développement considérable de la substance intercellulaire, mais bien par des éléments cellulaires entre lesquels on n'observe que peu ou point de masse intercellulaire (ce qui est la règle dans les tumeurs histioïdes malignes) la tumeur porte alors le nom de *sarcome*.

Lorsque la masse néoplasique comprend une partie assez importante d'un autre spécimen quelconque de substance conjonctive, la tumeur prend le nom composé de *fibro-sarcome, myo-sarcome, glio-sarcome,* etc.

La meilleure classification microscopique des sarcomes est basée sur la forme des cellules. Le *volume* des éléments cellulaires indiquera la malignité ou la bénignité des tumeurs, la malignité du sarcome étant inversement proportionnelle au volume de ses éléments. Les tumeurs à petites cellules se développent et s'embolisent très rapidement; les cellules volumineuses impriment au contraire à la tumeur une allure moins maligne.

La *forme* cellulaire (cellules rondes, fusiformes, étoilées, cellules géantes) dépend du type élémentaire de la série conjonctive qui a servi de point de départ à la tumeur. Toutefois, il existe souvent des combinaisons de toutes ces formes sans qu'on puisse dire exactement qu'il y ait une forme prédominante.

Les transitions entre une tumeur typique de la série conjonctive et le sarcome se rencontrent très souvent et donnent naissance à ces tumeurs désignées sous les noms de fibro-sarcomes, myxo-sarcomes, glio-sarcomes, etc.

Les tumeurs appartenant à cette dernière variété, de même d'ailleurs que les *gliomes* typiques, présentent de grandes difficultés à l'examen; répondant à leur modèle, la névroglie, dont elles sont les dérivés directs, ces tumeurs sont extraordinairement molles; elles siègent dans le système nerveux central et dans la rétine.

Dans les préparations de parties fraîches, le caractère finement fibrillaire de la substance intercellulaire, souvent très abondante dans les gliomes purs, disparaît facilement et fait place à des granulations fines. Les cellules rondes et étoilées sont serrées les unes contre les autres, notamment dans le glio-sarcome, comme dans la couche granuleuse de la substance grise du cerveau. Dans ce cas, il faut employer les méthodes de durcissement et, outre la solution de Muller, faire agir l'alcool, ordinairement délaissé quand il s'agit de préparer les fragments de matière cérébrale.

Par suite du durcissement de la substance intercellulaire, on voit un fin réseau dont on peut chasser les cellules au pinceau. Le réseau qui reste ne doit pas être confondu avec celui des *carcinomes* (voy. p. 163); il n'est d'ailleurs nettement appréciable qu'avec de forts grossissements.

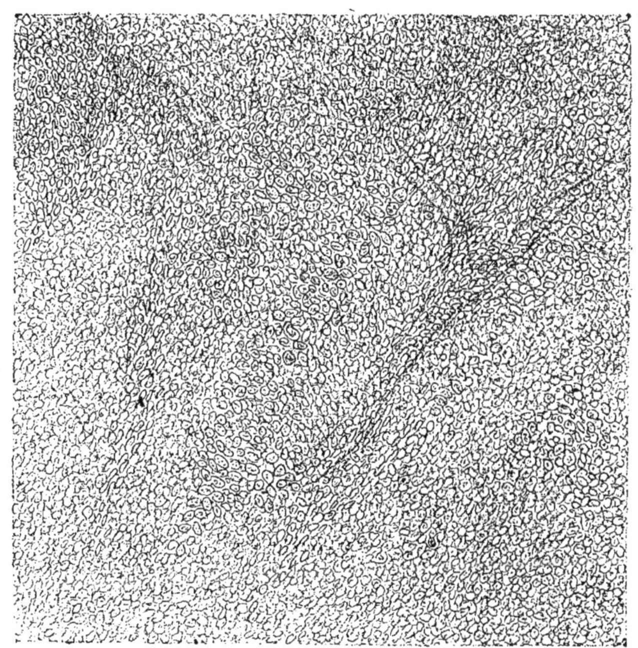

FIG. 35. — *Coupe d'un sarcome micro-cellulaire du bras.* — La plupart des cellules sont rondes. Par place on aperçoit des cellules fusiformes.

Les noyaux arrondis et allongés de ces dernières cellules sont nettement visibles, tandis que le protoplasma cellulaire est petit. On ne distingue pas de substance intercellulaire.

Un vaisseau bifurqué traverse obliquement le champ de la préparation. Comparativement à sa paroi endothéliale très délicate, la lumière de ce vaisseau est considérable.

Le *lympho-sarcome* possède un stroma absolument semblable aux tumeurs précédentes. Ces lympho-sarcomes, tumeurs des ganglions lymphatiques, sont quelquefois très difficiles à différencier de l'*hyperplasie scrofuleuse* de ces organes. Cependant le lympho-sarcome se distingue par la persistance des éléments cellulaires néoformés (absence de caséification) et par sa malignité souvent assez accusée. Les cellules ressemblent parfaitement aux éléments lymphatiques normaux; elles ont un protoplasma cellulaire très petit, un noyau granuleux nucléolé. Lorsque les cellules prolifèrent d'une manière intense on peut les voir augmenter de volume et les noyaux se multiplient. Les cellules géantes y sont très rares. Le pinceau, en chassant les cellules, fait voir un réticulum intercellulaire analogue à celui des ganglions lymphatiques normaux. Ce réseau est soutenu par un tissu conjonctif fibrillaire plus ou moins dense suivant la forme dure ou molle de la tumeur.

Les *ostéo-sarcomes* diffèrent entre eux, tant au point de vue de leur développement anatomique qu'à celui de leur structure histolo-

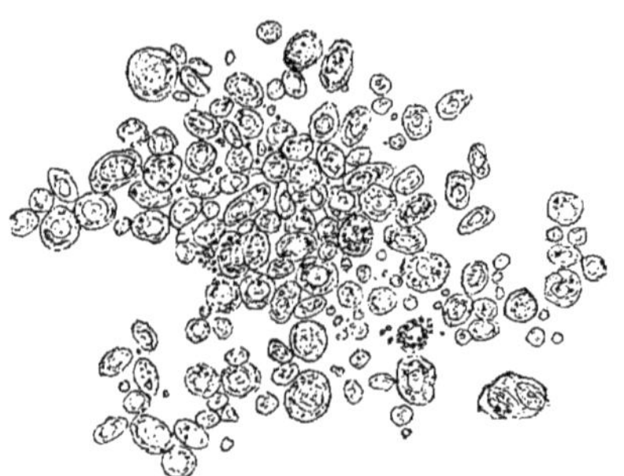

Fig. 36. — *Cellules provenant d'un sarcome à cellules rondes.* (Voir fig. précédente.) Dissociation dans l'eau salée. Cellules isolées à plusieurs noyaux. Quelques cellules contiennent des granulations graisseuses et paraissent plus foncées que le reste. Quelques noyaux libres. Gross. 250/1.

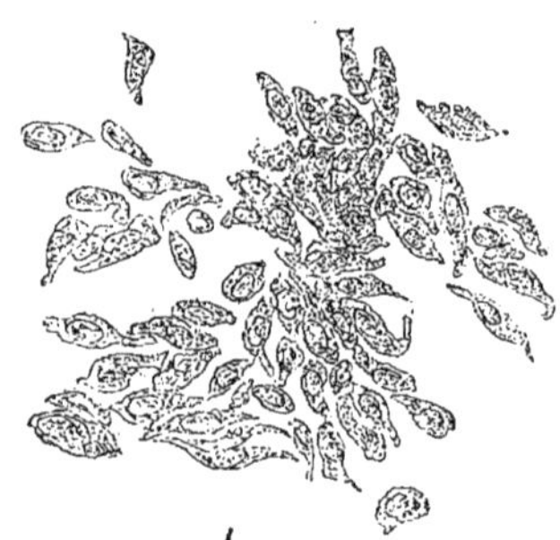

Fig. 37. — *Cellules fusiformes d'un sarcome cérébral.* Dissociation dans l'eau salée. Gross. 250/1.

gique, selon qu'il s'agit de la forme *myélogène* (née de la moelle osseuse) ou de la forme *périostique*. Cette dernière forme révèle facilement son origine; en effet ses différentes formes cellulaires se disposent souvent en couches, de sorte que dans les couches les plus externes on rencontre des petites cellules fusiformes, et qu'au contraire dans les couches internes on trouve des cellules rondes et des cellules étoilées.

Il n'y a pas de point plus favorable pour l'étude de la transformation des cellules en ostéoplastes que ces néoplasmes périostiques.

Les modifications correspondantes (incrustation calcaire) de la substance intercellulaire, à peine accusées dans les parties purement sarcomateuses de la tumeur, deviennent très évidentes et donnent naissance au tissu ostéoïde. Lorsqu'on trouve dans ces tumeurs des territoires ossifiés, il faut avoir toujours le soin, avant d'y porter le rasoir, de décalcifier la masse (1).

(1) L'emploi de l'acide chromique à 2 ou 3 0/0 donne de bons résultats. Le tissu s'y durcit en même temps qu'il se décalcifie (voy. en outre *Technique*, p. 1).

Le *sarcome mélanique*, qui appartient aux tumeurs malignes, possède des cellules remplies de pigment, qu'il s'agisse soit de granulations pigmentaires, soit d'amas de colorations différentes (brun clair, brun ou noir).

Les cellules rondes, les éléments fusiformes et notamment les éléments étoilés, pourvus ou non de pigment, forment des masses très molles. Dans ces masses les vaisseaux et la substance intercellulaire sont plus ou moins abondants. Il est bon de remarquer, en passant, que les placards plus ou moins larges de cellules pigmentées infiltrant la peau du corps de l'homme, sans y former cependant de véritables tumeurs sarcomateuses, rentrent dans le tableau histologique des sarcomes pigmentaires.

Le modèle normal se trouve dans la choroïde, la peau et l'arachnoïde; celle-ci présente souvent à la base du cerveau des taches fumeuses.

Les *processus régressifs* des cellules et de la substance intercellulaire (*métamorphose graisseuse, ramollissement muqueux, calcification*) déterminent une notable destruction des parties de la tumeur, et peuvent ainsi donner naissance, dans toutes les variétés des sarcomes, à de grands kystes dont le contenu est souvent intéressant à étudier (1).

Les cellules de tous les sarcomes sont extrêmement *fragiles*, d'où la grande fréquence des noyaux libres qui, comme l'indique Virchow, sont un signe très important. C'est même là une difficulté pour l'examen détaillé des autres éléments; pour rendre l'examen possible il faut ajouter un peu d'iode ou même d'eau salée (voy. p. 4).

Pour compléter l'examen microscopique, les méthodes de durcissement et de fixation avec colorations consécutives sont de rigueur. En ce qui concerne les vaisseaux (qui ont été relativement peu examinés jusqu'à ce jour) il faut prendre de certaines mesures quand on extirpe la tumeur. On doit lier les vaisseaux volumineux; la surface de la tumeur sera respectée. Les petites tumeurs seront d'abord durcies avant tout autre examen; on pratiquera alors l'incision de la masse, puis on la fixera dans l'alcool absolu.

Alors même que le système vasculaire ne présenterait aucune particularité, il faut penser à sa présence nécessaire, autrement on s'exposerait à de grandes erreurs.

(1) Les parties solides doivent être examinées soit sur les coupes soit par dissociation.

Les vaisseaux ne constituent jamais un élément opposable aux éléments cellulaires, comme dans le cancer. Jamais on ne trouvera dans le sarcome un stroma alvéolaire. Tout au plus trouvera-t-on des troncs vasculaires en lavant les coupes à l'eau.

Toutefois, lorsqu'on essaye de traiter par le pinceau une coupe régulière, toutes ces parties constitutives s'écroulent, et les petites différences qui existent entre les éléments vasculaires et les cellules de la tumeur résisteront d'autant moins à l'examen microscopique.

Les myomes.

Les myomes constitués par des cellules hautement différenciées occupent une place spéciale parmi les tumeurs histioïdes. Il en est de même pour les *névromes*. Dans la plupart des cas, le tissu conjonctif y est peu développé et n'est représenté que par le tissu connectif qu'on retrouve normalement dans les muscles organiques ou dans les nerfs périphériques.

Les myomes naissent dans les territoires des muscles organiques lisses, comme des tissus homologues ; ils contiennent donc des fibres musculaires fusiformes, et comme ils paraissent être le résultat d'une hyperplasie locale des fibres-cellules normales, cette hyperplasie s'étend également au tissu conjonctif qui porte les vaisseaux et entoure les faisceaux musculaires.

Cette hypertrophie conjonctive peut être assez considérable pour esquisser une transition vers les fibromes, et la tumeur prend alors la dénomination de *fibro-myome*.

Les formations télangiectasiques y sont relativement peu rares, aussi l'observateur doit accorder une attention spéciale au système vasculaire (examen des coupes dans l'eau salée).

La partie musculaire de ces tumeurs se différencie par sa coloration blanc rougeâtre légère de la couleur blanc bleuâtre du tissu conjonctif. Ce caractère, joint à la consistance plus molle des portions musculaires, les distingue mieux, à l'œil nu du moins, que l'examen spécial de la masse tumorale. Les deux substances sont fibrillaires, à vrai dire, mais la différenciation au microscope est facile, vu la forme spéciale, typique des fibres-cellules lisses.

Ces fibres sont réunies en faisceaux et maintenues par une petite quantité de ciment invisible au microscope. Sur les coupes minces ou sur des dissociations fines, on reconnaît bien que les faisceaux sont constitués par des éléments longitudinalement disposés, mais la forme de ces éléments ne saurait être déterminée que sur un point très favorable, à la périphérie de la coupe, ou bien grâce à l'action des agents (1) dissociants (voy. Technique, p. 8).

Il est constant que l'acide chlorhydrique détermine un ratatinement des cellules qui donne aux éléments isolés de diverses manières un aspect bien différent.

Dans les myomes les fibres-cellules contractiles offrent un volume variable; à côté de ces éléments de dimensions moyennes, on en rencontre d'absolument hypertrophiés. Ce qui caractérise les fibres musculaires lisses c'est leur noyau allongé en bâtonnet, qui ne peut guère être vu sans l'emploi des réactifs.

La putréfaction au début met ce noyau bien en évidence; toutefois, c'est aux réactifs et aux différentes matières colorantes connues qu'on doit s'adresser de préférence.

C'est pour mettre en évidence les fibres musculaires lisses que l'emploi de matières colorantes pour les pièces fraîches donne des résultats réellement utiles. Il est bien entendu qu'on ne fait usage que des solutions aqueuses dépourvues d'alcool. Le carmin, les violets d'aniline fournissent de bons résultats. Toutefois, il faut renoncer à la conservation de la préparation, parce que les préparations obtenues sur des pièces durcies sont bien plus concluantes. Une particularité, commune aux faisceaux musculaires des myomes (disposés en couches irrégulières ou s'entrelaçant sans ordre), est l'aspect des coupes transversales, aspect souvent surprenant pour un débutant (utérus, intestin, vessie). Sur ces coupes, en effet, on voit le contour plus ou moins circulaire de la fibre isolée et du noyau qui y est contenu, à condition que ce noyau ait été touché par la section. Les fibres qui ne sont pas coupées au niveau de leur noyau, apparaissent, comme des disques, dépourvues de leur noyau; elles se distinguent par leur volume petit, eu égard au volume des mêmes éléments mesurés sur une coupe longitudinale.

On évitera ainsi de confondre avec des cellules rondes les éléments cellulaires myomateux.

La vis micrométrique évite les erreurs possibles; d'ailleurs on

(1) L'emploi de la potasse concentrée exige un examen des éléments dans le même liquide.

aura toujours soin d'employer les faibles grossissements avant les forts, les premiers étant nécessaires pour l'étude de la disposition des faisceaux.

Il n'est guère possible de confondre même dans les tissus largement sclérosés, les fibres et les faisceaux musculaires, avec les faisceaux et les fibres conjonctifs qui sont solubles dans l'acide acétique.

L'apparition d'une striation transversale rudimentaire dans la cellule contractile fait que la tumeur n'est plus une tumeur à fibres lisses, mais un *Rhabdomyome*, ou tumeur à fibres musculaires striées, d'une excessive rareté.

Rindfleisch a attiré l'attention sur la possibilité d'une pareille striation transversale sur les grosses cellules fusiformes du sarcome. Cependant, il faut bien le dire, ce phénomène appartient aux raretés.

Les Rhabdomyomes n'ont pas encore été observés comme des tumeurs homologues (dans le tissu musculaire lui-même); ce sont d'ordinaire des tumeurs mixtes qui, si elles ne sont pas congénitales, sont tout au moins attribuables à des anomalies de développement.

§ 3. — **Tumeurs organoïdes**.

A. — *Le carcinome*.

De même que les tumeurs histioïdes ont leur analogue dans a série physiologique des tissus conjonctifs (au moins en ce qui concerne les néoplasmes solitaires et les foyers métastatiques), de même les différentes formes de carcinome se trouvent constituées suivant un type qui est celui des formations épithéliales nées des feuillets interne et externe du blastoderme.

Toutefois ces tumeurs ne sont pas des tumeurs épithéliales simples, car le tissu conjonctif y joue un grand rôle. Ce tissu conjonctif porte l'appareil vasculaire et forme des sortes d'alvéoles dans lesquels sont contenus les éléments épithéliaux. Mais ces cellules ne sont pas unies par une substance intercellulaire comme celles du tissu conjonctif, état qui se manifeste même dans les sarcomes les plus riches en cellules. Ici, les cellules se trouvent plutôt légèrement espacées les unes des autres. Il n'y a que les éléments plus jeunes, les plus rapprochés du stroma alvéolaire, qui paraissent plus intimement liés, quoiqu'ils se laissent également détacher avec facilité quand on racle la surface de la tumeur avec le scalpel. On obtient de la sorte le *suc cancéreux*, qu'on peut recueillir même pendant

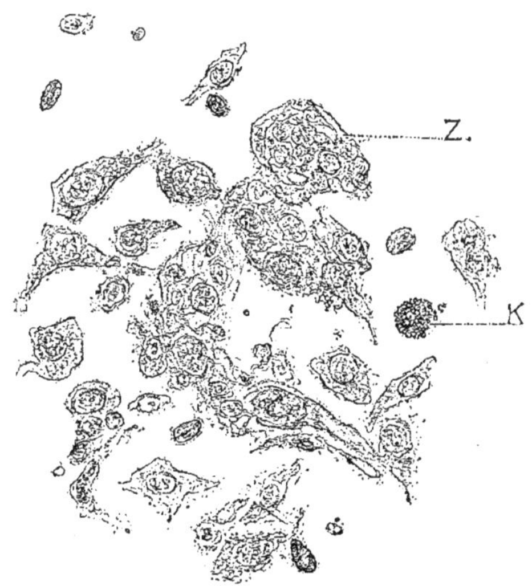

FIG. 38. — *Cellules du suc cancéreux d'un cancroïde du pénis.* — Dissociation dans l'eau. Z, Un globe cancéreux ; K, cellule graisseuse en voie de destruction. 250/1.

la vie en pressant au niveau de l'organe atteint. En dissociant alors dans l'eau et en portant sur une lame une goutte du liquide préparé, on peut acquérir des notions parfois suffisantes. Ce phénomène se

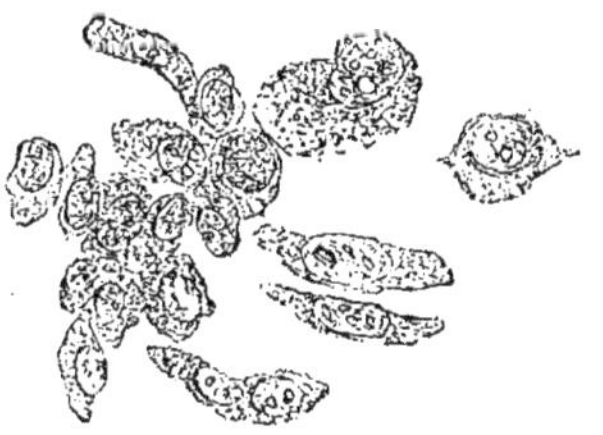

FIG. 39. — *Cellules isolées d'un carcinome de l'estomac.* — Dissociation dans une gouttelette d'eau. 250/1.

produit surtout lorsque les cellules de la tumeur offrent des caractères épithéliaux assez nets, et notamment lorsqu'elles affectent une forme typique, c'est-à-dire quand ce sont des cellules épithéliales *pavimenteuses, cylindriques, glandulaires* ou *de transition.*

Il est très important de bien déterminer la *forme épithéliale* des cellules examinées, parce qu'on obtient ainsi une indication précieuse sur le point de départ primitif du carcinome. C'est ainsi, par exemple, qu'on pourra distinguer, dans un cas de cancer concomitant de l'ovaire et de l'œsophage, le point primitif de la tumeur en tenant compte de la forme épithéliale prédominante. Cependant ce diagnostic d'origine n'est pas toujours facile. Le polymorphisme des cellules

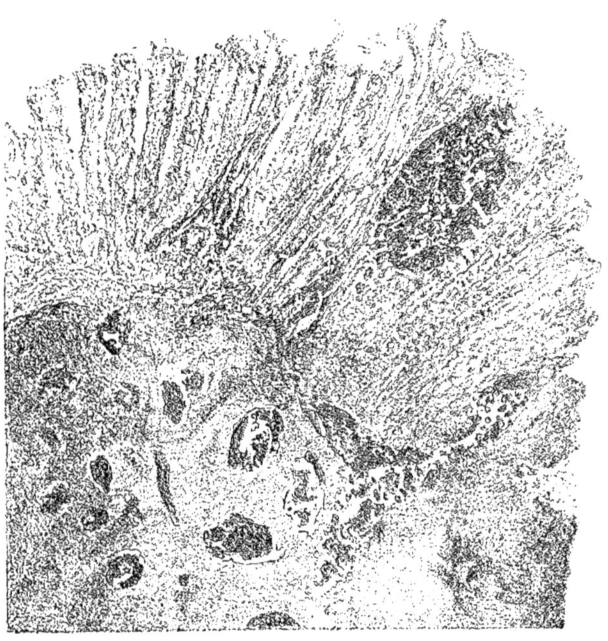

FIG. 40. — *Coupe d'une partie limitrophe d'un cancer du rectum.* — En haut, muqueuse hyperplasiée. A droite, dans une glande, on voit une grande quantité de cellules épithéliales. Les alvéoles ne contiennent qu'en partie des cellules épithéliales. Le stroma est très riche. Le grossissement employé ne permet pas de voir les détails. Examen dans l'eau. Gross. 25/1.

cancéreuses, causé par le développement exubérant de ces cellules, peut modifier le type de l'épithélium et changer la forme des cellules, les caractères du protoplasma et des noyaux. Il en résulte que si la tumeur est très riche en cellules, elle offre de grandes ressemblances avec les sarcomes mous. Si les cas sont rares où le diagnostic différentiel est impossible, il reste un second élément précieux qui peut être d'un grand secours, c'est le *stroma conjonctif*.

Déjà, rien qu'à la coupe macroscopique, la surface du sarcome lisse et unie, se distingue de la surface cancéreuse qui est pour ainsi dire bosselée. Les bosselures du carcinome sont dues à l'effusion du suc cancéreux contenu dans les cavités, qui rend prédominantes les masses cancéreuses relativement dures.

Ces inégalités de surface peuvent d'ailleurs être si minimes qu'elles peuvent échapper à la vue et que, pour les mettre en évidence, il

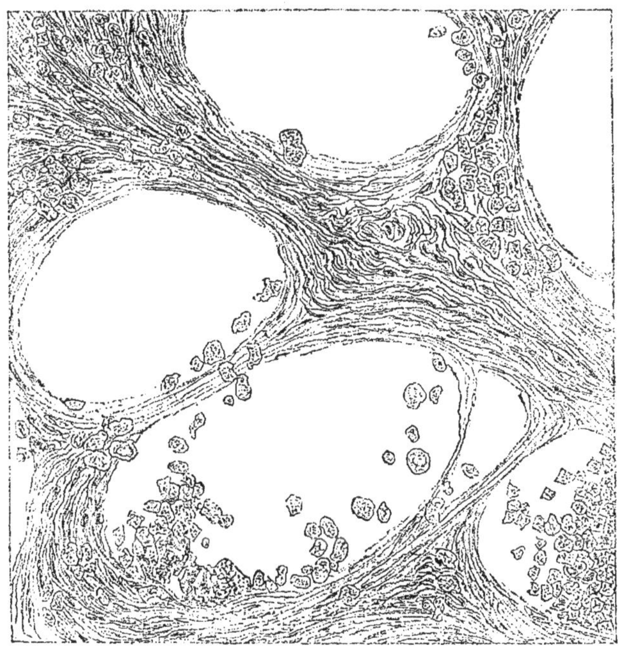

FIG. 41. — *Stroma d'un carcinome de l'estomac.* — Coupe traitée par le pinceau dans l'eau. Les mailles, très larges, contiennent encore quelques cellules épithéliales. Gross. 150/1.

faut regarder de près la surface de coupe en l'éclairant d'une manière oblique.

Au point de vue microscopique, la mise en relief d'un stroma offre rarement des difficultés ; elle fournit la preuve certaine que la tumeur est un carcinome et non pas un sarcome.

Le *stroma* d'un cancer est quelquefois assez difficile à démontrer, surtout quand il s'agit d'une coupe un peu épaisse et d'un stroma très délicat ; il faut alors avoir recours à l'usage du pinceau qui dégage de ses amas cellulaires la coupe de la tumeur.

Les alvéoles cancéreux doivent leur nom à leur comparaison avec les alvéoles pulmonaires ; en effet, l'image qu'on obtient ainsi rappelle beaucoup celle des alvéoles du poumon.

A l'inverse du réseau intercellulaire des sarcomes, ces alvéoles sont toujours bien visibles à un faible grossissement (50 à 80 diamètres). Quelquefois le stroma présente des mailles très larges comme on le voit, par exemple, dans la figure 41 ; cela tient à ce que les cellules, en se tassant dans les alvéoles, ramollissent la tumeur

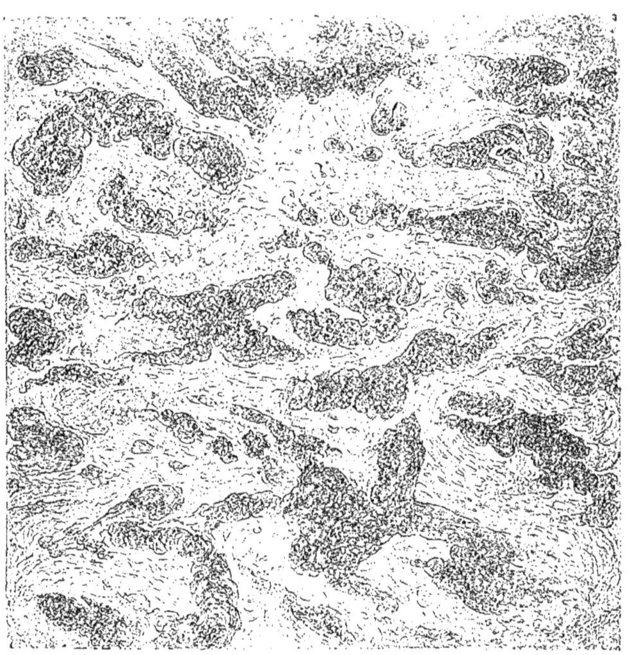

FIG. 42. — *Coupe d'un ganglion lymphatique de la région du cou atteint de carcinome métastatique consécutif à un cancroïde de la portion supérieure de l'œsophage.* — Les parties foncées sont les noyaux épithéliaux ; le stroma, très riche, paraît plus clair.

sans cependant pour cela subir le moindre processus régressif. Cette mollesse de la tumeur peut être assez marquée pour empêcher presque complètement les coupes. Dans ce cas, l'emploi des durcissements est nécessaire. Cependant le microtome à congélation est mieux applicable aux carcinomes mous qu'aux sarcomes mous.

Le diagnostic des cancers est précisément basé sur l'existence de cellules épithéliales contenues dans un stroma alvéolaire. Les cas dans lesquels on voit un stroma sarcomateux se développer concomitamment sont très rares. Il faut alors accepter une forme mixte qui exige, pour arriver à un diagnostic parfait, un examen attentif de tous les points de la tumeur.

Au point de vue de la technique, cette forme ne demande cependant pas d'autres préparations que les formes simples.

Donnons, pour faciliter la compréhension de la nomenclature, quelques particularités importantes au point de vue du diagnostic de certaines formes de carcinome. Pour des raisons plutôt historiques qu'à cause de l'observation rigoureuse des faits, on désigne sous le nom de *cancroïde* tous les cancers à cellules épidermoïdales (peau, pharynx, larynx, œsophage, vessie, pénis, vagin, la portion vaginale de l'utérus).

Lorsque le cancer présente un stroma peu développé mais richement cellulaire, il porte le nom de cancer *médullaire* ou *encéphaloïde*, par opposition au *cancer atrophique* ou *squirrhe* dont le stroma est extrêmement développé et dont les cellules demandent une grande attention pour être vues (voyez d'ailleurs la fig. 28).

Les cancers *mélaniques* contiennent dans leur épithélium, ainsi d'ailleurs que dans leur stroma, outre des cellules incolores, une grande quantité de cellules pigmentées. De même que les sarcomes mélaniques, ces sortes de cancers correspondent à l'expression la plus haute de la malignité.

Le *cancer gélatiniforme* ou *colloïde* constitue une variété qu'on trouve en particulier dans différents points du tractus intestinal (de même aussi dans la mamelle et les ovaires). Les cellules et le stroma présentent souvent une dégénérescence ou transformation gélatiniforme avancée.

On trouve également des parties hyalines dans les cancers. Ces transformations pathologiques peuvent occuper soit la totalité de la tumeur, soit certaines de ses parties seulement.

En ce qui concerne les *foyers hémorrhagiques*, les *ramollissements graisseux*, la *caséification*, la *pétrification*, etc., ce que nous avons dit pour les sarcomes s'applique également aux diverses variétés du carcinome. Il faut cependant attirer l'attention sur une différence macroscopique due à une dégénérescence graisseuse *partielle* ou à d'autres processus régressifs. En effet, ces dégénérescences peuvent porter à la fois sur le stroma et les cellules, ou bien sur chacun de ces systèmes pris isolément.

On voit, à un faible grossissement, des images régulièrement distribuées dans lesquelles ce sont, tantôt les nids cellulaires, tantôt les réseaux conjonctifs qui semblent modifiés.

L'examen du *voisinage* de la tumeur est tout aussi important dans le carcinome que pour les autres tumeurs ; le développement rapide du néoplasme peut en effet exercer sur les parties voisines, *même saines*, une influence désastreuse. Outre les atrophies qui frappent, à la façon d'un trouble général, la totalité de l'organe, on peut voir encore les cellules parenchymateuses du tissu subir une transformation régressive, suivant une disposition et une étendue qui font souvent songer à un trouble mécanique. Mais on peut également rencontrer des hypertrophies et des hyperplasies qui traduisent l'*irritation* déterminée par la présence du néoplasme et rendent souvent l'interprétation fort difficile.

Ce qui est surtout compliqué, c'est le *tissu de granulation* qui se forme sur les confins de la tumeur, parce que ce tissu présente des images sur la nature desquelles on reste longtemps dans le doute : faut-il voir dans ce tissu de granulation une prolifération cellulaire de même nature que les cellules cancéreuses ? ou bien ne s'agit-il que d'une néoformation inflammatoire traduisant les efforts de défense du tissu conjonctif contre les envahissements du cancer ?

Au point de vue pratique, il est très important de décider si une néoformation limitée avec prédominance de cellules épithéliales est de nature cancéreuse, ou simplement inflammatoire, ou bien encore s'il s'agit d'une tumeur bénigne non envahissante. C'est précisément au niveau des surfaces revêtues d'épithélium pavimenteux stratifié qu'on rencontre ces sortes de formations bénignes dont de petites portions, enlevées dans un but de diagnostic, présentent un mélange d'épithéliums et de tissu conjonctif comme dans le cancer.

Lorsque le fragment enlevé n'est pas assez volumineux, il est difficile de dire si l'on a affaire à une surface verruqueuse (papillome) ou bien à une tumeur avec structure *alvéolo-glandulaire*.

On doit éviter l'erreur qui consiste à prendre pour nids cancéreux (*alvéoles carcinomateux*) les coupes obliques ou transversales passant par les strates d'épithélium pavimenteux situés entre les papilles du derme. Cette erreur est d'autant plus facile que les papillomes sont d'autant plus longs et plus abondamment ramifiés. Dans ce dernier cas, en effet, on obtient des images qui rappellent admirablement les globes et bourgeons épithéliaux du cancroïde.

Pour se rendre compte de la possibilité de pareilles erreurs on n'a qu'à comparer une coupe faite à travers un cancroïde indiscutable avec une coupe de la portion inférieure de l'œsophage (dont la préparation est facile à l'aide du rasoir ou même des ciseaux). Même dissociées, les préparations de l'œsophage décèleront des masses épithéliales qu'il est presque impossible de différencier d'un cancroïde réel. Dans les cas douteux, il n'y a guère que l'invasion du cancer dans les tissus avoisinants qui permette un diagnostic certain. La présence d'un bourgeon épithélial entre les fibres musculaires du larynx ou de la portion vaginale de l'utérus a plus d'importance, à ce point de vue, que les grandes masses épithéliales atypiques, qu'on peut retrouver aussi bien dans les papillomes inoffensifs que dans le voisinage d'ulcérations nullement cancéreuses. Heureusement les cas où l'on peut obtenir des préparations embrassant les parties profondes de la région suspectée ne sont pas rares et permettent ainsi de ne pas renoncer à la possibilité d'un diagnostic.

Ces parties étant forcément petites exigent une technique pleine de ménagements. Pour les préparations par dissociation qui facilitent l'examen des cellules à un fort grossissement, on aura soin de n'employer que les plus petits fragments, les miettes de la tumeur. Les fragments plus gros, mais n'ayant pas un volume suffisant pour être immédiatement coupés au rasoir, seront durcis et collés sur le bouchon. L'inclusion dans le foie amyloïde ne peut être faite que quand les fragments sont suffisamment solides pour supporter cette opération.

Malheureusement ce sont les préparations cancéreuses qui offrent la moindre résistance et se laissent le plus aisément écraser. Il est aussi très utile d'inclure dans la photoxyline (celloïdine) et de colorer ensuite les noyaux (voy. *Technique*, p. 21 et 30).

B. — *Adénome.*

La classification des tumeurs différant des cancers se base surtout sur les caractères macroscopiques, l'observation microscopique n'y jouant qu'un rôle secondaire. Dans ce groupe rentrent le plus grand nombre des néoplasmes kystiques; mais sans la détermination de la structure histologique, le diagnostic de la tumeur ne sera que peu probant. On rencontre, en effet, dans certains cancers des kystes ou des formations analogues ne devant nullement leur existence à un ramollissement quelconque.

L'objet principal du microscope sera de déterminer si l'on se trouve en présence d'un cancer, ou bien si le néoplasme, dont la structure rappelle celle d'une glande, doit être désigné sous le nom d'*adénome* et mis en opposition avec les carcinomes. D'ailleurs, on ne trouve que rarement des types intermédiaires, en ce qui concerne la malignité, entre le cancer malin et l'adénome bénin. Les préparations microscopiques se résumeront en coupes pratiquées dans les différentes parties de la tumeur et dans l'emploi des réactifs colorants habituels. La dissociation de certaines parties limitées, si l'on tient bien compte de la provenance anatomique de ces parties, peut donner de bons renseignements sur la constitution de la tumeur et les processus régressifs qu'elle peut subir.

CHAPITRE VI

DES SUBSTANCES ÉTRANGÈRES DANS L'ORGANISME HUMAIN

L'organisme, qui assure par les voies digestives et respiratoires les échanges nécessaires à sa conservation, et qui élimine par ailleurs les matériaux inutiles de la désassimilation, est exposé à recevoir, par les mêmes portes, des corps étrangers, habituellement petits, minimes même, capables d'apporter des troubles graves dans l'évolution ordonnée de la vie cellulaire.

Ces corps étrangers sont très différents. Nous n'exposerons ici qu'un certain nombre d'entre eux. On trouve, dans le corps humain, des *corps inertes*, des *parasites végétaux* et *animaux* que nous allons examiner successivement.

§ 1. — **Corps étrangers inertes.**

Les corps volumineux insolubles, qui sont séparés de la substance organique par la formation de tissus de granulation et d'une capsule conjonctive qui les isole, fournissent rarement l'objet d'une analyse microscopique. Il n'y a vraiment aucune indication spéciale à fournir à leur endroit.

On trouve dans le poumon des poussières de *charbon* qui s'infiltrent dans les espaces lymphatiques sous forme de traînées. On y trouve des précipités granuleux plus ou moins abondants, d'un noir foncé ; ces granulations, malgré leur petitesse, sont nettement séparées du tissu environnant ; elles ont des bords tranchants et résistent même à l'acide sulfurique concentré, ce qui les distingue facilement des pigments organiques.

Malgré la fréquence de ces infiltrations charbonneuses dans le poumon, on ne peut cependant les considérer comme un phénomène normal. Lorsque la poussière de charbon inhalée dépasse en effet une certaine mesure, elle détermine de graves irritations qui se traduisent par l'induration anthracosique du poumon (voy. *Pneumonies interstitielles*).

On observe d'ailleurs d'autres infiltrations poussiéreuses dans le poumon (*pneumokonioses*), notamment dans les industries de fer (*sidérose*), de meules de pierre (*kalikose*), etc. Ces infiltrations se distinguent des infiltrations charbonneuses par leur aspect macroscopique (colorations rouges ou grises) et par leurs réactions histochimiques.

On a trouvé des particules de charbon dans la rate, les reins, le foie, où elles peuvent affecter une disposition typique, comme dans la rate, par exemple, où les follicules sont engainés par les poussières de charbon.

Dans les villes, on trouve les poumons des animaux domestiques également infiltrés de charbon.

Chez l'homme les ganglions lymphatiques peuvent présenter une infiltration pigmentaire consécutive aux *tatouages*. Les matériaux les plus ordinairement employés dans ce but sont le charbon et le cinabre. Les ganglions lymphatiques des régions tatouées sont facilement reconnaissables à leur coloration. Le pigment sanguin qu'on peut y trouver également se distingue par ses réactions (voy. p. 76).

§ 2. — **Micro-organismes végétaux.**

Les êtres vivants qui habitent l'organisme humain sont incomparablement plus nombreux et plus importants au point de vue des causes des maladies.

Ce sont des parasites, dans le sens le plus large de Leukart, c'est-à-dire des êtres qui trouvent dans un organisme vivant habitation et nourriture.

L'homme en possède non seulement dans l'intimité même du corps, mais aussi à sa surface et dans les cavités formées par celle-ci. Nous commencerons leur étude par les *parasites végétaux*.

Pour classer ces êtres, ce n'est pas le siège qu'ils occupent mais leur hiérarchie botanique qui servira de base à notre classification. Nous les étudierons dans l'ordre suivant : les *ferments* (schizomycètes) ; les micro-organismes *bourgeonnants* (sprosspiltze); les *moisissures* (hyphomycètes) ; les micro-organismes *en rayons* (actinomycètes), toutes ces classes ayant des représentants dans l'organisme humain.

A. — *Schizomycètes.*

On distingue, au microscope, différentes formes de ces végétaux unicellulaires apparaissant le plus souvent en grand nombre. Ce sont d'abord des micro-organismes de forme sphérique, *microcoques*, ou en bâtonnets, *bactéries* et *bacilles*, ou enfin des bâtonnets incurvés qui se réunissent en forme de spires, d'où le nom de *spirilles*.

La démarcation nette entre les différentes espèces de schizomycètes présente des difficultés en ce qui concerne surtout les formes de transition ou intermédiaires. C'est ainsi qu'entre l'élément sphérique et l'élément ovoïde la différence porte surtout sur la grandeur des diamètres. On peut avec autant de raison ranger les corpuscules ovoïdes dans les *bacilles* que dans les *microcoques*. Il y a également des formes intermédiaires entre les bâtonnets droits et les bâtonnets incurvés et tordus que forment les spirilles.

Certaines espèces sont mobiles ; ce mouvement qui leur appartient en propre est produit par des *flagella* qui sont difficiles à voir (examen dans une goutte suspendue ; voy. page 120). Cette mobilité serpentine ne doit pas être confondue avec le mouvement moléculaire (mouv. brownien) qui apparaît dans tous les petits corpuscules au-dessous d'un certain volume.

Parmi les micro-organismes *saprophytes* qui produisent, outre la décomposition de l'albumine, des substances colorantes rendant les colonies visibles à l'œil nu, il en est d'autres qui luisent dans l'obscurité, et enfin d'autres dont le développement entraîne un dégagement de bulles gazeuses.

Un observateur attentif devra avoir toujours présentes à l'esprit toutes ces propriétés pour ne pas mettre sur le compte d'une affection pathologique des phénomènes dépendant en réalité de la putréfaction, manifestation *vitale* des saprophytes.

Un léger degré d'emphysème cadavérique qui montre au microscope des déchirures de tissus par bulles gazeuses, a été assez souvent pris pour une manifestation pathologique. Dans les cas douteux, il faut durcir les objets dans l'alcool et colorer les coupes d'une manière appropriée, à l'aide des couleurs d'aniline.

Chez les animaux, on a constaté à l'état de parasites vrais des micro-organismes gazogènes.

La grande majorité des schizomycètes affecte une prédilection spéciale pour les *couleurs d'aniline* qu'ils prennent et retiennent mieux que la majorité des parties constitutives de l'organisme, surtout lorsqu'on les traite avec les mordants déjà traités ou par un excès d'acide acétique.

Il n'y a guère que les noyaux cellulaires qui puissent leur être comparés à ce point de vue. Grâce à l'action des teintures, on peut démontrer la présence des micro-organismes même dans les points où ils sont peu nombreux, et là où ils pourraient même échapper à l'examen sur les pièces fraîches, à cause des points et des lignes plus réfringents.

Malgré les grands avantages que présentent les colorations jointes aux perfectionnements *bactérioscopiques* modernes du microscope, il ne faut jamais négliger de se rendre un compte exact des microbes à l'*état frais*, parce que dans cet état, ils se distinguent souvent des formes qu'ils affectent sur les préparations artificielles (durcies et colorées).

En ce qui concerne les différences de volume, par exemple, elles sont très notables parce que la dessiccation et le chauffage ou le durcissement des micro-organismes les ratatinent. Comme cette réduction de volume n'est pas uniforme, et que les bacilles se comportent, à ce point de vue, tout autrement que les spores, il est clair que les préparations fraîches doivent être comparées à des préparations fraîches, les colorées à des coupes colorées. On ne saurait, sans s'exposer à des erreurs, conclure d'un mode de préparation à l'autre.

Pour bien mettre en évidence les micro-organismes frais dans les tissus, l'emploi de la lessive de soude ou de potasse, et surtout de l'acide acétique est des plus utiles. Ce dernier réactif est d'autant plus indiqué qu'il s'agit de conserver, autant que possible, la structure du tissu et de découvrir les foyers isolés ou peu volumineux.

Dans ces cas on peut également employer les solutions de *brun* ou de *violet d'aniline* ; ces matières colorantes ne présentent pas d'avantage pratique sur l'acide acétique ; d'autant plus que pour obtenir une bonne coloration, il faut au préalable acidifier largement la pièce soumise à l'examen (voy. p. 90). Le microscope ne suffit pas toujours pour classer les groupes des schizomycètes, dont les espèces sont variées; car les différences de formes sont souvent trop minimes pour distinguer deux variétés absolument différentes par leurs propriétés biologiques.

Les méthodes bactériologiques spéciales remplissent cette lacune.

Malgré tout, la forme est importante pour la classification des schizomycètes, et leur division d'après leurs caractères histologiques est vraiment indispensable.

Microcoques. — Les schizomycètes sphériques sont classés suivant les différences observées dans leurs formes de développement. Ces différences tiennent aux modes de division que les microbes subissent pour se multiplier.

Il en est qui forment des amas dont la disposition n'indique aucune direction prédominante dans la division cellulaire (ce sont les *staphylocoques* (1). D'autres se divisent suivant deux directions diamétralement opposées (*formations tétragéniques*); d'autres ne suivent en se divisant qu'une seule direction (microcoques en chaînettes, ou *streptocoques*).

Sous le nom de *diplocoques*, on désigne des microbes sphériques, qui après leur division restent accolés par groupes de deux.

Parmi ces micro-organismes, un certain nombre sont pathogènes, d'autres mènent à la surface ou dans les cavités de l'organisme, une existence saprophytique, c'est-à-dire sans qu'on puisse leur attribuer sûrement une influence pathologique.

Lorsqu'on veut mettre en évidence tous ces microcoques, il faut bien se garder de les confondre avec les précipités finement granuleux des matières colorantes.

Si l'emploi de solutions alcooliques concentrées (pour la préparation des solutions aqueuses concentrées) empêche jusqu'à un certain point la formation de précipités, il est cependant bon de ne pas laisser les solutions trop vieillir et de préparer souvent de petites quantités de matières colorantes dans l'alcool. Mais la solution aqueuse devra être toujours préparée *au moment de s'en servir*.

Malgré toutes ces précautions on trouvera, même dans les bonnes préparations, des précipités qu'il est cependant possible de reconnaître avec une certaine expérience.

Dans les coupes, ces granulations colorantes se distinguent des

(1) De σταφυλ..... grain de raisin.

microbes par leur situation dans les éléments mêmes du tissu, par leur prédominance sur les bords de la préparation, par leur volume très inégal, variant de la fine granulation à peine appréciable aux plus forts grossissements jusqu'aux fragments massifs, enfin par leur coloration foncée. Ces granulations sont quelquefois tellement opaques qu'elles paraissent absolument noires à l'éclairage habituel, tandis que le moindre microcoque, même coloré d'une manière intense, présente une certaine translucidité donnant bien la teinte de la solution employée.

Les petites *zooglées* se distinguent par le groupement multiple des microcoques qui sont parfois par groupes de deux, d'où le nom de diplocoques qu'on peut encore souvent leur donner.

Les streptocoques sont des microcoques disposés en longues chaînettes dans les cultures, plus courtes dans les tissus de l'organisme; dès que trois microcoques se mettent à la file, on peut les classer dans les streptocoques.

Il est impossible d'étudier ici toutes les affections dans lesquelles on a trouvé des microcoques. Il ne faut pas oublier que les microcoques saprogènes sont beaucoup plus répandus et nombreux que les microcoques pathogènes; le microscope seul est incapable de les différencier. Nous n'examinerons, dans le chapitre suivant, que les microbes qui, dans l'état actuel de la science, sont réellement des *microbes pathogènes*.

A. — *Microcoques pyogènes, microcoques de l'endocardite et de l'érysipèle.* — Les microcoques qui, après leur pénétration dans l'organisme, y déterminent la suppuration, sont peut-être les plus répandus de tous les microcoques parasitaires. Dans les cas favorables, ils sont éliminés hors de l'organisme par la formation de tissu de granulation et par la production consécutive d'un tissu cicatriciel.

Ils appartiennent à une grande série d'espèces se distinguant par leur culture et par les inoculations sur les animaux. Le microscope n'y distingue que des microcoques en amas et des microbes en chaînettes : quelles que soient la différence de forme qu'on observe dans les cultures pures en dehors de l'organisme, et les dissemblances qui séparent les formes des microcoques par suite de leur adaptation aux tissus, il est toujours facile de reconnaître la variété à laquelle ces microbes appartiennent (streptocoques, staphylocoques).

parce que le pus liquide forme un milieu de culture excellent pour un développement typique.

C'est dans le pus qu'on rencontre les microbes en longues chaînettes et en gros amas; ces derniers (staphylocoques) peuvent affecter un volume tel qu'on peut les apercevoir à l'œil nu sur une couche de pus étalée sur une lamelle. Dans ce cas on peut en enlever avec une aiguille et examiner ces amas d'une manière isolée et spéciale.

Les globules visqueux du pus forment autour de l'amas une enveloppe si épaisse qu'il est très avantageux d'éclaircir les cellules par l'acide acétique ou de les dissoudre complètement avec la lessive de soude ou de potasse.

Veut-on examiner l'aptitude colorante des microbes? Il suffit de prendre une de ces fines masses granuleuses; on trouve des microbes dans les corpuscules du pus et même dans les cellules des tissus. Il n'y a que les méthodes colorantes qui puissent donner la certitude de ne rien laisser passer inaperçu. Il est possible de reconnaître des microbes non colorés dans les cellules; mais la preuve qu'il s'agit bien là de microbes et non d'autres granulations résistantes ne peut être donnée que par les méthodes de coloration.

Les microbes trouvés et décrits dans les *endocardites récentes* soit au niveau des valvules affectées du cœur, soit au niveau des foyers emboliques, rappellent complètement les propriétés et les formes des micro-organismes de la suppuration, qu'il s'agisse de staphylocoques ou de streptocoques. Et cependant, dans le plus grand nombre des cas, il semble que l'affection soit due à des microbes en chaînettes.

Ce sont les mêmes micrococques que l'on trouve dans les maladies infectieuses des extrémités (*ostéo-myélites*), de même que dans les *bronchopneumonies* graves des enfants, dues en grande partie à la propagation de la diphtérie.

Comme, dans la plupart des cas, il s'agit du développement en masse d'un microbe, il peut en résulter une obstruction complète des vaisseaux et des fentes d'un tissu. Les zooglées, ainsi formées, peuvent être vues sans coloration, si l'on a soin de ne pas faire des coupes trop minces et de suppléer pour les faibles grossissements, à l'insuffisance de la transparence par l'acide acétique. On a ainsi l'avantage de pouvoir examiner à de faibles grossissements des territoires histologiques relativement considérables; parfois même les petites zooglées logées dans les vaisseaux capillaires, se distinguent par leur dessin uniforme, par leur coloration plus foncée que le reste du tissu et enfin par leur opacité.

Le rein fournit les éléments classiques d'une pareille étude. Il ne faut pourtant pas croire que tous les microbes que l'on voit se soient développés pendant la vie. La question de la température n'est importante que pour un nombre restreint de ces variétés de microbes. Par conséquent, il se développe, pendant l'été surtout, à l'intérieur du cadavre, de grosses colonies qui forment de petits foyers même dans des points où l'on n'en apercevait pas quelque temps auparavant. Leurs produits de sécrétion, qui ne sont plus influencés par l'action des cellules vivantes, sont comparables à ceux des microbes saprophytiques. On trouve, en effet, les colonies de microbes saprophytiques visibles à l'œil nu sous formes de gouttelettes, non seulement à la surface des organes recueillis sur le cadavre, mais encore à l'intérieur des organes en voie de putréfaction, où ces colonies peuvent présenter une disposition et une étendue identiques à celles des microbes pathogènes; d'où la difficulté d'une juste interprétation dans un cas donné.

On accepte généralement que les microbes pathogènes réunis en zooglées ne perforent pas la paroi des espaces préformés, mais au contraire qu'ils y végètent en distendant fortement les parois. Cet accroissement ainsi limité par des obstacles naturels continuerait même un certain temps après la mort. Les microbes saprophytiques forceraient au contraire ces barrières. Il est clair qu'il n'y a pas là un signe distinctif bien certain, et il n'y a guère pour confirmer la nature pathogène de certaines zooglées que les modifications inflammatoires que ces masses détermineront autour d'elles. Une prolifération des cellules fixes et une accumulation de globules blancs se produisent dans les points où s'accumulent les colonies de micrococques.

Les caractères de la suppuration dépendent en général de l'espèce du parasite pathogène qui lui a donné naissance. La série des suppurations produites d'une part par les staphylocoques et d'autre part par les streptocoques n'est pas encore complètement déterminée. Il semble cependant que les *abcès aigus*, s'accompagnant d'une destruction rapide des tissus, procèdent d'une manière prédominante des staphylocoques, tandis que les streptocoques seraient caractéristiques des *suppurations lentes* et continuellement progressives, de même que des processus endocarditiques et de l'érysipèle.

Au point de vue microscopique, on distingue dans ces affections des différences qui ne tiennent qu'à la disposition anatomique des parasites, lesquels, suivant la forme du processus, envahissent soit les éléments cellulaires des tissus, soit les vaisseaux lymphatiques, soit les vaisseaux sanguins. Toutefois les microbes eux-mêmes ne présentent aucune différence microscopique autre que celles qui dépendent d'une aptitude plus ou moins accusée à la coloration, en rapport avec la vitalité des germes pathogènes. Les autres caractères différentiels ne peuvent être donnés que par diverses autres méthodes bactériologiques.

Veut-on conserver des préparations colorées, ou mettre seulement en évidence les microbes? la méthode de Gram est tout indiquée. Dans cette méthode, les microcoques du pus et leurs congénères résistent à la décoloration, tandis que le tissu peut être coloré ensuite et donnera ainsi des contrastes de couleurs (doubles colorations) remarquables.

B. — *Microcoques de la pneumonie fibrineuse.* — Il n'est pas encore démontré aujourd'hui que les micro-organismes de la suppuration puissent donner naissance à la *pneumonie lobaire fibrineuse.* Mais parmi les nombreux micro-organismes qu'on a trouvés dans cette affection, il y en a surtout un qui dépasse les autres en fréquence : c'est un microcoque soit isolé, soit en chaînette se distinguant par une capsule gélatiniforme qui l'enveloppe. Assez souvent ces microbes se réunissent par deux et forment ainsi des diplocoques. Ce sont des éléments ellipsoïdes dans la plupart des cas, ou encore lancéolés, se touchant par leurs pointes. Cependant cette déviation de la forme sphérique ne peut être distinguée qu'à l'aide de très forts grossissements.

Ces micro-organismes de la pneumonie affectent deux formes principales, différant légèrement entre elles au point de vue microscopique : le pneumocoque de Friedländer, qui se décolore par la méthode de Gram et celui de Fränkel, qui ne se décolore pas. Le microbe de Fränkel paraît être bien plus fréquent que celui de Friedländer. Malgré la prédominance d'un de ses axes, le microbe de Fränkel ne rappelle pas dans sa forme celle d'un bâtonnet ; au contraire celui de Friedländer, d'ailleurs plus grand que le microcoque de Fränkel, s'allonge tellement qu'un grand nombre d'observateurs n'ont pas hésité à le ranger parmi les bacilles : Il n'est pas douteux que ce micro-organisme tient le milieu entre ces deux formes.

Pour *colorer les capsules,* il faut employer des matières colorantes agissant d'une manière intense sur une lamelle préparée. Il est surtout bon d'employer une solution chauffée de violet de gentiane dans l'eau anilinée ; décolorer ensuite par l'alcool. D'autres matières colorantes peuvent également mettre en évidence la capsule d'enveloppe sous forme d'espace clair dessiné autour du micro-organisme et contrastant avec sa coloration intense. Sur les coupes, on réussit rarement à mettre en évidence les capsules.

Dans les premiers jours de l'affection, on trouve au milieu des crachats et dans les cavités alvéolaires les micro-organismes caractéristiques. Le reste du poumon et les plèvres en contiennent également. Les vaisseaux lymphatiques de la plèvre en présentent parfois des amas assez notables.

Lorsque l'hépatisation devient jaune, le poumon contient très peu de pneumocoques et quelquefois même on n'en trouve plus trace ; dans toute pneumonie, l'examen des crachats permet de déceler le microbe.

C. — *Microcoques de la blennorrhagie.* — Ces microcoques affectent nettement la forme de diplocoques ; ils forment des amas qu'on trouve dans les corpuscules du pus blennorrhagique. Ce sont des cocci relativement grands et faciles à colorer. Ils se décolorent par la méthode de Gram, ce qui les distingue des microbes de la suppuration qui résistent à la méthode de Gram.

Lorsque la blennorrhagie a été traitée, on trouve souvent dans le liquide sécrété des cristaux, ce sont habituellement des cristaux de médicaments. Pour avoir de belles préparations, il faut laver à l'eau les lamelles obtenues, ou, ce qui est mieux, prendre des cas n'ayant pas encore été traités.

D. — *Microcoques saprophytiques. Sarcina ventriculi.* — On trouve en grande quantité dans le nez, la bouche et le pharynx, dans l'estomac et l'intestin, dans le cul-de-sac conjonctival, dans le creux axillaire de sujets malpropres, dans les plis du prépuce et du vagin, un grand nombre de microcoques de toutes sortes.

Au microscope, ces micro-organismes diffèrent peu les uns des autres. Ils vivent à la surface du corps en employant peu de substances nutritives, mais en donnant naissance à des réactions chimiques utiles à l'organisme.

Pour les bien étudier, il faut les recueillir sur des pièces fraîches, les examiner soit dans l'eau additionnée de quelques gouttes de lessive de soude, soit en faisant des préparations sur lamelles et en les colorant.

L'estomac et la partie adjacente de l'intestin ne contiennent qu'un seul élément caractéristique au point de vue de sa forme, la sarcina ventriculi qui se divise régulièrement et se présente sous forme de tétragène. Le nom lui vient de son aspect bizarre qui rappelle celui des ballots de marchandise (voy. fig. 43).

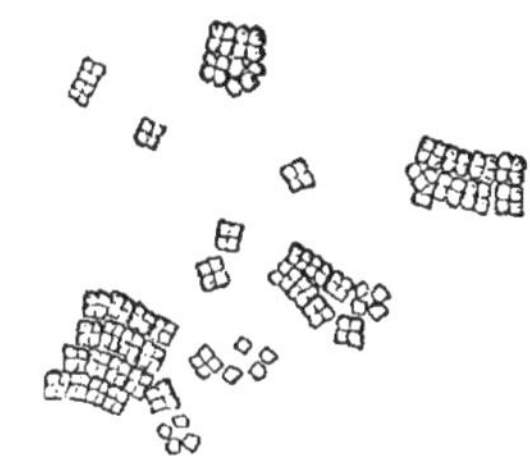

FIG. 43. — *Sarcine de l'estomac*, provenant d'une ancienne dilatation de l'estomac. Gross. 250/1.

BACILLES. — Les microbes désignés sous le nom de bacilles, sont des bâtonnets de très petite épaisseur et dont la longueur est trois ou quatre fois plus grande que l'épaisseur. Les formes intermédiaires entre les microcoques ovoïdes et les courts bâtonnets ont été examinées précédemment.

Les micro-organismes appartenant à la classe des bâtonnets sont des végétaux unicellulaires qui s'unissent souvent entre eux pour former des filaments plus ou moins longs. La forme filamenteuse appartient plus fréquemment aux microbes saprophytiques qu'aux pathogènes, parce qu'à l'inverse de ces derniers, leur développement n'est pas entravé par un milieu de culture défavorable.

Il en est de même pour la production durable et résistante des *spores* qui n'est pas aussi abondante lorsque le bacille est en pleine activité morbigène. La production des spores se fait de la manière suivante : Dans un point donné du corps du bâtonnet, apparaissent des granulations plus ou moins brillantes, souvent ovoïdes, qui ressemblent, une fois le bacille disparu, à des microcoques, dont elles gardent la forme jusqu'à ce qu'elles se soient développées à leur tour en bâtonnets.

Mais les spores se distinguent des microcoques, et aussi d'ailleurs des bacilles qui les ont produites, en ce qu'elles ne présentent pas de prédilection pour les couleurs d'aniline, et qu'on n'arrive pas à les colorer par les méthodes de coloration habituelles. Une preuve qu'on en peut donner, c'est que les spores apparaissent incolores et claires au milieu des bâtonnets colorés d'une manière intense. Lorsque le bâtonnet contient plusieurs spores on pourrait le prendre pour une chaînette de microcoques (streptocoques) parce que les interruptions complètes et nombreuses de la matière colorée du bâtonnet en donnent la fausse apparence.

On ne connaît pas les spores de toutes les espèces de bâtonnets. Il se trouve précisément que ce sont surtout certaines variétés de bacilles pathogènes qui soulèvent à cet égard la plus grande hésitation : on ne sait trop si les parties non colorées sont vraiment des spores ou des régions en involution.

Pour *colorer les spores,* il faut faire agir d'une manière intense les bains colorants, ce qui n'est guère possible qu'avec des préparations sur lamelles. En chauffant pendant une heure une de ces lamelles dans l'eau d'aniline, ces spores se colorent et l'alcool chlorhydrique n'a plus d'action sur les spores. Le bâtonnet ainsi décoloré peut être ensuite repris par le bleu de méthyle.

La résistance des spores a rendu possible une autre méthode de coloration : au lieu de passer la lamelle trois fois à la flamme, on la passe huit à dix fois, et la couche de substance organique est pour ainsi dire brûlée. Les bacilles ne se colorent plus, mais les spores se colorent exclusivement après un bain prolongé (une heure). On n'aperçoit presque plus rien de ce qui était le bâtonnet.

On observe très souvent des *formes d'involution* des bâtonnets dans l'organisme animal, lorsque les microbes ne peuvent vaincre la résistance des tissus.

Les micro-organismes qui ne sont pas éliminés par les voies naturelles sont détruits sur place. L'état pathologique des bacilles est reconnaissable à ce qu'ils sont tombés en fragments et que leur forme, irrégulière, apparaît comme gonflée, et à ce que les matières colorantes n'ont presque plus d'action sur eux.

Les *bacilles saprogènes* se distinguent par leur volume, par le siège de leurs spores, par leur mobilité plus ou moins vive, et par d'autres caractères qui dépassent le cadre que nous nous sommes tracé ; ils sont tellement nombreux que nous sommes forcé de renoncer à leur description. Ils vivent généralement sur le cadavre et on peut les reconnaître à leur siège, à leur disposition et à leurs rapports anatomiques avec les éléments cellulaires. Tous ces caractères ne constituent pas des propriétés distinctives suffisantes, il faut toujours avoir recours à l'étude de leurs propriétés biologiques.

A. *Bacilles du charbon.* — Les bacilles du charbon occupent le premier rang parmi les bacilles pathogènes parce qu'ils sont les mieux connus, les plus volumineux et aussi parce qu'ils appartiennent aux parasites les plus dangereux. Ils élisent domicile dans l'organisme humain et dans beaucoup d'animaux où ils agissent autant par le foyer, d'abord localisé, que par leur extension dans les voies de la circulation du sang.

Le diagnostic du charbon ne peut pas toujours être porté grâce à la présence des bacilles au point affecté. Malgré la forme caractéristique de ces microbes, il n'est pas impossible que des microbes saprophytes absolument semblables se développent dans le foyer nécrosé de la peau ou de l'intestin; d'autre part, la présence de microbes pyogènes auxquels on pourrait attribuer toute la symptomatologie rend encore difficile le diagnostic de la maladie charbonneuse.

En revanche, si l'on trouve dans le sang soit pendant la vie, soit immédiatement après la mort de l'homme ou des animaux (1), des bâtonnets relativement grands, immobiles, avec section très nette, comme coupée au couteau, de leurs extrémités, disposés le plus souvent bout à bout par deux, plus rarement en filaments, le diagnostic du charbon peut être considéré comme certain. Il n'y a, en effet, guère d'autre bacille qui puisse se confondre avec celui-là.

On trouve encore le bacille dans la rate, dans les capillaires de plusieurs autres organes où on peut le voir sans aucune coloration. Nous ne saurions trop rappeler quelle différence sépare, au point de vue de la taille, ces bacilles examinés tout frais dans les préparations extemporanées, de ceux qu'on obtient par conservation et coloration des pièces.

On observe rarement chez l'homme, plus souvent chez les animaux, une maladie infectieuse, l'*œdème malin*, et sur les bovidées un charbon appelé *charbon symptomatique*. Ces microbes se différencient du bacille charbonneux d'abord par leur mobilité quelquefois très vive, mais non constante, et surtout par leur absence dans les capillaires sanguins, siège privilégié des germes du charbon proprement dit. En outre le bacille du charbon symptomatique, de même que le bacille de l'œdème malin, se généralise par les voies lymphatiques et donne des spores dans l'organisme de l'animal vivant, ce qui n'arrive jamais pour le charbon proprement dit. Ce

(1) Bœuf, mouton, chevaux, lapin, cobaye, souris.

n'est qu'après l'ouverture du cadavre, par conséquent sur des pièces anatomiques exposées à une certaine température, que les spores du charbon se développent dans les bacilles ; il s'agit donc là d'un phénomène cadavérique.

L'examen du bacille du charbon peut être pratiqué soit sur des pièces fraîches (que l'on doit manipuler avec une grande prudence et avec des mains sans écorchures), soit sur des coupes bouillies ou durcies dans l'alcool. Cette dernière méthode est préférable ; car il s'agit moins d'une étude de détails histologiques que de savoir l'extension des microbes dans le foyer morbide.

La méthode par l'ébullition conserve très bien l'infiltration séreuse des tissus. La méthode de Gram peut également rendre de signalés services.

La pustule maligne excisée dans un but thérapeutique peut également offrir de belles préparations. Sous l'épiderme soulevé par l'épanchement inflammatoire, on trouve souvent une prolifération bacillaire extrêmement abondante, disposée, dans la couche supérieure du derme, en colonnes parallèles à la direction des papilles.

L'exsudation séreuse dépasse, au début de l'infection, l'infiltration cellulaire embryonnaire ; ce n'est que plus tardivement que s'établit une suppuration disséquante, qui conduit à la guérison par la séquestration de la pustule maligne.

On trouve de bonne heure des formes d'involution du bacille réfractaires à toute coloration ; il n'est pas encore prouvé qu'il y ait chez l'homme un rapport spécial entre les bacilles du charbon et les cellules fixes ou mobiles du tissu.

Pour reconnaître le parasite, il est aisé d'étaler sur une lamelle du sang ou de la pulpe splénique, une fois l'examen des pièces fraîches pratiqué.

B. *Bacilles de la tuberculose.* — Les bacilles de la tuberculose sont de beaucoup plus petits que ceux du charbon. Ils atteignent à peine la longueur d'un globule rouge du sang.

Il existe souvent dans leur corps cellulaire un grand nombre de points brillants, clairs, ce qui fait que la ligne colorée du bacille paraît être interrompue par de petites lacunes incolores.

Il est probable (mais non encore démontré) que ces points clairs sont des spores.

La *nature* du bacille de la tuberculose peut être établie par l'examen microscopique seul ; il n'est nullement nécessaire d'avoir recours aux deux épreuves complémentaires, la culture et les inoculations. Sa résistance aux solutions colorantes aqueuses ordinaires, qui rappelle la résistance des spores des autres espèces de bacilles, suffirait d'ordinaire pour le caractériser.

Il se colore lentement ou sous l'action d'un mordant énergique (eau d'aniline, solution d'acide phénique à 5 0/0) et une fois coloré, il résiste aux bains décolorants les plus forts, tels que l'alcool additionné d'acides minéraux.

La méthode de coloration de Koch-Ehrlich pour les bacilles de la tuberculose, s'applique également aux bacilles de la *lèpre*. Ces derniers se distinguent de ceux de la tuberculose, parce qu'ils peuvent être colorés avec la plus grande facilité même dans les coupes, notamment par la solution aqueuse de fuchsine.

Le siège anatomique des bacilles dans les lésions tuberculeuses ne montre pas une prédilection manifeste de ce parasite pour un élément anatomique déterminé. Il n'y a guère que les cellules géantes qui en contiennent un ou plusieurs, quelquefois même un très grand nombre ; tandis que, pour le reste, on le trouve distribué irrégulièrement soit entre les cellules, soit à l'intérieur des cellules.

Pour bien voir le bacille dans les tissus, il faut le colorer, employer l'éclairage d'Abbe, par conséquent renoncer à l'image de la coupe, et se servir de la vis micrométrique sans laquelle un grand nombre de bacilles isolés risqueraient de passer inaperçus.

Beaucoup de foyers tuberculeux ne contiennent que fort peu de bacilles qui, en dehors des moyens indiqués plus haut, exigent pour être vus, une minutieuse attention. Lorsqu'on les cherche avec soin et avec patience on les trouve dans *tous les tubercules*, dans les *inflammations tuberculeuses*, dans les *hépatisations caséeuses* des poumons, et dans la plupart des autres foyers caséeux, malgré la lenteur de leur développement et malgré le petit nombre de bacilles encore aptes à se colorer au moment du début de la caséification.

Au contraire, le bacille de la tuberculose végète très abondamment dans les masses nécrosées et caséeuses qu'on trouve à la surface des cavernes pulmonaires. Là, en effet, les parasites trouvent les conditions de nutrition les plus favorables à leur développement.

Il est des cavernes tuberculeuses qui contiennent dans leur intérieur des petits grumeaux blanchâtres, désignés, à cause de leur aspect macroscopique, sous le nom de *corpuscules riziformes*. On trouve à la surface de ces corpuscules, de même que dans les crachats, des pellicules blanchâtres qui, écrasées sur une lamelle, se montrent constituées presque uniquement par des bacilles tuberculeux.

C. *Bacilles de la lèpre.* — Les agents pathogènes de cette affection, rare dans nos pays, sont constitués par des bâtonnets fins, élégants, tout à fait semblables aux bacilles de la tuberculose, bien qu'ils soient un peu plus longs et aussi plus minces.

Les processus inflammatoires chroniques que ces bacilles déterminent ont une marche très lente, lorsqu'ils ne se compliquent pas d'une inflammation locale aiguë. Actuellement, il n'y a pas de micro-organisme connu qui, doué d'une aussi grande fécondité, détermine des lésions relativement aussi petites.

Le nombre des microbes qui peut être sûrement déterminé dans les tissus à l'aide des différentes couleurs basiques d'aniline est, sur les coupes, réellement surprenant.

On n'est pas encore d'accord sur le siège exact de ce bacille. Mais il n'est pas difficile de voir qu'il siège en grand nombre dans l'intérieur des cellules des tissus, et que les grosses cellules en sont comme farcies. Malgré cette richesse, on ne trouve jamais dans les foyers lépreux les plus étendus, ni nécrose, ni caséification ; de sorte que, comparé à d'autres bacilles, le bacille de la lèpre est doué d'un rôle fort modeste et relativement fort bénin.

D. *Bacilles de la morve.* — Le bacille de la morve ressemble, dans ses formes extérieures, au bacille de la tuberculose ; il est cependant légèrement plus gros et ne contient pas un aussi grand nombre de taches claires.

Il se colore sur la lamelle avec toutes les couleurs d'aniline ; mais sur les coupes, il perd rapidement sa coloration sitôt qu'il est mis en contact avec l'alcool, de sorte qu'il faut faire une grande attention quand on déshydrate les coupes.

Le bleu de méthyle est le meilleur colorant pour ce bacille. On appliquera la méthode de Kühne (solution de bleu de méthyle avec acide phénique 5 0/0 ; durée du bain, une demi-heure). On lave à l'eau et on laisse les coupes dans l'eau acidulée (eau 500 gr., acide chlorhydrique dix gouttes) jusqu'à ce que la coupe devienne d'un bleu pâle. On lave légèrement dans une solution faible de carbonate de lithine (eau distillée 10 grammes, carbonate de lithine concentré six à huit gouttes). Finalement la coupe est transportée dans l'eau simple.

Pour monter dans le baume, il faut déshydrater. On commence par passer rapidement la coupe dans l'alcool absolu ; on fait ensuite agir l'huile d'aniline qu'on chasse à l'aide de l'essence de térébenthine. Cette dernière est chassée à son tour par le xylol. L'alcool qu'on emploie sera toujours légèrement coloré au bleu de méthyle ; de cette manière, la coupe ne perd plus d'autre couleur que celle perdue lors de la manipulation pour la différenciation du bacille.

Les bacilles de la morve déterminent dans les tissus des nécroses et des suppurations accompagnées de néoformations cellulaires ; ils disparaissent sitôt que la néoformation inflammatoire entre dans une phase régressive. Les microbes ne sont abondants que dans les foyers récents.

E. *Bacilles de la fièvre typhoïde.* — Les bacilles de la fièvre typhoïde sont des bâtonnets, courts, épais, ayant une de leurs extrémités arrondie. Doués d'un faible pouvoir réfringent, ils contiennent dans leur intérieur des points clairs dont la signification n'est pas encore précise. On ne sait pas s'il s'agit de spores. Ils sont disposés en petits amas épais affectant une forme dentelée. Pendant les trois premières semaines de la fièvre typhoïde, ils siègent de préférence dans les ganglions mésentériques, la rate, le foie et les reins. Avec le temps, les amas bacillaires deviennent de plus en plus rares dans les petits vaisseaux, leur siège de prédilection.

Comme les bacilles forment des amas, on peut traiter les coupes par l'acide acétique, ce qui rend plus facile leur recherche à l'aide de faibles grossissements.

La difficulté de leur coloration à froid est déjà une sorte de démonstration. Les solutions chauffées sont plus actives. La méthode de Kühne par le bleu de méthyle, comme pour les bacilles de la morve, donne ici aussi d'excellents résultats.

Traités par la méthode de Gram, les bacilles typiques ne conservent pas leur coloration.

Depuis les recherches fondamentales d'Eberth (1880), il est très vraisemblable que ces micro-organismes sont les agents pathogènes du typhus abdominal.

F. *Bacilles de la diphtérie, du tétanos.* — En outre des maladies que nous venons de rappeler, on a trouvé encore dans un grand nombre de maladies infectieuses des bâtonnets. Dans les affections diphtériques des muqueuses, on rencontre presque constamment des petits bâtonnets, assez gros, plus fins cependant que ceux de la fièvre typhoïde.

Ils siègent dans la profondeur des tissus infiltrés, tandis que la surface de ces mêmes tissus ne contient que des formes diverses de microbes saprophytes. On n'a pas encore déterminé la fréquence comparative de ces bâtonnets et des streptocoques (1) qu'on trouve également dans ces mêmes maladies.

Nos connaissances sont encore très sommaires au sujet du *tétanos*. Les microbes de cette maladie sont très petits et minces.

Dans les plaies de l'homme les micrococques pyogènes prédominent.

Les bacilles qu'on suppose produire la *syphilis*, présentent une ressemblance troublante avec le bâtonnet saprophytique du smegma préputialis et vulvaire; ils ne seront mentionnés ici que pour indiquer leur réaction spéciale en présence des matières colorantes. Dans les coupes de néoformations syphilitiques, ils ne sont mis en évidence que par des colorations intensives; encore n'en trouve-t-on qu'un petit nombre de spécimens difficiles à voir.

Lustgarten qui les a découverts conseille la méthode suivante: On plonge les coupes 12 à 24 heures dans une solution anilinée de violet de gentiane (eau d'aniline 100 gr., solution alcoolique concentrée de violet de gentiane 11 gr.). Ce temps écoulé, on place dans l'étuve chauffée à 40° pendant 2 heures, les coupes conservées dans la même solution.

On décolore les coupes dans une solution aqueuse de permanganate de potasse à 1,5 pour cent. On les y laisse dix secondes environ. Il se produit un précipité de peroxyde de manganèse qui se dissout rapidement dans une solution fraîchement préparée d'acide sulfureux (solution aqueuse concentrée) (2). Si des points plus épais de la coupe ne se décolorent pas, on recommence le traitement par le permanganate de potasse et l'acide sulfureux autant de fois que l'exige la décoloration complète des coupes. On déshydrate à l'alcool et on monte les coupes comme d'habitude.

Cette même méthode est applicable aux bacilles de la tubercu-

(1) Consultez les travaux de Loeffler, Roux et Yersin.

(2) On prépare l'acide sulfureux en chauffant des copeaux de cuivre avec de l'acide sulfurique concentré; le gaz qui se produit peut être recueilli soit en le condensant dans des serpentins, soit en le recevant directement dans l'eau jusqu'à saturation et que l'on conserve ensuite.

lose et de la lèpre. Mais le bacille de la syphilis s'en distingue par le fait qu'il ne résiste pas à l'action décolorante d'une solution d'acide azotique ou sulfurique au tiers.

Leptothrix buccalis. — Du grand nombre d'espèces de bacilles saprophytes qui habitent le corps humain, nous ne mentionnerons que la forme connue sous le nom de *leptothrix buccalis,* soupçonnée de transformation possible en microbe pathogène dans certaines conditions données. On a considéré ce micro-organisme comme la cause de la carie dentaire. Nous ne saurions nous prononcer à cet égard.

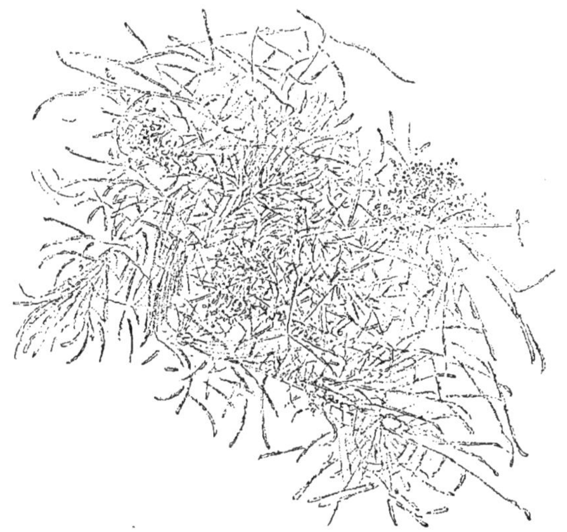

FIG. 44. — *Leptothrix buccalis et microcoques de l'enduit lingual dissocié dans l'eau mélangée de soude.* Gross. 300/1.

Le leptothrix buccalis forme souvent de longs filaments sans aucune interruption. D'habitude, ce micro-organisme apparaît sous la forme de bâtonnets plus ou moins allongés, d'un aspect particulièrement rigide, plus accusé sur les spécimens courts que sur les longs filaments. (Dans la figure ci-contre cet aspect n'est pas bien reproduit.)

Les bâtonnets sont toujours immobiles et forment dans la cavité buccale des gerbes épaisses, toujours entourées de microcoques nombreux. On les voit former entre les dents des pellicules blanchâtres humides, mélangées à de l'épithélium. Cet épithélium peut être chassé des préparations par la lessive de potasse et de soude. Le leptothrix buccalis présente comme caractère spécial, qui le distingue des autres formes de champignons, la faculté de se colorer en bleu foncé intense allant jusqu'au noir violet sous l'action de la solution iodée dans un milieu acide. Cette coloration n'indique pas la présence de la cellulose parce que l'acide sulfurique ne l'y détermine pas. Elle est tout simplement due à la réaction acide de la solution colorante, qu'elle soit produite par l'acide acétique ou par l'acide chlorhydrique.

Spirilles. — On connaît plusieurs formes de cette espèce de parasite saprophytique. Chez l'homme il n'y a guère que les *spirochètes du tartre* dentaire qui méritent une certaine attention. Ces micro-organismes forment le plus souvent des courts pas de vis. On les rencontre dans la cavité buccale associés à des microcoques et à des leptothrix.

Deux espèces peuvent être considérées comme pathogènes : les spirilles de la *fièvre à rechute* et les spirilles du *choléra.*

Spirilles de la fièvre récurrente. — Ces micro-organismes affectent la forme de longs filaments flexibles contournés en dix ou quinze tours de spire et portent le nom de Spirochètes d'Obermeyer, celui qui les a le premier décrits. Obermeyer les trouve pendant l'accès de fièvre, et un ou deux jours après, presque exclusivement dans le sang des malades, où ils attirent l'attention par leur mobilité très vive. Malgré leur faible pouvoir réfringent qui dépasse à peine celui du plasma sanguin, on les aperçoit très rapidement à l'aide de faibles grossissements, à cause des tourbillons qu'ils impriment à la masse des globules sanguins. Pour bien voir ces mouvements, il faut étendre une goutelette de sang d'un peu d'eau salée.

Lorsqu'ils ne sont pas retenus par des cellules stagnantes, ils présentent sur la platine chauffée des mouvements de progression qui rendent l'étude de leur forme très difficile.

Pour les colorer, on prépare une lamelle avec le sang, on la plonge dans une solution aqueuse d'une couleur d'aniline basique quelconque. Un grossissement de 300 diamètres environ suffit en général, surtout quand la préparation est bien éclairée.

Spirilles du choléra asiatique. — D'après les recherches entreprises par Koch pendant différentes épidémies, on considère comme élément pathogène du choléra asiatique, un bacille incurvé se développant en masse dans le contenu de l'intestin grêle et ne formant des spirilles que dans les cultures maintenues à une température relativement basse.

Dans *l'intestin* et sur les milieux de culture solides ils apparaissent surtout comme des bâtonnets isolés ou groupés par deux bout à bout, et n'affectent pas la forme de grandes spires que nous venons de mentionner. Aussi, le nom de Bacille, ou de bacille en komma que Koch leur a donné est parfaitement légitimé. Ils se colorent facilement et retiennent bien les matières colorantes d'aniline. On les trouve en abondance dans les grains riziformes des selles cholériques, surtout lorsque les déjections ont siégé hors du corps et que le micro-organisme a pu se multiplier.

Comme les attaques de choléra sont habituellement violentes, les microbes n'ont pas le temps de pénétrer dans les glandes de l'intestin. Même lorsque la marche de l'affection est plus lente, le bacille n'atteint pas un large développement dans la muqueuse intestinale.

Les produits diphtéroïdes du choléra démontrent dans les portions mortes la présence d'autres espèces de microbes. L'examen microscopique ne suffit pas pour caractériser, par la présence des microbes, une selle cholérique. Il faudra toujours faire des cultures, d'autant plus que Finkler et Prior ont trouvé, dans les déjections du *choléra nostras*, des microbes qui, au point de vue microscopique, présentent une grande ressemblance avec ceux du choléra asiatique. Cependant ces microbes sont plus épais et plus longs que ceux du choléra.

Dans les gouttelettes suspendues les deux variétés présentent une mobilité vive qu'il ne faut pas confondre avec les mouvements moléculaires.

B. — *Levûres.*

Levure et Muguet. — Les levûres qu'on rencontre dans l'organisme humain se distinguent par le volume relativement considérable de leurs cellules ovalaires ou allongées et par leur différence de volume individuelle. Elles sont le plus souvent réunies en groupes.

Dans le *muguet*, ces cellules affectent même une forme de développement qui rappelle de très près celui des moisissures. Il est généralement facile d'y distinguer une membrane cellulaire et un contenu cellulaire finement granuleux. Il n'est pas rare d'y rencontrer des gouttelettes spéciales analogues par leur aspect brillant à des granulations graisseuses, de même que des vacuoles, c'est-à-dire des petits espaces vésiculeux à contenu clair.

Les cellules de la levûre se développent par bourgeonnement et par la production de spores sphériques qui se forment dans chaque cellule dont la membrane éclate pour laisser sortir la spore.

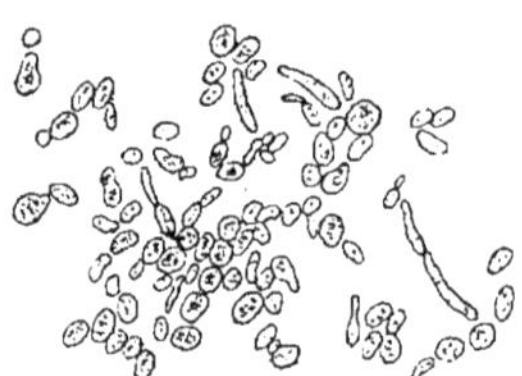

FIG. 45. — *Saccharomyces Cerevisiæ.* Levûre trouvée dans des matières vomies. Gross. 250/1.

On voit également sur des cellules ovoïdes des excroissances, images indiquant la multiplication de la cellule par bourgeonnement.

Le corps cellulaire se prolonge à l'intérieur de cette excroissance. Une cloison naît de la membrane cellulaire et sépare le bourgeon de la cellule. La cellule-fille et la cellule-mère peuvent être trouvées soit séparées, soit en connexion.

La levûre qu'on trouve le plus habituellement dans le contenu stomacal mélangée à un grand nombre de schizomycètes, ou bien à l'état de pureté dans le dépôt formé par la bière en voie de fermentation, ne joue dans l'intestin qu'un rôle saprophytique, sans qu'on puisse lui attribuer, comme au bacille du choléra, un processus pathogénique.

Il en est de même du champignon du *muguet*. Mélangé à des schizomycètes de différentes espèces, il forme des amas très abondants dans le pharynx et l'œsophage, et très rarement dans le larynx et l'estomac. Il pénètre dans les couches les plus superficielles de l'épithélium des organes atteints. Il est cependant difficile de savoir si les parties atteintes ont été desquamées avant ou après la culture.

En dissociant de petites particules de masses grises étalées, et en les examinant au microscope, on voit un grand nombre de cellules épithéliales qu'on peut aisément chasser en ajoutant à la préparation quelques gouttes de lessive de soude diluée. On voit alors que le champignon affecte la forme de longs filaments articulés et ramifiés qui rappellent de si près la forme de la moisissure connue sous le nom d'oïdium, qu'on considère le muguet comme une moisissure, d'où son nom d'*Oïdium albicans*. Ce n'est que depuis les recherches de Gravitz, basées sur des cultures artificielles, que ce champignon a pris sa véritable place parmi les levûres. Dans la fig. 45 on voit les filaments articulés de même que des bourgeons

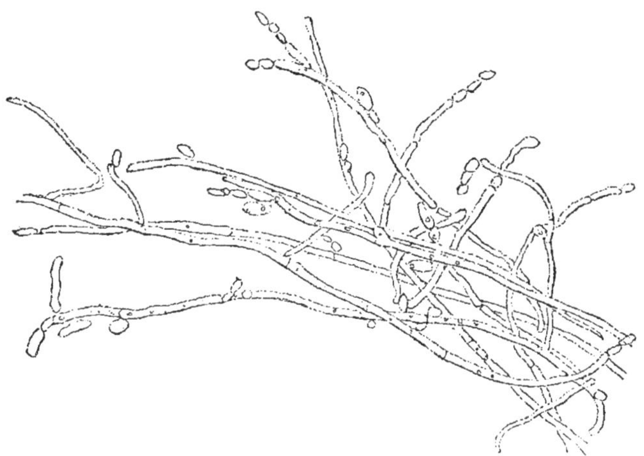

FIG. 46. — *Muguet du pharynx,* dissocié dans l'eau mélangée de soude.

courts qui se développent soit latéralement, soit par leurs extrémités.

C. — *Moisissures.*

La classification des moisissures pathogènes qu'on peut rencontrer chez l'homme est peu connue, puisqu'elle ne peut être faite que par les organes de fructification qu'on rencontre rarement à l'intérieur de l'organisme.

En outre, on n'a observé que fort rarement chez l'homme des champignons filaments, moins rares chez les animaux. Le plus souvent la présence de ces moisissures s'explique par l'inoculation de spores. On sait que différentes variétés d'*aspergillus* et de *mucor* sont aptes à donner des spores et à se ramifier dans certains points de l'organisme animal, et de produire par conséquent les filaments articulés de leur espèce. Ces filaments pénètrent dans les parties voisines et provoquent le plus souvent une réaction inflammatoire énergique qui aboutit soit à la nécrose du tissu, soit à sa cicatrisation. On n'y observe jamais une fructification quelconque des champignons. Les filaments du champignon si finement contournés peuvent facilement passer inaperçus sur le fond des cellules épais et presque opaque qui leur sert de centre de radiation. Il suffit d'ajouter un peu de lessive de soude ou d'acide acétique pour voir apparaître nettement ces filaments.

Leur coloration n'est pas toujours nécessaire; on peut même s'en passer quand on veut conserver les préparations dans la glycérine.

Oidium dans le favus, l'herpès et le pityriasis. — Le rôle que jouent les champignons trouvés à la surface du corps dans la production des maladies de la peau a été bien mis en lumière surtout par les travaux de Gravitz. Il est très vraisemblable que les affections connues sous les noms de *favus, herpès*, *pityriasis versicolor*, appartiennent à l'espèce oïdium. L'achorion de Schönlein, le tricophyton tonsurans et le microsporon furfur ne sont également autres que des oïdium absolument analogues à l'oïdium lactis, ou moisissure du lait.

Les filaments sont ramifiés et articulés et contiennent dans leur intérieur un grand nombre de gouttelettes fortement réfringentes.

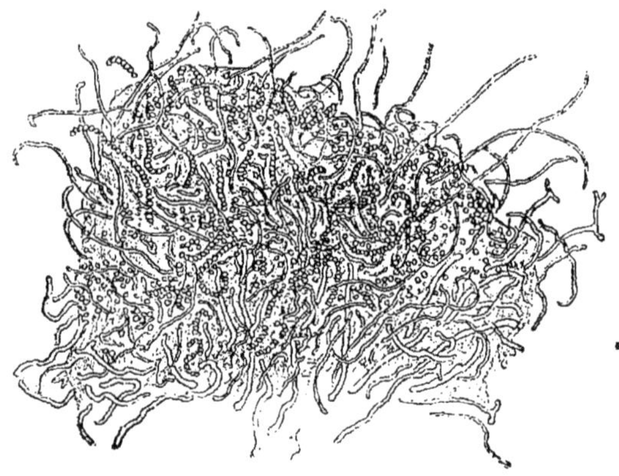

Fig. 47. — *Favus cutulum*, filaments et spores traités par la soude. Gross. 150/1.

Ces filaments résistent aux alcalis comme les autres microbes du reste, et portent des spores terminales qui avant de se détacher se disposent en longues chaînettes. Ces filaments poussent à la surface du corps dans des conditions qui permettent la sporulation. En examinant une des écailles du favus prise à la surface de la peau, dissociée dans l'eau, les cellules épidermiques étant détruites par la soude, on voit un feutrage serré de filaments et de chaînettes de spores présentant les caractères bien nets d'une moisissure. Les occasions qu'on a de pratiquer des coupes de peau atteinte d'affections mycosiques, sont aussi rares que l'examen des pellicules épidermiques est fréquent.

Les cheveux tombés ou arrachés peuvent être examinés dans l'eau pure, la glycérine, ou encore après action d'un alcali quelconque. Les cheveux qui sont pénétrés par les filaments d'un champignon doivent, dans certaines circonstances, être dissociés dans leurs éléments afin de permettre d'observer les parasites végétaux ; à cet effet, on porte le cheveu qu'on veut examiner dans une goutte d'acide sulfurique que l'on chauffe légèrement. Il suffit de comprimer un peu la lamelle ou de la faire glisser pour que les cellules cornées se séparent. Il faut examiner attentivement et s'aider beaucoup de la vis micrométrique pour ne pas prendre des petites bulles d'air pour des spores ; des préparations ainsi faites peuvent être conservées indéfiniment dans la glycérine diluée.

D. — *Actinomycètes.*

On décrit sous le nom de *champignons rayonnés* des éléments végétaux qui ne sont pas encore classés, parce qu'on n'y a jamais observé des organes de fructification soit en dehors, soit à l'intérieur de l'organisme, et parce que leur forme n'est pas davantage bien caractérisée. On a rangé sous le titre d'actinomycètes tous ces organismes qui, analogues aux moisissures du corps, forment des rayons partant d'un centre et se terminant par des massues d'un aspect tout particulier. Lorsque ces massues sont serrées comme dans la fig. 48 (partie gauche), il se forme une image presque régulière; grâce à la disposition radiée de ces massues, ces corps rappellent aussi les polypes marins connus sous le nom d'*anémones* (d'où le terme d'actinomycose). Outre ces massues (fleurons) on voit un mycélium très peu caractérisé dans sa forme et dont les filaments constituent très souvent un feutrage très serré. Ces filaments sont très friables et en se fragmentant on peut les prendre pour autant de petits bacilles fins, d'autant mieux que contrairement aux hypomycètes ils présentent une grande affinité pour les couleurs basiques d'aniline. Les fleurons au contraire ne prennent pas les couleurs basiques.

Au point de vûe morphologique on distingue l'actinomycose de l'*homme*, celle des *animaux domestiques*, et celle des *muscles du porc*.

L'*actinomycose du bœuf* qui offre la même forme chez les chèvres, les moutons, les chevaux, constitue des sortes de touffes avec des fleurons bien développés, résistant aux acides et aux alcalis et quelquefois tellement nombreux qu'ils recouvrent complètement le mycélium qu'on trouve à l'intérieur de chaque grain d'actinomycose. Ces grains, qui atteignent parfois le volume d'un grain de millet, siègent dans le tissu (voy. p. 119, p. 196) et sont le plus souvent entourés d'une couche de cellules purulentes tellement serrées, que les fleurons ne deviennent visibles dans certains cas qu'après avoir fait agir les alcalis. Les grains d'un jaune intense peuvent être facilement extraits des petites cavités qu'ils occupent et être examinés à de plus forts grossissements.

Pour faire des coupes dans un organe frappé d'actinomycose, l'inclusion dans la celloïdine, par exemple, est indispensable, parce qu'autrement la plupart des grains s'échappent. Il est certain que cette précaution devient inutile lorsque l'on veut examiner séparément les éléments végétaux parasites et les tissus.

Les actinomycètes présentent une remarquable tendance à la calcification. Il s'y forme des produits calcaires, comme on en peut voir figure 48, dans lesquels tous les fleurons ont totalement disparu.

En décalcifiant par l'acide chlorhydrique, on voit souvent reparaître les images typiques. La calcification est un phénomène si fréquent dans l'actinomycose des animaux domestiques que toute concrétion calcaire découverte dans leurs tissus doit faire penser à cette maladie parasitaire jusqu'à preuve du contraire (voy. Trichines, fig. 61, p. 210).

Les actinomycètes de l'homme sont, dans leurs grandes lignes, et en partie aussi dans les processus pathologiques qu'ils déterminent, assez semblables à ceux des animaux domestiques. Chez l'homme les tumeurs actinomycosiques ne sont pas connues, tandis que chez les animaux les formations d'abcès ne constituent qu'une des parties les plus restreintes de la maladie. D'ailleurs les végétaux eux-mêmes ne se ressemblent aussi que pour certains détails caractéristiques. Ce n'est que longtemps après que James Israël eût décrit l'affection chez l'homme et Bollinger chez le bœuf, que

Ponfick parvint à affirmer l'identité des deux agents pathogènes. En tout cas, s'il ne s'agit pas d'un même parasite, les deux champignons (du bœuf et de l'homme) sont liés par une étroite parenté. On ne pourra guère conclure avant que la biologie de cette famille soit établie d'une manière définitive.

La particularité la plus frappante de l'actinomycète de l'homme consiste en la grande différence que les fleurons de chaque grain présentent dans leur résistance en face des réactifs chimiques.

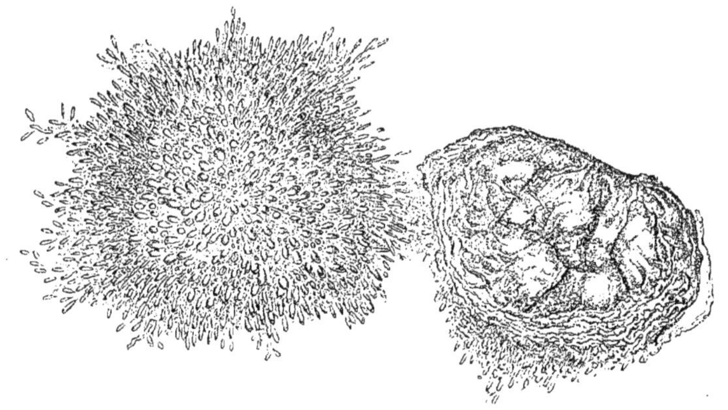

FIG. 48. — *Actinomycètes du bœuf*, dissociés dans la soude. Gross. 300/1.

Chez l'homme, cette résistance des fleurons fait souvent défaut, tandis que chez les animaux il y a peu de cas où elle n'ait pas été constatée. Ce que nous disons n'est vrai que pour les fleurons, car le mycélium ne laisse rien à désirer à cet égard.

Il arrive également qu'on ne trouve dans le pus actinomycosique aucun mycélium garni de ses fleurons, principalement lorsqu'on examine en vue du diagnostic le pus d'un abcès ouvert. Quelque peu nette que soit l'image offerte par une préparation du pus faite sans liquide additionnel, il faut pourtant l'examiner ainsi, parce que les fleurons ne sont conservés qu'à cette condition. Le plus souvent le pus actinomycosique contient peu de cellules, de sorte qu'en isolant les grains on peut voir assez aisément les fleurons. Même dans les préparations diluées avec l'eau salée on peut encore, en cherchant attentivement, trouver des touffes bien conservées.

Lorsqu'après une autopsie on a à sa disposition toutes les pièces anatomiques, on peut trouver dans les foyers des organes internes, de même que dans les muscles et les os, tels spécimens dont les fleurons résistent aux alcalis, et tels autres qui sont attaqués par l'eau ou même l'eau salée.

Duncker a décrit, le premier, comme *actinomycètes des muscles du porc*, un organisme indubitablement parasitaire, siégeant dans les muscles de l'animal, mais se distinguant de l'actinomycète de l'homme et des animaux domestiques, au point qu'on est en droit de

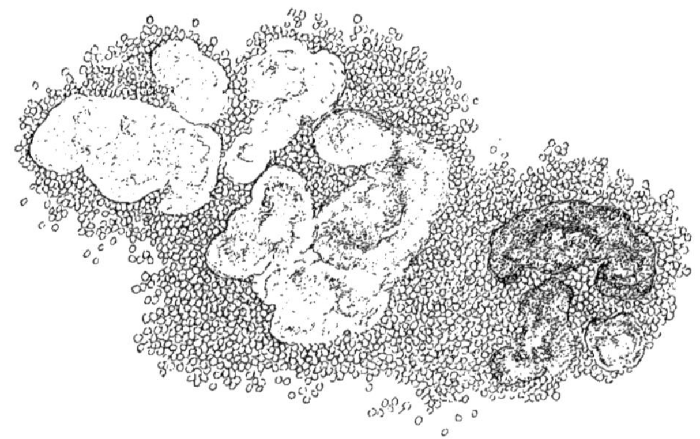

FIG. 49. — *Pus actinomycosique d'un abcès lombaire* chez l'homme. Gross. 75/1.

se demander s'il ne s'agit pas d'une autre variété appartenant à la même espèce parasitaire. Ces champignons sont tout aussi peu résistants, peut-être même moins que l'actinomycète de l'homme, mais le mycélium se distingue encore ici par sa grande résistance.

Pour voir les renflements en massue caractéristiques dans le muscle du porc, ainsi que les fins filaments du mycélium, il faut avoir recours à de forts grossissements ; les préparations seront soit des coupes très fines, soit des dissociations. Il ne faut pas comprimer les coupes, car on risquerait de briser le micro-organisme.

Le dessin que nous donnons représente l'affection vue à un faible grossissement. L'image est complète en ce qui concerne les noyaux pâles du sarcolemme et le tissu interstitiel qui peut proliférer assez abondamment dans certains cas. Les grains sphériques et ovalaires, qui peuvent être plus allongés lorsqu'ils siègent à l'intérieur d'un faisceau primitif, sont brillants et incolores. Quelquefois ils sont si serrés qu'ils paraissent absolument noirs, et sont constitués par un fin mycélium. A côté des produits d'une dégénérescence graisseuse, on trouve encore une dégénérescence albumineuse étendue des fibres contractiles (tuméfaction trouble avec atrophie ultérieure).

Cet état est depuis longtemps connu par les charcutiers qui désignent cette lésion sous le nom de *chair foncée*. Lorsque l'affection fait des progrès, ce sont ces fibres qui provoquent les stries fines blanchâtres qu'on observe déjà à l'œil nu, et mieux encore à l'aide de la loupe, sur la viande fraîche.

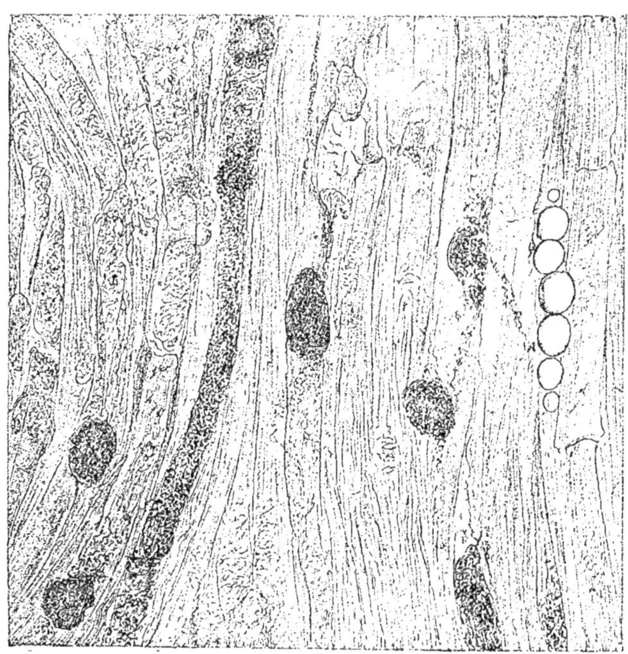

FIG. 50. — *Actinomycètes dans le système musculaire du porc.* — Une partie des fibres musculaires est fragmentée, une autre présente des granulations albumineuses ; les pelotons mycosiques sont, suivant la mise au point, sombres ou clairs. Infiltration graisseuse à droite. Coupe examinée dans l'eau. Gross. 150/1.

Les coupes, qu'on ne peut examiner généralement qu'à un faible grossissement, montrent que la fibre malade peut encore subir la dégénérescence cireuse ; celle-ci détermine, comme on sait, la disparition des stries transversales et une segmentation particulière des fibres contractiles (voy. fig. 50).

§ 3. — Parasites animaux.

Les parasites animaux, communs à l'homme et aux différentes espèces animales exigent rarement, vu leur grande taille, l'emploi du microscope. Il est cependant des cas où le microscope fournit de précieuses indications pour un diagnostic pratique. En ce qui concerne la zoologie de ces parasites nous ne pouvons mieux faire que de renvoyer le lecteur aux traités spéciaux et notamment à l'ouvrage de Leuckart sur les parasites de l'homme.

Nous allons étudier ces différents parasites en nous guidant sur leur classification zoologique et non pas sur leur siège habituel. A ce point de vue, il est utile d'examiner aussi quelque peu les parasites des autres animaux.

A. — *Protozoaires.*

Dans la classe des protozoaires il n'existe guère, comme parasites de l'homme, que les amibes, les infusoires et les psorospermies.

Les *amibes* sont des éléments analogues aux corpuscules blancs du sang, unicellulaires, aptes à émettre des pseudopodes et con-

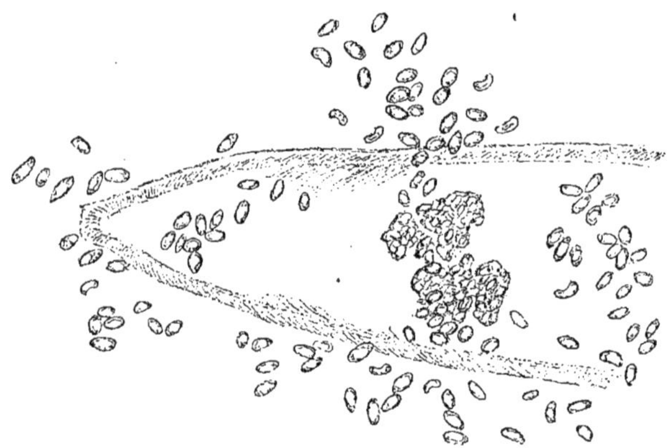

FIG. 51. — *Psorospermies isolées par suite de la rupture d'une fibre musculaire.* — On aperçoit encore la striation transversale, sur le bord de la fibre. Gross. 300 1.

tenant dans leur intérieur des matériaux nutritifs. On les trouve habituellement dans le gros intestin où ils ne semblent pas jouer un rôle pathogène bien évident.

Il en est de même des infusoires que l'on rencontre dans les cavités naturelles du corps telles que la bouche, l'anus, le vagin, etc., et auxquels on ne saurait attribuer une action pathogénique quelconque.

Le plus connu des *infusoires* est le *trichomonas vaginalis*, habitant surtout le vagin et pourvu de deux cils vibratiles et d'un ourlet de filaments piliformes.

On a rencontré une trichomonade dans l'intestin (*Tr. intestinalis*).

On observe très souvent des *coccidies*, mais ces entozoaires ne sont pas définitivement classifiés. On les place auprès des *grégarines* sans qu'il soit décidé si elles appartiennent au règne animal.

Il est probable que ces êtres sont très près de la limite qui sépare les animaux des végétaux.

Chez l'homme, on rencontre très rarement dans le foie et dans la muqueuse intestinale ces organismes toujours en amas. Il est plus fréquent, au contraire, de trouver des éléments *coccidiformes* dans les muscles du porc, du bœuf, du mouton, de la chèvre, de la souris

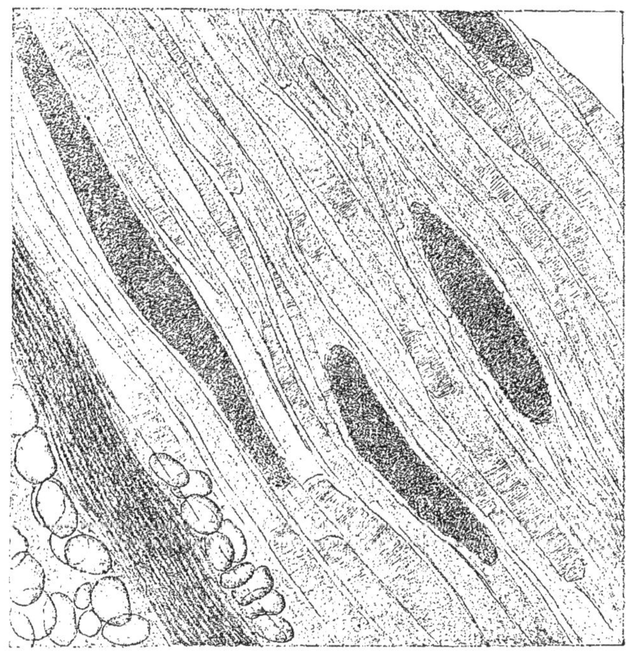

FIG. 52. — *Tubes de psorospermies provenant des muscles intercostaux du porc.* — Coupe dans l'eau. A gauche et en bas quelques fibres nerveuses entourées de graisse. Gross. 100/1.

où ils forment de véritables tubes de psorospermies. Ces petits corpuscules semi-lunaires ou réniformes pour la plupart, possèdent au niveau de leurs extrémités deux taches ou éléments nucléaires qui peuvent paraître brillants ou foncés, selon la mise au point.

Très serrés les uns contre les autres, ces corpuscules remplissent de grands tubes ovoïdes ou en forme de boudin constitués par une très fine membrane transparente.

Dans certaines conditions la fibre musculaire paraît avoir notablement grossi ; presque toujours on trouve, à côté du tube rempli de psorospermies, des débris de substance contractile présentant encore la striation transversale caractéristique.

La bonne conservation des fibres musculaires donne à ces tubes l'apparence de corps indifférents.

Ces tubes de psorospermies sont encore connus sous le nom de *tubes de Rainey* ou de *Miescher*. Ils ont leur importance parce qu'ils peuvent être confondus avec les trichines libres ou encapsulées. Cette confusion s'explique par la forme des tubes vus à un faible grossissement. Il est cependant facile, même à l'œil nu, d'enlever avec une aiguille les stries blanches qu'on aperçoit sous les muscles, surtout lorsqu'il s'agit d'une coupe longitudinale ou d'une dissociation examinée avec une loupe à la lumière transmise.

Il est facile, dans ces conditions, d'obtenir ainsi les fibres avec le tube intact ; en déchirant ce tube, on voit les petits corpuscules pénétrer dans le liquide de la préparation. Cette technique n'est pas d'ailleurs toujours facile, parce que les amas de coccidies affectent souvent la forme de petites sphères fortement adhérentes entre elles et qu'on n'arrive à isoler qu'en agissant fortement sur l'aiguille ou sur la lamelle.

Ces petites cellules ne résistent pas à l'action des alcalis dilués, elles ne peuvent donc pas être confondues avec d'autres éléments connus qu'on trouve également en pleine chair musculaire (voy. *Trichine*).

B. — *Cestoïdes.*

Les vers rubanés qui se développent par métamorphoses successives envoient dans l'organisme humain, soit des éléments adultes (*tænias*), soit des éléments asexués (*cysticerques*), qui déterminent à leur point d'arrivée des manifestations pathologiques quelquefois graves.

Dans l'espèce des tænias, la variété connue sous le nom de *tænia solium* habite l'homme, soit à l'état de ver complet, soit à l'état de cysticerque ; tandis que le *tænia saginata* de l'homme ne développe son cysticerque que dans le bœuf. Le *tænia echinococcus* habite surtout le chien et les espèces animales congénères ; on ne le trouve chez l'homme qu'à l'état de cysticerque.

La variété *botriocéphale* (B. latus, Balticus) est un parasite intestinal de l'homme, bien que son cysticerque n'habite généralement pas les mammifères.

Nous n'examinerons ici que la seule partie intéressante pour le médecin, la composition anatomique de ces parasites.

L'extrémité céphalique ou *scolex* de la plupart des tænias est généralement assez grosse pour qu'on puisse l'examiner à un faible grossissement, sans aucune autre préparation.

Comme la loupe ne suffit pas toujours pour établir sûrement s'il s'agit de la tête armée de crochets du tænia solium ou de la tête inerme du tænia saginata, il faut séparer par une coupe nette la partie la plus externe de la tête comprenant les ventouses et le rostre, en un mot la ventouse frontale. Cette opération se fait assez facilement si l'on a soin d'appuyer la tête sur une surface solide, un fragment de foie par exemple. On peut aussi faire dessécher sur une lame la tête adhérente à un petit fragment des premiers anneaux. Il est possible d'examiner aussi des anneaux mûrs et les proglottis qu'on trouve dans les selles ; on apercevra sur eux les ramifications caractéristiques de l'utérus. Les cucurbitins durcis dans l'alcool peuvent être colorés à l'éosine, déshydratés à l'alcool absolu, éclairés avec l'essence de cèdre et montés dans le baume, ce qui permet d'obtenir de bonnes préparations.

Mais lorsqu'on veut étudier l'anatomie du parasite il faut faire des coupes dans différentes directions et les méthodes d'inclusion deviennent indispensables.

Il est nécessaire pour le médecin de connaître les œufs qui sont expulsés dans les selles en même temps que les cucurbitins. Ces œufs ne sont plus des œufs, puisqu'ils contiennent sous leur enveloppe légèrement brunâtre, un embryon déjà en voie de développement dans l'intérieur de l'utérus du proglottis. Cet embryon ne montre à la fois, quelle que soit la position dans laquelle on l'observe, que deux des six paires de crochets dont il est muni.

La constitution ou structure de la coque de l'œuf est très caractéristique : lorsqu'on l'examine de champ, on la voit formée de courts bâtonnets qui réalisent une fine mosaïque visible à un bon éclairage. La coupe optique de la coque dénote une disposition finement radiée ; souvent elle est entourée d'une membrane vitelline assez lâche contenant dans son intérieur des granulations et gouttelettes graisseuses résistant à l'acide acétique et aux alcalis (voy. fig. 54).

La tête, ou scolex, des différents cysticerques est contenue dans une vésicule. Dans cette vésicule se trouve un pédicule céphalique où la tête s'invagine.

Lorsqu'on détache ce prolongement de la paroi de la vésicule, la tête peut rester invaginée ou sortir ; elle affecte alors la forme et la disposition du scolex du tænia (voy. fig. 56).

Il existe des différences de volume très notables dans les diverses espèces, ainsi qu'on peut le voir en comparant la fig. 53, qui représente le scolex du cysticerque du tænia solium grossi 25 fois, avec le cysticerque du tænia échinocoque de la fig. 56 grossi 150 fois.

On voit quelquefois dans les scolex de fins canaux connus sous le nom de vaisseaux aqueux qu'on retrouve des deux côtés de l'appareil génital dans les anneaux (proglottis) du ver.

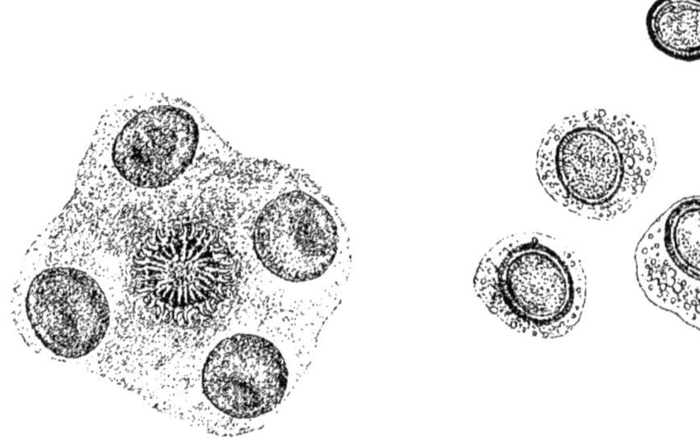

Fig. 53. — *Tête d'un cysticerque* enlevée aux ciseaux. Gross. de 25 diamètres.

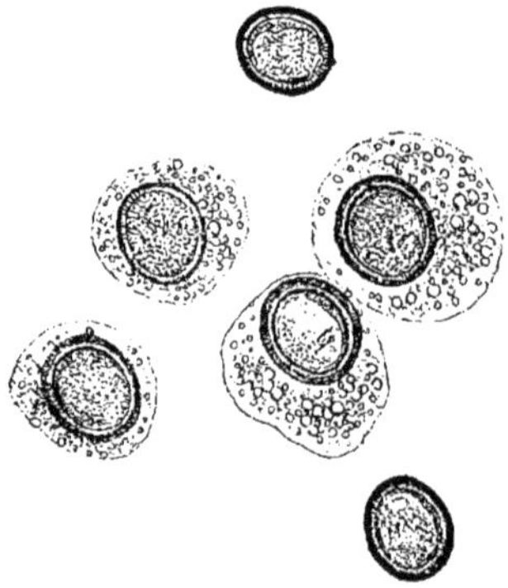

Fig. 54. — *Embryons de tænia solium*, ayant conservé en partie leur albuginée. On voit partiellement la disposition radiée des enveloppes. Gross. 250 1.

On trouve en outre des corpuscules calcaires surtout nombreux dans les anneaux encore jeunes appendus à la tête. Ces corpuscules calcaires sont, pour la plupart, constitués par du carbonate de chaux ; mais il en est aussi qui, sous l'influence de l'acide chlorhydrique, pâlissent simplement sans donner naissance au développement de bulles gazeuses.

Tænia solium et Cysticercus cellulosæ. — La tête (scolex) du tænia solium est caractérisée par les quatre ventouses et par la couronne de crochets qui se trouvent sur le rostre. Le rostellum (trompe) est souvent entouré d'un amas abondant de pigment noir qui s'accumule quelquefois aussi autour des ventouses. Cette disposition permet de trouver facilement la tête lorsqu'on ouvre la vésicule d'un cysticerque, la masse noire formant contraste avec les parties avoisinantes incolores.

La vésicule contient, sans compter certains éléments cellulaires très délicats, un grand nombre de fines granulations graisseuses, et elle subit souvent l'infiltration calcaire. D'ailleurs, il n'est pas rare de rencontrer des cysticerques morts ; la calcification est une de leurs fins habituelles. Lorsque les cysticerques siègent dans des organes résistants, on peut les en extraire ou les couper avec les tissus. Dans ce dernier cas, on différenciera facilement la vésicule du cysticerque d'avec la capsule conjonctive formée par la réaction inflammatoire du tissu et entourant le parasite à la manière d'un corps étranger.

Les *embryons* du tænia solium ne peuvent être distingués de ceux du tænia saginata (inerme), et chez tous les êtres qui portent un tænia, ils se retrouvent dans les selles intestinales.

On peut les apercevoir à un faible grossissement, mais les détails ne se décèlent qu'à un fort grossissement.

Tænia saginata (*mediocanellata*). *Tænia inerme.* — L'absence de la double couronne de crochets permet de distinguer du tænia armé (T. solium) la tête du tænia saginata. A la place de cette couronne, on trouve une sorte de ventouse frontale, l'analogue du rostellum. D'autre part, le diagnostic différentiel est donné par la disposition *macroscopique* de l'utérus, les détails microscopiques étant essentiellement identiques dans ces deux variétés du tænia (fig. 55).

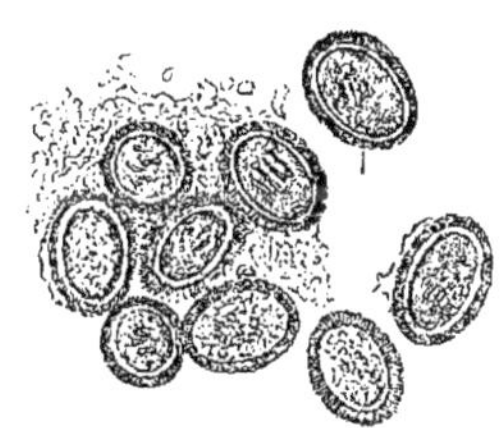

Fig. 55. — *Embryons du tænia saginata.* — Suivant la mise au point, on voit 3 ou 4 crochets de l'embryon hexacanthe. Gross. 250/1.

Les cysticerques du tænia saginata, dépourvus de crochets, ne se rencontrent pas sur l'homme : on les trouve sur le bœuf.

Les échinocoques. — L'échinocoque n'est que le cysticerque du tænia du chien (*Tænia echinococcus*), qui se rencontre dans les différents organes de l'homme sous forme de vésicules ou kystes.

L'échinocoque peut atteindre un volume très notable et déterminer par conséquent des lésions organiques assez étendues. Dans les cas favorables, ce ver vésiculaire s'entoure d'une capsule conjonctive ou succombe à la suppuration. D'autre part le ver peut mourir en subissant l'infiltration calcaire et l'enkystement. Mais lorsqu'un abcès se forme, on peut retirer avec le pus des fragments d'échinocoques et le reconnaître au microscope. Le rôle important pour le diagnostic accordé aux parties résistantes du scolex (crochets) a été déjà indiqué.

Comme le scolex du tænia echinococcus est bien plus petit que la tête des autres tænias, les autres parties de l'échinocoque, que l'on peut trouver dans les recherches microscopiques, sont également très petites. Il n'y a guère qu'un observateur bien exercé qui puisse reconnaître à un faible grossissement les crochets de l'échinocoque ; il faut donc toujours les rechercher à un grossissement de 200 diamètres environ. Le petit nombre de crochets existant

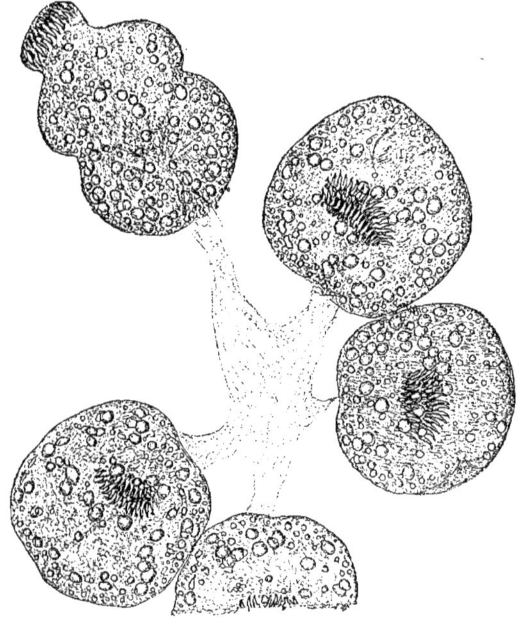

Fig. 56. — *Echinocoque du foie.* — Scolex provenant d'une vésicule. En haut, on voit la tête sortie. Granulations calcaires nombreuses. Examen dans l'eau. Gross. 250/1.

habituellement dans une préparation rend ce procédé très long et très méticuleux. Dans quelques cas heureux on peut apercevoir non seulement des fragments du parasite, mais même des individus intacts et vivants, ou encore des lamelles pariétales caractéristiques des membranes hydatiques.

Les individus, chez l'échinocoque, siègent en effet à l'intérieur d'une *vésicule* qui peut, elle-même, contenir des vésicules plus petites pourvues d'échinocoques. A l'œil nu, les têtes d'échinocoques apparaissent comme de petits points noirs, qui siègent, soit au fond de la poche, soit accolés à la paroi de la vésicule hydatique. Il faut donc une grande attention pour les trouver. On peut les détacher à l'aide d'une aiguille ou d'un petit scalpel et on obtient ainsi des images semblables à celle que représente la figure 56.

Il n'est pas rare d'y observer des contractions encore vives qui souvent prennent un caractère rythmique lent. Ces mouvements peuvent modifier la forme de chaque individu et même, lorsque le scolex se désinvagine, ces contractions sont capables de mettre en mouvement les ventouses et la couronne de crochets. C'est ainsi que la photographie représentée par la fig. 56 n'a pu être obtenue qu'après une pulvérisation d'éther sur la lamelle, procédé qui

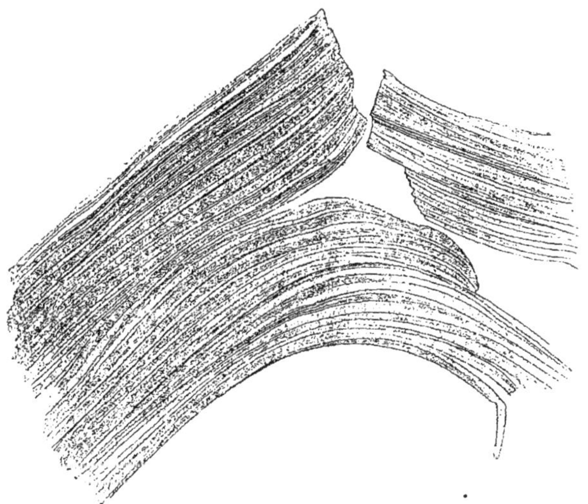

FIG. 57. — *Coupe perpendiculaire d'une membrane d'échinocoque.* Eau. Gross. 150/1.

permet de mettre au repos le scolex désinvaginé ; la photographie une fois faite, la température de la chambre suffit pour remettre en mouvement le scolex.

Il n'est pas toujours facile de trouver les scolex à l'intérieur de la vésicule. Souvent on croit les reconnaître alors qu'il ne s'agit que de quelques saillies à l'intérieur de la paroi ; il faut beaucoup de patience pour atteindre le but.

Outre le scolex et ses parties constituantes, la *paroi* même de la vésicule hydatique est très importante pour le diagnostic, d'autant mieux qu'elle ne saurait être confondue avec aucun autre organe.

Ces membranes, en partie transparentes comme le ver vésiculaire, en partie laiteuses comme la porcelaine, souvent presque gélatiniformes, présentent une disposition stratifiée caractéristique. Parfois, il s'agit de membranes transparentes finement striées (comme on le voit fig. 57).

Les membranes épaissies contiennent parfois des fines granulations brunâtres dont l'aspect optique rappelle l'image représentée fig. 57. Il n'est pas difficile de pratiquer, avec un rasoir, sur les parois épaisses des vésicules hydatiques, des coupes perpendiculaires. Il est encore plus facile d'exciser un fragment mince, dont les bords présenteront des coupes obliques permettant encore d'apercevoir la disposition lamelleuse particulière dont nous avons parlé.

En général, les membranes hydatiques offrent une consistance suffisante pour résister aux manipulations. Quelques-unes sont cependant altérées par la pression de la lamelle de verre ; aussi est-il bon d'interposer entre la lame et la lamelle un fragment de verre qui protégera la membrane hydatique.

Pour démontrer l'existence de vésicules hydatiques *stériles* (acéphalocystes) dans lesquelles il n'existe pas de scolex, l'examen microscopique le plus soigneux est indispensable. Il n'en est plus de même pour le diagnostic différentiel entre les diverses espèces d'échinocoques, où le microscope ne peut à peu près rien donner (Echinococcus granulosus (*scoleciparíens*) ; Echinococcus hydatitosus (*altriciparíens*) ; Echinococcus multilocularis).

Le *tænia echinococcus*, qui n'atteint qu'une longueur de 4 millimètres, est constitué par quatre anneaux dont le dernier dépasse en longueur la longueur des trois autres anneaux réunis. On peut l'examiner à de faibles grossissements. Ce tænia n'existe pas chez l'homme ; il habite le canal intestinal du chien.

Bothriocephalus latus. — Par la disposition caractéristique de l'utérus placé en rosette au centre de chaque anneau adulte, le bothriocéphale peut être facilement distingué à l'œil nu, avec certitude, des autres tænias. Le diagnostic médical n'exige l'emploi du microscope que lorsqu'il s'agit d'identifier la tête ou d'examiner les œufs du parasite.

La *tête* des différentes espèces de bothriocéphales (latus, balticus, cordatus) est aplatie en forme de cœur ou de lancette et se reconnaît à ses deux fossettes latérales allongées longitudinalement (1), et à ce qu'elle est dépourvue de rostre et de couronne de crochets. Les embryons hexacanthes couverts de cils vibratiles se développent, contrairement aux tænias, *en dehors* de l'utérus. Les œufs mûrs qu'on trouve avec les proglottis (2) dans les selles, sont ovalaires, enveloppés d'une membrane simple à double contour et contiennent de nombreuses cellules vitellines qui rendent très difficile la constatation de l'ovule.

Il en est de même pour la fente annulaire située à la proximité d'un des pôles et répondant à une ouverture par où l'embryon s'échappe. Les œufs de bothriocéphale dépassent de beaucoup le

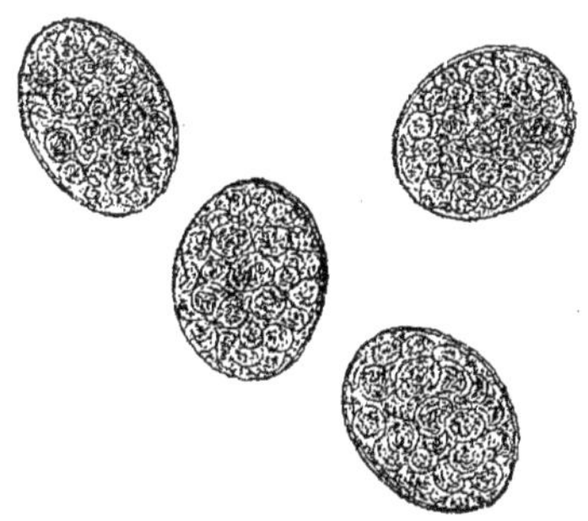

Fig. 58. — *Œufs de Bothriocephalus latus.* Gross. 250/1.

volume des œufs de tænia (fig. 58), ce qui se comprend aisément, puisque, rigoureusement parlant, l'œuf du tænia est un embryon.

La fine enveloppe de l'œuf du bothriocéphale répond à la fine enveloppe lâche que l'on aperçoit quelquefois sur les œufs de tænia.

C. — *Trématodes.*

Les trématodes qui habitent l'organisme humain sont des plus rares, à l'exception du *distoma hæmatobium* (très fréquent dans les climats tropicaux). Ils affectent d'ailleurs un tel volume que, pour les reconnaître, le microscope n'est d'aucune importance. Il

(1) Voy. Davaine. *Traité des protozoaires et des maladies vermineuses de l'homme et des animaux domestiques.* Paris, 1877, p. LXIII.

(2) Les cucurbitins ou anneaux ne sont pas isolés, comme dans les tænias, mais forment des chaînettes composées de plusieurs articles.

n'est d'ailleurs pas nécessaire pour le diagnostic de déterminer leur structure histologique.

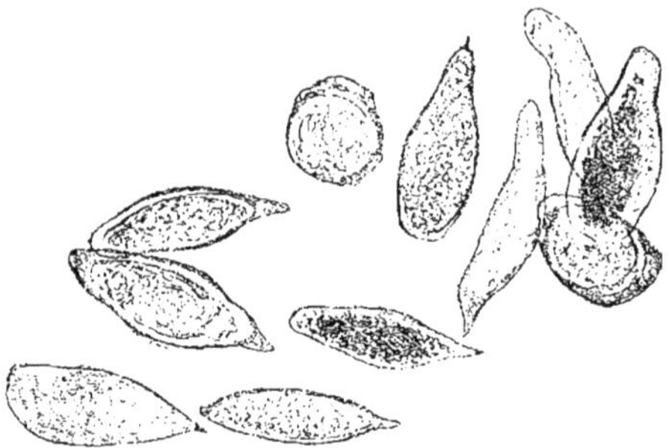

Fig. 59. — *Œufs de distoma hæmatobium.* — Dans quelques-uns on voit l'embryon. A gauche, une enveloppe vide et deux enveloppes avec un contenu calcifié. Gross. 250/1.

Cependant dans certaines circonstances, il est très important pour le diagnostic de constater la présence des œufs du *distoma*

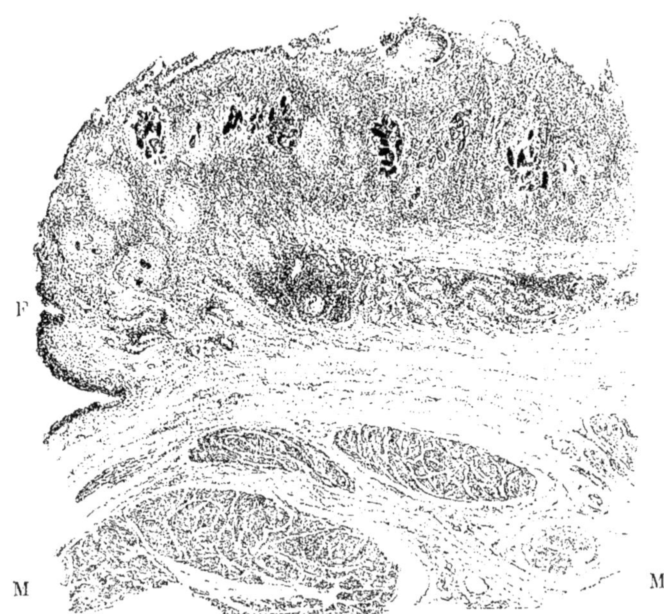

Fig. 60. — *Coupe de la muqueuse de la vessie qui a subi un épaississement notable par suite d'une inflammation chronique.* — En F, partie fongueuse parsemée de nids contenant des œufs de distoma hæmatobium. (Vaisseaux partiellement oblitérés.) Hyperplasie de la couche musculaire M, M'. Préparation colorée au violet et montée dans le baume (préparation due à l'obligeance de M. Koch). Gross. 250/1.

hæmatobium. Le microscope donnera dans ces cas des indications utiles; de même pour les altérations causées par le parasite dans la structure des muqueuses qu'il habite.

Les œufs sont ovalaires, allongés, presque fusiformes, avec une extrémité mousse et l'autre effilée en pointe. On y trouve l'embryon à ses différents stades, si l'œuf ne s'est pas encore vidé ou s'il ne s'est pas pétrifié par suite d'une infiltration calcaire. La présence de ces œufs dans les muqueuses, dont ils habitent les vaisseaux, détermine une grave inflammation chronique accompagnée d'une notable prolifération. Les vaisseaux frappés s'oblitèrent et la néoformation fibreuse qui entoure les œufs, le nid qui englobe les œufs, laisse à peine reconnaître son origine. Ces néoformations fibreuses existent en grand nombre là où il y a des œufs. Les ulcérations de la muqueuse de la vessie et des uretères sollicitent les précipités calcaires de l'urine, précipités qui recouvrent également la surface des coupes portant sur les parties enflammées.

D. — *Nématoïdes.*

Les vers arrondis plus ou moins longs que l'on trouve dans les différents points du corps humain offrent souvent l'occasion d'une étude microscopique destinée tantôt à déterminer leur présence, tantôt à rendre leur diagnostic plus certain.

Trichina spiralis. — Il est certain que la trichine est de tous les nématoïdes celui qui a la plus grande importance dans nos contrées. On la trouve dans les muscles striés de l'homme, du porc, des souris et quelquefois d'autres animaux domestiques, mais jamais on ne l'a observée dans le muscle cardiaque. Ce fait est important pour le diagnostic différentiel de quelques concrétions calcaires fréquentes chez le cochon ; si le cœur contient ces masses calcaires, on peut, à coup sûr, exclure la trichinose ; mais lorsqu'on n'en trouve que dans les muscles striés, les concrétions deviennent très suspectes.

La trichine de l'homme se trouve le plus souvent dans une capsule calcifiée visible déjà à l'œil nu sous la forme d'une strie courte et épaisse. Les trichines sont surtout nombreuses dans le voisinage des tendons. Le diaphragme et les muscles du cou en contiennent des masses. Le ver contenu dans chaque capsule ne représente que l'état asexué, non développé, de la *trichina intestinalis*, ver filiforme qui pénètre avec les aliments dans la partie supérieure du tube intestinal. La trichine, grâce aux mesures de police sanitaire, est devenue rare et est rarement mortelle; aussi l'occasion d'observer le parasite dans l'intestin grêle de l'homme est-elle également très rare. Il est cependant facile, en alimentant des animaux tels que lapins, souris, rats, d'obtenir des vers sexués qu'on

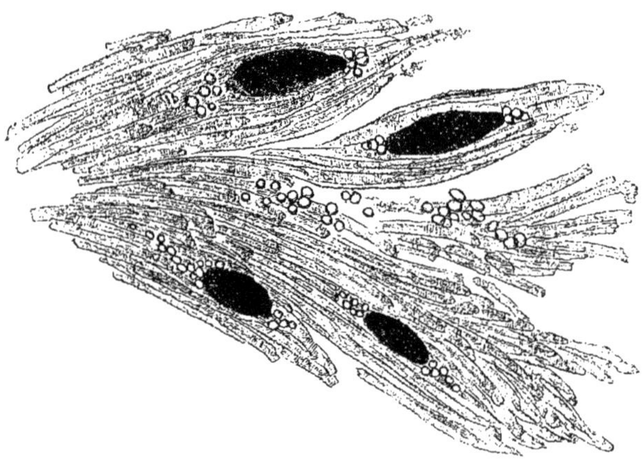

FIG. 61. — *Trichinose des muscles de l'homme.* — Fragment coupé aux ciseaux et légèrement dissocié avec les aiguilles. Infiltration graisseuse du tissu interfibrillaire, notamment au niveau des pôles des capsules calcifiées. Avec le grossissement employé, on ne voit pas encore la striation transversale.

trouve au bout de neuf jours dans la partie inférieure de l'intestin grêle. Pour les voir, on étale sur un porte-objet en couche mince une petite quantité du contenu intestinal, et on place la plaque de verre sur un fond noir; on dissocie encore quelque peu les amas qui persistent. Les vers sont déjà visibles à l'œil nu sous forme de filaments fins de 3 à 4 millimètres de long ; on arrive assez facilement à les pêcher à l'aide d'une aiguille et à les porter sur une lame dans une goutte d'eau.

La femelle est d'un tiers plus grosse que le mâle; la queue du mâle est munie de deux appendices latéraux. Les *embryons*, filiformes, abandonnent leur mère par l'orifice génital situé au niveau de son tiers supérieur ; entraînés dans les muscles ils s'y développent sous forme de trichine musculaire.

Les trichines musculaires dont les organes génitaux sont rudimentaires ont une tête effilée et muqueuse mousse. Ils occupent une capsule fibreuse, ordinairement calcifiée chez l'homme et développée aux dépens des fibres musculaires détruites. Cette capsule présente, vers ses pôles, un certain développement de tissu adipeux.

La structure de la capsule peut être le mieux étudiée sur le cochon où elle ne se calcifie presque jamais. Chacune ne contient

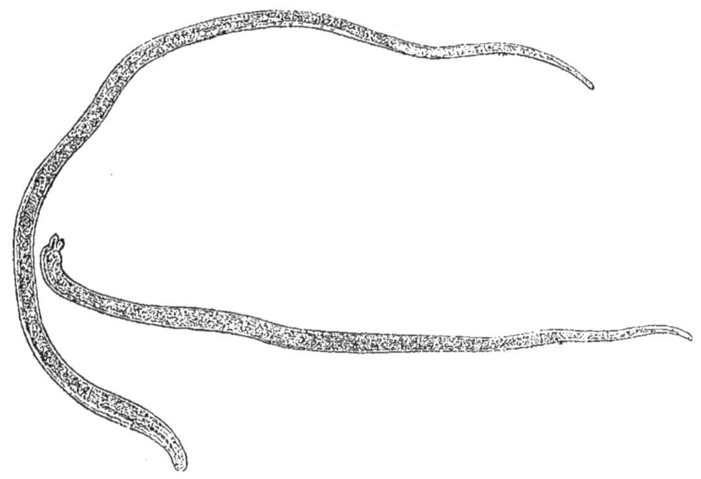

FIG. 62. — *Trichines intestinales.* — A gauche, trichine femelle ; le mâle plus petit, se distingue par la papille de son extrémité postérieure. Spécimen provenant de l'intestin d'une souris ayant ingurgité neuf jours auparavant de la viande trichinée. Eau. Gross. 50/1.

pour la plupart, qu'un seul ver ; il est cependant des cas où plusieurs trichines (on en a compté jusqu'à quatre) se partagent la même capsule.

Le kyste est formé de deux capsules emboîtées : une capsule interne, claire, presque homogène, assez fortement réfringente, qui

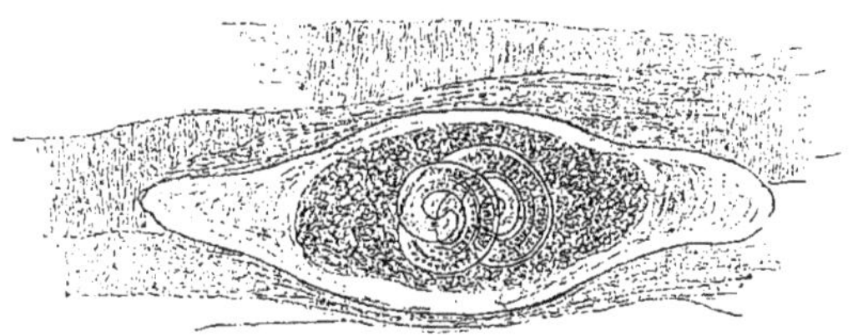

FIG. 63. — *Trichine musculaire du porc,* — dissociation. Le ver, enroulé sur lui-même, occupe une masse finement granuleuse ; sa capsule est brillante, non calcifiée. Chez l'homme, l'image est absolument identique si l'on a pris soin de dissoudre la chaux au moyen de l'acide chlorhydrique.

entoure le ver ; une capsule ou couche externe, conjonctive, qui n'est que le produit vasculaire d'une inflammation interstitielle chronique du tissu musculaire et la conséquence de l'invasion du parasite.

La trichine peut être extraite assez facilement hors de sa capsule, surtout dans les muscles de l'homme. En examinant soit avec une platine chauffante, soit en chauffant légèrement avec une lampe à alcool le porte-objet, on peut voir si l'animal est encore vivant et par conséquent apte à infecter un individu dans les conditions propices.

Pour obtenir une bonne préparation, il est nécessaire d'isoler complètement la capsule de toutes ses attaches musculaires, opération facile à pratiquer soit à l'œil nu, soit à l'aide d'un faible gros-

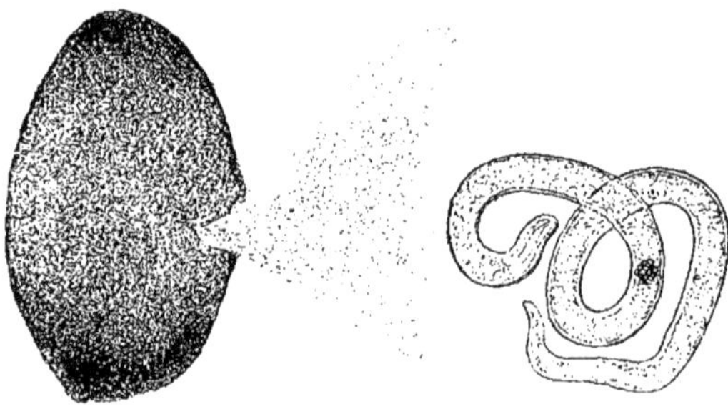

FIG. 64. — *Capsule isolée d'une trichine rompue par une légère pression au moyen de la lamelle.* — Le contenu légèrement granuleux et la trichine sont sortis. Dans le ver, la tache noire est nette ; la tête est pointue, l'extrémité caudale mousse. Gross. 100/1.

sissement. Lorsque quelques fibres musculaires demeurent attachées à la capsule, l'opération de la sortie de la trichine par pression douce exercée sur la lamelle peut manquer, en ce sens que le ver, au lieu de devenir libre, pénètre au milieu des fibres musculaires. Il est plus difficile d'obtenir cette sortie du ver en sectionnant une extrémité de la capsule. Avec la trichine, sort du kyste calcifié une bouillie finement granuleuse dont on ignore encore l'origine. Il s'agit peut-être d'un produit épithélial du parasite, ainsi que l'indiquent des cellules plates qu'on y trouve souvent.

La trichine elle-même peut subir la transformation calcaire ; le fait est plus fréquent chez le porc que chez l'homme. Même alors, la disposition des grains calcaires laisse encore reconnaître la forme du ver. Dans ce cas la capsule, même chez l'homme, n'est infiltrée que d'un petit nombre de granulations calcaires.

Au point de vue chimique, il existe une différence notable entre les deux calcifications, celle de la trichine s'effectuant par des dépôts de carbonate de chaux, celle de la capsule par du phosphate de chaux.

Méthode de recherches des trichines.— Le danger des parasites et l'impossibilité de reconnaître à l'œil nu leur présence dans les muscles du porc ont conduit à une recherche systématique des trichines, laquelle, appliquée correctement, peut les déceler même chez les animaux faiblement affectés.

Pour pouvoir examiner de grandes surfaces avec les faibles grossissements nécessaires, on a recours aux instruments connus sous le nom d'*appareils de compression.*

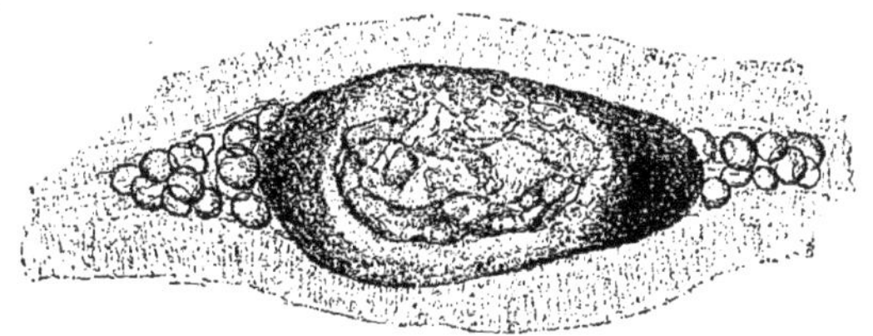

Fig. 65. — *Trichine calcifiée de l'homme*, provenant d'une coupe examinée dans l'eau. Gross. 75/1. La capsule peu décalcifiée laisse voir, par transparence, la trichine fragmentée et calcifiée.

On excise à l'aide de ciseaux de petites portions de muscle dont la plus grande étendue répond à la direction générale des fibres, et on les écrase entre deux lames porte-objets. Le grossissement de 50 diamètres, nécessaire pour un examen commode, s'obtient avec des lentilles dont la distance focale est assez notable. Il n'y a donc pas d'inconvénient à se servir de deux lames (et non pas d'une lame

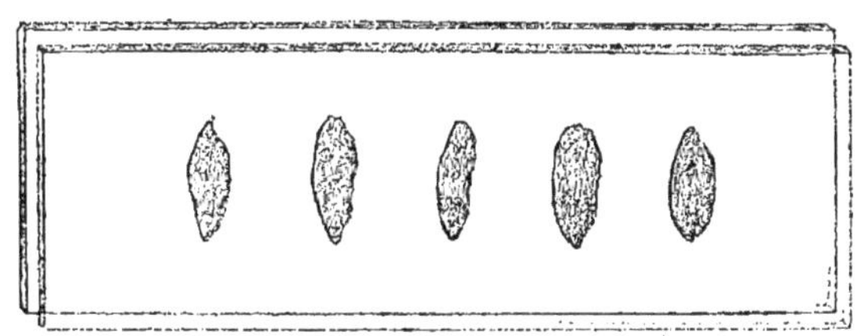

Fig. 66. — *Schéma d'un appareil de compression à l'abattoir central de la ville de Berlin.*

et d'une lamelle). Si pendant l'examen il est nécessaire d'isoler quelques portions, il n'est pas difficile d'enlever le fragment de la préparation et de lui faire subir les manœuvres utiles pour permettre l'examen à un fort grossissement.

On emploie des appareils de compression construits d'après les indications d'Hertwig et constitués par deux larges plaques de vitre de 21,5 centimètres de long sur 5,5 centimètres de large. L'une sert de porte-objet et l'autre de lame couvre-objet ; à leurs extrémités ces deux plaques sont percées chacune d'un trou dans lequel on peut introduire un pas de vis qui permet la compression réciproque des deux lames. L'espace compris entre les deux vis est divisé sur le porte-objet en vingt-quatre divisions d'un centimètre carré chacune, chaque carré étant numéroté.

Dans chacun des carrés on place le fragment à examiner, on prend six fragments de chaque muscle : six fragments de diaphragme, six des muscles du larynx, six de l'abdomen, six des intercostaux, placés successivement dans les numéros correspondants, de cette manière, la recherche peut exactement être contrôlée. S'il y a quelque doute sur les résultats, le diagnostic étant rendu difficile par la présence de parasites morts et calcifiés ou pour tout autre motif, il faut dissocier complètement l'îlot musculaire incriminé et éviter ainsi toutes les causes d'erreur.

Ce qu'on trouve le plus ordinairement sont des tubes de *psorospermies,* des *actinomycètes* et des concrétions calcaires d'origine inconnue.

Le *distoma musculaire* de Duncker (1) est un parasite très rarement observé.

Autres vers nématoïdes. — Les autres vers nématoïdes qui habitent le corps humain sont en si grand nombre qu'au point de vue du diagnostic microscopique, on n'en peut considérer que les œufs et par conséquent les embryons, dont l'existence est parfois d'une grande importance clinique. C'est ainsi que la présence des œufs de l'*ankylostome duodénal* dans la garde-robe de malades atteints d'*anémie essentielle* propre à certaines contrées (anémie des ouvriers des tunnels (Saint-Gothard), chlorose d'Égypte, anémie des briquetiers) explique tous les accidents observés.

On trouve également dans le sang de l'homme, surtout pendant la nuit, les embryons d'une filaire, la *filaria Brancrofti* désignée sous le nom de *Filaria sanguinis.* On ne sait pas grand'chose sur ces parasites qu'on rencontre notamment dans les pays tropicaux. Nous n'en donnerons pas les figures (2) parce que les images publiées par Lewis ne peuvent pas être reproduites et que nous n'avons pas eu de pièces à notre disposition.

(1) Voy. Davaine. *Ibid.*, p. LXXVI. Distome lancéolé.
(2) Davaine. *Loc. cit.*, p. 793.

Les plus gros œufs de cette classe appartiennent aux vers annulaires les plus volumineux de l'homme, à l'*ascaris lombricoïde.*

A l'état frais, ces œufs sont entourés d'une enveloppe albumineuse, gélatiniforme, transparente et qui devient brunâtre, trouble, sous

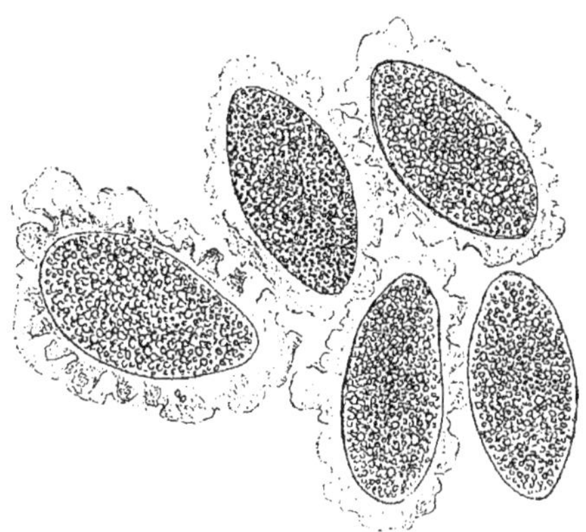

Fig. 67. — *Œufs d'ascaride lombricoïde*, provenant d'une femelle d'ascaris, examinés dans l'eau. L'enveloppe gélatineuse transparente est gonflée, dentelée; à droite œufs sans enveloppe. Examen dans l'eau. Gross. 250/1.

l'influence du contenu intestinal. Le développement embryonnaire se fait très lentement. Dans l'œuf fraîchement pondu, comme on le trouve dans le contenu intestinal, on ne voit qu'un vitellus granuleux.

Les œufs de l'*ankylostome duodénal* sont très favorables à l'étude du développement embryonnaire. Déposés dans la matière humide, ils se développent à la température ordinaire de la chambre et passent à l'état d'embryons libres. Comme les embryons se trouvent très nombreux dans les selles des individus atteints d'ankylostome duodénal, on peut, en prélevant tous les jours des gouttes de la culture ainsi établie, suivre à l'aide de forts grossissements la marche du développement des embryons. Mais il faut bien savoir que les œufs d'une même selle ne sont pas tous à la même phase du développement et peuvent différer entre eux de plusieurs jours.

Les œufs de l'*oxyure vermiculaire* ne sont pondus que lorsque la formation de l'embryon est déjà assez avancée. On trouve assez souvent dans la coque ovoïde, fortement réfringente et à double contour, un embryon à forme de têtard, lorsque le contenu n'est pas détruit.

Les plus petits œufs sont ceux qui appartiennent au *trichoce-*

phalus dispar ; ils se distinguent par leur forme parfaite en citron. Cette forme est due au prolongement polaire brillant de la coque

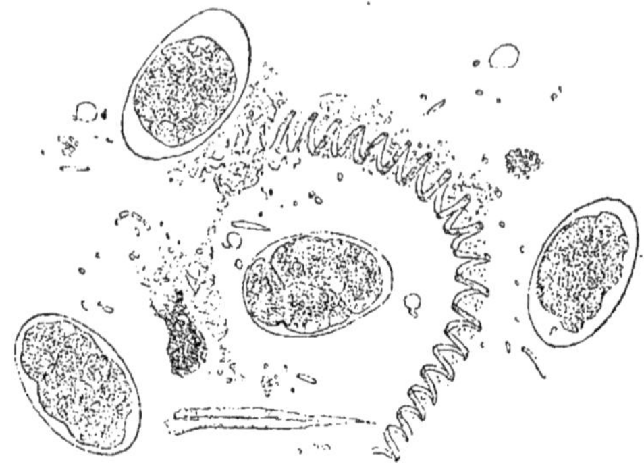

Fig. 68. — *Œufs de l'ankylostome duodénal* dans différents stades de division. L'œuf qui occupe le centre de la figure est le plus jeune. Dans le voisinage fragments de végétaux indigestes. Spécimen provenant des selles d'un ouvrier briquetier. Gross. 250/1.

de l'œuf. La coque est complètement remplie par le vitellus, car au moment de la ponte, il n'y a pas encore trace d'embryon.

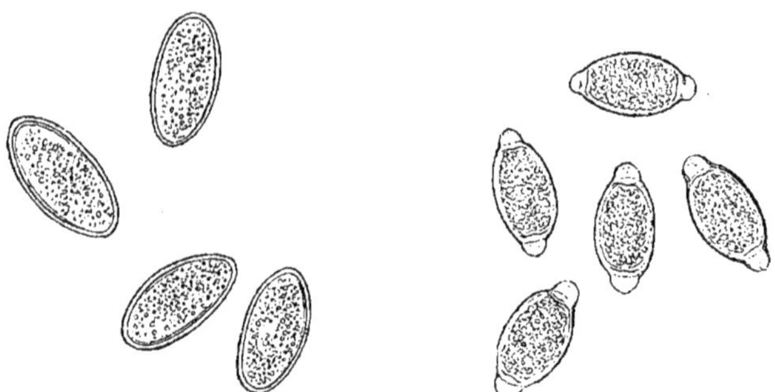

Fig. 69. — *Œufs d'oxyure vermiculaire*, examen dans l'eau. Gross. 250/1.

Fig. 70. — *Œufs de trichocephalus dispar*, examen dans l'eau.

Les figures de tous ces œufs de parasites ont été données d'après des photographies faites à un même grossissement (250/1). Elles sont donc toutes comparables entre elles.

E. — *Arachnoïdes.*

Il n'y a guère, dans cette classe, que le *Pentastoma denticulatum* qui offre quelque intérêt pour l'histologiste. Ce ver se rencontre assez fréquemment dans les organes abdominaux et dans les poumons; mais le foie est son siège de prédilection. On le trouve sous la capsule de Glisson, plus rarement dans le parenchyme de l'organe où il est enkysté dans une capsule fibreuse épaisse d'un millimètre, produite aux dépens de l'organe atteint.

Le plus souvent l'animal est mort et calcifié, mais en l'extrayant avec soin de sa capsule, on peut déterminer son espèce même dans cet état ; on n'a qu'à décalcifier pour voir chaque partie de sa cuirasse de chitine constituée par des anneaux dentés. L'extrémité céphalique est pourvue de quatre crochets forts, articulés, qui, réunis à l'orifice buccal, forment les cinq orifices qui ont donné son

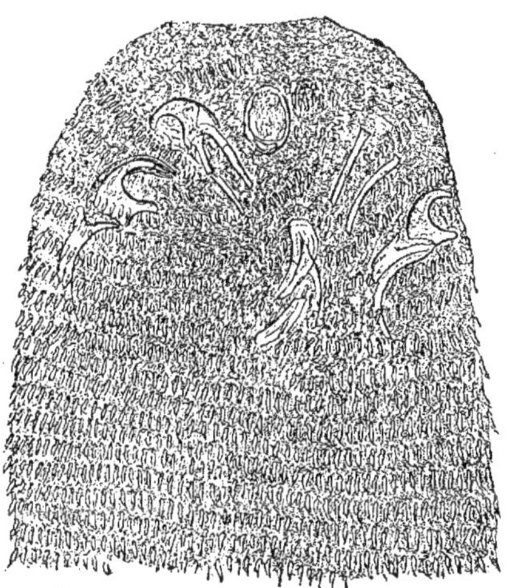

FIG. 71. — *Pentastome denticulé*, extrémité céphalique ; les crochets sont lésés, ou même morts et calcifiés, provenant d'un foie. Dissolution des sels calcaires par l'acide chlorhydrique dilué. Gross. 50/1.

nom à l'animal. Si l'on réussit à isoler le ver (long de 3 à 4 millimètres) hors de son kyste, lorsqu'on décalcifie par l'acide chlorhydrique, un grand nombre de bulles gazeuses se dégagent qui peuvent empêcher l'examen. Pour obvier à cet inconvénient, il suffit de soulever à plusieurs reprises la lamelle couvre-objet.

TROISIÈME PARTIE

EXAMEN HISTOLOGIQUE DES MODIFICATIONS LES PLUS IMPORTANTES DES SYSTEMES ET DES ORGANES

---

§ 1. — **Le sang. La lymphe et les ganglions lymphatiques. La rate et la moelle des os.**

On peut décrire simultanément les procédés d'examen des lésions atteignant ces différentes parties, car il existe une étroite relation entre leurs altérations ; d'ailleurs la technique à suivre est à peu près la même.

Les méthodes microscopiques ne sauraient mettre en évidence toutes les modifications subies par le sang. Il faut, pour en compléter l'étude, avoir recours aux examens chimiques et colorimétriques. Toutefois, dans la plupart des maladies du sang proprement dites, ces méthodes donnent des résultats assez nets pour permettre à l'examen d'une petite quantité du liquide sanguin, extraite de la pulpe du doigt, de caractériser cliniquement la maladie en question.

Les éléments constitutifs qui ont leur importance dans l'examen microscopique du sang sont les *globules* et la *fibrine*. Il faut également citer les *plaquettes sanguines* qui sont de petits disques incolores et peu résistants qui jouent un certain rôle dans la coagulation du sang. Leur rôle physiologique n'est pas encore bien établi. Nous connaissons moins encore leur rôle pathologique. Il en est de même pour les petites granulations que l'on trouve dans le sang.

Quant à la fibrine que nous retrouverons lors de l'étude des thrombus, nous avons déjà appris à la connaître (voir p. 134). Les différences quantitatives de la fibrine déterminées par les modifications pathologiques du sang n'influent en rien sur son aspect microscopique. Au contraire, les modifications qualitatives et quantitatives des globules rouges du sang sont, à ce point de vue, de la plus grande importance.

Ce sont les *globules rouges* qui, dans le sang normal, prédominent. Lorsqu'on les examine dans un sang non dilué, ils présentent la tendance bien connue à s'empiler; leur forme est celle de disques biconcaves, elle ne se modifie qu'à la suite d'échanges endosmotiques; les globules peuvent devenir alors crénelés ou mûriformes.

Les *globules blancs* dont nous avons déjà étudié (p. 112), à l'occasion du pus, les différentes propriétés, affectent avec les globules rouges un rapport numérique qui oscille entre 1/1000 et 1/450, chiffre qui peut subir des variations parallèles à l'augmentation et à la diminution périodiques de l'assimilation.

Sur le cadavre, ces différences numériques varient dans des limites encore plus larges. Le poids des globules rouges les entraîne dans les parties déclives des vaisseaux, tandis que les globules blancs s'accumulent en amas, par suite de leur viscosité et de la coagulation du sang; d'où il résulte que les proportions d'éléments sanguins, dans une gouttelette de sang donné, sont d'un contrôle très difficile. Il faut donc, alors qu'il s'agit de l'examen du sang sur le cadavre, bien considérer l'aspect macroscopique du sang, enquête qui donne déjà des indications sur la constitution du sang en un point donné.

Les *petites granulations blanchâtres* qu'on aperçoit à la loupe dans le sang d'un cadavre ayant succombé à une affection qui augmente le nombre de globules blancs, méritent une attention toute spéciale, car elles sont formées de leucocytes accumulés en amas.

Les résultats les plus certains ne peuvent être obtenus qu'avec l'examen du sang vivant. Il est facile d'obtenir la quantité suffisante en piquant, après nettoyage, la pulpe du doigt à l'aide d'une aiguille désinfectée, aseptique. La numération des globules du sang rend possible la détermination absolue de leur nombre, ainsi que la proportion comparative des hématies et des globules blancs. L'appareil le plus parfait pour la numération des globules blancs est l'instrument fabriqué par Zeiss, d'Iéna, sur les indications de Abbe et de Thoma. Cet appareil est composé de différentes parties empruntées aux appareils de Malassez, Potain, Hayem et Gowers. La constitution de cet instrument et les règles qui président à son emploi ont pour but d'éviter les nombreuses causes d'erreur (1).

Les *modifications quantitatives* des corpuscules du sang sont dues à l'augmentation relative ou absolue tantôt des globules blancs, tantôt des globules rouges. L'augmentation réelle des hématies n'est pas encore connue; ce n'est que lorsque le sang s'épaissit par déshydratation qu'on trouve un nombre de globules rouges supérieur au chiffre donné par la même quantité d'un sang normal; dans ces cas l'augmentation n'est donc que relative.

Il en est de même pour la diminution du nombre des globules blancs. Cette modification est peu importante en ce qu'elle n'atteint jamais un degré notable.

Dans les états cachectiques (2), s'il est vrai que les globules blancs diminuent de nombre, il en est de même pour les globules rouges. Au contraire, de grands écarts se montrent lors de la diminution des globules rouges avec augmentation absolue du nombre des leucocytes.

Quand le nombre des globules blancs augmente secondairement à des pertes de sang ou comme conséquence de graves affections fébriles ou cachectiques, il se produit en même temps une diminution des globules rouges. Cet état transitoire du sang porte le nom de *Leucocytose*.

On oppose à cette modification secondaire du sang, une affection caractérisée par une augmentation persistante et progressive des globules blancs, constituant ainsi l'élément primordial d'une maladie appelée *leucémie* ou *leucocythémie*. Dans les formes graves de cette affection, les corpuscules rouges peuvent également diminuer de nombre et descendre à un taux égal à celui des leucocytes.

Dans la *pseudo-leucémie*, l'augmentation des globules blancs n'est que relative à la suite d'une diminution peu importante du nombre ou de la richesse hémoglobinique des globules rouges.

L'*anémie pernicieuse progressive* est caractérisée par une diminution du nombre des hématies. Cette diminution, qui peut aller très loin, s'associe à l'augmentation du volume ainsi que de la teneur hémoglobinique de certains globules rouges. Dans cet état, on peut constater aussi une diminution peu importante du nombre des leucocytes.

(1) LYON et THOMA. *Virchow's Arch.*, vol. 84, p. 131.

(2) HAYEM. *Du sang et de ses altérations anatomiques.* Paris, 1889. -- ALEXANDRE. *De la leucocytose dans les cancers.* Th. Paris, 1887. G. Steinheil, éditeur.

Dans les *anémies secondaires* consécutives aux maladies chroniques les plus diverses, aussi bien qu'aux pertes hémorrhagiques prolongées (ankylostome duodénal), le nombre des globules rouges est souvent diminué, et l'hémoglobine fortement amoindrie avec leucocytose relative.

Les *modifications qualitatives* des globules rouges concernent leur volume, leur forme, leur contenu hémoglobinique et leur noyau.

Sous le nom de *microcytes*, on décrit des éléments plus petits et plus riches en hémoglobine que les éléments normaux. Mais la valeur de ces formes, de même que celles décrites sous le nom de *poikilocytes*, doit être acceptée avec réserve, parce que les hématies sont très sensibles aux différentes causes vulnérantes. Une manœuvre inhabile de préparation suffit pour produire des images globulaires rappelant celles causées par les *brûlures* ou les *intoxications*.

Les poikilocytes sont des globules rouges très variables de forme ; ils peuvent être en massue ou piriformes, dentelés ou en biscuit, contenant de l'hémoglobine et dépourvus de noyau. On les peut rencontrer dans les mêmes conditions que les microcytes, c'est-à-dire dans les anémies.

Les *modifications dans le contenu hémoglobinique* s'observent sur des globules rouges régulièrement formés, dans l'anémie pernicieuse progressive, où les globules rouges sont colorés d'une manière très intense, et dans la chlorose, où les hématies sont d'une pâleur frappante. Certaines intoxications aiguës déterminent une diffusion de l'hémoglobine dans le plasma qu'elle colore, pour de là s'éliminer par l'urine.

Une partie des hématies peuvent perdre leur coloration au point de nécessiter un examen attentif avec la vis micrométrique, si l'on veut reconnaître leur squelette vide nageant dans un liquide légèrement jaunâtre.

La modification la plus frappante subie par les corpuscules rouges consiste dans la présence d'un *noyau* à leur intérieur, état qu'on observe régulièrement pendant la vie embryonnaire et dans la moelle osseuse. Ces précurseurs des disques normaux du sang ont, contrairement à l'élément adulte, une forme sphérique avec un protoplasma coloré d'une manière homogène et un noyau granuleux, rarement double, occupant tantôt le centre, tantôt la périphérie de la cellule hémoglobinique.

Les *modifications qualitatives* des corpuscules blancs du sang se rencontrent dans les affections *leucocythémiques* opposées, comme on le sait, par Virchow à la *leucocytose*. On trouve, en effet, des éléments blancs qui se distinguent très nettement des leucocytes ordinaires. Ces derniers sont, après la mort, des cellules sphériques finement granuleuses, une fois et demi environ plus volumineuses que les hématies, et leurs noyaux multiples (3 à 7) facilement colorables, ne sont pas nucléolés. Ces nombreux noyaux sont les produits d'une destruction globulaire et non pas le résultat d'une multiplication nucléaire. Au contraire, les cellules de la lymphe, relativement rares dans le sang normal, sont en général beaucoup plus petites et possèdent un beau noyau nucléolé.

Dans certains cas de leucocythémie, caractérisés par Virchow sous le nom de *leucémie lymphatique*, on trouve dans le sang des corpuscules lymphatiques ainsi que d'autres petits éléments propres aux ganglions lymphatiques, à protoplasma étroit, réduit à une simple bandelette périphérique.

Dans la *leucémie splénique*, que Virchow oppose à la leucémie lymphatique, le rapport numérique entre les corpuscules rouges et les blancs est rompu grâce à la présence de cellules relativement grandes, pourvues d'un ou deux volumineux noyaux, ayant dans leur aspect une grande ressemblance avec les cellules de la pulpe splénique. Dans ces deux formes, la prédominance des cellules lymphatiques ou spléniques est assez nette pour permettre, d'ordinaire, une classification exacte de la maladie.

Outre ces leucocytes dont nous venons de parler, on rencontre encore, dans les maladies infectieuses, des globules blancs qui ont subi une considérable augmentation de volume par suite de la pénétration dans leur intérieur de globules rouges (voy. fig. 72). Ces éléments se trouvent le plus fréquemment dans la rate et dans la moelle des os.

Pour en terminer avec les modifications subies par les éléments cellulaires du sang, il nous reste encore à mentionner la présence de *pigment* dans les leucocytes, et en petite quantité dans le plasma. Cette lésion, connue sous le nom de *mélanémie*, se rencontre principalement dans le cours de l'impaludisme.

Les modifications qui portent sur la *partie liquide du sang* sont très variées. Tout d'abord on trouve, dans la leucocythémie, des cristaux spéciaux décrits pour la première fois par Neumann dans cette affection ; on les désigne sous le nom de cristaux de Charcot-Leyden. Ils existent régulièrement dans la moelle des os, et ne se forment dans le sang des leucocythémiques qu'après la mort.

Les *micro-organismes* qui peuvent circuler dans le sang sont bien plus nombreux qu'on pourrait le croire. Il est vrai que pendant de longues années on ne connaissait guère que les *bâtonnets du charbon* et les *spirilles de la fièvre récurrente*. Toutes les autres variétés étaient comprises dans les déchets des corpuscules sanguins. Il n'est pas toujours possible de mettre en évidence dans le sang, par l'action de la soude ou des couleurs d'aniline, les microcoques

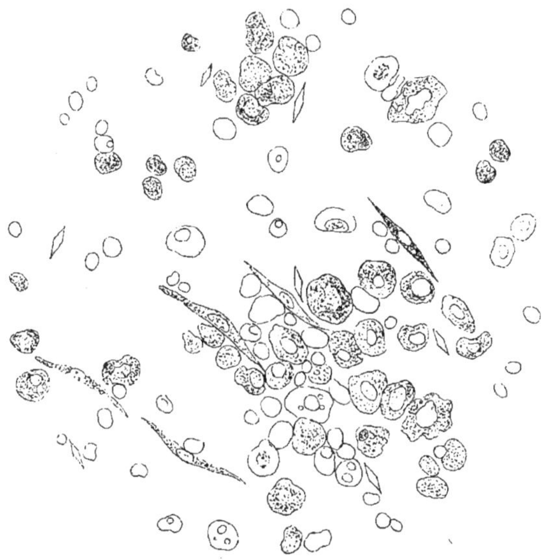

FIG. 72. — *Dissociation de la moelle osseuse rouge dans un cas de leucocythémie.* — Gross. 300/1. Cellules de la moelle osseuse en partie remplies de granulations graisseuses. Cellules fusiformes des capillaires. Globules rouges nucléés. Cellules contenant dans leur intérieur des globules rouges. Globules rouges de différentes grandeurs. Noyaux libres. Cristaux de Charcot-Leyden.

qui existent en amas considérables sur les *végétations endocarditiques* ; cela tient à la présence simultanée de granulations colorables par l'aniline et de celles qui résistent à la coloration. Par contre, il est possible de trouver dans le sang, lors de la tuberculose miliaire aiguë, les *bacilles de la tuberculose*, grâce à leurs propriétés spéciales de coloration. Nous ne saurions trop rappeler qu'il faut préparer un grand nombre de lamelles dans ce but.

Certains auteurs auraient rencontré dans le sang les *bacilles de la lèpre*. Cependant ce serait se livrer à un travail infructueux que de pratiquer de pareilles recherches au début de ses études microbiques.

En même temps que les lésions déjà signalées du sang, la leucocythémie s'accompagne d'altérations des ganglions lymphatiques ou de la rate, ou même des deux séries d'organes simultanément; mais ces lésions sont toujours accompagnées de modifications constantes dans la structure de la moelle osseuse. On a même décrit une *forme myélogène* de la leucocythémie pour les cas où les lésions de la moelle des os étaient très accentuées. On ne sait pas encore si le point de départ de cette forme myélogène est dans la moelle; ce qu'on peut affirmer, c'est que, dans ces observations, les gros leucocytes du sang ressemblent singulièrement aux cellules lymphoïdes de la moelle osseuse.

Il nous faut encore examiner le rôle destructeur des globules rouges joué assez souvent par ces organes lymphoïdes. Leurs cellules contiennent souvent, en effet, dans leur intérieur des globules rouges ayant perdu, pour une raison quelconque, leur fonction, et elles transforment ces globules rouges en pigment sanguin.

Lorsqu'il existe un foyer hémorrhagique en un point donné du corps, on voit bientôt les ganglions lymphatiques de la région se remplir de globules rouges. Dans les diverses intoxications (chlorate de potasse, sels de mercure, etc.), qui déterminent en même temps de l'hémoglobinurie, ou constate souvent la forte tuméfaction de la rate causée par le dépôt dans ses éléments des parties constitutives du sang; d'où la coloration brune de cet organe. Il en est de même pour les différentes formes d'anémie où les gan-ganglions lymphatiques, la rate et la moelle osseuse, contiennent des éléments sanguins (fig. 72).

Comme il est très intéressant de connaître l'état des organes dans les autopsies d'individus ayant succombé à une maladie du sang, il importe d'en pratiquer l'examen microscopique, et d'étudier comparativement le sang, la *moelle osseuse* et la *rate*. Pour obtenir des préparations comparatives, il suffit de préparer des lamelles de sang frais sans rien ajouter, ou en diluant légèrement la couche de sang avec une solution de sel marin.

Lorsqu'on veut étudier uniquement les leucocytes, il est bon d'ajouter à la préparation de l'eau pure et de faire agir ensuite l'acide acétique dilué. Quant à la moelle osseuse, à la rate et aux ganglions lymphatiques, les préparations par dissociation rendent de grands services. Il est inutile d'insister sur l'importance de l'examen microscopique. Il est facile de distinguer les moelles osseuses pauvres en graisse (*moelles rouges*) et les moelles graisseuses (*jaunes*); les follicules et les cordons lymphatiques, les trabécules et les follicules spléniques ; on peut, de la sorte, faire à l'œil nu un choix méthodique des points que l'on veut examiner.

Pour colorer le sang, la lymphe, les portions de rate, la moelle osseuse, pour mettre en évidence les leucocytes, on prépare des lamelles comme il a été indiqué page 39. Les lamelles chargées de moelle osseuse doivent tout d'abord être dégraissées (voy. p. 40). Les objets sont chauffés à 120° pendant une heure. On peut opérer à l'étuve ou sur une tablette métallique.

On obtient cette température en chauffant une des extrémités de la platine chauffante. Pour régler la température, on place sur la plaque métallique un thermomètre fixé par une petite quantité de sable.

On traite ensuite comme pour une coloration de bactéries.

De tous les mélanges colorants donnés par Ehrlich, nous ne mentionnerons que les solutions suivantes :

Solution A.— Éosine cristallisée, nigrosine et *aurantia* āā qu'on écrase, suivant l'ordre que nous venons de dire, dans un mortier rempli de trois fois leur volume de glycérine. Triturer au moins une demi-heure.

Le tout, mis dans un flacon, est chauffé 10 ou 12 jours à 60°. La solution est de consistance sirupeuse.

Solution B. — On prend 120^{cc} d'une solution aqueuse d'orange G qu'on mélange avec une égale quantité de fuchsine acide (sulfo-rosanilinate de soude contenant 20 0/0 d'alcool) ; on ajoute au tout 75^{cc} d'alcool absolu ; ensuite, on y verse par petites gouttes et en agitant continuellement 125^{cc} d'une solution aqueuse saturée de vert de méthyle cristallisé.

Comme dans les premiers temps des précipités et des dissociations se produisent dans ce mélange, il ne faut l'employer qu'après un repos de plusieurs mois ; et même alors on ne doit puiser le liquide que vers le centre du flacon et à l'aide d'une pipette absolument sèche.

On étale le liquide par gouttes sur la lamelle qu'on veut examiner.

Pour faire agir les colorants, on place une série de lamelles, comme à l'ordinaire, soit dans un bain de matière colorante, soit en étalant à la surface de chaque lamelle une grosse goutte du réactif. C'est cette dernière méthode qu'on doit employer, surtout s'il s'agit de la solution A. La glycérine, en effet, s'oppose à toute évaporation.

Après une coloration intense, on lave simplement à l'eau, puisqu'il n'y a pas de surcoloration, on sèche la lamelle, et l'on monte dans le baume. Suivant l'action de la matière colorante sur les cellules et leurs granulations, Ehrlich divise les éléments cellulaires en cellules *éosinophiles* et cellules *neutrophiles*.

La solution A colore : les globules rouges en jaune ; les noyaux en noir ; les granulations éosinophiles en rouge pourpre ; les autres granulations ne sont pas colorées.

La solution B colore : les globules rouges en jaune allant jusqu'à l'orangé ; les noyaux en violet foncé ou en vert clair ; les granulations neutrophiles en violet ou rouge clair suivant l'âge de la solution.

Les *cellules éosinophiles* sont en petit nombre dans le sang normal et dans la leucocytose ; elles sont, au contraire, très nombreuses dans la leucocythémie.

Les granulations neutrophiles se rencontrent régulièrement dans les cellules blanches à plusieurs noyaux du sang normal. On les trouve constamment, à l'état pathologique, dans les grandes cellules uninucléaires de la moelle des os (myélocytes de Ehrlich) ; on ne les rencontre dans le sang en grande quantité que dans les cas de leucocythémie à grandes cellules.

Les modifications des *ganglions lymphatiques* qui subissent une hypertrophie considérable dans la leucocythémie sont dues à une hypertrophie de leurs éléments cellulaires avec augmentation correspondante de la trame conjonctivo-vasculaire.

Il en est de même pour la *moelle osseuse* où l'on trouve une hyperplasie lymphatique telle, que tout l'espace pris par la graisse disparaît et que la coloration jaune opaque de la moelle normale des os longs adultes devient d'un rouge plus ou moins blanchâtre. Lorsque les lésions hématiques font des progrès, la moelle devient jaunâtre, blanc verdâtre et perd de sa consistance (1). La fig. 72 donne l'image des éléments constitutifs d'une pareille moelle.

De même que pour la moelle des os, on trouve parfois une hyperplasie très avancée de la *rate* ; suivant la durée de la maladie, la rate, ainsi que les ganglions lymphatiques, subissent un processus d'induration qui doit être considéré comme ayant pour cause une inflammation du tissu fibreux. A mesure que la consistance de l'organe augmente, les cellules parenchymateuses diminuent ; aussi, les préparations obtenues par dissociation ne sont plus suffisantes et il est nécessaire d'avoir recours aux coupes méthodiques, ce qui n'est guère possible sans durcissement préalable. L'acide chromique et l'alcool présentent des avantages à ce point de vue ; l'acide chromique, en ce qu'il décalcifie en même temps qu'il durcit, l'alcool en donnant plus rapidement encore à la pièce la consistance nécessaire.

Il est bon de noter en terminant que les méthodes d'examen qui précèdent peuvent être utilement employées lors de l'étude de toute la pathologie des tissus ou organes auxquels est consacré le présent chapitre.

(1) Pour une bonne préparation, mieux vaut prendre un os court ou une côte ; en serrant dans un étau le fragment osseux, on obtient une suffisante quantité de substance médullaire.

§ 2. — Les Vaisseaux.

Toutes les parties du système vasculaire, peuvent présenter des manifestations pathologiques. La structure histologique de ces lésions dépendra donc de la texture normale des parties atteintes.

On distingue dans les artères et les veines, trois tuniques, la membrane interne, la tunique moyenne, et l'adventice. Pour se résoudre en capillaires les artères perdent d'abord leur tunique moyenne puis leur membrane adventice. De même, pour se transformer en veines, les capillaires trouvent d'abord une tunique adventice puis gagnent une membrane moyenne musculo-élastique.

Dans les différentes parties de l'arbre vasculaire, chacune de ces trois couches offre une inégale distribution. Au niveau de l'aorte, alors même que ce vaisseau est peu développé, comme on le voit souvent chez des individus malingres, la tunique moyenne et l'adventice forment des couches difficiles à séparer les unes des autres et donnent une surface de section assez notable. Au contraire l'épaisseur de la paroi d'un capillaire est normalement si minime que même à l'aide d'un fort grossissement on peut à peine le reconnaître.

L'endartère, qui est représentée dans l'aorte et dans les gros vaisseaux par une membrane conjonctive d'une certaine épaisseur, diminue de plus en plus à mesure qu'on s'approche des capillaires au niveau desquels elle se réduit à une couche unique d'un endothélium très mince.

Ce tube endothélial a une importance au point de vue histologique ; il diffère de l'endothélium des gros troncs artériels ou veineux. Cette membrane fine que forme l'endothélium peut tomber après la mort et disparaître. Il demeure cependant dans les vaisseaux assez d'intima pour donner quelques bonnes indications.

Plus l'endartère diminue d'épaisseur et plus les fibres élastiques apparaissent nombreuses à côté des fibres conjonctives collagènes et solubles dans l'acide acétique.

Au niveau des artères moyennes, la formation des fibres élastiques s'accuse surtout, dans l'endartère, sur les confins de la membrane moyenne. Elles y forment une lame fenêtrée; sur une coupe transversale, c'est-à-dire perpendiculaire à l'axe du vaisseau, on voit cette lame élastique interne dessiner une ligne festonnée, brillante. Voyez la fig. 73 qui est des plus caractéristiques et comprend également la couche conjonctive sous-endothéliale.

La couche musculaire de la tunique moyenne atteint son plus grand développement au niveau des artères de volume moyen. La membrane moyenne de ces vaisseaux manque même presque totale-

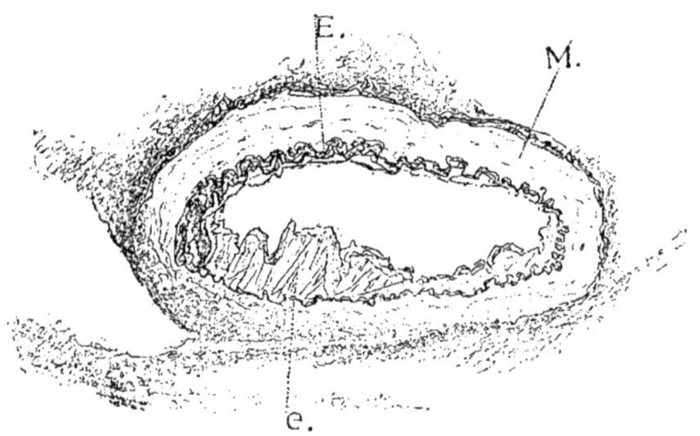

Fig. 73. — *Coupe transversale d'une artère rénale* traitée par l'acide acétique ; la tunique interne est en grande partie déchirée par le rasoir.

M, tunique moyenne. E, lamelle élastique (*lame élastique interne*) très festonnée de la tunique interne, vue de champ en *e*.

ment de fibres élastiques, de sorte que le calibre et la tension vasculaire sont réglés à peu près exclusivement par les fibres-cellules contractiles.

La tunique adventice ne joue qu'un rôle secondaire. Elle unit les vaisseaux aux organes. Cette membrane fait défaut dans les points où les vaisseaux sanguins les plus ténus se mettent en contact direct avec les cellules nobles dont ils doivent assurer les échanges nutritifs.

Sur les coupes destinées aux recherches microscopiques on rencontre partout des vaisseaux sectionnés dans tous les sens. On doit bien s'exercer à l'examen des différents aspects que ces coupes présentent afin de ne pas prendre pour des lésions pathologiques certaines dispositions normales.

Sur les coupes longitudinales atteignant des troncs vasculaires d'un certain volume, la direction suivant laquelle on coupe les deux parois toujours parallèles du tube a une grande importance, lorsqu'on veut juger la disposition réciproque des tuniques vasculaires. Pour avoir une vue d'ensemble simple, il faut, lorsqu'il s'agit de vaisseaux un peu volumineux, pratiquer toujours des coupes perpendiculaires à l'axe, les coupes obliques exposant souvent à des erreurs. Dans les coupes obliques les tuniques épaisses prennent une importance très exagérée par rapport aux parois plus minces.

Ces considérations s'adressent surtout aux coupes d'organes, dans lesquelles les plans varient nécessairement. Les coupes longitudinales sont d'ordinaire plus faciles à comprendre. Dans les cas douteux il est bon d'ajouter un peu d'acide acétique qui met en évidence les longs noyaux des fibres musculaires. Sur une pareille coupe, on voit les noyaux musculaires dirigés transversalement tandis que les noyaux de l'endartère sont longitudinaux.

Les états pathologiques du système vasculaire se composent, au point de vue microscopique, de lésions dépendant d'une part du sang et de l'autre du tube vasculaire lui-même. Partout où la surface endothéliale est lésée, le sang se coagule, et lorsque la circulation est interrompue dans les gros vaisseaux, on sait qu'il s'y forme des *caillots*. Le sang ne se coagule pas dans les capillaires.

Les *thrombus* formés pendant la vie se distinguent des caillots agoniques par leur plus grande épaisseur et par la prédominance des globules blancs dans les thrombus. On distingue en outre sur les thrombus, déjà visible à l'œil nu, la stratification du caillot dont les couches blanches ne semblent constituées que par des leucocytes. Dans les thrombus frais, on trouve réunies toutes les parties constitutives du sang, le sérum excepté, bien entendu ; mais au fur et à mesure que le coagulum se modifie, nombre de ces parties disparaissent progressivement.

La *fibrine* et les *éléments cellulaires* du sang subissent des processus régressifs qui les transforment, surtout les globules rouges, en un *pigment foncé;* le stroma du globule rouge se recroqueville progressivement, et lorsqu'on dissocie les globules dans une goutte d'eau salée, on les aperçoit sous forme d'éléments sphériques remplis de granulations brillantes. Plus tard les globules rouges deviennent incolores, s'émiettent et finissent par disparaître, pour ainsi dire, complètement du thrombus lorsque celui-ci commence à être pénétré par les éléments vivants du sang, c'est-à-dire lorsque son organisation commence.

Cette *organisation des caillots* s'observe, le plus simplement, dans les troncs vasculaires obstrués où le sang stagnant s'est coagulé dans une certaine étendue. On peut observer le même phénomène au niveau des valvules du cœur ou dans l'intérieur des anévrysmes. En ces points, en effet, on remarque des modifications régressives de la matière colorante et des masses fibrineuses qui deviennent *hyalines*.

Cette différence provient de ce que l'organisation d'un thrombus dépend de la paroi vivante du vaisseau, le caillot proprement dit n'y jouant qu'un rôle passif. Il existe d'ailleurs, histologiquement parlant, une ressemblance frappante entre l'organisation d'un thrombus et la cicatrisation d'une plaie par première intention. La

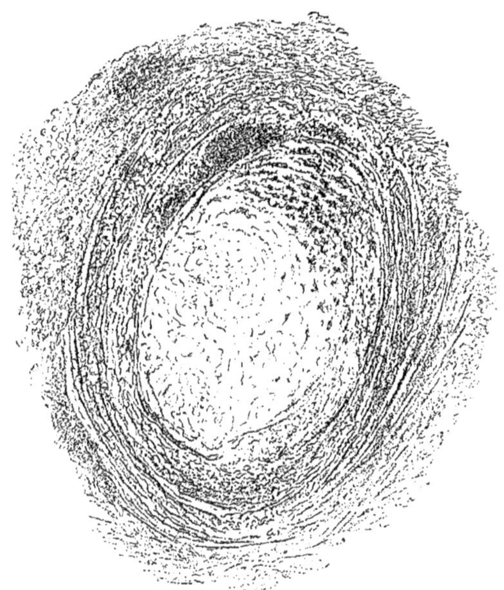

FIG. 74. — *Coupe d'une artériole latérale d'une coronaire cardiaque entourée d'un foyer tuberculeux péricardique et contenant un thrombus.* — La plus grande partie du caillot est formée de substance *hyaline*. La partie supérieure du caillot contient de nombreuses cellules ayant subi la métamorphose graisseuse, d'où leur aspect sombre. Examen dans l'eau. Gross. 150/1.

couche qui doit accoler les deux bords d'une plaie ne saurait, il est vrai, être comparée, au point de vue de son étendue, au caillot obstruant un gros vaissseau. Le travail des éléments réparateurs est beaucoup plus grand dans le caillot vasculaire. Toutefois la vascularisation du thrombus par un fin tissu de granulation est rigoureusement comparable aux bourgeons vasculaires d'une plaie en voie de cicatrisation.

Ainsi que dans la cicatrisation des plaies, la cicatrice vasculaire, c'est-à-dire l'oblitération fibrineuse définitive du vaisseau thrombosé, n'est qu'une formation relativement peu considérable. Elle est constituée par un tissu dur, fibreux et, comparée au vaisseau d'où elle provient, elle ne représente qu'un très mince cordon se reconnaissant, à l'œil nu, par sa coloration blanchâtre et, au microscope, par sa pauvreté vasculaire.

Les préparations microscopiques en sont faciles parce que ces parties ont, même à l'état frais, une consistance suffisante pour permettre des coupes d'ensemble à main levée. Il est certain que les coupes transversales et les coupes longitudinales facilitent la compréhension des lésions. Cependant, comme on a fréquemment affaire à de petits vaisseaux, il est bon de les inclure dans le foie (voy. p. 9).

L'emploi de réactifs est d'autant plus nécessaire que, dans le caillot, à côté du processus réparateur, certaines parties du thrombus subissent la *métamorphose graisseuse*. Pour l'étude des détails, les coupes fines et les dissociations sont très favorables. Tant que le caillot contient des parties constitutives du sang, l'examen doit toujours débuter par l'emploi de l'eau salée.

L'évolution du thrombus n'est pas toujours aussi favorable. Parmi les causes qui empêchent la consolidation du caillot, il faut citer en première ligne les micro-organismes pathogènes qui déterminent un ramollissement des thrombus plus ou moins décolorés. Les produits de ces modifications prennent un aspect d'autant plus puriforme que la diffusion de la matière colorante du sang était plus avancée : c'est la *fonte puriforme* de Virchow. Ce processus, qui ne rappelle que grossièrement la suppuration vraie, n'est au fond qu'une désagrégation du caillot, avec le concours plus ou moins actif de la métamorphose graisseuse et sans une intervention notable des corpuscules vivants du pus.

Le grand nombre de fines granulations qu'on trouve dans les fragments de cette masse molle peuvent être reconnues, grâce à leur aspect et à l'action des réactifs : ce sont des dérivés de la matière colorante du sang et des corpuscules rouges, ou encore ce sont des granulations albumineuses ou graisseuses.

Dans certains thrombus on arrive à colorer des microcoques ; le foyer de ramollissement du caillot contient alors un nombre d'éléments purulents réels d'autant plus grand que le processus microbien a d'autant plus profondément atteint la paroi vasculaire.

Jusqu'ici les caillots dont nous venons de parler étaient d'une certaine étendue ; mais il en est d'autres microscopiques qui n'occupent qu'une partie minime de la face interne du vaisseau lésé. Ces derniers sont généralement causés par des inégalités de surface se rattachant à certaines modifications de l'endartère. Ici, à n'en pas douter, les mêmes phénomènes se produiront, mais en petit. Plus l'affection locale est minime, plus la matière colorante du sang et ses dérivés prédomineront parmi les éléments microscopiques des lésions. La présence, dans un point donné, d'amas linéaires de granulations pigmentaires ou de cristaux fins trahit, au bout d'un temps très long, l'existence antérieure de vaisseaux détruits par inflammation avec stase sanguine préalable.

Les extravasations sanguines qui se forment dans des espaces allongés préformés, les tubes rénaux par exemple, ressemblent, dans leur évolution ultérieure, aux lésions que nous venons de décrire.

Tous les troubles qui frappent un organe et surtout ceux qui acquièrent leur plus grand développement dans le tissu interstitiel, se répercutent également sur les vaisseaux de ces régions et provoquent ainsi des lésions vasculaires plus ou moins accentuées. Il ne faudrait cependant pas oublier que, malgré les méthodes perfectionnées actuelles, le microscope ne peut nous fournir que très peu de détails sur certaines lésions vasculaires. Tout d'abord la théorie des hémorrhagies *par diapédèse* est loin d'être absolument démontrée ; cela indique que nous ne sommes pas encore en état d'expliquer un grand nombre de processus hémorrhagiques, dont nous trouvons souvent des traces microscopiques. En effet, on doit se demander comment le sang est sorti d'un vaisseau dont la paroi est absolument intacte. D'autre part les modifications profondes subies par les capillaires sans qu'on puisse trouver la moindre trace d'une extravasation sanguine prouvent combien insuffisants sont encore nos moyens d'investigation.

Tous les territoires vasculaires présentent des modifications assez particulières : il est certain que les formes prédominantes des lésions qui frappent un territoire capillaire ne seront pas les mêmes que celles qui frappent les artérioles à parois résistantes et présentant des dimensions énormes par comparaison avec les capillaires. Il en est de même des lésions de l'aorte, par exemple ; ces lésions seront extrêmement différentes de celles qui frappent les vaisseaux de moyenne grandeur où la tunique élastique, qui prédomine dans l'aorte, est remplacée presque totalement par des fibres musculaires lisses.

Il n'y a pas de différence microscopique entre la pathologie des veines et celle des artères ; s'il y en a, ce ne sont que des différences quantitatives qui peuvent être facilement distinguées à l'œil nu.

Tous les organes peuvent présenter des troubles morbides au niveau de leurs *capillaires* ou de leurs *petites artères;* mais le tissu le plus propre à l'étude de ces lésions localisées est sans contredit le tissu cérébral et notamment l'appareil vasculaire qui descend de la face interne de l'arachnoïde pour pénétrer dans la substance grise du cerveau. Étant donnée la facilité avec laquelle on peut isoler ces parties, il est facile d'y suivre le passage normal des artères aux capillaires et des capillaires aux veines ; de même pour les troubles morbides qu'on y peut rencontrer.

Pour préparer la *membrane vasculaire*, on découpe un fragment quadrilatère de deux à quatre millimètres de côté et, à l'aide d'une

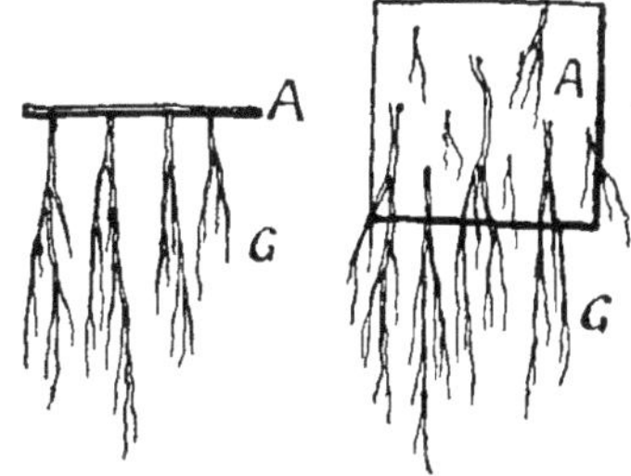

FIG. 75. — *Schéma agrandi de l'appareil vasculaire de l'arachnoïde.* — I, Vue latérale des vaisseaux sortant de l'arachnoïde. — II, Situation du lambeau sur la lame porte-objet. Dans les deux schèmes A, arachnoïde, G, vaisseaux.

pince, on décolle doucement la membrane en la tenant par une des extrémités.

On doit éviter les points légèrement desséchés qu'on trouve souvent à la surface d'un cerveau exposé à l'air ; en ces points la substance cérébrale adhère plus qu'ailleurs et rend ainsi l'examen difficile.

Le lambeau de pie-mère est étalé dans une goutte d'eau salée, puis d'eau simple, de façon à laisser flottants d'un seul côté les vaisseaux visibles à l'œil nu.

Avec de faibles grossissements, lorsque la préparation est bien faite, on obtient de la sorte une vue d'ensemble satisfaisante. Avec de plus forts grossissements et par l'emploi de diaphragmes, on peut étudier la structure fine des vaisseaux.

Les modifications les plus fréquentes qu'on rencontre ici, sont la métamorphose graisseuse de l'endothélium des capillaires et le dépôt de pigments dans le tube endothélial. Ce pigment paraît parfois être situé à l'extérieur du tube capillaire, cependant il est difficile de juger cette situation exacte, vu la ténuité de la membrane et la minime quantité de pigment déposé. Quand il est abondant, le pigment se distingue de la graisse par sa coloration et, déjà à un faible grossissement, on peut, en ajoutant un alcali, établir nettement le diagnostic.

Lorsqu'on ne peut pas différencier ces deux sortes de lésions, on doit encore utiliser la solubilité du pigment dans l'acide sulfurique

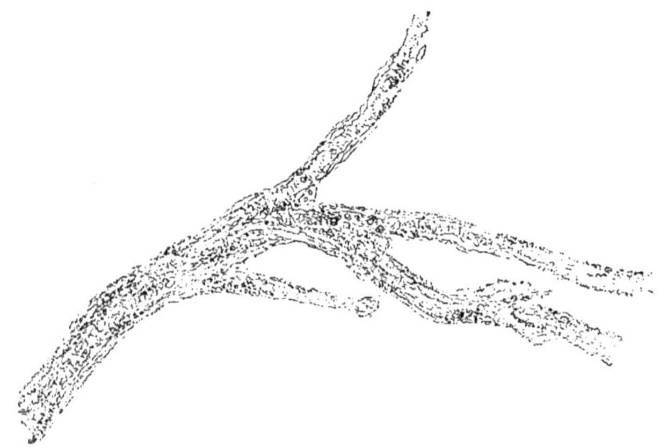

FIG. 76. — *Vaisseau sanguin du cerveau présentant un dépôt de pigment dans la couche adventice.* — Préparation obtenue par la décortication de la pie-mère. Examen dans l'eau. Région de transition entre un vaisseau musculaire et un tube capillaire. Gross. 50/1.

concentré. Le pigment des vaisseaux cérébraux offre les plus grandes difficultés, parce qu'il est ordinairement très pâle.

Les modifications de la *membrane interne des petites artères* sont plus rares que celles des capillaires. En revanche, on rencontre fréquemment des lésions de la tunique moyenne; celle-ci commence, comme on sait, par la dissémination de quelques fibres-cellules transversales espacées pour bientôt prendre une épaisseur considérable dans les artérioles de moyen calibre.

Dans la tunique moyenne, on rencontre l'*hyperplasie*, la *métamorphose graisseuse* et l'*infiltration calcaire* des fibres cellules.

Au niveau des artères cérébrales cette infiltration calcaire peut être tellement accusée, que la surface de section d'un pareil cerveau paraît comme hérissée, à la façon d'une brosse.

Au microscope, chacun de ces poils de brosse montre un cylindre calcaire, encore canalisé, et il n'est pas difficile de reconnaître que la tunique moyenne est le siège de cette infiltration.

Les inflammations prolifératives des cellules endothéliales des capillaires sont plus rares que les lésions dont nous venons de parler. Au contraire, elles sont assez fréquentes au niveau des petites artérioles.

Les proliférations inflammatoires des anses capillaires sont le mieux observées au niveau des glomérules du rein, organes admirablement favorables pour leur étude : cependant le début de ces

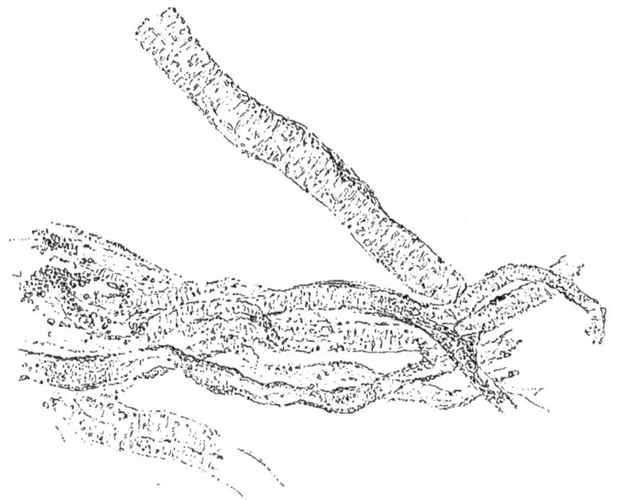

FIG. 77. — *Artériole provenant du même lambeau et traitée par l'acide acétique.* — On voit les noyaux musculaires transversaux et les noyaux endothéliaux longitudinaux.

lésions est difficile à diagnostiquer même à ce niveau et constitue aujourd'hui encore un objet de litige parmi les auteurs. Seul l'examen des processus de karyokinèse, pratiqué sur un rein enlevé tout frais, permettra la solution de ce problème. Dans les cas avancés, la prolifération cellulaire, souvent compliquée d'ailleurs par les lésions épithéliales concomitantes, est moins frappante que l'anémie des vaisseaux ainsi que la dégénérescence graisseuse calcaire qui, dans la néphrite interstitielle, accompagne la disparition des glomérules.

Les néphrites offrent encore un bon champ pour l'étude de la pathologie des artères.

La membrane interne, la mésartère et l'adventice subissent des modifications inflammatoires pouvant conduire à l'hyperplasie du tissu conjonctif préexistant (endartère et adventice), à la destruction de la tunique musculaire et à l'obstruction complète du vaisseau avec épaississement notable de la paroi totale.

L'apparition, par places, de processus régressifs peut, il est vrai, troubler l'image de pareilles lésions. Aussi, pour assurer un bon

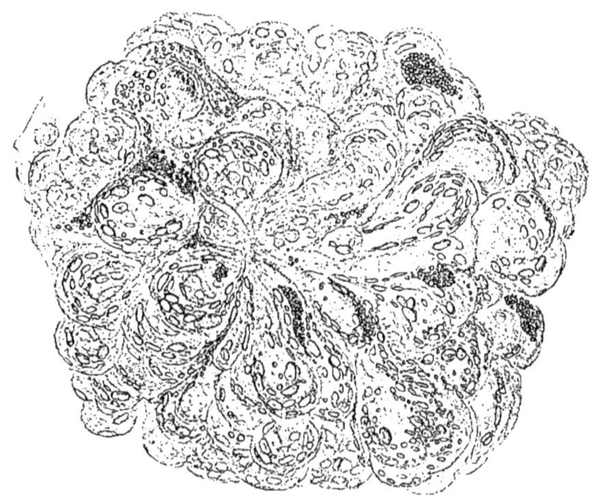

FIG. 78. — *Néphrite interstitielle glomérulaire chronique.* — Glomérule isolé traité par l'acide acétique. Les anses capillaires, en partie vidées par la compression due à la néoformation cellulaire et à un amas de leucocytes. Prolifération nucléaire par places; cellules ayant subi la métamorphose graisseuse. Le peloton vasculaire est diminué de volume. Gross. 250/1.

diagnostic, on doit avoir recours à l'emploi des réactifs appropriés, puis déterminer, avec un faible grossissement, le siège exact des lésions.

Comme ces altérations sont parfois visibles à l'œil nu, il est bon de les enlever sur les coupes d'ensemble à l'aide des aiguilles, de les dissocier et de les examiner avec de forts grossissements.

L'*arterio-capillary fibrosis* des cliniciens anglais, l'hypertrophie musculaire (difficile à démontrer) des petites artères, de même que les stases sanguines, ne s'accusent que bien faiblement au niveau des petites et des moyennes artères. Par contre, dans les capillaires et dans les portions contiguës du parenchyme, les lésions concomitantes sont beaucoup plus visibles (voy. *Atrophie rouge* et *Induration*, p. 60).

La *tuberculose* peut être surtout bien étudiée au niveau des petites artères et des veines. Rindfleisch a eu le mérite d'attirer l'attention sur cette particularité. En effet, avec les faibles grossissements, on aperçoit, notamment au niveau de l'artère sylvienne (siège de prédilection des fines granulations tuberculeuses), des modifications très remarquables. Le rôle que jouent dans la formation des tubercules les cellules musculaires de la tunique moyenne des artères n'est pas encore bien établi ; et cependant la tunique moyenne est le foyer de prédilection des tubercules (voy. p. 135).

S'il est indiscutable que les artères subissent fréquemment les atteintes de la *syphilis*, il n'est pas démontré que cette forme d'artérite soit spécifique. Les petites productions gommeuses n'y sont pas rares et elles se distinguent suffisamment par la métamorphose graisseuse de la substance néoformée. Tant qu'on n'aura pas démontré dans de pareilles lésions la présence du virus syphilitique, on ne sera autorisé qu'à porter le diagnostic d'inflammation artérielle chronique. Il est bon cependant de dire que la classification des lésions artérielles d'après leur siège est parfaite et que l'on peut accepter les *endartérites*, les *mésartérites* et les *périartérites*.

L'*artérite chronique* doit être distinguée d'après son siège anatomique, car les lésions prédominent tantôt dans la tunique interne, tantôt dans la tunique moyenne, ou enfin au niveau de l'adventice.

Dans les grosses artères, où la tunique moyenne est surtout constituée par des fibres élastiques et par conséquent moins exposée aux traumatismes, c'est l'endartère qui est le plus souvent le siège de ces lésions. Les causes de l'artérite chronique ne sont pas souvent d'une démonstration facile. On peut la rencontrer dans la syphilis. L'augmentation durable de la pression sanguine y semble également jouer un rôle étiologique.

L'*aorte* subit souvent une lésion peu importante au point de vue pathologique, mais qui accompagne fréquemment des altérations inflammatoires plus graves. Cette lésion consiste en la *transformation des cellules endothéliales de la membrane interne*, processus régressif qui doit être rigoureusement séparé des proliférations inflammatoires. On voit, à l'œil nu, disposées en groupes longitudinaux, de fines taches d'un jaune opaque faisant une légère saillie à la surface. A la loupe, on peut reconnaître chaque cellule ainsi métamorphosée (1). Plongées dans l'eau ces lamelles montrent

(1) Pour obtenir ces préparations, le meilleur procédé consiste à abraser à l'aide du rasoir une mince couche de l'endartère, l'aorte étant tendue sur l'index. On peut encore enlever une petite lamelle de l'endartère au moyen d'une incision transversale superficielle, il suffit de tirer avec une pince et d'arracher ainsi un lambeau aussi mince que possible

des images reproduites fig. 79. Les coupes transversales entamant la couche endothéliale sont moins concluantes (voy. fig. 81). Les cellules métamorphosées ressortent fortement en comparaison des autres éléments non modifiés et il faut employer l'acide acétique pour prouver qu'il existe encore d'autres éléments dans le tissu.

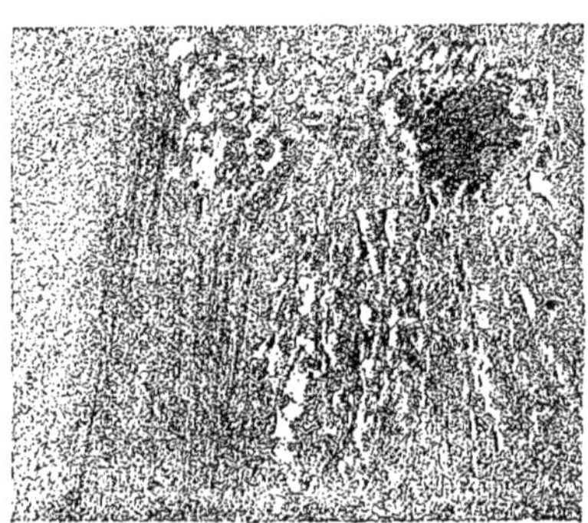

Fig 79. — *Endartère d'une aorte rétrécie examinée à la lumière directe.* — La métamorphose graisseuse de certaines cellules conjonctives les rend si grandes et si opaques que chacune d'elles apparaît comme une tache jaune très nette. Gross. 5/1.

L'*endartérite déformante chronique* décrite par Virchow résulte d'un processus complexe dans lequel la métamorphose graisseuse partielle s'unit à une production active de tissu. Comme la *Pathologie cellulaire* de Virchow n'est malheureusement plus dans les mains de tous les médecins, nous en donnerons ici les caractères principaux, en renvoyant à la page 461 de son livre.

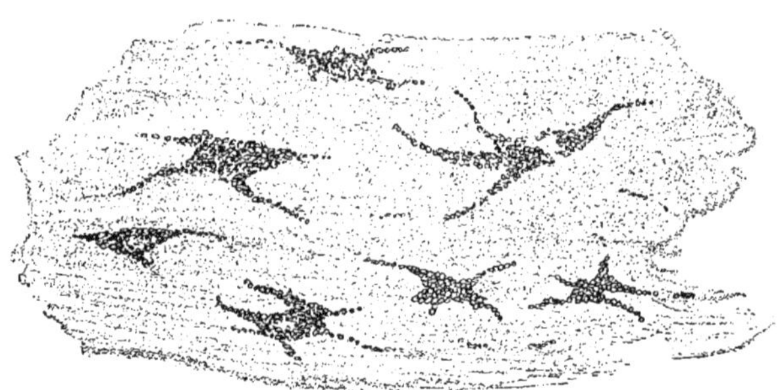

Fig. 80. — *Transformation graisseuse de l'endartère de l'aorte.* — Lamelle vue de face. Lambeau, enlevé avec des pinces, présentant de grandes cellules graisseuses. Examen dans l'eau. Gross. 150/1.

Dans cet examen, on doit séparer soigneusement, à l'œil nu, les différents territoires de l'artère malade. Ce travail permettra de distinguer, en outre de la transformation graisseuse des cellules, d'autres lésions siégeant également dans la tunique interne, qui sont :

a) Épaississement scléreux presque vitreux par hyperplasie inflammatoire (néoformations conjonctives, avec proliférations cellulaires) ;

b) Points blanc jaunâtre, opaques, avec transformation graisseuse

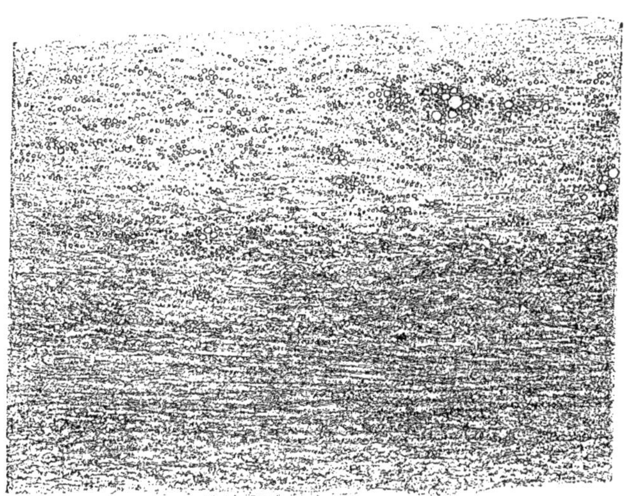

Fig. 81. — *Transformation graisseuse de la tunique interne de l'aorte*, vue sur une coupe longitudinale. Pièce incluse dans le foie. La tunique interne, la plus claire est traversée par un grand nombre de lignes longitudinales de granulations graisseuses. Ces granulations forment, par places, des groupes fusiformes qui représentent des cellules dégénérées. La tunique moyenne, normale, occupe le bas de la figure. Examen dans l'eau. Gross. 150/1.

des cellules proliférées au niveau des couches les plus inférieures (formation de plaques athéromateuses) ;

c) Ulcérations athéromateuses, cratériformes, irrégulières et à bords effacés ;

d) Plaques calcaires, produits ossiformes irréguliers résultant de la calcification du tissu conjonctif interstitiel (1) ;

e) Caillots sanguins sur les points malades de la surface et notamment au fond des ulcérations. La matière colorante du sang, sous l'influence de modifications cadavériques, prend une teinte verdâtre allant quelquefois au noir.

Cette énumération prouve qu'une seule aorte suffirait pour un

(1) L'*ossification* se distingue de la *pétrification* par la persistance des cellules vivantes au milieu des dépôts calcaires.

grand nombre de préparations. Des coupes longitudinales, verticales, des lamelles d'endartère enlevées et examinées dans l'eau, fournissent des préparations qui, pour être bien nettes, exigent l'emploi des réactifs appropriés (acide acétique, soude, etc.). Pour faire des coupes perpendiculaires à la surface de l'aorte, il est très avantageux d'inclure le vaisseau dans du foie. Il est également bon de découper le fragment d'aorte sur les dimensions du foyer malade examiné à l'œil nu. Lorsqu'on enlève le fragment, il faut déjà savoir dans quelle direction on pratiquera les coupes transversales. On séparera soigneusement du vaisseau le tissu cellulaire périvasculaire, riche sur certains points en graisse, autrement le fragment vasculaire risquerait de glisser dans la fente hépatique et fuirait devant le rasoir.

Des foyers athéromateux encore fermés montrent souvent sur une seule coupe toute l'échelle des lésions : depuis l'épaississement simple jusqu'au ramollissement en bouillie athéromateuse de la prolifération inflammatoire qui a subi la métamorphose graisseuse. Que l'on enlève quelques fragments de cette bouillie athéromateuse, on voit que ces miettes sont constituées par des gouttelettes de graisse, libres, ou réunies à des granulations, à de la cholestérine (voy. p. 84) et à de gros flocons, le plus souvent vitreux, de tissu ramolli.

Si le foyer s'est ouvert dans l'intérieur du vaisseau, on trouve, dans ce qui reste de la bouillie athéromateuse (que l'on extrait facilement avec une lancette des sinuosités de la caverne vasculaire), les parties constitutives du sang, et notamment du pigment sanguin et de beaux cristaux d'hématoïdine. On constate souvent, sur le bord des foyers athéromateux, des infiltrations calcaires qui se distinguent, étant donnée l'absence complète de cellules, de l'ossification signalée plus haut. En ajoutant de l'acide chlorhydrique, ou mieux encore en décalcifiant les pièces après durcissement approprié (voy. p. 16), on arrive à distinguer tous ces processus qui donnent naissance à des produits si différents.

§ 3. — Le Cœur.

Les manifestations histologiques des lésions du *péricarde* et de l'*endocarde* peuvent être aisément décrites si l'on tient compte de la texture de ces membranes. En dissociant les dépôts, en pratiquant des coupes dans différentes directions sur les tissus en question, on arrive à mettre en lumière les processus qui s'y sont établis et qui sont en connexion plus ou moins étroite avec le *tissu interstitiel du myocarde*. Il n'y a pas, en effet, de différences essentielles entre la constitution des enveloppes du cœur et celle du tissu de soutènement qui unit les fibres musculaires et les faisceaux myocardiques en couches massives. Les couches externes de l'endocarde et du péricarde représentent, à l'état normal, un tissu fort, tendineux. Leur structure histologique est celle des valvules et des fibres tendineuses; elles se distinguent, par cela même, des tissus sous-endocardiques et sous-épicardiques disposés pour recevoir de la graisse en grande quantité.

Nous ne ferons que mentionner l'importance des artères coronaires, les lésions de leurs tuniques interne ou moyenne seront étudiées sur des dissociations ou sur des coupes perpendiculaires à l'axe des vaisseaux.

La nature conjonctive des membranes d'enveloppe du cœur et la richesse du tissu conjonctif interstitiel expliquent la fréquence des *lésions interstitielles* du cœur. On y rencontre des affections aiguës et chroniques, des infiltrations et des proliférations cellulaires, la formation de tissu de granulation et leur passage à l'état de tissu conjonctif. Toutefois on ne doit pas oublier que la pauvreté vasculaire de certaines régions, telles que les valvules et les tendons, ne favorise pas le développement de ces néoformations.

Les coupes perpendiculaires comprenant les bords des valvules, ainsi d'ailleurs que les coupes longitudinales, et surtout transversales, des cordages tendineux, sont très instructives: elles montrent, d'une manière saisissante, et les produits propres à l'inflammation, et les dépôts, bien plus importants d'ordinaire, que le sang effectue à la surface des régions malades à la manière des thromboses pariétales. Dans les produits inflammatoires appartenant à la membrane interne du cœur, on trouve un tissu régulier, composé de cellules et de substance intercellulaire ; tandis que dans les dépôts thrombosiques on ne trouve qu'une masse coagulée qui contient, il est vrai, des cellules et des nids cellulaires, des globules rouges et des amas abondants de globules blancs, sans qu'il y ait aucune connexion organique entre ces cellules et la fibrine coagulée.

L'emploi des réactifs est largement indiqué dans ces cas. Car les renseignements sur la composition chimique des thrombus sont d'autant plus nécessaires que les modifications régressives ne manquent pas dans le thrombus. Il faut citer en première ligne la *pétrification* qui est souvent tellement étendue qu'elle exige l'action de l'acide chlorhydrique avant tout essai de coupe. D'ailleurs les coupes faites sans aucune préparation préalable démontrent la présence de la chaux, substance qui au point de vue optique, ressemble beaucoup à la graisse.

Les affections interstitielles du cœur, parmi lesquelles il faut compter les inflammations de l'endocarde et du péricarde, peuvent prendre un caractère spécifique, et l'observateur doit toujours songer aux lésions *tuberculeuses*, *gommeuses* et *actinomycosiques* (ces dernières beaucoup plus rares).

On trouve très fréquemment dans l'endocarde, en outre de ces foyers inflammatoires profonds et déformants, des lésions prolifératives dues à des *micro-organismes*. Pour mettre ces germes en évidence, les coupes de pièces durcies dans l'alcool valent mieux que les coupes de pièces fraîches. L'examen d'objets frais se résumera, le plus souvent, en la constatation des microbes. On prend, pour cela, une particule du dépôt, très friable d'ordinaire, qu'on écrase entre deux lamelles comme il a été indiqué p. 39. Quant à la distribution de ces parasites on ne peut l'étudier que sur des coupes traitées par la méthode de Gram (voy. p. 42).

La coloration du fond (des noyaux cellulaires) avec une solution aqueuse de vésuvine est excellente pour rendre clairs les rapports qui existent entre les micro-organismes, les thrombus et le tissu fondamental.

Le *myocarde* est, sans contredit, la partie la plus importante au point de vue des lésions anatomo-pathologiques du cœur. La constatation facile et la disposition anatomique des fibres musculaires et du tissu de soutènement, richement vasculaire, permettent de considérer dans le cœur un tissu parenchymateux et un tissu interstitiel. Toutefois, on ne doit pas oublier que dans la préparation du parenchyme, quelle que grande que soit la prédominance de la substance contractile dans le champ du microscope, des vaisseaux fins apparaîtront régulièrement qui embrassent les fibres musculaires d'un *réseau capillaire* à mailles allongées. Mélangé avec une petite quantité de tissu conjonctif, ce réseau maintient les faisceaux musculaires, les délimite et pourvoit à la nutrition des éléments contractiles. On trouve donc toujours, soit dans les dissociations, soit sur les coupes, des portions normales ou modifiées du système vasculaire. La disposition caractéristique des noyaux fusiformes qui dessinent, sur les coupes longitudinales du myocarde, le réseau capillaire, facilite beaucoup la lecture de la préparation. C'est notamment après avoir ajouté une certaine quantité d'acide acétique dilué que les différences apparaissent entre les noyaux parenchymateux et les noyaux interstitiels, caractère important au point de vue du diagnostic anatomo-pathologique.

D'autres dispositions du parenchyme du cœur méritent une attention spéciale : Tout d'abord, il ne faut pas oublier que contrairement aux autres fibres musculaires striées, la fibre cardiaque conserve l'intégrité de ses cellules primitives. Ces cellules striées sont, il est vrai, réunies par un ciment solide ; toutefois, il suffit d'une solution de potasse à 30 0/0, voire même de certaines influences cadavériques, pour voir les cellules se séparer, soit que les limites cellulaires ne fassent que se délimiter nettement, soit même qu'il y ait une véritable désintégration. Sur les préparations on constate que la fibre myocardique manque de sarcolemme; mais, en échange, chaque cellule a un noyau central, en pleine substance contractile, et entouré d'un petit amas de masse albumineuse, fusiforme, finement granuleuse.

A l'état frais, dans la cellule cardiaque normale, le noyau est peu visible. La finesse du contour des éléments, à peu près cylindriques, exige une manœuvre *très prudente* de la vis micrométrique; de cette façon on arrive à bien voir le noyau.

La substance contractile est composée, comme pour les autres fibres musculaires striées, de *fibrilles primitives*, striées transversalement, qui se désagrègent, sous des influences cadavériques, plus facilement encore que les fibres striées ordinaires. Déjà sur le muscle très frais, on voit une striation longitudinale très accusée tenant à des différences optiques entre les fibrilles primitives.

Lorsqu'il s'agit de faire des préparations destinées à montrer l'état général du muscle cardiaque, le rasoir doit être dirigé dans une direction telle que les fibres musculaires soient toujours coupées longitudinalement. L'emploi du rasoir à double lame exige une grande prudence, la direction des coupes étant, avec cet instrument, difficile à déterminer. Il n'y a guère que les muscles papillaires et les trabécules des cavités cardiaques qui fournissent à l'aide du rasoir à double lame des préparations satisfaisantes. C'est également dans ces faisceaux musculaires qu'on pratiquera des coupes transversales surtout destinées à faciliter l'étude du tissu interstitiel du cœur. L'emploi de grossissements plus ou moins forts est réglé par l'épaisseur des coupes. Les dissociations des fibres musculaires du cœur fournissent de bonnes préparations pour l'examen à de forts grossissements. Il est inutile d'insister sur l'importance du choix à l'œil nu des points qu'on veut examiner au microscope; il n'est pas rare de rencontrer dans le cœur des lésions en foyer étroitement limitées, très faciles à reconnaître macroscopiquement.

Les cellules isolées par dissociation seront soigneusement dessinées; les fibres vues sur les coupes seront mesurées dans tous leurs diamètres. De cette manière, on fait l'éducation de l'œil pour la mesure des éléments microscopiques et, en outre, on obtient de la sorte des préparations types, très utiles comme point de comparaison.

L'*hypertrophie* et l'*atrophie* du muscle cardiaque déterminent des aspects macroscopiques du cœur absolument frappants. Il n'en est plus de même lorsqu'il s'agit de faire la preuve microscopique de ces états morbides. Il faut employer les méthodes les plus fines, le dessin et la mensuration, pour voir si une fibre cardiaque est hypertrophiée ou atrophiée ; car l'aspect macroscopique constitue la somme des altérations minimes frappant d'une manière isolée les innombrables éléments anatomiques.

L'*atrophie brune* (voy. p. 70) modifie la cellule cardiaque d'une façon plus saisissante que l'hypertrophie ou l'atrophie du même élément. Le pigment qui s'accumule dans la cellule siège dans l'espace fusiforme qui entoure le noyau. Les fuseaux centraux formés par les granulations pigmentaires sont tellement accusés, qu'un faible grossissement suffit pour les voir. Une légère quantité d'acide acétique dilué rend très claire la distribution du pigment dans les muscles. La lessive de soude diluée n'a aucune influence sur le pigment. Comme autour de chaque noyau il existe un véritable espace rempli de pigment, le muscle cardiaque prend une teinte absolument caractéristique à l'œil nu. Le cœur paraîtra d'autant plus brun que les fuseaux contiendront plus de pigment et que les granulations pigmentaires seront plus rapprochées les unes des autres. Cette accumulation d'aiguilles pigmentées est le résultat d'une atrophie cellulaire très avancée.

On désigne sous le nom de *myocardite parenchymateuse*, une modification morbide du muscle cardiaque, consistant essentiellement en une *tuméfaction trouble* de la cellule transversalement striée. Il peut y avoir en même temps *métamorphose graisseuse* de ces éléments.

Déjà, à un faible grossissement, les coupes paraissent d'un gris opaque tellement caractéristique, qu'il suffit d'avoir observé cette affection une fois pour la reconnaître à l'œil nu ainsi qu'à un faible grossissement. A un fort grossissement et sur de fines préparations, la substance contractile se trouve pénétrée d'un plus ou moins grand nombre de granulations solubles dans l'acide acétique. Ces granulations peuvent s'accumuler à un tel point qu'on ne reconnaît plus ni le noyau ni la striation transversale des cellules; ces

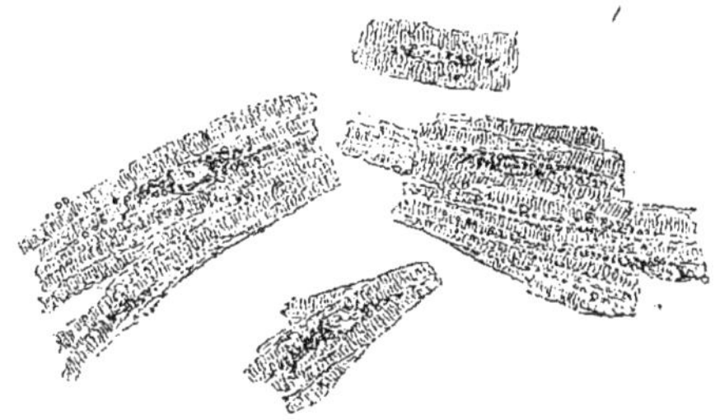

FIG. 82. — *Atrophie brune du muscle cardiaque.* — Les cellules musculaires sont plus étroites qu'à l'état normal; comparez avec la fig. 7, p. 50. Autour du noyau, on aperçoit des dépôts fusiformes de pigment brun clair. Dissociation dans l'eau. Gross. 250/1.

cellules sont augmentées de volume et arrondies sur leurs bords ainsi qu'à leurs extrémités. Cette lésion est surtout caractéristique des formes aiguës qui accompagnent les maladies infectieuses graves. Il n'est pas rare de la voir occuper une grande étendue. Lorsqu'elle est déterminée par une maladie chronique, l'atrophie brune du cœur est moins étendue et elle est disposée en foyers accompagnés de métamorphose graisseuse partielle. Souvent l'emploi de l'acide acétique, qui démontre la nature albumineuse des amas granuleux, met en évidence les parties graisseuses recouvertes jusqu'alors par les granulations. On sait, en effet, que l'acide acétique n'a aucune action sur la graisse, ni sur les noyaux cellulaires.

On ne doit pas confondre la tuméfaction trouble des cellules myocardiques avec la *tuméfaction cadavérique*, qu'on observe souvent pendant l'été (voy. p. 50, fig. 7).

La *dégénérescence cireuse* est rarement étendue. On la rencontre très souvent, à côté de la tuméfaction trouble, et elle est disposée alors en petits îlots. La dégénérescence cireuse se rencontre régulièrement dans les foyers ischémiques. Les cellules cardiaques qui ont subi cette altération remarquable perdent leur striation transversale et leur noyau. Elles deviennent très transparentes et d'aspect vitreux, se fragmentent et présentent des déchirures irrégulières. Ces déchirures sectionnent transversalement la substance contractile et démontrent par leurs diverses formes que cette substance est devenue friable. La disparition de la striation transversale donne à la masse morbide les caractères des productions hyalines, dont elle acquiert les réactions en présence des matières colorantes acides.

La même affection se rencontre, en plus grande étendue, il est vrai, au niveau des muscles striés du corps, comme complication des affections fébriles graves. Cette dégénérescence, rendant les fibres musculaires friables, peut être cause d'*une rupture du cœur*. Lorsqu'on dissocie les bords d'une pareille déchirure, on y peut constater également l'existence d'une métamorphose graisseuse extrêmement accusée.

La *métamorphose graisseuse* du myocarde est rare dans le *tissu interstitiel* dont les minces cellules et les capillaires peuvent, toutefois, subir cette transformation régressive. Elle est, au contraire, extraordinairement fréquente au niveau du *parenchyme*. Cette dégénérescence peut être très étendue ou occuper seulement quelques petits foyers. On la voit, à un faible grossissement, lorsqu'elle est relativement considérable, parce que l'opacité des cellules ayant subi la métamorphose graisseuse contraste avec le tissu normal.

On la rencontre le plus souvent dans les couches internes des muscles papillaires et des trabécules cardiaques, où elle affecte la forme de taches jaunes graisseuses, visibles à l'œil nu.

On considère habituellement cette lésion comme une cause de mort; toutefois, on trouve toujours à côté d'un territoire assez étendu de parenchyme annihilé au point de vue fonctionnel, des zones de substance contractile normale. Ces parties n'ont pas été atteintes parce que la vie s'arrêtant, ce processus de dégénération n'a pu s'étendre au reste du cœur.

Examinée à un faible grossissement, une coupe de dégénérescence graisseuse du cœur est caractérisée par la présence de taches foncées, résistant à l'acide acétique et à la lessive de soude. Les cellules isolées par dissociation au niveau des taches jaunes du myocarde fournissent également des préparations instructives. On y voit qu'au début, les cellules ne possèdent que des granulations graisseuses ; à une période ultérieure de la maladie, ces granulations se réunissent en grosses gouttelettes groupées en séries

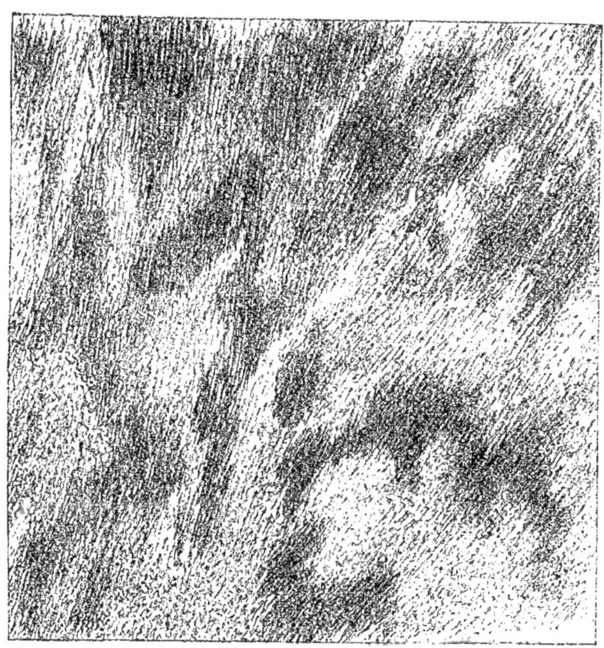

FIG. 83. *Métamorphose graisseuse du muscle cardiaque.* — Les fibres musculaires sont coupées suivant leur longueur. A la partie inférieure, on aperçoit des fibres coupées transversalement ou obliquement. Les faisceaux dégénérés, disposés en groupes, sont foncés. Les fibres intactes sont transparentes. La striation transversale n'est pas visible à ce grossissement. Examen dans l'eau. Gross. 25/1.

linéaires parallèles à l'axe de la cellule. Ce sont les fibrilles primitives isolées, dont l'albumine s'est transformée en graisse, et qui se distinguent des autres parties intactes de la cellule.

Par la transformation en graisse du protoplasma cellulaire, le cœur perd une partie de ses forces contractiles. L'affection est donc d'une grande gravité. Il faut distinguer la *dégénérescence* graisseuse de l'*infiltration* graisseuse du cœur qui peut déterminer des phénomènes cliniques graves, mais qui, en respectant les fibres contractiles du myocarde, est loin de présenter les mêmes dangers que la dégénérescence.

La graisse se dépose en grosses gouttelettes dans les *cellules du tissu interstitiel*. Petites et suffisamment distantes les unes des autres à l'état normal, ces cellules augmentent énormément de volume et se serrent les unes contre les autres. C'est principalement du péricarde que partent les masses graisseuses pour pénétrer entre les faisceaux musculaires. Elles peuvent, de la sorte, entraver mécaniquement le fonctionnement et la nutrition du cœur.

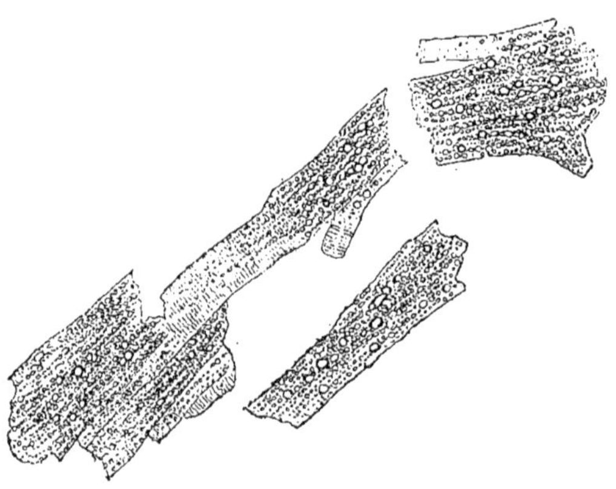

FIG. 84. — *Dégénérescence graisseuse des cellules musculaires du cœur.* — Les petites granulations fusionnées partiellement en gouttelettes sont produites par la transformation de la plus grande partie de l'albumine du protoplasma. La striation transversale régulière de la substance contractile conservée contraste avec la disposition linéaire des granulations graisseuses. Dissociation d'une tache jaune d'un muscle papillaire dépourvu de son endocarde. Dissociation dans l'eau. Gross. 250/1.

On peut reconnaître la graisse, à l'œil nu, et plus facilement à un *faible grossissement*, et la voir infiltrée entre les faisceaux musculaires. Il n'est nullement nécessaire d'avoir recours à une réaction spéciale pour bien voir cette altération. Seulement, alors que la graisse a disparu par suite d'une mauvaise alimentation, on devra avoir recours aux réactifs pour différencier les granulations graisseuses des granulations albumineuses. Les fibres musculaires du cœur ne s'infiltrent jamais de graisse, et lorsqu'on trouve de la matière adipeuse dans la cellule elle-même, la preuve de la dégénérescence graisseuse de la fibre est faite.

Les différents états morbides que nous venons de décrire pour le cœur et pour chacun de ses éléments peuvent *se combiner* entre eux, s'ils ne sont pas de nature trop dissemblable. C'est ainsi qu'une atrophie brune de la fibre musculaire peut être précédée ou accompagnée d'une tuméfaction trouble et succomber plus tard à une dégénérescence graisseuse. On peut trouver, en même temps, du pigment et des granulations albumineuses. C'est précisément à cause de cette diversité des lésions qu'on doit toujours examiner plusieurs régions différentes du cœur. On doit porter une attention spéciale à l'étude des muscles papillaires et des parties avoisinant les orifices du cœur.

Les modifications qui ne frappent pas les cellules myocardiques, constituent les *lésions interstitielles* qui se distinguent nettement des altérations parenchymateuses. Ces deux ordres de lésions peuvent coexister néanmoins.

Les affections du tissu interstitiel n'ont aucune importance et ne diffèrent en rien des mêmes altérations des autres organes ; elles sont identiques aux affections de l'endocarde et du péricarde, ce qui nous permettra d'éviter ici une description spéciale. Les coupes longitudinales et transversales du myocarde montrent déjà, à un faible grossissement, les lésions de ce tissu ; et cette facilité est due au peu d'importance que les éléments de ce tissu présentent à l'état normal. Toute modification pathologique les mettra donc en évidence (voy. p. 253 et suiv.).

§ 4. — Les Poumons.

La *structure normale du poumon* est décrite dans tous les livres d'histologie. Nous donnerons ici rapidement les notions nécessaires à l'examen des pièces fraîches et à la compréhension des phénomènes morbides spéciaux.

Le poumon qui, par son origine, n'est qu'une *glande vasculaire*, perd en se développant, et cela dès les derniers mois de la vie fœtale, ses caractères d'appareil glandulaire. Il n'y a guère que l'arbre bronchique, avec ses ramifications, qui représente les conduits excréteurs de cette glande en grappe composée dont les acini contiennent normalement de l'air. Mais ces vésicules glandulaires (*alvéoles*), ne sont pas nettement séparées les unes des autres par une paroi continue ; elles communiquent entre elles d'une manière multiple, comme les trous d'une éponge. Cette sorte d'éponge constitue le parenchyme pulmonaire. Ici, la notion de *parenchyme* n'est plus la même que pour les autres organes. Pour le poumon, en effet, ce ne sont ni des cellules épithéliales, ni des cellules hautement différenciées qui caractérisent le parenchyme, mais bien la totalité du tissu alvéolaire.

La réunion de plusieurs acini forme le lobule pulmonaire ; et les lobules groupés constituent le lobe du poumon.

Chaque lobule représente une entité histologique qui, née d'une même extrémité bronchique, est séparée de ses voisines par un tissu conjonctif fibrillaire qui réunit ces divers organes. Le tout est enveloppé par la plèvre.

Le tissu conjonctif interlobulaire, dont nous venons de parler, représente, avec la plèvre et le tissu conjonctif qui accompagne les bronches, les gros vaisseaux, les nerfs, etc., la somme totale du tissu conjonctif contenu dans un poumon normal. Et pour l'opposer au *parenchyme alvéolaire* on le désigne sous le nom de *tissu interstitiel*.

La structure des *bronches* ne nous occupera pas dans ses détails, parce qu'il est relativement facile de constater leurs modifications pathologiques. Nous dirons que l'observateur ne doit pas oublier leur présence dans le poumon, ce qui arrive trop fréquemment à ceux qui n'ont pas soin de bien regarder d'abord leurs préparations à l'œil nu. Des nids cellulaires, provenant en réalité des bronches de 1er et 2e ordres, ont été souvent pris pour des tubercules, des gommes, etc... Il en est de même pour les cellules cylindriques à cils vibratiles de la couche superficielle de l'épithélium bronchique ; elles se détachent facilement et on les peut rencontrer sur différents points de la préparation où les diverses manœuvres de la technique les ont entraînées.

Dans le tissu interstitiel péribronchique on rencontre également des gros vaisseaux, des nerfs peu importants, le tout réuni par un tissu conjonctif fibrillaire avec quelques fibres musculaires lisses. Ces dernières existent également en dehors de la paroi bronchique et notamment autour des conduits alvéolaires. Les glandes en grappe, interposées entre l'enveloppe musculaire d'une part et l'enveloppe conjonctive et cartilagineuse de l'autre, constituent des éléments importants de la paroi bronchique ; les couches les plus internes, la musculeuse et la muqueuse, sont traversées de part en part par les conduits excréteurs de ces glandes.

Dans le tissu péribronchique, interlobulaire et pleural, on trouve des petits *ganglions lymphatiques* qui peuvent devenir volumineux à la suite de certains processus inflammatoires et hyperplasiques. C'est ainsi qu'on les trouve infiltrés de poussières de charbon et affectant une coloration bleu noirâtre intense. Ce système de ganglions lymphatiques dépend d'un autre système central, les *ganglions bronchiques du hile du poumon*, qui subissent souvent des altérations morbides.

Les ganglions lymphatiques de la plèvre sont réunis entre eux par un système lymphatique très développé qui peut souvent devenir très visible sous l'influence de processus pathologiques.

Partout, dans le poumon, le tissu conjonctif est riche en *fibres élastiques*, il l'est encore davantage dans la plèvre. La mince couche endothéliale qui tapisse normalement la plèvre peut être enlevée par raclage (s'il n'y a pas encore eu desquamation cadavérique) et être examinée dans un liquide approprié.

Les poussières de charbon constituent un élément presque normal dans le poumon et les ganglions bronchiques. Dans les grandes villes, les animaux domestiques présentent également des poussières charbonneuses pulmonaires, tandis qu'on n'en trouve pour ainsi dire pas chez les animaux vivant à la campagne. Pour la même raison, le poumon des paysans possède moins de charbon que celui des citadins ; les mineurs ont les poumons les plus anthracosiques, comme cela est facile à comprendre ; toutefois il faut noter que ces particules de charbon proviennent presque exclusivement de la combustion de leurs lampes, car les poussières de charbon de terre sont très rarement décelées dans les poumons.

Les petits fragments de cellules végétales dont sont composés ces dépôts anthracosiques se distinguent assez fréquemment par leur forme caractéristique et toujours par leur coloration, qui n'est pas noire comme la suie, mais brunâtre. Les poussières charbonneuses non expectorées arrivent, soit par effraction, soit par intermédiaire des cellules lymphoïdes, dans les voies lymphatiques pleurales et interlobulaires où elles s'accumulent. D'autres poussières peuvent suivre la même voie et infiltrer les lymphatiques pulmonaires de parcelles de fer, ou de poussières minérales, etc. (voy. p. 169 et suiv.).

Il est certain que les concrétions particulières décrites par Friedreich sous le nom de *corpuscules amylacés*, tout en ne constituant pas un élément normal, présentent une importance si minime au point de vue pathologique qu'il n'y a pas à s'y arrêter ; on les trouve surtout chez les personnes âgées. Les granulations incolores ou jaunâtres que forment ces corps amylacées, constituées par des couches concentriques, de forme sphérique ou ovalaire, comme celles qu'on observe en grand dans les calculs biliaires, se rencontrent rarement dans le poumon et sont généralement isolées. Ces corpuscules, qui n'atteignent jamais le diamètre de l'alvéole dans lequel on les trouve, présentent la *réaction amyloïde* et rappellent ainsi de très près les corpuscules amylacés, plus gros, de la prostate.

Le parenchyme pulmonaire est surtout constitué par des *vaisseaux capillaires* et par des *fibres élastiques*. Celles-ci forment le stroma des réseaux capillaires très serrés, caractéristiques des capillaires sanguins du poumon. Ces capillaires, relativement étroits, ne sont séparés de l'air extérieur que par un épithélium mince constitué en partie par des cellules peu volumineuses et nucléées. La délimitation de chaque alvéole n'est pas complète. Tous les alvéoles siègent aux extrémités bronchiques, conduits alvéolaires et infundibula, ce qui fait que tous les alvéoles d'un lobule communiquent entre eux. Il n'est donc pas logique de parler des *cloisons alvéolaires* et mieux vaut réserver ce nom au tissu interlobulaire qui compose des cloisons réelles.

Si l'on accepte pour le parenchyme pulmonaire la dénomination de *tissu alvéolaire* et pour les espaces creux le nom d'*alvéoles*, il n'est plus nécessaire de différencier la paroi du tissu alvéolaire.

Les affections du tissu pulmonaire peuvent se diviser en *lésions du parenchyme* et *lésions interstitielles*, ces deux groupes pouvant parfaitement coexister. Toutefois, il ne faut pas oublier que les termes *interstitiel* et *parenchymateux* ont ici une autre signification que dans les organes déjà étudiés.

A. — *Emphysème pulmonaire.*

La dilatation emphysémateuse du poumon pouvant se diagnostiquer à l'œil nu, l'examen microscopique n'offre d'autre intérêt que la recherche des parties atteintes d'atrophie. Les faibles grossissements ne sont utiles que lorsqu'on veut avoir une idée d'ensemble dans un cas d'emphysème léger. Les ciseaux peuvent encore ici fournir de bonnes préparations. Cependant l'inclusion dans la celloïdine ou dans la glycérine gommée donne des préparations meilleures, le microtome permettant d'avoir de larges coupes.

Les coupes obtenues à l'aide d'un couteau sec sur un poumon gonflé et desséché fournissent également de bonnes préparations pour l'étude de la raréfaction du tissu pulmonaire; ces coupes sont trempées dans l'huile de cèdre ou baume du Canada, si on veut les conserver, ou simplement arrosées d'eau ou d'acide acétique s'il s'agit d'un examen extemporané.

B. — *Induration rouge.*

L'*induration rouge* du poumon appelée aussi *induration brune*, à une période plus avancée, est une affection déterminée par des troubles circulatoires chroniques et siégeant surtout au niveau des capillaires. Ceux-ci se dilatent et décrivent des sinuosités qui apparaissent d'une manière très intense, parce qu'à l'état normal les capillaires, même remplis, ne font qu'une très légère saillie dans les cavités alvéolaires.

Les vaisseaux sont tellement saillants, dans l'induration rouge, qu'ils forment une sorte de bouquets ou d'arcades sur le bord tranchant d'une coupe d'alvéole. Au lieu d'aller directement par le plus court chemin, d'un alvéole à l'autre, on les voit décrire des festons allongés.

L'allongement et la dilatation des capillaires se rencontrent également dans les bronches notamment au niveau des points épaissis de la muqueuse. A la suite de l'augmentation de volume que les vaisseaux pulmonaires subissent dans cette affection, leur résistance à la pression sanguine est encore amoindrie après la mort, et le sang y afflue en proportion beaucoup plus considérable que dans toute autre affection. En étudiant bien cette disposition on obtient des préparations admirables pour les grossissements faibles ou moyens. Une mince coupe de 4 millimètres enlevée à l'aide des ciseaux, à la surface légèrement desséchée mais bien rouge du poumon, examinée dans une goutte d'eau salée, donne des images très instructives. L'eau simple dissout la matière colorante des globules rouges contenus dans les capillaires et risque de troubler la clarté des préparations.

Pour obtenir une belle image microscopique il faut absolument enlever toutes les bulles d'air que contient une pareille préparation ; on y arrive en maintenant de la main gauche avec une aiguille la lamelle fixée sur le porte-objet, tandis que l'autre main munie d'une aiguille chasse les bulles de l'autre côté vers un fragment de papier buvard. On ajoute une nouvelle goutte d'eau salée, on recommence la manœuvre ainsi de suite jusqu'à disparition de toutes les bulles d'air. L'induration rouge exige cependant une certaine dou-

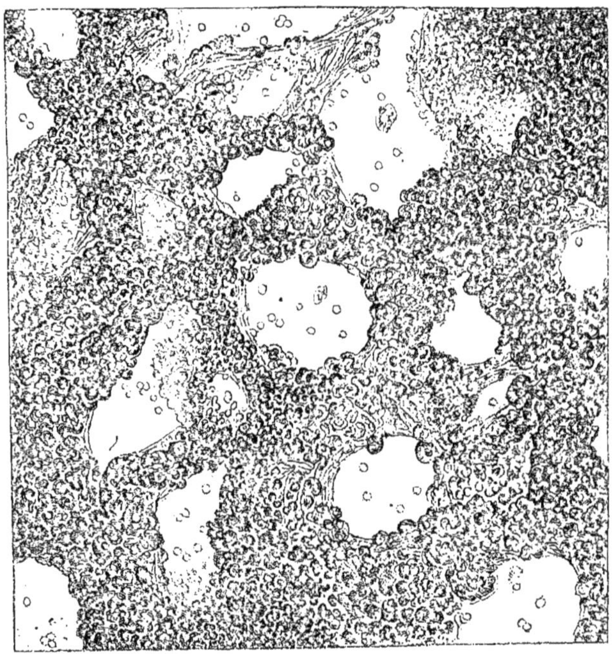

FIG. 85. — *Coupe aux ciseaux d'une induration rouge avancée d'un poumon.* — Examen dans l'eau salée, Gross. 150/1. Les capillaires gorgés de sang font saillie dans la lumière de l'alvéole. Vus de face, ils sont tellement nombreux et si denses qu'on aperçoit à peine leur stroma élastique.

ceur de main, parce qu'en pressant trop fort on risquerait de chasser le sang hors des capillaires, et l'eau salée deviendrait inutile.

L'allongement et la dilatation des capillaires ne s'accompagnent pas d'un amincissement proportionnel de leurs parois, ce qui serait inexplicable si la paroi elle-même ne subissait pas un épaississement. On ne sait pas encore si cette augmentation d'épaisseur est due à l'*hyperplasie* ou à l'*hypertrophie* des cellules endothéliales ou à ces deux processus réunis. Toutefois, il est constant que cet épaississement est réel, comme on peut le constater en palpant l'organe.

Les alvéoles d'un poumon induré par cette sorte d'hyperplasie capillaire sont rétrécis par les saillies ectasiques que forment les vaisseaux dans la lumière des sacs pulmonaires. Le poumon contient plus de sang, ce qui contribue à le rendre plus dur que normalement. La manière dont la pression agit sur les gros vaisseaux se montre nettement sur des coupes longitudinales et transversales : les éléments qui épaississent les couches pariétales isolées des artères sont absolument homologues. Le processus consiste donc essentiellement en une hyperplasie dont la mesure est donnée par le défaut de proportion qui existe entre la lumière du vaisseau et l'é-

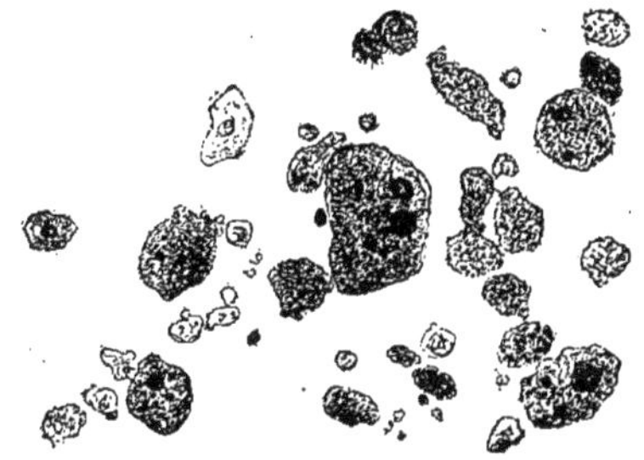

Fig. 86. — *Induration rouge des poumons.* — Cellules préparées par grattage d'une surface de section. La coupe étant examinée dans l'eau, on ne voit pas de corpuscules rouges. Les cellules épithéliales et les leucocytes sont remplis de granulations pigmentaires. Noyaux libres et fragments de cellules. Gross. 300/1.

paisseur de ses parois. Qu'on se rappelle que pendant la vie la distension des artères, veines et capillaires est beaucoup plus grande qu'après la mort qui égalise toutes les pressions. Par conséquent les stases reconnues sur les préparations ne correspondent pas exactement à ce qui se passait pendant la vie.

Il n'est pas étonnant qu'avec une pression sanguine aussi augmentée, des brèches puissent survenir dans le système des capillaires pulmonaires. La coloration brunâtre de ces poumons (*induration brune*) est due à des hémorrhagies réitérées et, le plus souvent peu importantes. Le sang et la matière colorante brunâtre granuleuse qui en est sortie sont reçus par les cellules épithéliales et lymphoïdes ; ces masses sont déposées dans les mêmes régions que celles où l'on trouve les masses charbonneuses aspirées pendant les mouvements respiratoires.

Lorsque l'on racle avec un scalpel la surface de coupe d'un poumon et qu'on examine le produit du raclage dans une goutte d'eau, on y voit un grand nombre de cellules augmentées de volume, souvent informes, contenant quelquefois des quantités notables de sang en voie de transformation pigmentaire ou même du pigment insoluble dans la solution de soude.

Lorsque la coloration intense et caractéristique du pigment s'est, sous des influences cadavériques, transformée en noir verdâtre ou opaque, on doit éviter de les confondre avec les granulations pigmentaires du charbon aspiré. Pour les distinguer les uns des autres, il faut avoir recours à l'acide sulfurique concentré qui dissout le pigment sanguin en lui rendant sa coloration rougeâtre. Pour mettre en évidence ces cellules dont la présence dans des poumons encore aérés assure déjà le diagnostic, il faut employer l'eau pure comme véhicule pour l'examen, car dans l'eau salée les globules rouges du sang rendent l'examen plus difficile.

C. — *Embolies graisseuses du poumon.*

Certaines lésions intéressant surtout le système osseux produisent, par suite de la pénétration de gouttelettes graisseuses dans les veines, un ensemble de lésions pulmonaires caractéristiques. L'examen du poumon permet de reconnaître, dans des départements plus ou moins étendus, des vaisseaux remplis de graisse dont la disposition au niveau des capillaires démontre qu'il s'agit d'embolies graisseuses. En général les gouttelettes graisseuses arrondies, ordinaires, ne se rencontrent guère que dans les vaisseaux d'un certain volume ; dans le poumon, on aperçoit des sortes de boudins, ou de masses ramifiées disposées en grillages, injectant souvent complètement certains territoires capillaires.

Sur des coupes minces faites, comme nous l'avons dit p. 253 et examinées dans l'eau salée, les masses graisseuses se distinguent très facilement du sang des capillaires. Il vaut mieux examiner dans l'eau les coupes moins fines afin de permettre l'action de l'acide acétique ou des alcalis dilués.

Alors même que les embolies sont peu nombreuses, on les trouve plus rapidement après l'action de la potasse ou de la soude, parce que, dans ces cas, on peut prendre des coupes plus épaisses que les alcalis éclaircissent suffisamment. On rencontre rarement la graisse à l'état solide ; lorsqu'elles sont solides les masses graisseuses apparaissent opaques et particulièrement friables, rappelant la graisse si souvent rencontrée dans la sous-muqueuse de l'intestin grêle. D'ailleurs, en chauffant doucement les préparations jusqu'à

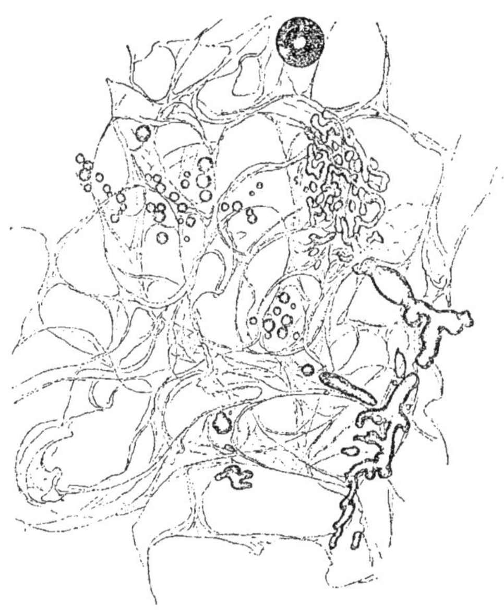

FIG. 87. — *Embolie graisseuse du poumon*, provenant d'un aliéné. Coupe aux ciseaux, traitée par la soude Dans les capillaires, à côté d'embolies ramifiées, ou en boudin, la graisse forme de véritables réseaux. A la partie supérieure de la figure, on aperçoit des gouttelettes graisseuses, échappées hors des vaisseaux, et tout à fait en haut, on voit une bulle d'air. Gross. 50/1.

la température habituelle du corps, on reproduit l'aspect classique de la graisse (1).

Il est utile de posséder des termes de comparaison. Voici une petite expérience : on injecte dans la veine de l'oreille d'un lapin, à l'aide d'une seringue de Pravaz, un à deux grammes d'huile d'olives. Il est bon de frotter entre les mains l'oreille avant toute opération, puis de comprimer les racines veineuses de l'oreille ; peu de temps après, on tue l'animal par le coup sur la nuque afin d'examiner les organes à l'état frais.

(1) La graisse peut franchir les capillaires du poumon ; elle arrive par les veines pulmonaires dans la grande circulation et de là se distribue dans les organes. Il faut donc, quand on trouve des embolies graisseuses dans le poumon, examiner les autres organes et spécialement les capillaires étroits des glomérules du rein.

D. — *Des hémorrhagies pulmonaires.*

Les hémorrhagies des vaisseaux du poumon, et notamment celles qui proviennent des capillaires à parois minces, ne déterminent pas, comme dans les autres organes, des infiltrations hémorrhagiques. Le sang, après avoir abandonné le vaisseau, s'épanche à la surface de l'alvéole et est chassé par l'expectoration. Il n'y a guère que la portion séjournant près de la rupture vasculaire, dans l'épaisseur du tissu alvéolaire, qui se présente à l'examen microscopique : la « vis a tergo » a fait défaut pour pousser ce sang jusqu'aux bronches. Il en est de même pour le sang provenant des voies respiratoires supérieures ; cependant cette *aspiration sanguine* ne distend pas le parenchyme pulmonaire comme le font les *infarctus hémorrhagiques* frais, dans lesquels les alvéoles sont comme gorgés de sang.

Le sort ultérieur de ces *infarctus bénins* rappelle les transformations des thrombus en pigment et leur organisation par les parois vasculaires que nous croyons inutile de rappeler ici (v. p. 128). Dans ces cas, les parois vasculaires sont représentées par le parenchyme et les cloisons interlobulaires qui délimitent le foyer. L'inflammation interstitielle de ces cloisons est tellement frappante qu'il suffit de la signaler.

E. — *Pneumonie fibrineuse.*

La pneumonie fibrineuse occupe la première place parmi les inflammations du poumon. Le nom d'*hépatisation* rappelle la résistance qu'offre au doigt le lobe atteint de pneumonie. C'est une sensation comparable à celle que donne le foie. Ultérieurement, la dénomination s'est généralisée à un grand nombre d'inflammations alvéolaires se terminant par la réplétion des cavités aériennes. Il y a donc diverses pneumonies peu étendues, avec réplétion inflammatoire des alvéoles, et qu'on désigne sous le nom d'*hépatisation.*

Dans l'*hépatisation fibrineuse*, le produit morbide remplit les alvéoles à la place de l'air normal. Le parenchyme pulmonaire, c'est-à-dire le tissu alvéolaire proprement dit, paraît relativement libre. L'observateur se propose d'étudier la nature des produits inflammatoires contenus dans les alvéoles, la façon dont cette masse exsudée réagit sur les tissus, et enfin les modifications subies par le tissu alvéolaire lui-même.

En examinant une coupe obtenue à l'aide du rasoir, on voit que les alvéoles et même les grosses vésicules des poumons emphysémateux sont remplis d'une masse peu adhérente au tissu pulmonaire.

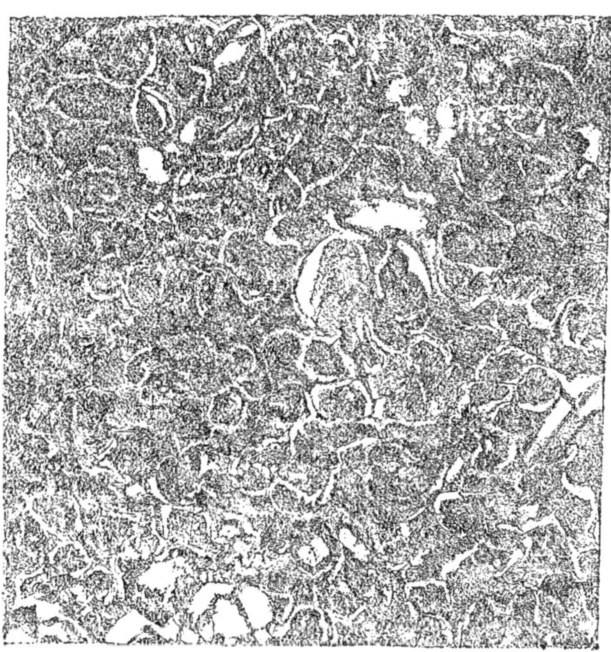

FIG. 88. — *Pneumonie fibrineuse.* — Coupe à travers un lobule hépatisé. Le contenu solide ne s'est échappé que d'un très petit nombre d'alvéoles. On voit qu'il existe un espace entre le bouchon fibrineux et le tissu alvéolaire. A droite et en haut on voit une ramification bronchique sectionnée transversalement et en partie remplie par l'exsudat. Préparation à l'eau. Gross. 24/1.

Il suffit de traiter peu de temps cette coupe par le pinceau pour chasser des alvéoles cette masse exsudative. Le tissu pulmonaire qui reste ne présente pas d'altération frappante en dehors d'une diminution nette de son élasticité. On constate, au point de vue macroscopique, qu'il est devenu en même temps plus friable. On peut expliquer de la manière suivante cette diminution de l'élasticité : les fibres élastiques, qui à l'état normal reviennent à leur situation première après chaque expiration, ne peuvent exécuter ce retour intermittent pendant une grande partie de la durée de la maladie. Cette tension excessive détermine un trouble qui, ainsi que le démontre la clinique, ne disparaît que progressivement. D'ailleurs, sur les préparations microscopiques, les alvéoles conservent, même après le pinceau, leur dilatation accidentelle causée par la présence du bouchon fibrineux exsudatif.

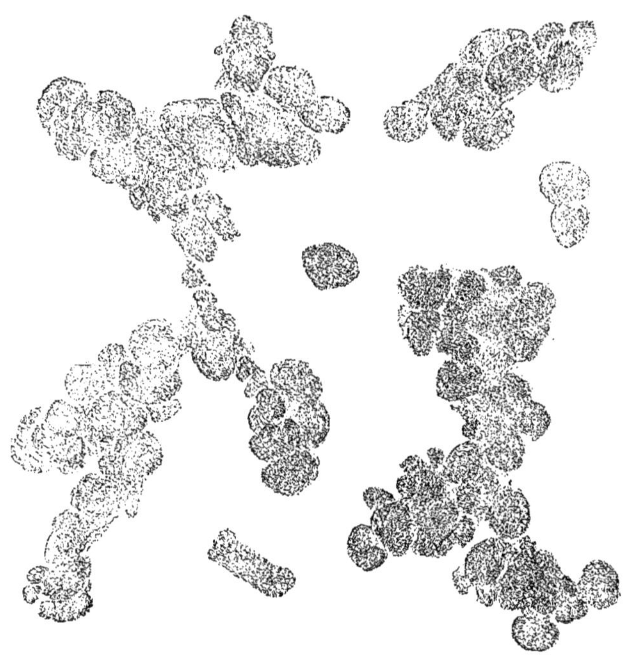

FIG. 89. — *Bouchons provenant de la surface de section d'un poumon hépatisé.* — Raclure faite au scalpel et examinée dans l'eau. La plupart de ces bouchons sont conglomérés. En bas de la figure on voit un coagulum cylindrique, moulage d'une fine bronchiole. Gross. 25/1.

L'*état morbide de l'épithélium* peut être constaté sur des préparations fraîches, mais comme les manœuvres finissent toujours par détacher quelques parties de l'épithélium, il est impossible de juger de l'étendue réelle des altérations.

Lorsqu'on durcit le tissu et qu'on examine sur des coupes fines les parties fixées, on voit que l'épithélium se détache mais pour se régénérer immédiatement. Cette modification demeure bien en arrière des autres lésions. Pour étudier la nature de l'exsudat, il faut racler la surface de section d'un poumon hépatisé, examiner un des bouchons fibrineux dans une gouttelette de liquide. A un très faible grossissement (1) on se rend déjà compte qu'il s'agit de véritables moules alvéolaires représentant un ou plusieurs alvéoles disposés en grappe et rattachés à une fine bronchiole.

Lorsqu'il s'agit d'étudier les détails à un fort grossissement on doit dissocier le bouchon fibrineux.

Le processus de la pneumonie ordinaire *fibrineuse* (et non *croupale*, suivant une mauvaise dénomination), affecte la marche anatomique que voici : le poumon est d'abord notablement hyperhémié ; un exsudat hémorrhagique très riche en fibrine se forme dans les alvéoles ; puis la fibrine se coagule en fibrilles fines, granuleuses, solubles dans l'acide acétique (2). Les leucocytes y sont beaucoup plus nombreux que dans le sang. Lorsque le processus inflammatoire a atteint son apogée, les alvéoles sont fortement distendus par une masse solide rouge, dans laquelle les globules rouges du sang prédominent sur les autres éléments cellulaires. Plus tard, l'*hépatisation rouge* se transforme en *hépatisation jaune* sous l'influence d'une transsudation notable de liquide à travers les capillaires, qui fait diffuser la matière colorante des corpuscules rouges. De nouvelles migrations de corpuscules blancs viennent enrichir le nombre des leucocytes préexistant dans la masse alvéolaire ; mais la plupart ne tardent pas à succomber à une dégénérescence graisseuse partielle.

Cette modification, jointe à la désagrégation simple de la masse solide dans le liquide exsudé, conduit à la résolution.

Au fur et à mesure que la matière colorante du sang se dissout, elle est absorbée non sans avoir coloré les éléments de l'exsudat pouvant être teintés de la sorte. Les leucocytes occupent le pre-

(1) Dans un verre de montre rempli d'eau, les bouchons fibrineux sont très faciles à examiner au microscope, tandis que la pression de la lamelle les altère.

(2) La technique de Weigert pour la coloration de la fibrine donne ici les plus remarquables résultats. Voici la formule pratique que nous conseillons : Préparer une solution aqueuse saturée à chaud de violet de méthyle 5 B.

Verser dans un verre de montre ordinaire : 1° quelques grammes de la solution de violet ; 2° une goutte d'huile d'aniline ; 3° quelques gouttes (pour dissoudre l'huile) d'alcool absolu.

Faire séjourner 3 minutes dans ce liquide ainsi préparé la coupe sur laquelle on veut étudier la fibrine (la pièce ne doit pas avoir passé par le liquide de Müller).

Traiter la coupe par la solution de Gram (solution forte), décolorer la coupe en la lavant suffisamment avec un liquide composé de : Xylol.......... 1 partie
Huile d'aniline. 2 parties.

Laver, en terminant, au xylol pur ; monter dans le baume.

Les fibrilles de fibrine (et les microbes) présentent une belle coloration bleu violâtre.

mier plan. La fibrine disparaît de plus en plus en subissant la dégénérescence granulo-graisseuse; et, à une période tardive de l'affection, les bouchons fibrineux ne paraissent plus guère constitués que par des cellules. En faisant une dissociation soignée dans l'eau et en y ajoutant de l'acide dilué, on voit qu'une quantité notable de fibrine persiste encore dans l'exsudat.

La métamorphose graisseuse, en progressant, détermine et la destruction granuleuse de l'albumine et la dissolution complète de l'exsudat. On peut constater d'ailleurs tous ces phénomènes par l'examen des crachats.

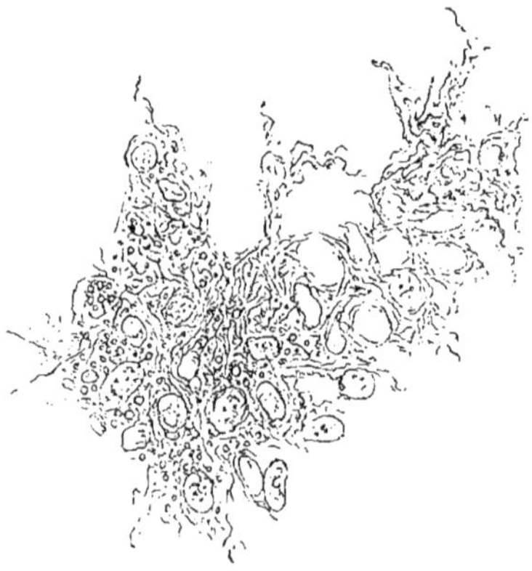

FIG. 90. — *Pneumonie fibrineuse.* — Dissociation d'un contenu alvéolaire examinée dans l'eau. Gross. 250/1. Fibrine et cellules en partie graisseuses.

Ceux-ci, riches en éléments colorés du sang, contiennent une partie de ce produit de désintégration.

La grosse masse fibrineuse d'un poumon hépatisé est constituée presque dans sa totalité par le contenu alvéolaire. Il n'est donc pas surprenant que ce soit là la lésion prédominante au microscope. Toutefois, on peut également constater que le parenchyme pulmonaire est le siège d'un processus inflammatoire. Il y a d'abord une diminution de l'élasticité, qui n'apparaît pas seulement, grossièrement, sur une portion de poumon hépatisé, mais également sur une coupe traitée par le pinceau. Les alvéoles, en effet, n'ayant plus de tendance à revenir à leur état primitif paraissent notablement plus grands qu'à l'état normal. A un plus fort grossissement, dans la région vasculaire du tissu pulmonaire, on observe un *grand nombre de cellules* qui rappellent, comme toutes les cellules exsudatives, les caractères des globules blancs du sang. L'épithélium ne joue qu'un rôle secondaire qui s'explique, en effet, par sa minime réaction inflammatoire, d'une part, et de l'autre par la régénération de ses éléments desquamés.

Les *vaisseaux lymphatiques* des cloisons interlobulaires ne sont que rarement lésés. Cependant, leur rôle au point de vue de l'élimination des exsudats est plus considérable que celui de l'expectoration. Le crachat, lui, à chaque instant, reflète par sa composition microscopique l'état des alvéoles pulmonaires.

Dans un certain nombre de cas, une véritable *lymphangite interlobulaire* se produit, c'est-à-dire une pneumonie interstitielle aiguë, dont les effets histologiques principaux sont, comme on peut s'en apercevoir déjà à l'œil nu, des thromboses lymphatiques et une infiltration cellulaire des tissus. Cette lymphangite acquiert une importance très grande dans la péripneumonie des bêtes à cornes. Le poumon atteint de cette maladie infectieuse fournit des préparations de thrombus lymphatiques très intéressantes au point de vue de la pathologie comparée.

L'observateur doit bien se rappeler que, dans les lésions qu'il observe, les différentes phases anatomo-pathologiques de la pneumonie coexistent fréquemment. Il n'y a d'ailleurs pas de stade bien délimité dans le développement anatomique de l'affection ; tout procède par transitions progressives.

La pneumonie ne détermine guère la mort que quand le processus d'hépatisation est déjà arrivé à une période de régression. Par conséquent, on ne trouvera que rarement l'hépatisation rouge avec son caractère nettement fibrineux. Au contraire, les fausses membranes fibrineuses coagulées, qu'on trouve sur la plèvre infiltrée de cellules, se conservent plus longtemps et donnent de belles images même à une période ultérieure (1).

Les microbes pathogènes de la pneumonie ne pourraient être mis en évidence que grâce aux méthodes spéciales de coloration, car le poumon atteint de pneumonie est le réceptacle d'un nombre considérable de microbes saprogènes.

Dans la pneumonie fibrineuse lobaire, deux formes ont été trou-

(1) Les caractères différentiels de ces deux variétés sont les suivants : Le *pneumocoque* de Talamon-Fränkel, lancéolé, ne se cultive bien qu'à partir de 24°-30°, il résiste à la méthode de Gram ; il est pathogène pour le lapin.

Le *bacille encapsulé* de Friedländer se cultive aisément, en clou, sur la gélatine à une basse température de 15°, il n'est pas pathogène pour le lapin, et ne tient pas le Gram. Voy. d'ailleurs, pour plus de détails, p. 177-178.

vées par Friedländer et Fränkel, dans des conditions qui rendent certaine leur présence pendant la vie.

Un grand nombre d'affections connues sous le nom de *broncho-pneumonies* donnent, à leur période de début, des images histologiques analogues à celles de la pneumonie fibrineuse. Ce sont des lésions disposées en petits foyers, produisant l'hépatisation du parenchyme environnant les bronches terminales. Leurs causes sont surtout l'inspiration de corps étrangers, parcelles alimentaires, crachats, etc. La suppuration d'un certain nombre de ces foyers indique déjà l'existence d'autres facteurs étiologiques que ceux de la pneumonie lobaire; d'ailleurs, la distribution des petits territoires hépatisés est en complète opposition avec l'hépatisation lobaire si caractéristique de la pneumonie fibrineuse.

La *technique* que l'on doit employer pour examiner les pneumonies lobaires dépend de la consistance de l'hépatisation et de l'étendue des lésions. On peut également utiliser le rasoir, le rasoir à double lame, le microtome. Pour obtenir une vue d'ensemble, il ne faut pas faire une coupe trop fine, parce qu'un grand nombre d'alvéoles ouverts par la coupe perdent leur bouchon fibrineux, de sorte que l'image de l'égale et uniforme réplétion des alvéoles indiquée par le terme d'*hépatisation* perd beaucoup de ses caractères.

Pour pratiquer des coupes fines nécessaires à l'étude des modifications épithéliales et pour la mise en évidence des micro-organismes, on doit durcir les pièces. S'il s'agit de voir les épithéliums, le liquide de Müller est le meilleur liquide; pour les micro-organismes, on doit durcir dans l'alcool et compléter, dans les deux cas, le durcissement par le séjour dans la glycérine gommée ou dans la celloïdine (voy. Technique, p. 21). Si l'on veut se rendre compte de la nature fibrineuse de l'exsudat (1), il suffit de racler la coupe avec un scalpel et d'examiner dans une gouttelette d'eau les produits de ce raclage (avec faible grossissement, et voy. fig. 91). Lorsqu'on peut employer un fort grossissement, il faudra dissocier finement le bouchon fibrineux. On ne doit pas non plus omettre l'emploi des différents réactifs, et notamment de l'acide acétique. Pour terminer l'examen, il faut traiter une coupe par le pinceau, et, après avoir chassé les bouchons fibrineux, étudier l'état relativement intact du tissu alvéolaire.

(1) La méthode de Weigert pour la préparation de la fibrine donne les plus belles figures.

F. — *Les hépatisations cellulaires.*

Les hépatisations cellulaires forment un groupe à part, qui se distingue de l'hépatisation fibrineuse par la marche de l'affection. Au début, les masses qui remplissent les alvéoles, tout en étant constituées surtout par des cellules, ne présentent cependant que peu de différences avec l'hépatisation.

La plupart de ces cellules appartiennent aux éléments migrateurs du sang et sont par conséquent identiques aux *leucocytes*, aux *globules du pus* et, pour quelques-unes, aux cellules lymphatiques. Mais, à chaque moment de l'affection, on peut constater le rôle plus ou moins actif que joue l'épithélium alvéolaire. La fibrine y existe également, il est vrai, sous la forme de coagulations granuleuses ou fibrillaires; mais elle est bien pauvre si on la compare à la richesse cellulaire de l'exsudat.

Un autre caractère différentiel important consiste dans l'intime union qui existe entre la masse exsudée et la paroi alvéolaire. Le parenchyme est beaucoup plus profondément affecté que dans les inflammations fibrineuses et toutes les parties cellulaires, épithéliums et capillaires, prennent une part plus ou moins considérable au processus inflammatoire. On y constate, en effet, la tuméfaction, la multiplication des noyaux et la prolifération des cellules.

Dans les *pneumonies catarrhales*, les cellules de l'exsudat peuvent être désintégrées et résorbées et amener ainsi la guérison ; au contraire, la *pneumonie caséeuse* se caractérise par un processus nuisible parce que la caséification atteint le parenchyme pulmonaire aussi bien que l'exsudat alvéolaire. Au début de l'inflammation, les deux processus sont difficiles à distinguer l'un de l'autre ; une fois développés, la transformation graisseuse résolutive peut parfaitement s'y différencier de la dégénérescence caséeuse. Dans ce dernier cas, en outre, il est plus difficile de chasser les exsudats avec le pinceau; si cette manœuvre réussit, le stroma alvéolaire ne se montre pas aussi intact que dans les pneumonies fibrineuses.

Dans la pneumonie catarrhale, la métamorphose graisseuse des cellules peut être facilement mise en évidence par l'emploi des alcalis. Les détritus granuleux de la dégénérescence caséeuse se dissolvent au contraire dans l'acide acétique et dans les alcalis dilués. A la pneumonie catarrhale appartiennent la plupart des hépatisations survenant chez les enfants et chez les vieillards ainsi qu'une partie des noyaux inflammatoires péri-tuberculeux. La caséification se rencontre presque exclusivement dans la phtisie.

Il existe également des formes mixtes dans lesquelles le processus de caséification se trouve mêlé à la dégénérescence graisseuse ; dans ces cas, la caséification l'emporte toujours largement sur la dégénérescence graisseuse. Même dans les observations où, sur les préparations, la graisse paraît prédominer, grâce à son aspect caractéristique, le caseum forme toujours la masse principale qu'on ne voit que difficilement, à cause de son état amorphe et de sa moindre réfringence.

Une autre raison réside dans ce fait que la graisse occupe un plus grand volume que les matières albumineuses qui lui ont donné naissance. Le caseum, au contraire, qui se produit grâce à la résorption de l'eau, substance importante qui entre dans les substances constitutives des hépatisations, tient moins de place que les exsudats d'où il provient.

Parmi les différentes hépatisations en îlots, celles qui naissent autour d'une petite bronche et qui intéressent souvent sa paroi, représentent les plus intéressantes de ces lésions. Si l'on peut, dans certains cas, y mettre en évidence tels ou tels micro-organismes reconnus comme cause de ces diverses broncho-pneumonies, il n'est pas moins vrai qu'il en existe un groupe caractérisé par des phénomènes violents, souvent hémorrhagiques, et par une fonte purulente étendue. Le microscope fait découvrir dans ces foyers des *corps étrangers* provenant, soit des aliments, soit de la bouche ou du pharynx (épithélium, leptothrix, muguet).

Ce sont des broncho-pneumonies par ingesta. Dans ce dernier cas, on trouve, dans les alvéoles, des cellules végétales, de l'amidon, des fragments de muscles striés à côté de miettes difficiles à définir. Outre les micro-organismes déjà mentionnés, on rencontre également dans ces foyers des schizomycètes de toutes formes, surtout lorsque les produits d'une destruction gangreneuse diphtérique, ou encore cancéreuse tombent dans les voies respiratoires.

Le tissu ainsi envahi se ramollit et est détruit, en dernier terme, avec son exsudat alvéolaire. Cette désagrégation n'est pas due seulement à la transformation graisseuse et à la caséification des parties frappées, mais encore à une suppuration vraie, ainsi que cela se voit dans la gangrène pulmonaire, par exemple.

L'*hépatisation blanche* est une affection pulmonaire congénitale (pneumonie blanche) spéciale aux enfants syphilitiques. L'exsudat contient très peu de produits inflammatoires, des grandes masses épithéliales sur lesquelles on ne peut pas constater un procesus régressif régulier. La métamorphose graisseuse de ces cellules se rencontre souvent, il est vrai, mais sans atteindre jamais le même degré que dans la pneumonie catarrhale des jeunes enfants.

Avant de passer à l'étude des modifications interstitielles, nous croyons devoir insister sur la différence qui existe, au point de vue de la participation du tissu alvéolaire, entre la pneumonie fibrineuse et les différentes formes de pneumonie cellulaire. Sur une coupe de pneumonie fibrineuse traitée par le pinceau on ne constate qu'une desquamation partielle de l'épithélium et une perte d'élasticité, et rien autre. Les autres pneumonies, au contraire, présentent un exsudat difficile à chasser par le pinceau, peu cohérent, et d'autant plus uni au tissu pulmonaire que ce tissu est infiltré d'un plus ou moins grand nombre de cellules.

Plus la marche de l'affection est chronique, plus grand est le contraste, la pneumonie fibrineuse étant d'allure absolument aiguë. Dans les infiltrations cellulaires, il peut s'agir, suivant le processus, soit des éléments du pus, cellules migratrices, soit de cellules nées sur place. Reconnaître l'identité de toutes ces cellules est toujours difficile, un processus dégénératif les ayant d'ordinaire plus ou moins largement frappées; la plus grande prudence est donc obligatoire.

G. — *Lésions du tissu interstitiel.*

Nous avons vu que le tissu interstitiel est essentiellement composé par du tissu conjonctif, des vaisseaux et des nerfs. Pour obtenir une idée d'ensemble de la totalité du système interstitiel, on doit y englober les bronches et la plèvre.

Les *inflammations aiguës interstitielles* frappent les différentes parties constitutives, aussi bien la plèvre et les cloisons interlobulaires que les bronches et les parties y attenantes.

Le nom réel d'inflammation interstitielle ne convient toutefois qu'aux affections qui ne peuvent exactement rentrer dans les cadres déjà tracés des *pleurites, bronchites* et *péribronchites*. Les inflammations chroniques peuvent également frapper le tissu interlobulaire et le tissu conjonctif sous-pleural, que leurs dispositions anatomiques et leurs conditions de nutrition rendent solidaires du parenchyme pulmonaire. Les vaisseaux lymphatiques de ce tissu interstitiel jouent un rôle important dans un grand nombre de cas. La lymphe formant des caillots homogènes contenant à peine quelques fibrilles ou granulations fines de fibrine peut être parfaitement examinée sur des coupes minces ; il en est de même pour le pus et pour les cellules cancéreuses (lymphangites cancéreuses). Mais il suffit également d'ouvrir avec des ciseaux un pareil vaisseau lymphatique, ou plus simplement de le presser légèrement, pour obtenir un amas qu'on peut examiner dans l'eau, ou dans l'eau salée s'il s'agit de sang ou de pus.

Les infiltrations purulentes dépassant les vaisseaux lymphatiques sont rares dans les hépatisations malignes de l'homme. Il demeure bien entendu que nous en exceptons les manifestations phlegmoneuses d'origine traumatique.

Au contraire, chez les bêtes à cornes, cette infiltration purulente existe souvent accompagnée de thrombus lymphatiques, d'exsudats alvéolaires (péri-pneumonie bovine, par exemple).

Pneumonie interstitielle chronique. — Les maladies qui atteignent le tissu conjonctif des autres organes peuvent frapper aussi le tissu conjonctif interstitiel du poumon. Nous commencerons cependant par la pneumonie chronique interstitielle parce qu'elle joue un rôle important dans la *phtisie pulmonaire*, cette affection si fréquente chez l'homme. Il faut pourtant reconnaître que ce processus interstitiel est un élément de guérison de la phtisie, la fonte du tissu pulmonaire étant produite dans la moitié des cas par le processus tuberculeux proprement dit et par les hépatisations cellulaires.

Pour décrire le processus de la pneumonie interstitielle, c'est-à-dire la production des tissus de granulation occupant de petits territoires, il faut déterminer aussi exactement que possible le siège anatomique de chaque foyer morbide. Si l'analyse à l'œil nu donne déjà certains détails, l'examen à un faible grossissement est encore plus fructueux. Quand le tissu est encore assez aéré pour rendre difficiles les coupes au rasoir, on peut employer les ciseaux comme il a été dit plus haut (p. 253) ou même le couteau dans les quelques foyers résistants du poumon ; et l'on obtient ainsi des coupes suffisantes pour une vue d'ensemble. L'examen des objets frais, pénible, il est vrai, donne cependant, dans la plupart de ces cas, de très bons résultats à cause de la multiplicité des processus qu'on peut apercevoir dans un si petit espace.

Pour ces sortes d'examen il faut choisir en général les petits foyers parce qu'ils offrent, plus souvent que les gros foyers, les premiers stades de l'affection. Ces néoformations chroniques inflammatoires ne se trouvent pas seulement dans le tissu conjonctif préformé du tissu bronchique et du tissu péribronchique, de la plèvre et des cloisons interlobulaires, on les rencontre encore dans tous les points du parenchyme pulmonaire. Nous verrons bientôt qu'il en est de même pour le foie dont le tissu conjonctif portal et périportal associe ses lésions à celles du tissu intralobulaire.

Dans les régions du poumon où existe normalement du tissu conjonctif, la néoformation se distingue par l'augmentation de l'espace occupé par le tissu interstitiel et par les prolongements qu'il pousse parfois dans le voisinage. Dans l'intérieur du lobule, le diagnostic est d'autant plus facile que toute production de tissu conjonctif fibrillaire dans l'épaisseur du tissu alvéolaire est fatalement une néoformation pathologique ; à l'état normal, en effet, on ne trouve dans ces points que du tissu élastique pur.

Les lésions du stroma alvéolaire, des bronches et des autres parties constitutives du poumon dépendent de la marche plus ou moins rapide de l'affection et de l'extension des néoformations. Ces néoformations peuvent quelquefois s'infiltrer de cellules ou de poussières insolubles comme le charbon, le granit, etc. Ces dernières deviennent alors responsables de l'état inflammatoire du poumon. Ainsi la forme de pneumonie interstitielle chronique connue sous le nom d'*induration calleuse* se distingue à l'œil nu par des sillons noirs ou bleu noirâtre que le microscope montre composés souvent par une plus grande quantité de poussières de charbon que de tissu fibreux (anthracosis).

Les altérations tuberculeuses du poumon. — Les productions tuberculeuses peuvent siéger dans les points où l'on rencontre des inflammations chroniques peu spécifiques, aussi bien dans le tissu interstitiel que dans le tissu alvéolaire. Nous n'avons donc pas grand'chose à ajouter à ce que nous avons déjà dit dans le chapitre consacré aux manifestations de la tuberculose en général (v. p. 135). Les pleurites et les bronchites tuberculeuses, les péribronchites et les tuberculoses généralisées peuvent être analysées à l'aide des principes que nous avons posés lors de l'étude des formations tuberculeuses, mais ces états morbides peuvent se compliquer des lésions les plus variées qui les rendent souvent obscures aux débutants. On peut rencontrer sur la même coupe, non seulement les différentes formes d'hépatisation, mais encore toutes les espèces de bronchite, de vascularite, les thromboses et même l'induration rouge, enfin l'induration calleuse et les inflammations interstitielles intéressant le parenchyme.

La *caséification*, qui unifie à l'œil nu tous ces différents processus, s'étend souvent à des portions considérables du poumon. Elle ne frappe pas seulement les exsudats, comme le pus dans les bronches et les éléments cellulaires de certaines hépatisations, mais aussi le tissu pulmonaire lui-même, la muqueuse bronchique enflammée infiltrée de cellules, de même que des tubercules entiers néoformés. Il n'est donc pas étonnant qu'on soit fort embarrassé pour découvrir l'origine de certains foyers pulmonaires caséifiés. Cette remarque est d'autant plus juste que d'ordinaire les petits îlots tuberculeux se désagrègent à leur centre et que leur confluence produit tôt ou tard des masses remplies de graisse. Seule une délimitation rigoureuse entre les hépatisations et les tissus tuberculeux néoformés dont l'extension chasse l'air des alvéoles, représente l'élément précis d'une différenciation anatomique.

L'expérience apprend qu'il n'y a de difficulté que dans le diagnostic différentiel entre la *forme miliaire de l'hépatisation caséeuse* et la *tuberculose miliaire* (ou mieux submiliaire). Nous allons essayer de décrire ces deux lésions, d'autant plus qu'elles coexistent souvent et qu'il n'est pas rare de voir un tubercule submiliaire du parenchyme entouré d'une zone d'hépatisation cellulaire le plus souvent caséifiée. Pour établir un diagnostic précis, dans chaque cas, il suffit de se rappeler la définition que nous avons donnée de l'hépatisation p. 258. Si l'amas cellulaire siège *dans les alvéoles* on se trouve en présence d'une hépatisation. Si le foyer cellulaire s'est développé *entre les alvéoles*, il est tuberculeux. Veut-on une formule plus précise ? le foyer cellulaire est-il *développé dans le parenchyme*, on a affaire à la tuberculose ; le foyer *contient-il au contraire du parenchyme*, il s'agit alors d'hépatisation caséeuse.

La marche de la caséification rend difficile un diagnostic différentiel, malgré l'emploi des réactifs, parce que le tissu pulmonaire subit lui-même la transformation caséeuse ; et d'ailleurs, même sur

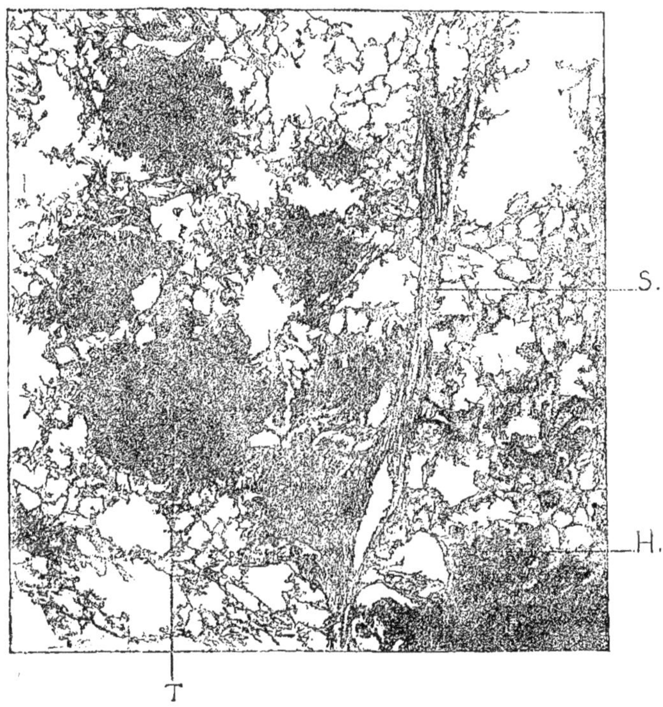

FIG. 91. — *Tuberculose disséminée submiliaire et pneumonie caséeuse miliaire.* — T. Tubercule avec zone d'hépatisation caséeuse. — H. Les masses qui remplissent les alvéoles sont facilement reconnaissables. S. Coupe d'une cloison interlobulaire. Coupe aux ciseaux, examinée dans l'eau. Gross. 25/1.

les coupes très minces, les îlots de pneumonie caséeuse paraissent uniformes et rappellent les tubercules confluents, c'est-à-dire les nodules tuberculeux.

Pour éclaircir ces détails, l'acide acétique est un excellent réactif, pourvu qu'on le laisse agir assez longtemps, car les foyers sont épais et massifs. Outre les fibres élastiques, ce réactif met en évidence les noyaux des cellules qui n'ont pas encore subi la transformation morbide. La disposition qu'offrent les fibres élastiques sur les coupes aide singulièrement le diagnostic : sont-elles dissociées et déviées latéralement, il s'agit alors de *tubercules ;* gardent-elles au contraire la direction générale qu'elles offrent normalement dans l'alvéole, on peut affirmer l'existence de l'*hépatisation.*

Il arrive que l'on peut apercevoir, même au milieu des foyers tuberculeux les plus caractéristiques, des fibres élastiques alvéolaires ; il s'agit d'une erreur d'interprétation dont voici la cause : Une coupe transversale passant à travers un tubercule enlève souvent une couche de tissu pulmonaire normal (v. fig. schématique 92) et en examinant à un faible grossissement on croit apercevoir dans le territoire même du foyer morbide, des fibres élastiques en quantité souvent notable. Cette disposition s'explique par la compression des tissus périttuberculeux ; il faut donc songer à la possibilité de cette erreur que l'emploi de la vis micrométrique permet d'éviter facilement.

Lorsque, dans un processus ultérieur de la phtisie, le tissu pulmonaire se détruit par nécrobiose et que les parties caséifiées se

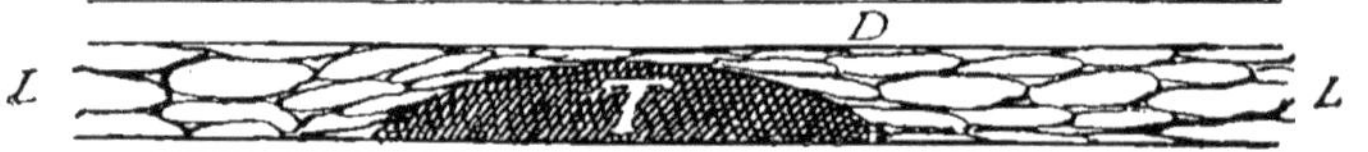

Fig. 92. — *Schéma agrandi d'une coupe de poumon vue de profil.* — D. Lamelle : — L. Coupe du tissu alvéolaire — T. Coupe d'un tubercule entouré de tous côtés par du tissu alvéolaire. Entre la surface du tubercule et la lamelle existe une mince couche de fibres élastiques alvéolaires.

transforment en un détritus granuleux de nature albuminoïde, ce sont encore les *fibres élastiques* qui facilitent le diagnostic, car ce sont les seuls éléments qui conservent leur forme au milieu des amas amorphes produits par la dégénérescence. Il arrive souvent qu'elles perdent leurs connexions et qu'elles apparaissent dans les crachats sous la forme de flocons isolés ou de fragments alvéolaires traduisant ainsi à l'extérieur la destruction intime du tissu pulmonaire.

Il est bon d'ajouter que la présence des éléments élastiques dans les crachats constitue un signe qui a peut-être autant de valeur que le bacille de la tuberculose. Car les bacilles de Koch ne peuvent également apparaître dans les crachats qu'après le ramollissement d'un foyer tuberculeux.

Rien n'est plus facile que de mettre en évidence les fibres élastiques dans les crachats. Il suffit de les avoir vues une fois pour les reconnaître toujours.

La potasse ou la soude permet de les isoler facilement.

Mentionnons spécialement la présence des *bacilles de la tuberculose* à côté d'autres micro-organismes dans les crachats et dans les cavernes des phtisiques. Dans certains cas ces bacilles occupent la paroi de la caverne au niveau des portions nécrosées désignées sous le nom de masses riziformes. Ce pus caséifié constitue un excellent terrain de culture au point que, même à l'œil nu, on peut y apercevoir les cultures de ce bacille sous forme d'écailles; les cultures sont pures et ne contiennent aucune autre espèce de parasites. Pour les élèves qui ne sont pas habitués à employer la méthode de Koch, il y a là une excellente occasion pour voir, sans préparation, les bacilles tuberculeux. Toutefois, il faut, cela est bien entendu, comparer, pour un diagnostic complet, les masses non colorées aux lamelles préparées par la méthode si facile que l'on doit à Koch.

Gangrène du poumon. — La destruction du tissu pulmonaire atteint de gangrène se manifeste, à l'instar de la tuberculose pulmonaire, par des signes matériels qu'on peut trouver dans l'examen microscopique des crachats.

Deux formes de gangrène pulmonaire existent, au point de vue anatomique : la gangrène circonscrite et la gangrène diffuse. Histologiquement parlant, les masses gangreneuses ne diffèrent point les unes des autres. Le foyer de gangrène peut être entouré d'une sorte de *pneumonie disséquante* que l'on rencontre surtout dans les gangrènes diffuses; dans les deux formes, le tissu mortifié est le siège de fermentations putrides qui ne peuvent guère être distinguées de certains états cadavériques avancés.

La dissociation dans l'eau des crachats ou des foyers gangreneux, permet de constater la présence de parties résistantes composées de fibres élastiques isolées ou réunies en amas comme dans les fontes tuberculeuses, d'amas plus ou moins grands de charbon, et d'hémoglobine modifiée dont les fragments sont souvent colorés en noir intense par la fermentation putride. On y rencontre encore très souvent des *cristaux de graisse* provenant de la transformation graisseuse des cellules dégénérées et formant des gerbes serrées (voy. fig. 59). On les trouve en grand nombre dans des petites masses blanchâtres qui atteignent souvent le volume d'une tête d'épingle. Ces masses siègent soit à la surface des foyers gangreneux, soit à la surface des bronches et donnent naissance par leur putréfaction à la bronchite putride.

Pour mettre en évidence les aiguilles graisseuses, on cherche à l'œil nu les petites granulations blanchâtres qui nagent dans la masse mortifiée ; elles en renferment presque régulièrement. Ces cristaux de graisse, lorsqu'ils affectent la forme de longues aiguilles fines, se distinguent des fibres élastiques, avec lesquelles on pourrait les confondre, par le fait que la chaleur les transforme en gouttelettes graisseuses, tandis que la fibre élastique ne se modifie pas (voy. p. 5).

On trouve rarement d'autres cristaux ; par contre les globules du pus s'y rencontrent souvent ; sous l'influence de la réaction fortement alcaline du milieu, ces éléments paraissent tuméfiés et vitreux. Seule, la graisse qu'ils contiennent est nettement visible.

Les autres altérations pulmonaires rentrent dans les généralités exposées au commencement de ce travail.

Les *gommes* du poumon se reconnaissent à leurs caractères macroscopiques et à leur tissu de granulation, ainsi qu'à leur transformation graisseuse.

Les *carcinomes* ne se reconnaîtront que lorsqu'ils contiendront un stroma et des cellules épithéliales.

Il est quelquefois difficile de distinguer à l'œil nu un néoplasme d'une hépatisation : au microscope, cette difficulté disparaît, si l'on se rappelle que l'alvéole pulmonaire n'est constitué que par des fibres élastiques, tandis que l'alvéole cancéreux n'est constitué que par du tissu conjonctif fibrillaire.

En ajoutant la soude ou la potasse, on détruit, il est vrai, les autres parties de la préparation ; mais les fibres élastiques qui persistent démontrent l'existence d'une hépatisation ; l'absence de fibres élastiques caractérise le carcinome.

§ 5. — **Les Reins**.

L'étude microscopique du rein exige, plus encore que tout autre organe, une connaissance exacte et sûre de sa texture.

La structure macroscopique de l'organe doit être toujours présente à l'esprit.

Lorsqu'on décortique un rein, on est frappé de l'uniformité des ondulations de sa surface, alors qu'elle paraissait lisse tant qu'elle était recouverte de sa capsule d'enveloppe.

L'image est rendue plus saisissante encore par la disposition gracieuse des étoiles de Verheyen, ces racines veineuses qui ramènent au centre du rein une partie du sang des capillaires de l'écorce. Ces veines n'ont pas plus d'importance que les autres gros vaisseaux qui arrivent au rein à travers la capsule. La lobulation du rein est minime chez l'homme ; toute autre manifestation locale doit être considérée comme pathologique.

La surface de section du rein présente une image beaucoup plus complexe, quoiqu'elle soit d'une grande régularité.

Les lobules du rein se groupent en s'accolant pour former les

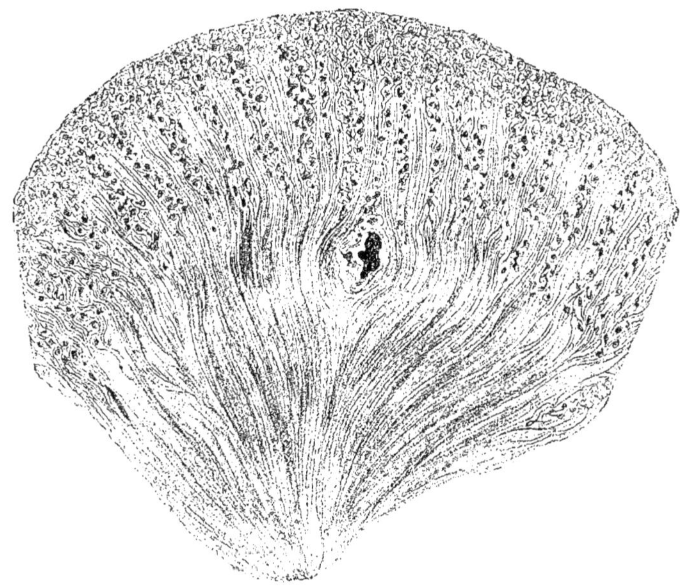

FIG. 93. — *Coupe suivant la longueur d'un rayon médullaire* (rein normal). — En haut : l'écorce avec le labyrinthe ; rayons médullaires (pyramides de Ferrein) et glomérules. En bas : cônes médullaires composés de la convergence des tubes urinifères vers la papille. Au milieu de la figure, sur la limite de la partie corticale et de la substance médullaire, on aperçoit la coupe transversale d'une artère et d'une veine, cette dernière plus grosse que l'artère. Gross. 4/1.

colonnes de Bertin. Nous allons étudier un de ces lobules (voy. fig. 93).

L'œil nu permet de distinguer deux substances dans le rein, la *substance corticale* et la *substance médullaire*. Les modifications pathologiques ne parviennent pas à effacer la limite qui sépare ces deux substances, parce que c'est dans cette région que les grosses artères et les veines forment une série d'arcades très marquées.

Tant que la substance rénale n'est pas détruite cette limite reste claire et demeure marquée par les gros vaisseaux. Ces vaisseaux jouent un rôle capital, on les rencontre sur toutes les coupes. C'est par eux que nous commencerons. Ils constituent en effet la masse principale du *tissu interstitiel* qui forme ici, comme dans tous les organes, un élément important en face des éléments parenchymateux.

Au niveau de la partie limitrophe située entre l'écorce et la substance médullaire naissent les *vaisseaux droits* qui, sur une coupe passant par les deux bords de l'organe, descendent dans la substance médullaire. Ces vaisseaux se ramifient en touffes plus allongées que larges et, après avoir donné naissance à un réseau à mailles allongées entourant les tubes, se continuent avec les veines droites qui ramènent le sang dans la voûte veineuse. Par sa face convexe l'arc artériel donne naissance aux branches ascendantes destinées à la substance corticale.

On peut voir, à l'aide d'une loupe, des fragments corticaux artériels et surtout veineux plus ou moins grands; de ces artères ascendantes naissent des branches destinées aux éléments particuliers du rein, les *glomérules*. A l'œil nu, on peut déjà apercevoir les pelotons vasculaires formant de petits groupes allongés et d'autant plus nets qu'ils contiennent plus de sang. Ils s'échelonnent autour de l'artère ascendante à la manière des grains d'une grappe de groseilles. Du glomérule naît une petite artériole, le *vas efferens*, qui conduit le sang dans un système capillaire à mailles étroites entourant les éléments glandulaires du rein avant de se continuer avec les veines.

La disposition artérielle de l'écorce rénale ne se distingue donc des autres dispositions vasculaires de l'organisme que par l'existence du glomérule. Celui-ci est également le point d'origine des glandes en tube qui constituent tout l'organe. Il représente, en réalité, un peloton vasculaire entouré par le fond d'une glande tubulée, comme l'est le bulbe pileux par le poil. Si l'on veut une bonne description du peloton vasculaire il faut en aborder l'étude en même temps que celle du fond glandulaire; le tout est désigné sous le nom de *corpuscule de Malpighi*. Ce nom fut donné à une époque où le microscope était encore insuffisant, pour distinguer les éléments fondamentaux d'un semblable appareil. Si toutes les questions concernant la composition du glomérule de Malpighi ne sont pas encore résolues aujourd'hui, on sait cependant ceci :

L'artère afférente pénètre dans la membrane propre de la glande, se résout immédiatement en un certain nombre (9 à 12) d'anses capillaires qui se réunissent pour donner naissance à l'artère efférente. Ces capillaires, ainsi que la face interne de la membrane propre (*capsule de Bowman*), sont tapissés d'un épithélium glandulaire. Chaque anse cependant n'est pas recouverte par une membrane épithéliale complète, et une disposition fréquente consiste en plusieurs anses réunies en pelotons sous une même couche épithéliale. Les anses capillaires forment ainsi des petits lobules, qui, au nombre de 3 ou 4, constituent d'ordinaire la totalité du glomérule.

La membrane propre, ou capsule de Bowman, est une enveloppe

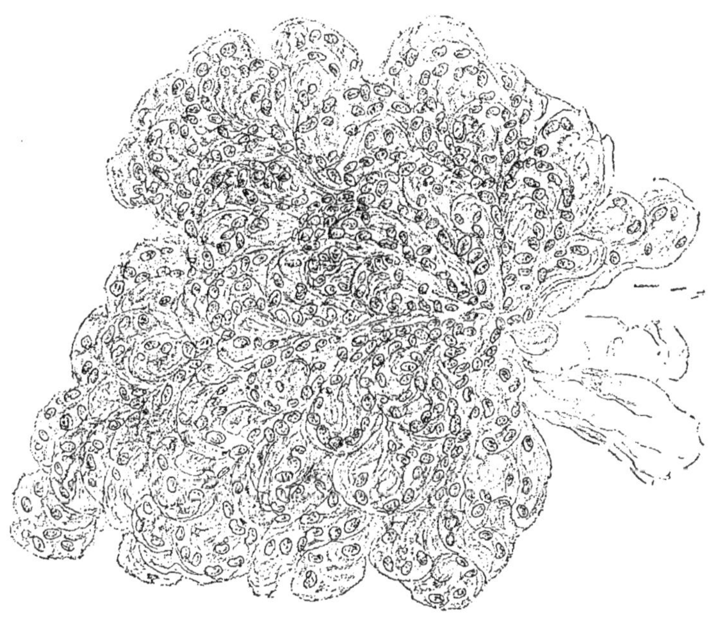

Fig. 94. — *Glomérule normal.* — Après dissociation d'une coupe dans une goutte d'acide acétique dilué. Les noyaux saillants appartiennent pour la plupart aux capillaires. A droite, un fragment de la capsule de Bowman flotte dans le liquide. Gross. 250/1.

probablement amorphe, douée des caractères des substances élastiques ; elle affecte, suivant la direction des coupes, la forme d'une mince membrane ou d'une fine ligne.

Au contraire, les autres parties du corpuscule de Malpighi sont riches en noyaux. Les capillaires sont de simples tubes endothéliaux dont les cellules se confondent, il est vrai, mais dont les noyaux sont bien évidents. Là, comme pour tout vaisseau capillaire, le noyau est allongé, ovalaire.

L'enveloppe épithéliale des anses vasculaires est constituée par des cellules plates à noyaux plus volumineux et plus arrondis. Les cellules épithéliales de la capsule de Bowman ont la même forme et le même aspect et n'augmentent de hauteur qu'au niveau de l'origine du tube contourné.

On comprend, par ce qui précède, combien grand est le nombre des noyaux de toute sorte qui occupent presque tout le champ microscopique du glomérule. Aussi est-il bien difficile de parler de

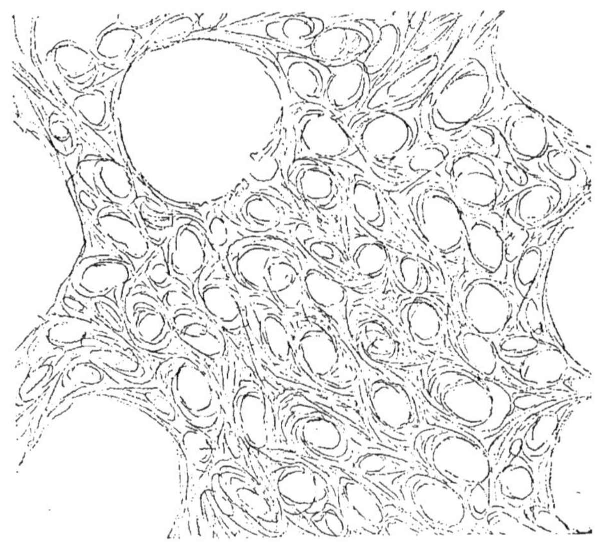

FIG. 95. — *Stroma normal du rein.* — Coupe passant par l'écorce et traitée par le pinceau dans l'eau. Les espaces plus grands, à droite et à gauche, répondent à des glomérules perdus par la manipulation. Gross. 100/1.

multiplication de ces noyaux et d'en évaluer approximativemen l'étendue. Peut-être quelque préparation spéciale permettrait-elle de bien voir quelques groupes isolés de noyaux proliférés.

Outre le système vasculaire, le tissu interstitiel est constitué par une petite quantité de tissu conjonctif et par la *tunique propre des canalicules urinaires*. Le tissu conjonctif n'existe que dans deux régions : 1° autour des gros vaisseaux, et 2° autour des capsules de Malpighi. Le tissu péricapsulaire (ou mieux circumcapsulaire) est en si faible quantité qu'il demande, à l'état normal, beaucoup d'attention de la part de l'observateur.

Les débutants sont souvent portés à voir du tissu conjonctif ailleurs ; ils doivent donc être bien prévenus. Si l'on traite par le pinceau une mince coupe de façon à enlever toutes les cellules glandulaires, il ne reste que le tissu interstitiel représenté par un réseau serré dont les mailles sont limitées par des lignes d'une finesse extrême (voy. fig. 95). Chaque canalicule rénal offre sur une coupe de sa tunique propre deux lignes très nettes qui la limitent. Dans leur intervalle on rencontre un certain nombre de capillaires sanguins dirigés dans tous les sens. Cette intrication de lignes fines produit des images que l'on pourrait être tenté de prendre pour des fibres. De même aussi pour les aspects compliqués résultant du relâchement de ces différentes parties tendues.

Le grand nombre de noyaux des vaisseaux capillaires complique également l'image microscopique. Ces noyaux peuvent, à un examen superficiel, passer pour des corpuscules du tissu conjonctif. Il faut donc faire abstraction de tous ces éléments avant d'apprécier l'état du tissu conjonctif.

Ce que nous voyons donc, à l'œil nu ou avec la loupe, du tissu interstitiel, ce sont avant tout les glomérules et quelques vaisseaux plus volumineux ; tout le reste, infiniment plus abondant, est constitué, abstraction faite des réseaux capillaires, par la substance fonctionnelle du rein, les *canalicules urinaires*.

Les canalicules urinaires représentent des glandes en tube dont le point d'origine est le glomérule. Ils décrivent un trajet sinueux, se dirigeant vers l'extrémité inférieure du cône médullaire et finissant par déboucher dans la papille. Ce trajet sinueux est d'autant plus accusé que du glomérule ne naît qu'un seul tube urinaire. Dans la fig. 93, on voit la disposition des canaux urinaires ; mais la portion contournée de ces canalicules est indiquée aussi simplement que possible, car en réalité la plus grande partie de la masse corticale, y compris les colonnes de Bertin, est composée de tubes contournés.

De la capsule de Bowman part la portion contournée du tube urinaire à laquelle fait suite la portion en U ou *anse de Henle* dont la réflexion se trouve toujours dans la substance médullaire à une profondeur qui varie avec l'origine plus ou moins élevée du canalicule dans l'écorce.

A cette anse de Henle fait suite le second tube contourné qui se termine dans le conduit excréteur. Ce dernier descend dans la substance médullaire et se termine en s'anastomosant avec les canaux collecteurs avoisinants qui débouchent un peu sur les parties latérales de la papille.

Les branches des anses de Henle, de même que les canaux collecteurs, forment, dans la substance corticale, des sinuosités qui se continuent dans la substance médullaire sans subir de modification ou d'interruption dans leur trajet.

Dans l'écorce, ces organes occupent, bien entendu, l'espace laissé libre par le *labyrinthe* (1). Entre les glomérules on voit monter des rayons médullaires qui n'atteignent jamais la surface du rein, car le glomérule ne se trouve jamais aussi haut. Ce fait que le glomérule ne se trouve pas à la surface de l'écorce, et que cette surface extérieure est uniquement composée par le labyrinthe, est très important à connaître. Cette disposition peut en effet se modifier dans une foule de conditions pathologiques, souvent appréciables même à l'œil nu.

Si l'on fait rentrer dans le tissu interstitiel la tunique propre qui engaine le tube urinifère dans toute sa longueur et qui n'est que la continuation de la capsule de Bowman, le tissu parenchymateux du rein ne sera représenté que par l'épithélium qui tapisse la tunique.

L'épithélium diffère suivant les points : aplati au niveau de la capsule de Bowman et du glomérule, il devient épais, finement granuleux, avec un noyau nettement visible, au niveau des tubes contournés et des branches descendante et ascendante de Henle. Au contraire, au niveau de l'anse même, l'épithélium est plat ; quant aux canaux excréteurs et collecteurs, l'épithélium qui les tapisse est très clair et se rapproche de l'épithélium cylindrique.

Sur les coupes dont les capillaires sont gorgés de sang on peut, en faisant usage d'une solution salée, reconnaître à leur trajet caractéristique les artères ascendantes et les vaisseaux afférents et efférents. Mais on verra rarement le point d'entrée ou de sortie de ces vaisseaux dans la capsule de Bowman.

De même pour l'origine des tubuli contorti, la coupe passant souvent par une autre partie du glomérule. Il est très difficile de distinguer les *canaux contournés d'origine* (tubuli de 1er ordre) des *canaux contournés terminaux* (tubuli de 2e ordre).

(1) On sait qu'on désigne sous le nom de labyrinthe la somme des tubes contournés situés à l'origine et à la terminaison d'un tube sécréteur.

Au point de vue microscopique, les manifestations pathologiques peuvent être classées en trois groupes comprenant :

1° Les lésions parenchymateuses ;

2° Les formations accidentelles dans la lumières des tubes ;

3° Les lésions interstitielles.

Division tout artificielle, créée pour l'étude pratique des lésions observées.

Nous n'avons pas l'intention de décrire ici toutes les lésions rénales. Nous nous contenterons d'étudier les altérations caractéristiques de l'organe.

A. — *Lésions parenchymateuses du rein.*

En examinant la structure normale du rein, nous avons commencé par le tissu interstitiel parce que la constitution de l'organe est surtout vasculaire.

Nous commencerons l'examen des lésions anatomiques du rein par les éléments parenchymateux, qui occupent la partie la plus étendue de l'organe.

Le parenchyme est très fréquemment atteint d'une manière primitive ; en outre, dans toutes les affections du tissu interstitiel ce même tissu parenchymateux est frappé secondairement.

L'hypertrophie compensatrice du rein, qu'on observe dans certains troubles fonctionnels de cet organe, peut atteindre soit une partie, soit la totalité de la glande ; cette modification est plus apparente à l'œil nu qu'au microscope. Il est vrai de dire que les mensurations et les dessins soigneusement faits permettent de distinguer l'hypertrophie de l'hyperplasie. Chaque cellule, prise à part, ne montre aucune altération. La multiplication cellulaire ne se reconnait qu'à l'augmentation du volume du canalicule urinaire.

Toutefois l'irritation nutritive, lorsqu'elle est exagérée, peut conduire à des manifestations inflammatoires. C'est ainsi que les effets de l'inflammation parenchymateuse rentrent dans les hypertrophies du corps cellulaire et se manifestent par la *tuméfaction* et *l'état trouble des cellules*. L'acide acétique démontre que les granulations qui remplissent les cellules sont de nature albumineuse ; ce même réactif donne la mesure du progrès de la transformation graisseuse des épithéliums tubulaires, dégénérescence qui termine souvent, comme dans les autres organes, les inflammations parenchymateuses.

L'inflammation parenchymateuse aiguë risque d'autant mieux d'être confondue avec les états cadavériques du rein qu'elle frappe la presque totalité de l'organe. *L'inflammation chronique*, au contraire, procède par foyers. Les néphrites aiguës qu'on rencon-

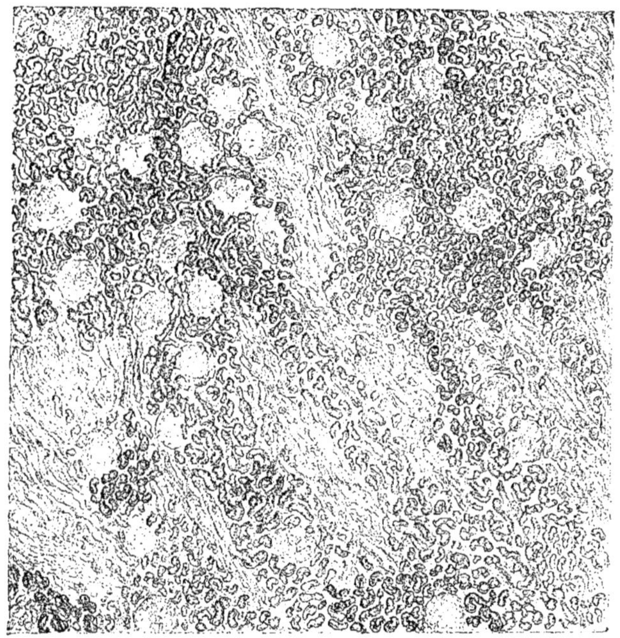

FIG. 96. — *Néphrite parenchymateuse chronique.* — Coupe à travers les parties internes de l'écorce. Tuméfaction trouble des tubes contournés par les ilots. Les épithéliums sont en partie granuleux, en partie graisseux. Les tubes droits des rayons médullaires ont leur aspect normal. L'épithélium n'a pas encore disparu ; à ce grossissement on ne remarque aucun phénomène pathologique au niveau des glomérules Examen dans l'eau. Gross. 25/1.

tre si souvent dans les maladies infectieuses montrent dans toute l'étendue de l'organe des portions troubles. On trouve, sur les coupes fines des néphrites chroniques, des canaux urinifères, clairs, troubles ou complètement foncés, tous voisins les uns des autres; ces contrastes indiquent aux débutants qu'il s'agit de phénomènes pathologiques importants.

Les groupes dans lesquels les tubes urinaires paraissent normaux ou tuméfiés d'une façon trouble ou même atteints de métamorphose graisseuse, peuvent affecter une étendue variable ; mais il n'est pas rare de voir les troubles morbides suivre les groupes de canalicules qui dépendent des ramifications d'une seule artère, la *lésion tubulaire est alors systématisée* par rapport au vaisseau artériel qui nourrit la région.

La *métamorphose graisseuse*, beaucoup plus rare que la tuméfaction trouble, ne se fait généralement pas en foyer, mais frappe uniformément la totalité d'un tube urinifère.

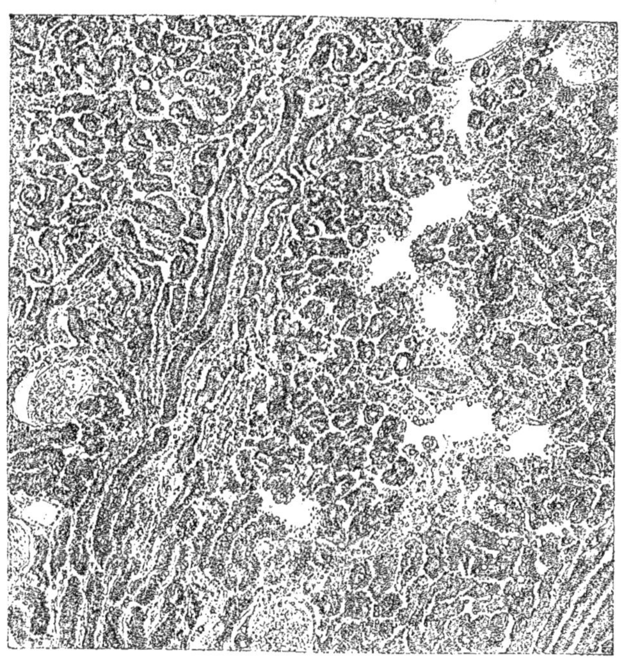

FIG. 97. — *Intoxication phosphorée.* — Coupe à travers l'écorce du rein. L'épithélium des tubes a subi la dégénérescence graisseuse, ce qui fait paraître les tubes élargis et très foncés. On y reconnaît d'ailleurs certaines grosses gouttelettes graisseuses. Les glomérules ne sont pas modifiés. Les petites granulations graisseuses qu'on aperçoit à leur niveau sont dues à une erreur de préparation ; tandis que les glomérules ont disparu chassés par la technique. Gross. 50/1.

Ceci arrive surtout dans certaines *néphrites toxiques*, l'empoisonnement par le phosphore, par exemple, où toutes les parties, tubes contournés et tubes droits, sont malades ; mais, quelquefois, les modifications ne frappent qu'une seule région de l'organe. C'est ainsi que sur les chiens, dont les reins sont, en général, un *locus minoris resistentiæ*, on peut voir un seul rayon médullaire frappé de métamorphose graisseuse.

On voit donc que la tuméfaction trouble et la métamorphose graisseuse peuvent donner des images très variées, qu'on peut facilement expliquer par l'étude soignée de leur localisation et par l'emploi des réactifs.

Il ne faut pas oublier cependant que la tuméfaction trouble peut guérir par la résorption de l'albumine superflue, mais que la métamorphose graisseuse conduit toujours à la destruction des cellules.

La graisse qu'on trouve dans les urines d'individus atteints de néphrite chronique provient de la destruction des cellules métamorphosées et explique en même temps les lacunes qu'on rencontre dans le parenchyme rénal. Ces lacunes paraissent d'ailleurs plus grandes qu'elles ne le sont en réalité, car la préparation de la coupe enlève toujours un certain nombre de cellules des cavités tubulaires.

Les épithéliums sont d'autant plus friables que leur métamorphose graisseuse est plus avancée ; aussi les lacunes artificielles de ces reins dégénérés traduisent donc, jusqu'à un certain point, ces modifications pathologiques. Sur les coupes de reins normaux, d'une finesse moyenne, ces lacunes sont minimes.

La chute de l'épithélium a encore pour résultat de produire le collapsus de la substance interstitielle. L'affaissement des parties avoisinantes remplace les tubes urinaires perdus et détermine ces inégalités dans la distribution des éléments du parenchyme qui ont pour expression grossière la formation de *granulations* à la surface du rein.

L'atrophie simple des cellules peut également produire le même résultat, mais à un degré toujours moindre. Cette atrophie est due généralement à une mauvaise nutrition ou à des troubles locaux. Comme ces troubles locaux sont généralement causés par une inflammation interstitielle, il se fait que l'atrophie ainsi que nous le verrons dans un prochain chapitre, est souvent dans une étroite connexion avec l'inflammation interstitielle.

Les cellules perdent leur aspect granuleux caractéristique. Elles deviennent plus petites, s'aplatissent et peuvent totalement disparaître, laissant alors à leur place, comme trace longtemps durable de leur existence, la membrane fondamentale qui les maintenait.

Nous devons également mentionner la *nécrose* des cellules parenchymateuses, qui peut se produire dans une étendue plus ou moins grande et se manifeste par l'état trouble, la disparition des noyaux avec impossibilité de les colorer. Ces cellules peuvent se résorber complètement, mais le tissu interstitiel participe alors presque toujours à l'inflammation.

Les *infarctus* hémorrhagiques et urémiques du rein offrent un objet d'étude fort commode à ce point de vue. Les épithéliums peuvent également se modifier par la pénétration de corps étrangers dans leur intérieur, sans que pour cela leur structure et leur fonctionnement en souffrent très notablement.

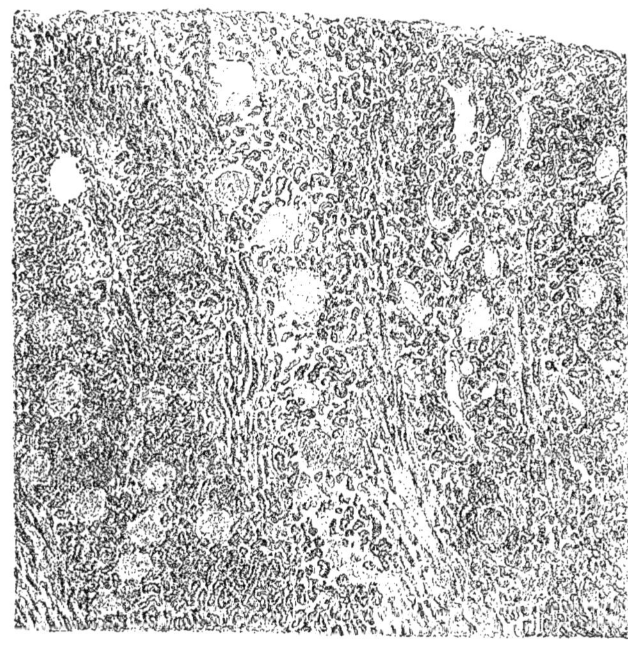

FIG. 98. — *Coupe passant par la partie limitante d'un infarctus anémique rénal gros comme un haricot.* — La moitié droite de la figure représente le tissu du rein congestionné et dont le parenchyme est légèrement enflammé. A gauche, l'infarctus. Les épithéliums sont troubles ; les glomérules petits et plus clairs que la partie avoisinante colorée par la matière colorante du sang.

La *matière colorante de la bile* et le *sang* imprègnent les cellules du rein, la première à l'état dissous, le second à l'état pigmentaire.

On peut trouver dans l'épithélium des tubes urinaires, les résidus d'une hémorrhagie qui s'y était faite, alors que toute trace d'une affection quelconque a disparu et que l'organe paraît d'ailleurs normal.

On ne rencontre qu'exceptionnellement dans les épithéliums des tubes droits du *glycogène* qui se distingue par sa coloration brunâtre lorsqu'on fait agir la solution iodée. Ce phénomène s'observe quelquefois chez les diabétiques. Comme le glycogène est très soluble dans l'eau, Ehrlich recommande l'emploi de la gomme iodée qui agit plus sûrement que la solution aqueuse iodo-iodurée.

B. — *Contenu anormal des tubes urinaires.*

La lumière du tube urinaire, remplie normalement d'urine depuis le glomérule jusqu'au calice, devient, à l'état pathologique, le siège de masses variées hétérogènes qui conduisent quelquefois à l'obstruction complète. Le canalicule se dilate en même temps, surtout lorsque l'épithélium se met à proliférer par places.

Dans les néphrites aiguës ou chroniques, de même que dans les intoxications (notamment par le chlorate de potasse), *le sang s'épanche dans le canalicule urinaire.* Parti du glomérule, où l'on ne peut constater aucune rupture, il descend jusqu'au calice. Une partie est éliminée avec l'urine dans laquelle on peut la trouver, une autre partie demeure en route, surtout dans les points où la progression est difficile.

On voit d'abord les globules rouges, ou les masses teintées par leur matière colorante, dans l'intérieur des glomérules, dans les canalicules contournés dont ils peuvent occuper une partie, dans l'anse recourbée de Henle et rarement enfin dans les tubes urinaires droits.

Le pigment et l'hémoglobine en voie de transformation pigmentaire sont plus ou moins résistants ; le sang frais, au contraire, pour être mis en évidence dans les tubes urinaires, exige l'emploi du chlorure de sodium.

Souvent, par suite de l'imbibition cadavérique, l'épithélium des tubes urinaires est fortement coloré et donne ainsi la preuve de l'extravasation du sang. Lorsque le sang siège dans des portions du système canaliculaire qui ne possèdent pas une large lumière, il est quelquefois très difficile de le distinguer d'avec les vaisseaux capillaires ; ce diagnostic différentiel ne peut se faire que par les caractères différentiels de la paroi du tube urinaire et de la membrane vasculaire. Si l'on n'arrive pas à pratiquer des coupes suffisamment minces sur lesquelles on puisse apercevoir le revêtement épithélial du tube urinaire rempli de sang, on peut obtenir des préparations démonstratives en dissociant dans une goutte de solution salée les portions rouge foncé visibles à l'œil nu.

Le plus souvent les globules rouges sont serrés dans le tube et leur coloration paraît d'autant plus intense. Ils changent progressivement de forme, deviennent anguleux, irréguliers, mais restent encore reconnaissables à leur coloration. On ne doit pas confondre les extravasations sanguines avec les infiltrations intratubulaires d'*hématine* qu'on observe assez rarement à la suite de l'hémoglobinurie. Ces extravasats affectent dans les tubes la forme de granulations ou de fragments irréguliers d'un rouge brunâtre. La coloration particulièrement sale et l'absence de globules rouges distinguent l'hématine des véritables hémorrhagies.

On trouve occasionnellement, comme produits d'anciens épanchements sanguins, un infarctus *d'hématoïdine*, constitué par des cristaux remplissant quelquefois en très grand nombre certains canalicules urinaires et colorant les épithéliums d'un semis granuleux délicat.

On rencontre aussi, surtout dans les canaux collecteurs, des infarctus de *bilirubine*, dans lesquels cette substance colorante forme de très beaux cristaux, mais ces cristaux n'existent guère que dans l'ictère des nouveau-nés; dans l'ictère de l'adulte, le pigment biliaire prend la forme ordinaire de granulations.

L'albumine des néphrites, qui se coagule par l'ébullition, doit pouvoir être retrouvée par la même méthode dans les tubes rénaux. On n'a qu'à prendre des segments de rein brightique de 6 à 8 millimètres d'épaisseur qu'on plonge dans l'eau bouillante pendant 2 à 3 minutes. L'urine albumineuse se coagule et forme précisément dans les capsules de Bowman des petits caillots transparents ou finement granuleux, le plus souvent très clairs et uniformes. Au contraire l'albumine qui s'est coagulée pendant la vie forme des *cylindres* dans les canalicules rénaux, et l'on peut retrouver ces cylindres dans l'urine.

Les autres épanchements occupent rarement l'intérieur de la capsule de Bowman; les canalicules contournés en sont plus fréquemment le siège; mais leur siège de prédilection ce sont les tubes droits qui en sont parfois remplis par groupes suivant leur disposion bien connue dans les pyramides de Ferrein.

Lorsque la capsule de Bowman est prise, le glomérule anémié

est repoussé plus ou moins latéralement. Dans les canaux droits ou contournés, de même que dans les anses de Henle, on aperçoit souvent des masses hyalines, d'un éclat mat, désignées à tort sous le nom de *concrétions fibrineuses*, car elles n'ont rien à voir avec la fibrine fibrillaire.

Ces caillots contiennent souvent des *cellules épithéliales* desquamées ou en voie de destruction, des *leucocytes* qui peuvent dans certaines circonstances se reconnaître encore, des *granulations graisseuses* plus ou moins volumineuses, des *globules rouges* et des *granulations pigmentaires*. On observe souvent dans ces sortes d'épanchement une *infiltration calcaire*, notamment au niveau des glomérules. Ces dépôts calcaires augmentent dans certaines occasions d'une telle façon, qu'il devient impossible de reconnaître leur substratum anatomique.

L'éclat particulier des *cylindres* contenus dans l'urine (qui ont une si grande importance diagnostique), trahit leur existence sur les coupes longitudinales ou transversales du rein.

Sur des coupes transversales, ces cylindres pourraient être confondus avec des gouttelettes graisseuses ; sur des coupes longitudinales, avec des vaisseaux devenus amyloïdes. Pour le diagnostic différentiel, on devra d'abord bien se rendre compte du siège exact de ces productions suspectes, puis les exposer à l'action de la solution iodée.

Ces cylindres, en effet, tout en ne présentant pas la réaction amyloïde, prennent une teinte jaune, contrairement à la graisse qui reste incolore.

Ceci est également vrai pour les cylindres dits amyloïdes ou colloïdes, jaunes et brillants, qui n'ont cependant rien à voir avec la dégénérescence du même nom.

La *chaux* (carbonate de chaux) dont nous avons parlé plus haut affecte deux formes principales, bien différentes : tantôt c'est une masse solide remplissant le canalicule urinaire, tantôt une infiltration de la tunique propre du canal, dépourvu dans ce cas de son éphithélium.

Les granulations calcaires sont très fines et assez espacées dans la tunique propre en ne lui laissant que par places sa transparence vitreuse ; par contre, les blocs calcaires qui remplissent la lumière sont plus gros, amorphes, transparents et fortement réfringents. L'acide chlorhydrique dissout rapidement ces deux formes de dépôts calcaires.

Ces deux variétés de calcification se rencontrent partout, depuis les conduits excréteurs jusqu'à la capsule de Bowman. Toutefois c'est l'infiltration finement granuleuse qui est la plus étendue, tandis que les gros cylindres calcaires, compacts, sont moins nombreux et occupent une petite étendue.

Les coupes transversales des papilles sont très instructives à cet égard (voy. fig. 99).

Dans certaines intoxications on a trouvé de grands précipités massifs de chaux. On voit alors d'innombrables blocs brillants,

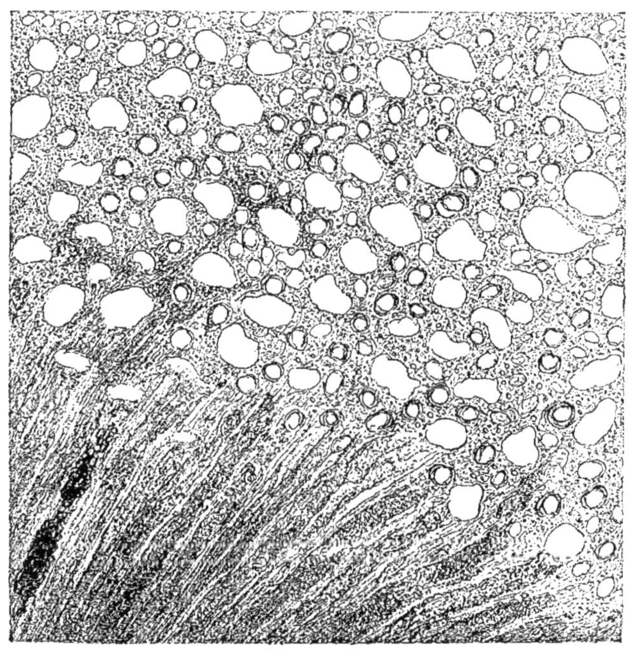

FIG. 99. — *Infarctus calcaire d'une papille rénale.* — Coupe transversale d'un cône médullaire ; on voit en bas des tubes droits coupés obliquement ou longitudinalement. L'épithélium est tombé ; énorme infiltration calcaire des tuniques propres ; à gauche et en bas, cylindres calcaires solides. Par places, granulations calcaires dans le stroma (capillaires). Examen dans l'eau. Gross. 105/1.

notamment dans les tubes urinaires de l'écorce, sans que l'épithélium soit touché. Ces masses calcaires obstruant les canalicules peuvent être confondues, aussi bien à l'œil nu qu'au microscope, avec les *infarctus uriques* des adultes. Il suffit de rappeler que les sels uriques siègent habituellement dans l'écorce ou dans les parties supérieures de la substance médullaire ; qu'ils paraissent plus discrètement répartis que la chaux et qu'ils ont une coloration d'un blanc intense.

C'est surtout l'urate de soude, et plus rarement l'urate d'ammoniaque, qui constitue, sous la forme de gerbes serrées de cristaux lancéolés ou rhomboïdaux, ces masses cylindriques qui remplissent

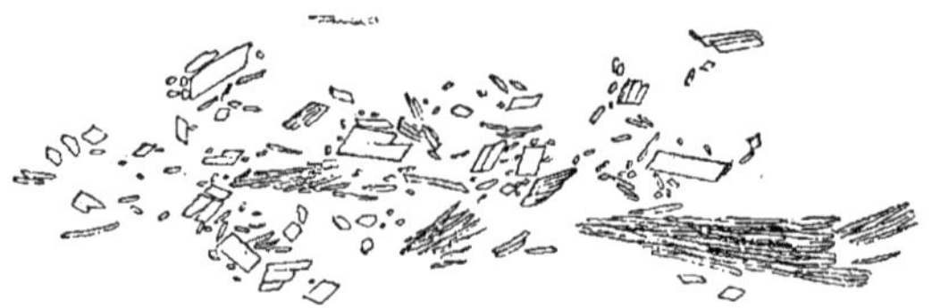

FIG. 100.— *Sels uriques* (urate de soude) *en tables rhomboïdales et aiguilles lancéolées.* — Dissociation d'un infarctus urique dans l'eau. Gross. 300/1.

les canalicules urinaires. Ces aiguilles sont fréquemment fines, au point que pour les voir un fort grossissement est nécessaire; mais lorsqu'elles s'accumulent on les reconnaît à un faible grossissement à leurs masses épaisses, opaques et réfléchissant fortement la lumière. Cette forme en aiguilles des sels uriques se rencontre

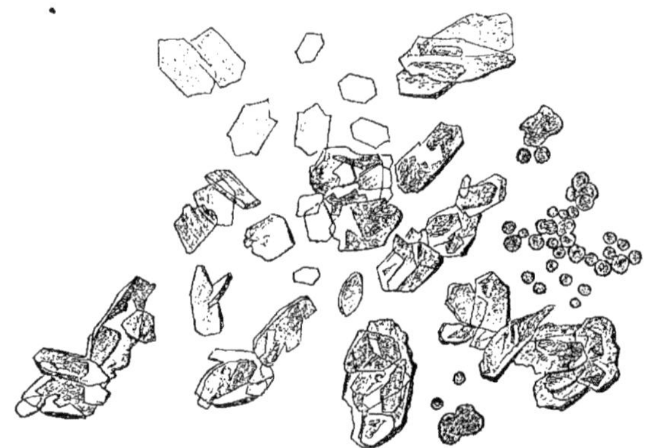

FIG. 101. — *Cristaux d'acide urique*, obtenus par l'action de l'acide acétique sur les sels uriques de la papille rénale d'un nourrisson. Au-dessous du centre de la figure, plusieurs cristaux présentent la forme de pierre à aiguiser caractéristique; à droite, l'urate ammoniacal non dissous existe encore. Gross. 150/1.

surtout dans l'*arthritis urique* et dans les *cartilages des articulations* (goutte articulaire).

Dans les dépôts goutteux du rein, on rencontre souvent de grandes masses de colonnes rhomboïdales. Pour démontrer que ces différents cristaux sont formés de sels uriques, on n'a qu'à ajouter de l'acide chlorhydrique ou de l'acide acétique pour voir des cristaux d'acide urique se produire.

Lorsqu'on laisse reposer (dix minutes ou plusieurs heures, suivant les cas) les préparations obtenues par la dissociation des bâtonnets blancs qu'on apercevait à l'œil nu, on voit alors se déposer les cristaux d'acide urique en tablette. La forme pure de *pierre à repasser* est relativement rare. Le plus grand nombre des cristaux forme des conglomérats inextricables.

L'*infarctus urique des nouveau-nés* qu'on trouve dans les premières semaines de la vie extra-utérine s'est formé, à de très

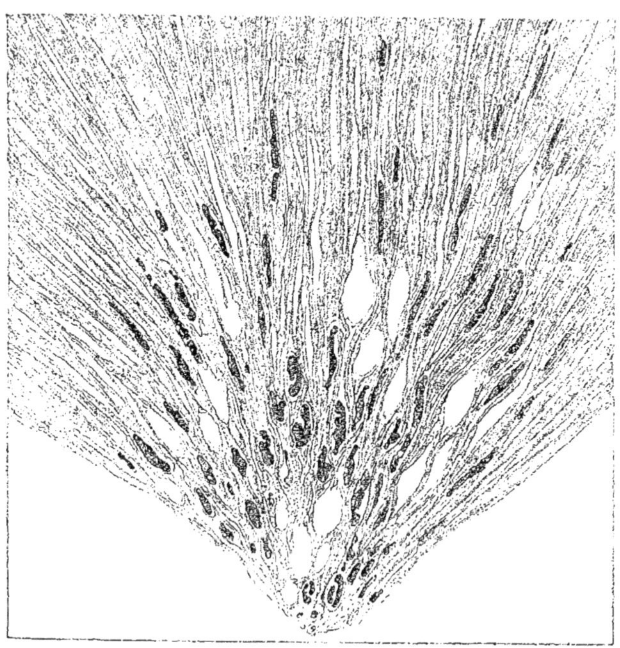

FIG. 102. — *Infarctus uriques des nouveau-nés.* — Coupe à travers une papille rénale, examinée dans l'eau. Gross. 25/1. On voit une portion des tubes collecteurs dilatés ; les amas cylindriques de sels uratiques sont tombés. Ils étaient en outre fortement colorés par l'hématine.

rares exceptions près, toujours avant que l'enfant n'ait respiré. Ces infarctus sont analogues aux masses calcaires déposées dans les papilles du rein adulte. Ils en diffèrent cependant par leur coloration fortement ictérique. Une grande partie des tubes collecteurs contiennent, dans ces cas, au niveau du sommet de la papille, des cylindres grumeleux d'urate d'ammoniaque emprisonnant souvent des quantités assez notables de bilirubine, soit amorphe, soit sous forme de fines aiguilles cristallines. L'urate d'ammoniaque amorphe forme des amas sphéroïdaux (voy. fig. 101) qui se dissolvent facilement dans l'acide chlorhydrique ou acétique et qui, par le repos, donnent naissance à des cristaux d'acide urique.

Chez le nouveau-né, des infarctus biliaires peuvent également se rencontrer au niveau de la papille et donnent, par la dissociation, des images caractéristiques à un fort grossissement (voy. p. 291).

L'*infarctus pigmentaire* de Virchow est une lésion rare constituée par un dépôt d'hématoïdine granuleuse et cristallisée formé également au niveau des papilles.

Les *infarctus d'hémoglobine* (rouges) et ceux d'*hématine* (bruns) sont des dépôts de matière colorante du sang qu'on rencontre dans certaines intoxications, et en première ligne dans l'empoisonnement par le chlorate de potasse. Ils occupent en grande quantité les tubes droits des rayons médullaires et de la substance corticale.

Les anses de Henle sont très visibles dans ces cas, de même que dans les hémorrhagies, ainsi que dans les imprégnations calcaires de la tunique propre. Sur de pareils reins, les anses sont plus facilement reconnaissables que sur des reins normaux.

Nous ne ferons que mentionner les agglomérations souvent abondantes d'épithéliums qu'on obtient, par pression de la papille, sous forme d'un suc trouble, gris blanchâtre, dans la *néphrite desquamative papillaire*.

Tout ce qu'on observe dans les canaux urinaires peut être retrouvé dans l'urine ; aussi l'étude de la formation et de l'origine des différentes substances trouvées dans l'urine présente un grand intérêt clinique. Toutefois, on ne doit pas oublier que l'urine, en outre des sels éliminés par les reins, peut contenir d'autres produits d'origine extra-rénale, puisque le liquide urinaire traverse depuis la papille jusqu'au méat une série de voies d'excrétion importantes. L'urine obtenue du vivant du malade doit être comparée à celle qu'on peut extraire du rein du cadavre.

C. — *Lésions du tissu interstitiel.*

Les lésions du parenchyme peuvent être primitives, et le tissu interstitiel n'être alors quelquefois que très peu intéressé. Ce qu'il faut bien savoir, c'est que ces lésions interstitielles ne manquent jamais. D'ailleurs, l'étroite connexion qui existe, en général, entre les parenchymes et le tissu interstitiel établit entre eux une solidarité physiologique et pathologique. La division des lésions d'un organe en lésions parenchymateuses et interstitielles ne sert qu'à faciliter les descriptions.

Toutefois, il ne semble pas que de légères lésions parenchymateuses doivent déterminer nécessairement une égale modification pathologique du tissu interstitiel. Au contraire, des altérations relativement légères du tissu interstitiel ont d'autant plus grand retentissement sur le parenchyme, que celui-ci est plus sensible par le fait même de sa différenciation hiérarchique.

La *tunique propre* du tube urinifère ne joue pas un rôle actif dans le processus inflammatoire du tissu interstitiel ; elle peut subir cependant des modifications dans sa situation, dans la disposition de ses parties ; mais son élasticité élémentaire présente une grande résistance. Le système vasculaire qui forme la presque totalité du tissu interstitiel joue le plus grand rôle dans les processus morbides de ce tissu.

L'hypertrophie et l'hyperplasie du *tissu interstitiel*, causées tantôt par l'augmentation de la pression artérielle, tantôt par la stase veineuse, entraînent nécessairement des modifications dans le système vasculaire du rein. Cependant ces troubles sont inappréciables au microscope. Le début de ces manifestations morbides se peut constater quand on examine les coupes dans l'eau salée ; on observe alors une belle injection naturelle des vaisseaux.

L'*induration rouge* du rein se reconnaît macroscopiquement aux caractères qui lui ont donné son nom. Au microscope, le diagnostic est plus difficile. Dans ces conditions, les vaisseaux paraissent prédominer sur le parenchyme. La dilatation vasculaire entraîne avec elle la prolifération du tissu conjonctif qui accompagne les troncs de moyen calibre ; la membrane musculaire de l'artère devient souvent très épaisse, au point qu'il y a un contraste entre la lumière du vaisseau et les dimensions de cette couche, détail qu'il est facile d'apprécier sur des coupes transversales. L'examen des préparations bien faites démontre que l'induration et la rougeur du tissu rénal dépendent d'un développement anormal du système vasculaire qui ne diffère aucunement des lésions identiques du poumon.

On rencontre dans le rein des petites hémorrhagies dont le résidu est souvent visible. Les *obstructions vasculaires* s'y observent sous les formes les plus diverses ; abstraction faite des embolies dans les gros troncs vasculaires, qui déterminent des infarctus avec ou sans hémorrhagie, on peut trouver dans les capillaires soit des bouchons emboliques, soit des thrombus.

Si l'embolie est constituée par la graisse, on la reconnaîtra à son éclat et à ses réactions en présence des alcalis. Les embolies zoogloéiques ou microbiennes qui, de même que la graisse, ont une prédilection pour les glomérules, sont plus difficiles à voir. Toutefois, d'autres capillaires peuvent contenir également des embolies microbiennes provenant d'une septicémie, de la pyohémie, de l'endocardite infectieuse, etc.

Si, dans le cours d'une endocardite ou d'une autre affection septique, on croit pouvoir soupçonner l'existence d'une embolie rénale, il est bon, quand arrive l'examen du rein, de pratiquer des coupes assez fines, de les traiter par l'acide acétique et de les examiner à un faible grossissement. L'acide éclaircit complètement la coupe incolore et on y voit les foyers parasitaires cylindriques moulés sur les vaisseaux, les dilatant même souvent d'une façon très appréciable. Ces foyers sont d'autant plus nombreux que la coupe est plus volumineuse. Suivant la disposition des noyaux et de la membrane propre, on peut diagnostiquer le siège de l'embolie. La coloration claire, ocreuse, de la plupart des foyers est tellement caractéristique, qu'il suffit de les avoir vus une fois pour les reconnaître facilement, même avec un faible grossissement.

Les bactéries, il est vrai, qui se groupent en amas sphériques, partagent avec la graisse ce caractère de résistance aux alcalis ; mais, contrairement aux graisses, les masses microbiennes possèdent une grande affinité pour les matières colorantes des noyaux. Aussi, en ajoutant, même aux préparations fraîches, quelques gouttes d'une solution acide de violet de gentiane ou de violet de méthyle, par exemple, on fait mieux ressortir les masses microbiennes embolisées.

Ces colonies parasitaires sont d'autant plus caractéristiques que la préparation est faite à un moment plus rapproché de la mort.

Comme la plupart des micro-organismes n'exigent pas, pour se développer, une température égale à celle du corps, ils peuvent trouver, même après la mort, dans le corps, des conditions favorables à leur développement. C'est ainsi que les foyers microbiens augmentent après le décès, surtout pendant la saison chaude. Les vaisseaux sont encore plus dilatés que pendant la vie, jusqu'à ce que la paroi soit rompue et que la colonie ait pénétré dans le voisinage.

Les *bacilles de la tuberculose* exigent pour être bien vus la méthode de coloration spéciale (voy. p. 41) d'autant mieux que les

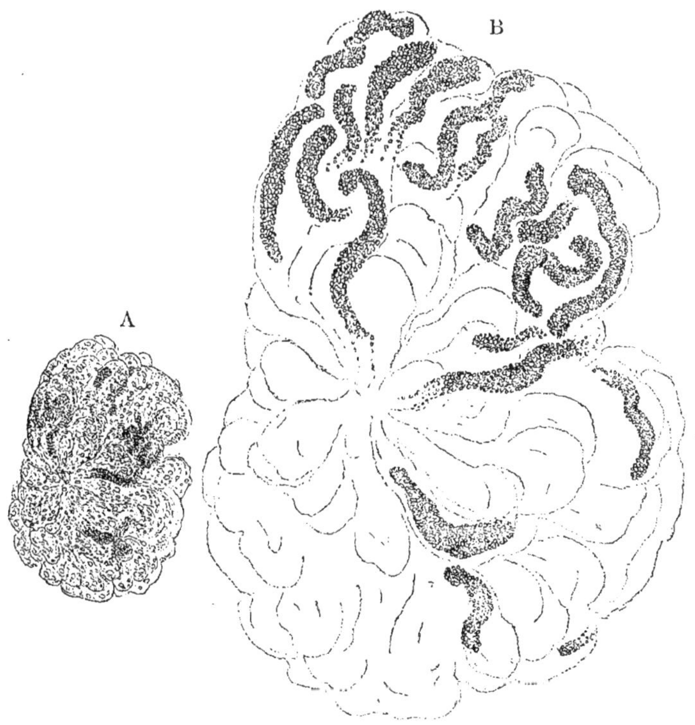

Fig. 103. — A. *Glomérule isolé examiné dans une goutte d'acide acétique.* — Embolies de micrococques. Les noyaux glomérulaires sont nets. Gross. 100/1.

B.— *Le même glomérule* traité par l'eau, pour chasser l'acide acétique, et ensuite par la soude. Les zooglées apparaissent très nettement. Gross. 300/1.

bacilles sont beaucoup moins nombreux que les microcoques embolisés.

On connaît peu de chose sur les embolies dans la *morve*, la *fièvre typhoïde* et autres infections.

Ces embolies microbiennes ne sont pas sans léser profondément les tissus ; elles déterminent, le plus souvent, des lésions inflammatoires.

Les foyers blanchâtres, entourés d'une zone rouge reconnaissable à l'œil nu, se montrent constitués au microscope par un grand nombre de cellules rondes, en partie nées sur place aux dépens des éléments préformés, et en partie constituées par des cellules migratrices.

Ces éléments forment un foyer dense par lequel le parenchyme est détruit passivement, quand il n'est pas repoussé excentriquement. La plupart de ces foyers sont entourés d'une zone vasculaire remplie de points hémorrhagiques.

La coloration de ces foyers parasitaires les distingue de la coloration légère, toute particulière au parenchyme, lorsqu'on les examine à un faible grossissement. L'acide acétique et la soude mettent en évidence les zooglées qui remplissent certains capillaires.

Les *thrombus* qui se forment dans les capillaires sont dus aux corpuscules blancs qui adhèrent aux parois capillaires dans les processus inflammatoires, et sont souvent pris dans les anses glomérulaires pour une prolifération de l'endothélium. L'examen des pièces fraîches (en ayant soin d'ajouter un peu d'acide acétique aux glomérules dissociés), l'emploi concomitant des colorants des noyaux, permettront toujours de poser un diagnostic précis.

Les autres obstructions des capillaires appartiennent aux inflammations chroniques et nous les examinerons dans un autre chapitre. L'infarctus embolique, dans lequel le parenchyme et le tissu interstitiel sont atteints en même temps, est provoqué par l'obstruction d'un rameau *artériel*.

Les *inflammations interstitielles chroniques* sont tellement multiples qu'il est nécessaire d'établir des divisions et de considérer trois sièges principaux : les *gros vaisseaux*, les *glomérules* et le *tissu interstitiel proprement dit*.

Ce tissu proprement dit est constitué par des capillaires, par des tuniques propres et par une quantité de tissu conjonctif véritablement négligeable à l'état normal. Dans les inflammations chroniques, le tissu conjonctif et les cellules des capillaires prennent une large part à la prolifération cellulaire. Les tuniques propres, au contraire, ne jouent qu'un rôle passif.

Les proliférations cellulaires se font toujours en foyers ; on les reconnaît à leurs petits éléments arrondis, nucléolés, et à leur protoplasma très peu abondant qui les distingue des cellules endothéliales des capillaires. Ces proliférations cellulaires reproduisent la forme de l'espace où elles se trouvent logées et forment souvent des amas tellement considérables que le parenchyme rénal est détruit s'il ne peut être repoussé de côté.

Dans la marche ultérieure, ainsi que cela a lieu pour toutes les inflammations chroniques, il apparaît une substance intercellulaire plus abondante. Les cellules rondes deviennent fusiformes ; des fibres se forment en pleine substance interstitielle. Cette transformation en tissu cicatriciel entraîne souvent une souffrance prolongée du parenchyme.

Par ce procédé, la substance fondamentale de l'organe peut subir de grandes modifications. Mais le stroma et les cellules sécrétantes souffrent également. Les résultats possibles sont : l'atrophie typique du rein ; de même, dans certains cas, il est extrêmement difficile de dire si la perte de l'épithélium dans les régions atrophiées est la conséquence d'un processus interstitiel ou d'une inflammation parenchymateuse primitive. La néoformation interstitielle prédomine-t-elle, ou bien est-elle peu développée ? Le diagnostic dans ces deux cas est possible. D'autres fois il faut examiner toutes les lésions avec le plus grand soin pour arriver à asseoir un diagnostic.

Les foyers inflammatoires, dès qu'ils ont un certain volume, sont assez facilement visibles sur des coupes fines appropriées ; mais pour reconnaître avec certitude les petits foyers, il faut absolument enlever le parenchyme. Voilà pourquoi il est de règle de ne se prononcer d'une manière définitive qu'après examen des coupes lavées au pinceau. Si l'épithélium est complètement enlevé, on reconnaît facilement toute accumulation du tissu conjonctif fibrillaire. Le parenchyme obscurcit la préparation par ses différences de réfringence ; et d'autre part on peut établir avec certitude que les noyaux (cellules) qu'on rencontre dans la préparation sont, à n'en pas douter, dus à la multiplication des éléments appartenant au tissu interstitiel.

On peut reconnaître, même déjà à un faible grossissement, de pareils foyers, quand on a eu soin de bien pinceauter la coupe. Un grand nombre d'erreurs sont dues à ce que les coupes ont été mal lavées au pinceau. Celles qui ont été bien préparées apparaissent à l'œil nu comme un voile qui ne contient de petits points opaques qu'au niveau des parties inflammatoires bien condensées résistant au pinceau. La coloration consécutive de telles préparations ne présente pas d'avantages spéciaux.

Les colorants ne sont bons à employer que pour les recherches karyokinétiques; encore faut-il que les pièces soient très fraîches.

La *métamorphose graisseuse* des capillaires du tissu interstitiel ne paraît pas très fréquente. Il est probable que la réplétion des espaces lymphatiques par la graisse a donné lieu à des erreurs d'interprétation.

La *dégénérescence amyloïde* des capillaires rénaux est très fréquente; nous ne faisons que la mentionner ici.

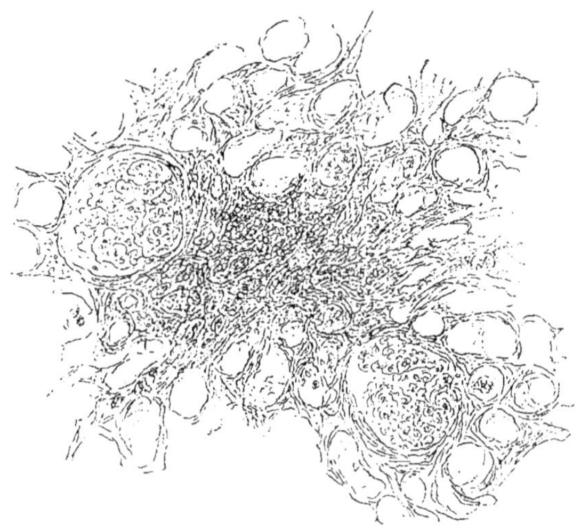

Fig. 104.— *Coupe d'une cicatrice rénale.* — Les épithéliums sont chassés au pinceau. Le stroma est épaissi vers le centre ; on y voit des cellules et des fibres. Les glomérules sont serrés les uns contre les autres.

Les modifications subies par les *gros vaisseaux* du rein jouent un rôle important dans la néphrite chronique interstitielle. Elles atteignent non seulement les tuniques interne et externe des vaisseaux, mais également les tissus avoisinants des vaisseaux, et déterminent, comme ailleurs, des lésions ; bref, dans le rein, il n'y a pas de modifications spéciales aux gros vaisseaux de l'organe.

Les lésions spéciales aux *glomérules de Malpighi* jouent un grand rôle dans les inflammations rénales aiguës aussi bien que chroniques. Il faut distinguer dans le glomérule le tissu conjonctif qui entoure la capsule, la tunique propre ou capsule de Bowman, les anses capillaires et l'épithélium (de la capsule et du peloton vasculaire).

La tuméfaction trouble des cellules épithéliales de la capsule est rarement observée à un degré important, sauf toutefois chez les enfants, dans les néphrites causées par la diphtérie et par la scarlatine. Dans ces cas, la tuméfaction de ces cellules est telle que les épithéliums augmentent jusqu'à atteindre parfois les dimensions des épithéliums des tubes urinifères.

La métamorphose graisseuse, la prolifération active de cet épithélium capsulaire est assez fréquente, même chez l'adulte.

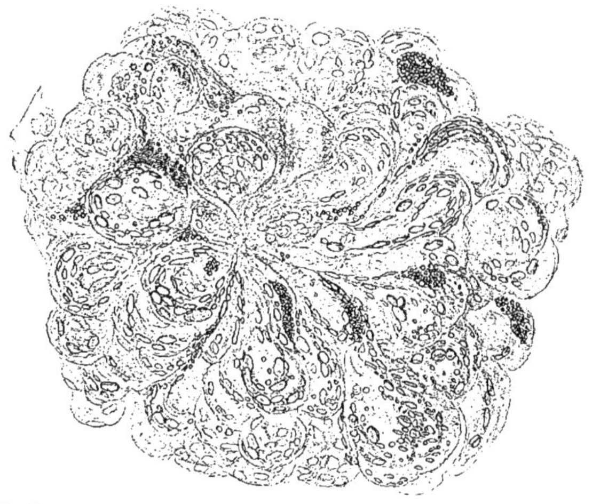

FIG. 105. — *Glomérule avec prolifération cellulaire et métamorphose graisseuse des épithéliums.* — Isolement du glomérule dans l'eau et acide acétique. Gross. 250/1.

Cet état, lié le plus souvent à une tuméfaction de l'épithélium, fait que le glomérule affecté est plus foncé que les parenchymes souvent peu modifiés ; le glomérule ainsi modifié attire davantage l'attention de l'observateur. Il est cependant des cas où des coupes examinées à un faible grossissement n'indiquent aucune altération du glomérule, alors que la préparation spéciale de l'organe permet d'y trouver des lésions.

La métamorphose graisseuse des anses capillaires est beaucoup plus rare que celle des épithéliums.

La prolifération inflammatoire du glomérule détermine, dans un grand nombre de cas, une anémie complète des capillaires qui peut s'accompagner d'une diminution plus ou moins accusée du volume du glomérule. Tout d'abord le peloton vasculaire devient le plus souvent vitreux et présente l'éclat particulier aux parties infiltrées de matière amyloïde. L'emploi d'une solution iodée permet de trancher la question.

L'*infiltration calcaire* affecte une véritable prédilection pour la tunique propre et peut déterminer la calcification complète du glomérule. Souvent cette infiltration calcaire siège à la surface de la capsule et y forme des petits amas finement granuleux et solubles dans l'acide chlorhydrique.

Quand l'infiltration calcaire augmente, elle pénètre entre la capsule desquamée et le peloton vasculaire repoussé de côté; elle produit ainsi une sorte d'infiltrat homogène dans lequel se trouve noyé le peloton vasculaire.

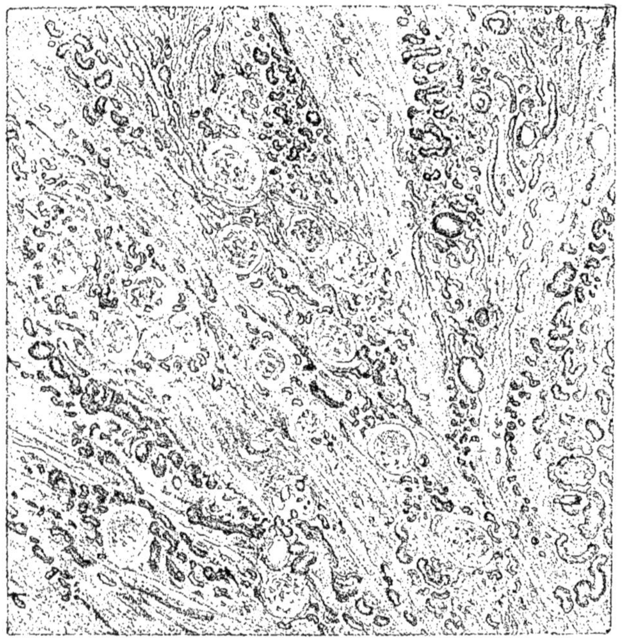

FIG. 106. — *Néphrite interstitielle chronique avec dégénérescence amyloïde des vaisseaux.* — Coupe à travers l'écorce, vue dans l'eau. Gross. 25/1.

Lorsque le glomérule est transformé lui-même en une masse morte, sans cellules viables, il peut s'infiltrer de chaux; l'on voit alors, même à l'œil nu, à travers les couches les plus superficielles de l'écorce, des points blanc jaunâtre dont chacun répond à un glomérule.

Le tissu conjonctif péricapsulaire est le point où l'inflammation chronique interstitielle est le plus nettement développée.

Il n'est nullement nécessaire de traiter les coupes par le pinceau pour voir que le tissu conjonctif en est au commencement ou à la fin de la prolifération.

Ces néoformations conjonctives sont concentriques à la capsule, pauvres en cellules, avec une substance intercellulaire en partie fibreuse et en partie hyaline. Elles enserrent le peloton vasculaire et déterminent ainsi la destruction d'une grande partie des voies vasculaires. Il n'est pourtant pas correct de considérer ces néoformations comme un épaississement de la capsule.

Le glomérule montre sa capsule épaissie, transparente avec une partie des pelotons vasculaires devenus vitreux. A la place du parenchyme, on aperçoit des néoformations fibreuses suivant la direction des rayons médullaires. Au niveau du labyrinthe, une grande partie du parenchyme est détruite. On aperçoit aussi des petites dilatations kystiques des tubes urinaires.

Le parenchyme subsistant est trouble et gonflé.

Il n'est pas rare de voir la dégénérescence amyloïde des capillaires se compliquer d'inflammation chronique.

C'est un caractère distinctif de la dégénérescence amyloïde dans les affections glomérulaires, de frapper tout particulièrement les glomérules demeurés sains, de préférence aux glomérules malades.

D'ailleurs l'infiltration amyloïde n'atteint, d'ordinaire, qu'un petit nombre d'anses capillaires. Lorsqu'elle atteint tout le peloton, les glomérules paraissent augmentés de volume et se reconnaissent à leur aspect vitreux. Dans la néphrite chronique interstitielle, toutes les lésions glomérulaires peuvent coexister ou se combiner d'une manière très variée. D'ailleurs, les glomérules sont les points de repère pour étudier la disposition générale de l'écorce. Tous les troubles, la desquamation épithéliale, la rétraction cicatricielle du tissu interstitiel, se traduisent par des modifications dans la distribution des glomérules, dont les groupes peuvent être bouleversés en totalité ou en partie. On rencontre souvent un certain nombre de glomérules tellement serrés les uns contre les autres qu'on pourrait croire qu'il n'y a pas de tissu intermédiaire. Ce fait ne saurait s'expliquer que par le collapsus complet du tissu interstitiel peu important du labyrinthe. On peut voir également, quand on pratique la décortication du rein, les glomérules venir faire issue à la surface du rein, alors qu'à l'état normal la couche glomérulaire est toujours séparée de la surface du rein par une mince couche de tubes contournés.

Les *fibromes* du rein sont une forme non habituelle de la néphrite interstitielle. Ces fibromes sont des petits noyaux durs, visibles microscopiquement, et formés par un feutrage de fibres conjonctives. Dans leur voisinage le parenchyme n'est pas nécessairement malade, parce que le processus qui leur a donné naissance a depuis longtemps cessé et que la disparition du parenchyme, qui a eu à en souffrir, date de loin également.

Les *kystes* qu'on observe dans la néphrite interstitielle sont dus

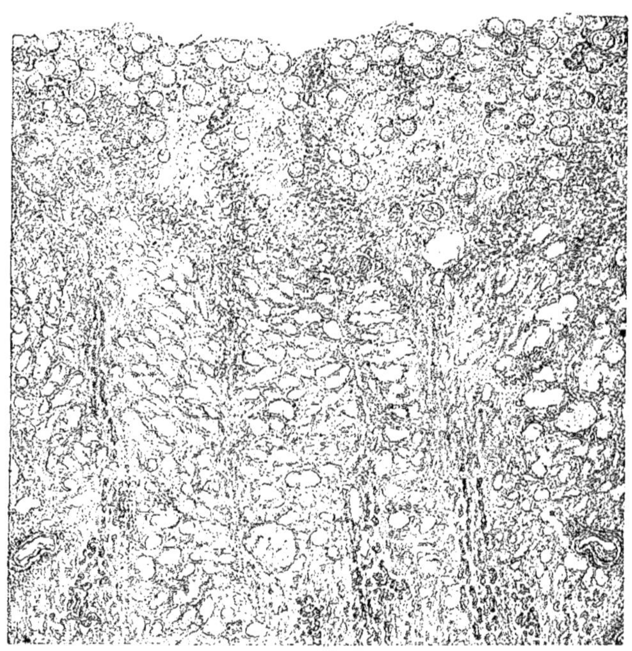

FIG. 107.— *Néphrite interstitielle chronique.* — La plupart des glomérules de la couche corticale externe sont fortement ratatinés. La disparition de l'épithélium fait que les glomérules sont serrés les uns contre les autres et atteignent la surface du rein ; dans la zone sous-jacente, la néoformation fibreuse et cellulaire prédomine. La couche corticale interne contient des dilatations kystiques des tubes urinifères. L'épithélium de ces kystes a disparu par places par les manœuvres de la préparation. Dans les rayons médullaires, on voit encore une partie de l'épithélium existant atteint de tuméfaction trouble. Coupe dans l'eau. Gross. 25/1.

tantôt à la constriction d'un canalicule avec rétention du liquide sécrété, tantôt à la dilatation d'un canalicule par des exsudats. Ces kystes sont souvent remplis de masses albuminoïdes qui deviennent plus tard gélatiniformes, et ils possèdent souvent un épithélium cylindrique, pur, bien conservé, dérivé de l'épithélium normal du tube urinaire, mais modifié dans son aspect par la cessation de sa fonction.

Suivant la portion du tube canaliculaire où ils se sont développés, les kystes contiennent les masses les plus diverses que nous avons vu remplir la lumière des tubes urinifères.

Les *processus tuberculeux* du rein, évoluent également dans son tissu interstitiel. Il est toutefois bon de dire que dans la *phtisie rénale* proprement dite, le parenchyme est de bonne heure entraîné vers le processus de caséification. Comme dans les autres organes, le tubercule occupe le tissu interstitiel sous la forme de petits nodules ou d'infiltrations cellulaires le long des vaisseaux, avec tendance accusée à la caséification.

Mentionnons encore rapidement les *infiltrats leucémiques* du tissu interstitiel. Ces lésions constituées par des cellules de caractère lymphoïde déterminent, ici comme dans le foie, une augmentation extraordinaire de l'organe. Cet accroissement tient à l'augmentation de l'espace compris entre les capillaires et la tunique propre sans que le parenchyme ait eu à en souffrir d'une manière notable.

D. — *Technique pour les recherches.*

Jusqu'ici nous nous sommes contenté de juger les préparations, en dehors de toute conception schématique, par les seules lésions qu'elles présentaient. Or, la texture complexe du rein, les troubles concomitants dont il est si souvent le siège, nous autorisent à tracer un schéma important afin d'empêcher l'observateur de se contenter d'une ou de quelques coupes pour faire son diagnostic, ainsi qu'il arrive trop souvent aux débutants.

Il est vrai qu'un petit nombre de coupes suffit dans certaines lésions rénales, mais un examen complet exige l'étude non seulement des régions altérées, mais même des portions normales.

Il est donc bon de tracer l'esquisse d'un cône médullaire entouré de sa substance corticale, de numéroter les parties de cette image schématique qui sont souvent le siège de processus morbides.

Dans le schéma représenté par la fig. 108, les numéros allant de 1 à 5 désignent les parties du rein dont les détails de structure additionnés représentent la totalité de l'organe. L'examen séparé d'un pareil cône donne une vue d'ensemble complète sur la constitution anatomique de l'organe.

Le n° 1, couche corticale superficielle, ne comprend que le labyrinthe (canalicules contournés), mais ne contenant pas normalement de glomérules.

Le n° 2 comprend canalicules contournés et glomérules.

Le n° 3 possède rayons médullaires.

Le n° 4 représente une région qui contient la plupart des anses de Henle et les tubes droits.

Le n° 5 contient les canaux collecteurs de différents calibres.

(Les nos 6 et 7 désignent des foyers spéciaux accidentels dont l'apparition anormale exige un examen plus approfondi.)

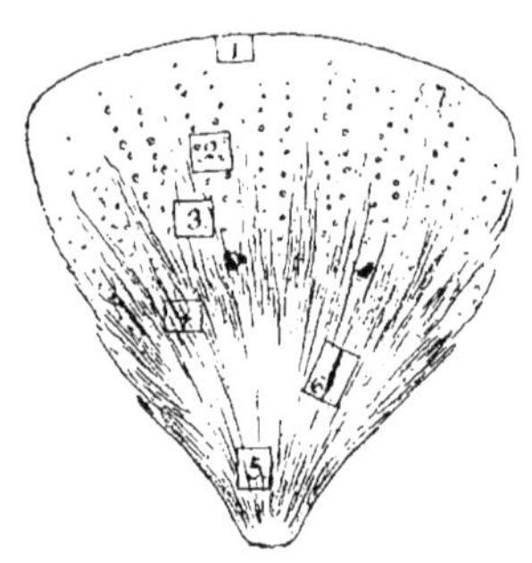

FIG. 108. — *Esquisse d'un cône médullaire avec la substance correspondante* (voy. le texte).

Dans une coupe microscopique passant par le plus grand plan du rein, allant de l'écorce à la papille médullaire, il faut examiner les régions allant du n° 1 au n° 5.

Comme on ne peut pas faire sur des préparations fraîches des coupes de cette étendue et que d'ailleurs elles n'offrent pas de grands avantages pratiques, les petites coupes suffisent, quand bien même il serait nécessaire de pratiquer des coupes dans l'écorce, puis d'autres dans les parties médullaires supérieures ou inférieures. Toutefois il ne faut pas oublier que la direction de ces coupes sera toujours celle des rayons médullaires.

Dans chaque point de l'organe se présente la question de savoir la part prise par le parenchyme et celle qui revient au tissu conjonctif interstitiel dans le développement des lésions.

A l'aide de forts grossissements qu'on peut employer, s'il est nécessaire, dans l'examen des dissociations, on peut voir les cellules isolées et, en ayant recours à certaines réactions, s'expliquer les modifications du parenchyme. On peut également observer les dépôts qui se produisent dans la lumière des canaux urinifères et dans l'intérieur des capsules de Bowman.

Les coupes longitudinales des tubes droits sont avantageusement complétées par les coupes perpendiculaires à leur direction; il est facile de les faire, même dans l'écorce, en se guidant sur les rayons médullaires (pyramides de Ferrein).

Sur les coupes faites parallèlement aux rayons médullaires, le tissu interstitiel n'est guère représenté que par les glomérules et quelques capillaires. On y peut apprécier assez nettement l'état des glomérules et des capsules de Bowman ; mais il est bon de ne pas terminer l'examen avant d'avoir isolé, à de faibles grossissements, les glomérules douteux. De cette manière, il devient possible de les examiner avec de forts grossissements, de les dissocier et de les soumettre à l'action des matières colorantes (iode et autres réactifs). Il est presque indispensable de s'habituer à pratiquer cette opération, à l'œil nu, à l'aide de fines aiguilles.

Des *foyers interstitiels* plus volumineux se caractérisent, une fois le sang parti, par leur ton incolore. Mais pour avoir une notion juste de la participation du parenchyme lui-même à ces lésions interstitielles, il faut traiter les coupes par le pinceau, chasser les épithéliums et les examiner (voy. p. 8). Il ne faut pas de demi-méthodes, ici surtout, car elles conduisent à l'erreur, et une grande patience est indispensable.

Si l'état du glomérule n'indique pas qu'il soit nécessaire d'essayer la réaction amyloïde, il faut néanmoins presque toujours terminer l'examen par cette réaction. L'expérience nous apprend, en effet, que les néphrites chroniques sont fréquemment accompagnées de dégénérescence amyloïde, peu étendue à la vérité.

Quant à la préparation des pièces qu'on veut *conserver*, il n'y a pas de règle spéciale. Il suffit d'avoir la prudence de préparer différents fragments dans l'alcool, dans le Müller, et dans les liquides appropriés pour la fixation des figures karyokinétiques.

L'action dissolvante de l'alcool sur la graisse, celle de l'acide chromique sur la chaux font disparaître ces parties des fragments conservés. Il en est de même pour les moyens de coloration : lorsqu'on colore la cellule, les bactéries sont sacrifiées et réciproquement, à moins d'employer la double ou triple coloration. Il faut utiliser, autant que les matières colorantes le permettent, la colle à la glycérine de préférence au baume (voy. p. 23). A moins qu'il ne s'agisse de kystes du rein, ou que des coupes fines ne soient nécessaires, il est inutile d'inclure les fragments de rein qu'on veut couper, les organes recevant de leur séjour dans l'alcool une dureté très suffisante.

§ 6. — **Le foie.**

Les notions macroscopiques et microscopiques exactes concernant la structure du foie sont nécessaires pour aborder l'étude de la pathologie de cette glande.

En ayant soin de choisir à l'œil nu les points où doit porter l'examen, on arrive à bien déterminer le siège des lésions. Il est peu d'états pathologiques du foie qui n'aient quelque retentissement sur l'aspect macroscopique de l'organe. Si les modifications de la surface sont une source d'embarras pour le débutant, les surfaces de section de la glande le sont encore davantage. On arrive cependant à reconnaître les différences d'aspect, si l'on prend soin de se guider non pas sur les lignes colorées qui peuvent être quelquefois très régulières, mais bien sur la disposition toujours immuable des vaisseaux.

Le foie est une glande volumineuse constituée par une somme de petits lobules, les acini, qui ont la même structure dans toutes les parties de l'organe, et qui sont quelquefois le siège des mêmes phénomènes pathologiques.

Il arrive ainsi que certaines lésions sont souvent étendues à la totalité de l'organe et occupent presque toujours le même point de l'acinus. Très souvent on reconnaît à l'œil nu l'infiltration graisseuse physiologique du foie; or, comme on sait que cette graisse occupe comme siège de prédilection la périphérie de l'acinus, on serait tenté de croire que toute graisse jaune caractéristique qu'on trouve dans le foie doit toujours se déposer dans cette zone périphérique ; ce serait s'exposer à de grandes erreurs, cette localisation fréquente n'étant ni constante ni nécessaire.

Le *système vasculaire du foie* est très complexe : la grande masse de sang veineux nécessaire à la fonction de l'organe arrive au foie par la veine porte, tandis que la nutrition est assurée par le sang artériel de l'artère hépatique. Les capillaires de ces deux troncs vasculaires, après s'être anastomosés d'une manière déterminée, conduisent le sang aux veines hépatiques. Celles-ci prennent leur origine à l'intérieur de chaque acinus hépatique.

La *sécrétion* du foie est évacuée hors de la glande par les voies biliaires ; celles-ci naissent dans l'intérieur de l'acinus qu'elles quittent immédiatement pour se placer dans les intervalles des lobules hépatiques. Dans ces espaces inter-acineux on trouve souvent réunies aux voies biliaires les ramifications de la veine porte et de l'artère hépatique ; de sorte qu'on peut poser en principe que ces trois espèces de vaisseaux qu'on désigne sous le nom de *vaisseaux portes* (1) sont toujours interlobulaires. Les petites *veines hépatiques* sont au contraire intralobulaires.

Les *vaisseaux portes* forment un cordon commun maintenu par une petite quantité de tissu conjonctif, prolongement de la capsule de Glisson, qui représente le seul tissu conjonctif qu'on trouve disposé d'une manière caractéristique, à l'état normal, dans l'intérieur du foie.

Les *veines hépatiques*, qu'il s'agisse aussi bien des gros troncs que des ramifications intralobulaires, ne possèdent pas de couche adventice. D'autre part ces veines hépatiques sont isolées des autres canaux de l'organe ; ces deux caractères réunis suffisent amplement pour leur différenciation.

Si l'on a le soin d'éliminer par le pinceau les colonnettes de cellules hépatiques groupées en rayons dans l'acinus, on rencontre dans l'intérieur même du lobule des fibrilles isolées du tissu conjonctif et quelques cellules *étoilées* (cellules de Küpfer). Toutefois ces éléments ne forment jamais un tissu fibreux, et dans l'examen habituel, on peut en faire abstraction. Si, sans préparation spéciale, on rencontre à l'intérieur d'un lobule, du tissu conjonctif fibrillaire, fût-il même en petite quantité, on peut légitimement en inférer qu'il s'agit d'un phénomène anormal.

Lorsque sur une coupe du foie on rencontre la lumière d'un vaisseau, on ne peut déterminer sa variété anatomique si l'on n'a pas soin d'explorer son voisinage : *un vaisseau isolé* appartient au système veineux; *deux ou plusieurs vaisseaux* non séparés par du tissu hépatique appartiennent au groupe des vaisseaux portes. Le plus gros vaisseau, dans ce groupe, est une veine porte ; l'artère, à parois épaisses, est bien plus petite ; et les voies biliaires esquissent souvent un ton jaune verdâtre, conséquence d'une imbibition cadavérique par la bile.

Les *veines hépatiques* d'un certain volume se distinguent encore des autres vaisseaux par le fait que leur paroi paraît, à l'œil nu,

(1) L'espace interlobulaire portant le nom d'espace porte, le groupe vasculaire et biliaire qui occupe cet espace bénéficie ici, en masse, du terme générique de vaisseaux portes.

avoir été perforée d'une fine aiguille. Cette disposition tient à ce que les veinules centrales des lobules ne se réunissent pas dès le début en troncules, mais débouchent directement dans les gros vaisseaux. Entre ces orifices, on voit les points d'abouchement des rameaux plus volumineux.

L'artère hépatique et la veine porte donnent naissance, avant de s'unir aux veines, à des *capillaires* qui s'anastomosent fréquemment entre eux. Les capillaires de l'artère hépatique ne prennent part à la formation de ce réseau qu'après avoir parcouru environ la moitié de leur trajet intralobulaire.

Tous les éléments que nous venons de décrire forment le *tissu interstitiel* du foie. Le *parenchyme* du foie, partie la plus importante au point de vue fonctionnel, est constitué par les cellules hépatiques disposées en séries et enserrées par les mailles d'un réseau capillaire. Elles sont très nombreuses et occupent la plus grande étendue du foie.

Chaque *lobule* est constitué dans sa plus grande étendue par des cellules hépatiques; les capillaires et les rameaux veineux ne viennent qu'en seconde ligne lorsqu'on examine l'organe extrait du cadavre et vide de sang. Ces lobules forment des petits corps polyédriques de volume variable, mais ordinairement peu considérable. Deux de leurs diamètres sont sensiblement égaux tandis que le troisième est habituellement plus long. C'est ce diamètre que suit la petite veinule qui, sur les coupes transversales du lobule, en paraît occuper le centre. Autour de cette veinule se groupent le parenchyme et les capillaires, d'où le nom de *veinule centrale* qui a été donné à ce conduit vasculaire.

Les *vaisseaux portes* se trouvent entre les lobules, et occupent ainsi une situation périphérique par rapport aux lobules, d'où le nom de vaisseaux périphériques.

Le foie de l'homme n'a pas comme certains mammifères de lobules nettement délimités par une enveloppe conjonctive plus ou moins développée. Il n'est donc pas possible de circonscrire le lobule hépatique de l'homme aussi facilement que chez les animaux. Chez lui, en effet, les séries cellulaires des parties avoisinantes se continuent les unes avec les autres sans interruption. Il en est de même d'ailleurs pour les vaisseaux portes qui pourvoient de sang plusieurs lobules adjacents. Seules la direction des capillaires et la série des travées de cellules hépatiques changent, au niveau de la limite de séparation de deux lobules, pour converger vers la veinule centrale. Ce changement de direction s'observe surtout bien sur les coupes transversales des lobules. Les coupes longitudinales ne montrent pas ces différences, car elles ne contiennent que des séries cellulaires (trabécules hépatiques) à direction sensiblement parallèle.

La délimitation des lobules n'est donc bien marquée que dans certains points de la surface des sections.

Pour bien s'orienter sur les coupes du foie, il faut tâcher d'avoir toujours une veine centrale coupée transversalement. En pratique, il est bon de diriger ses coupes parallèlement à l'axe d'une veinule porte.

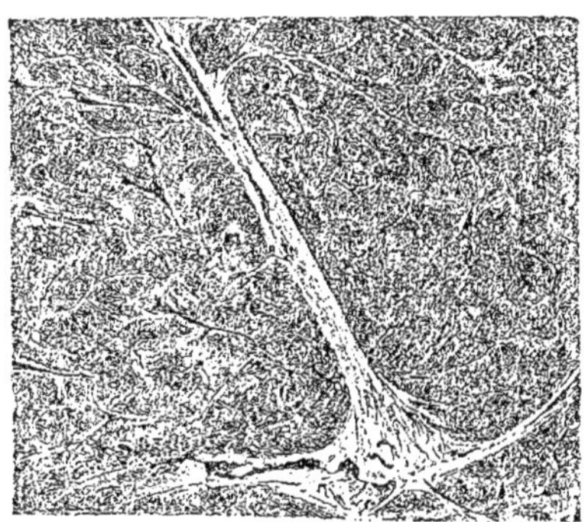

FIG. 109. — *Foie normal.* — Examen à la lumière directe. Un gros faisceau vasculaire portal ramifié traverse la figure. Un grand nombre de veinules centrales sont coupées transversalement.

Les acini qui touchent à la branche portale directrice de la coupe sont coupés parfaitement comme on le désire ; il est facile de diviser la coupe transversale polygonale de cet acinus en trois zones concentriques qui, suivant leur disposition par rapport aux vaisseaux, portent le nom de : *a*) zone centrale ou veineuse ; *b*) zone périphérique ou portale ; *c*) zone intermédiaire. C'est dans cette zone intermédiaire que les capillaires artériels se rencontrent avec les capillaires de la veine porte.

Cette division en trois zones paraît arbitraire. Toutefois, outre cette particularité dans la disposition des capillaires que nous venons de mentionner, elle est encore très utile pour l'interprétation des phénomènes pathologiques dus à l'état anormal des cellules hépatiques que nous étudierons plus loin.

Les *cellules hépatiques* sont des éléments d'un caractère nettement épithélial, d'un volume relativement considérable, à protoplasma granuleux, contenant deux ou plusieurs noyaux nucléolés d'un contour très fin. Le protoplasma, polyédrique, dépourvu de membrane cellulaire, possède une coloration spéciale qui est difficile à voir sur des cellules isolées, mais qui est clairement accusée au niveau des amas cellulaires examinés à un faible grossissement. C'est à cette coloration des cellules hépatiques que le foie normal anémié doit son teint macroscopique. Les réactions des granulations des cellules hépatiques, en présence de l'acide acétique dilué, prouvent qu'elles sont de nature albumineuse. Les modifications que ces granulations subissent, soit dans leur nombre, soit dans leur disposition et qui répondent à la fonction de la glande hépatique même, ne jouent aucun rôle dans les états pathologiques de cet organe. Au contraire, la graisse qui, pendant la digestion, infiltre le protoplasma des cellules hépatiques, acquiert, dans certaines conditions, une importance pathologique de premier ordre. La présence de la *graisse* dans les cellules hépatiques n'est normale que tant qu'elle est transitoire et qu'elle occupe les cellules de la zone périphérique du lobule.

L'augmentation de volume des cellules hépatiques (qui mesurent en moyenne de 20 à 25 μ) ne peut être que très difficilement déterminée puisqu'elle varie dans de très larges limites. Tout ce qu'on peut faire, à ce point de vue, c'est de comparer les cellules à d'autres cellules normales provenant d'autres points de l'organe. Cette hypertrophie d'un certain nombre de cellules hépatiques se distingue, macroscopiquement, par la plus grande densité d'une certaine région du tissu hépatique et par la proéminence du foyer sur les parties environnantes.

Pour savoir s'il s'agit d'*hypertrophie* ou d'*hyperplasie* de ces éléments, ou même des deux processus évoluant d'une manière simultanée, il faudra autant que possible établir le volume des éléments cellulaires par comparaison avec d'autres cellules, comme nous venons de le dire plus haut. Si l'on ne constate pas de différence de volume, on pourrait en inférer, en l'absence de toute autre modification histologique, qu'il s'agit d'une hyperplasie.

Habituellement, on trouve simultanément l'hypertrophie et l'hyperplasie, et l'allongement des travées cellulaires, déjà visible à un faible grossissement, est dû à ces deux processus.

L'*atrophie* des cellules hépatiques est plus facile à reconnaître, car elle s'accompagne presque toujours de dépôts pigmentaires. C'est ainsi que l'*atrophie brune* se rencontre dans les conditions les plus variables et atteint son maximum de développement dans la zone centrale du lobule. Les cellules sont plus petites qu'à l'état normal et contiennent un plus ou moins grand nombre de granulations brun jaunâtre qui ne se dissolvent pas dans la soude.

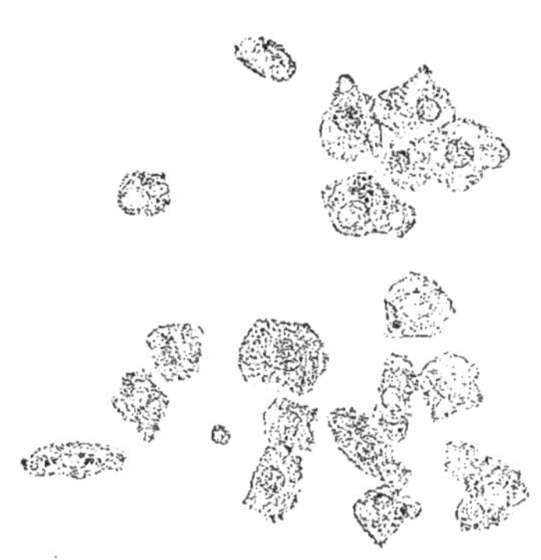

FIG. 110. — *Atrophie brune des cellules hépatiques provenant de la zone centrale d'un acinus.* Dissociation dans l'eau. GROSS. 250/1.

Les coupes d'un foie ainsi atteint montrent, à de faibles grossissements, une coloration brunâtre autour de la veine centrale du lobule. Cette coloration diminue progressivement vers la périphérie. La diminution de volume des cellules produit une diminution de volume du lobule et les capillaires, lorsqu'ils contiennent encore du sang, tranchent plus qu'à l'état normal sur le tissu environnant. L'acide acétique augmente encore le contraste entre les parties centrales pigmentées du lobule et les zones périphériques respectées ; de sorte que le diagnostic peut déjà se poser, après examen macroscopique, si l'on a recours à un faible grossissement.

Sur les coupes fines et en employant un fort grossissement, on voit que cette coloration des cellules est due à une matière colorante granuleuse. On peut également se servir de dissociation faite avec un fragment de matière hépatique choisie à l'œil nu.

Contrairement à l'atrophie brune produite par une matière colorante granuleuse, l'*ictère* des cellules est dû à une imprégnation des cellules par une substance dissoute, qui est la *bile*. Les cellules prennent alors une teinte allant du jaune verdâtre au jaune rougeâtre, teinte uniforme interrompue par des zones blanchâtres dues à une variation dans l'intensité de la coloration. Dans les formes légères de l'ictère, la coloration occupe de préférence la zone centrale du lobule; lorsque l'affection est plus grave et dure plus longtemps, le reste du lobule est envahi. Dans ce dernier cas même, des dépôts amorphes, rarement cristallins, peuvent se former dans l'intérieur des cellules hépatiques. Les fines voies biliaires et les capillaires biliaires eux-mêmes peuvent contenir des concrétions (voy. Ictère).

L'*infiltration graisseuse pathologique* est durable contrairement à l'infiltration physiologique qui n'est que transitoire. Mais comment distinguer sur le cadavre une infiltration durable d'une infiltration transitoire? L'expérience apprend que, dans les conditions normales, le lobule est bordé, pendant la période physiologique de la digestion, par une couche étroite de cellules hépatiques graisseuses, et que le nombre de ces éléments adipeux diminue rapidement à mesure qu'on gagne le centre de l'acinus.

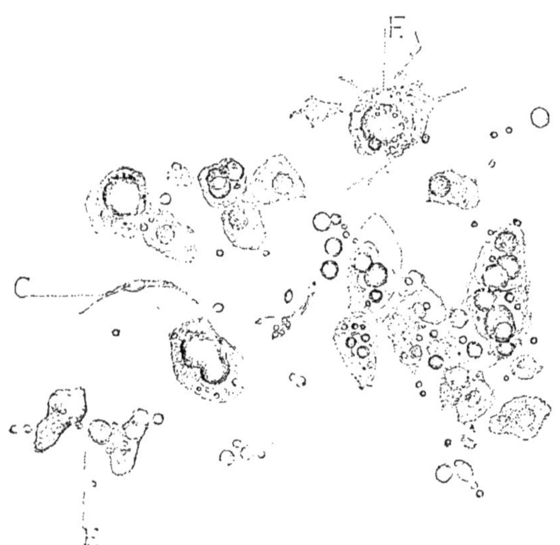

FIG. 111. — *Dissociation de la zone périphérique d'un lobule.* Gross. 250/1. — Les cellules grossies, munies d'un noyau visible, contiennent des gouttelettes graisseuses. En F graisse sortie de cellules détruites ; en C une cellule fusiforme (cellule de Küpfer).

Lorsque la graisse occupe la zone intermédiaire ou même la zone centrale du lobule, elle est *pathologique*. En ce qui concerne la présence de la graisse normale ou pathologique, les différences quantitatives sont très grandes, suivant les cas: on trouve de toutes petites granulations dans certains éléments, dans d'autres cas ce sont d'énormes gouttelettes.

A l'état pathologique, il faut quelquefois pratiquer un examen minutieux pour voir le protoplasma cellulaire et le noyau qui sont souvent beaucoup moins volumineux que la masse graisseuse, et séparés par les artifices de la préparation de la gouttelette adipeuse très cohérente.

L'inflammation parenchymateuse trouve sa lésion la plus caractéristique dans le foie ainsi que dans les autres appareils glandulaires : nous voulons parler de la *tuméfaction trouble* des cellules parenchymateuses ; cette lésion s'observe surtout à la suite des maladies infectieuses. Les cellules se gonflent par suite de l'accumulation d'un grand nombre de granulations albumineuses dans leur intérieur; leur forme anguleuse s'arrondit et le noyau se trouve complètement caché par les granulations.

Ces caractères ressortent avec tous leurs détails grâce à un fort grossissement, mais l'ensemble de la lésion se reconnaît mieux encore à l'aide d'un faible grossissement.

Les modifications qui ont fait donner, très justement, à cette altération son nom de tuméfaction trouble deviennent ainsi très saisissantes. Dans les préparations traitées avec la solution de chlorure de sodium, on peut aisément démontrer l'anémie du foie occasionnée par l'augmentation de volume des cellules hépatiques. Après la mort, le sang étant soumis aux seules lois de la pesanteur, on comprend sans peine pourquoi le foie est presque exsangue. Ce trouble des cellules est facile à bien reconnaître ; et quand on ajoute de l'acide acétique qui dissout les granulations, on voit que la tuméfaction trouble cache d'autres lésions cellulaires.

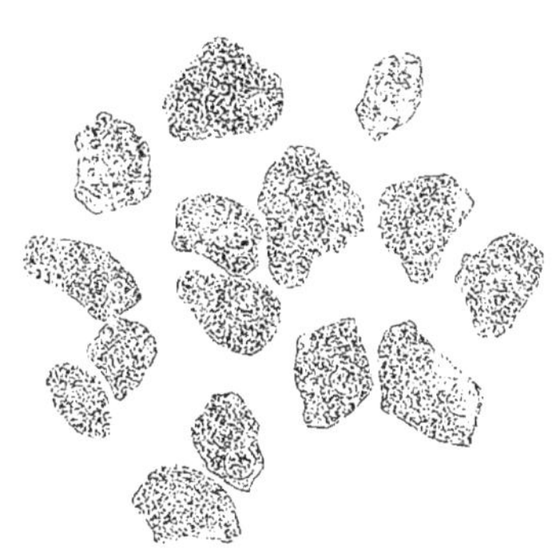

FIG. 112. — *Tuméfaction trouble des cellules hépatiques* (inflammation parenchymateuse). — Les noyaux cellulaires sont peu nets à cause du grand nombre de granulations. Le contour des cellules est moins anguleux, plus arrondi. Quelques cellules ont deux noyaux. Dissociation dans l'eau. Gross. 250/1.

Une des terminaisons possibles, mais non pas nécessaires, de l'inflammation parenchymateuse est la *métamorphose graisseuse*.

Cette lésion diffère essentiellement de l'infiltration graisseuse, mais elle en est plus difficilement isolable dans les cellules hépatiques que dans les cellules musculaires du cœur.

La question de savoir s'il s'agit de *métamorphose* ou d'*infiltration graisseuse* ne saurait être tranchée que par l'état de la cellule : celle-ci est-elle intacte ? il y a infiltration ; tandis que si elle est altérée, c'est de la métamorphose graisseuse qu'il s'agit. En pratique, cette distinction est quelquefois très difficile, et il faut un examen soigneux pour établir le diagnostic différentiel. Au début de la transformation graisseuse de l'albumine cellulaire, la cellule est remplie de petites granulations graisseuses isolées, comme dans les cellules qui commencent leur infiltration graisseuse ou qui sont à la fin de la résorption de leur graisse.

Ce sont précisément ces dernières variétés de cellules que l'on rencontre après la mort, parce que les patients se trouvaient depuis une certaine période insuffisamment alimentés.

L'infiltration graisseuse se traduit par une ou plusieurs grosses gouttelettes incluses dans la cellule ; la métamorphose, elle, par la présence le plus souvent de petites granulations analogues, par exemple, aux cellules à granulations graisseuses du pus.

Cependant, malgré tout, il serait bien difficile de tirer une conclusion sur la nature de la lésion graisseuse, en se basant uniquement sur le volume des amas graisseux (voy. plus haut). Une métamorphose graisseuse d'une certaine importance pathologique déterminera toujours des lésions nettes et nombreuses des cellules. Aussi, lorsque ces lésions manquent, est-il bon de s'abstenir de porter un jugement différentiel.

L'examen à de faibles grossissements a cependant son importance. Si l'on trouve de la graisse dans la zone centrale du lobule avec un état normal de la zone périphérique, on doit penser à la métamorphose graisseuse ; si les deux autres zones sont également envahies, l'examen pourra fournir encore quelques indications précieuses : telle est la mollesse du tissu, telle la coloration ictérique du foie, etc.

Au microscope on observe souvent, dans les cas nets, de grandes étendues de tissu hépatique absolument dépourvues de cellules. La plupart des cellules encore existantes sont tellement modifiées qu'il ne peut y avoir le moindre doute : il y a métamorphose graisseuse des cellules, et l'on se trouve en présence d'une affection générale grave du tissu hépatique marchant de pair avec des désordres considérables d'autres parties de l'organisme.

Ces lésions des cellules du foie peuvent frapper de préférence certaines zones, ou bien se succéder, détail qu'il ne faut pas oublier, parce qu'on risquerait autrement de ne reconnaître que les grosses lésions, les altérations moindres pouvant passer inaperçues.

Il faut donc déterminer d'abord, à l'aide de faibles grossissements et en employant les réactifs appropriés, la distribution des lésions parenchymateuses dans les lobules. Pour l'étude des détails cellulaires, on emploiera ensuite les forts grossissements. Si la mollesse du tissu frais ne permet pas de pratiquer des coupes assez fines pour les examiner à un fort grossissement, il est bon de dissocier à l'aide d'une loupe, les points qu'on aurait choisis pour l'étude d'une coupe d'ensemble. Il faut, absolument, ne pas perdre de vue les différentes zones du lobule.

Passons maintenant aux principales affections du tissu interstitiel et commençons par l'*atrophie rouge*.

Celle-ci consiste en un processus qui détermine de graves lésions, une atrophie très considérable, mais qui repose primitive-

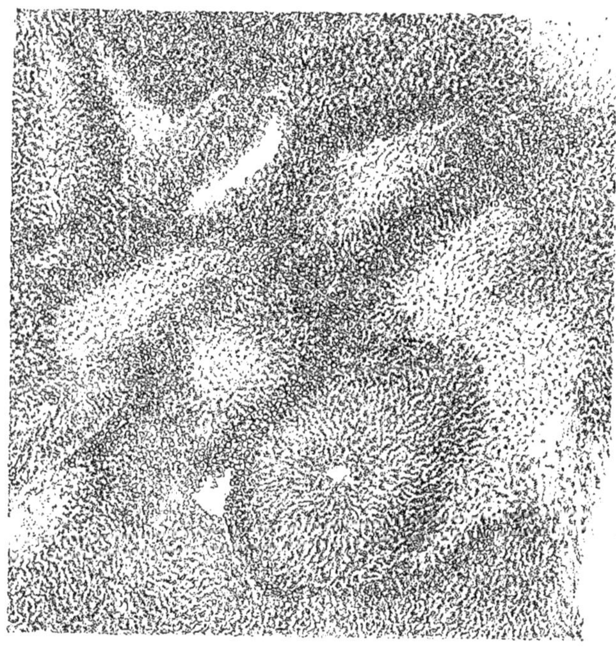

FIG. 113. — *Atrophie rouge du foie* (coupe dans l'eau). — Sous l'action de l'eau, les points atrophiés et privés de leurs cellules sont clairs parce que le sang contenu dans les capillaires est décoloré. Légère infiltration graisseuse à la périphérie du lobule.

ment sur une affection primitive des vaisseaux. Cette atrophie, en effet, est due à une stase sanguine dans les capillaires des lobules.

A l'œil nu, au niveau des points atrophiés, le foie est plus rouge qu'à l'état normal. Sur les sections de l'organe les parties atrophiées sont en retrait par rapport au tissu respecté, aspect d'autant plus frappant que les cellules conservées sont très souvent infiltrées de graisse et par conséquent augmentées de volume.

Sous l'influence de la cessation de la pression vitale, le sang au moment de la mort abandonne en partie les capillaires dilatés. Ce qui reste de sang imprime aux tissus une coloration rouge intense, aidé en cela souvent par les dépôts pigmentaires brunâtres infiltrés dans l'organe, sans que les cellules parenchymateuses y jouent

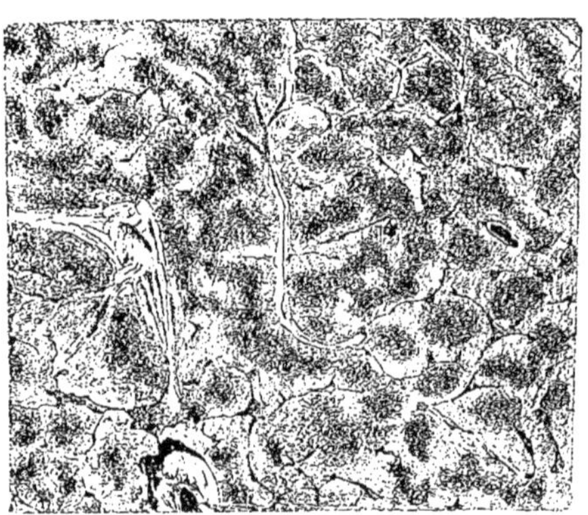

FIG. 114. — *Atrophie rouge de la zone centrale. Infiltration graisseuse de la zone périphérique des lobules.* Gross. 5/1.

le moindre rôle ; toutefois cette masse sanguine ne suffit pas pour remplir l'espace laissé libre par la disparition des cellules atrophiées.

L'atrophie rouge occupe le plus ordinairement le centre des lobules diminués de volume ; mais elle ne s'étend par régulièrement de la veinule centrale vers la périphérie. Il arrive souvent, en effet, que cette atrophie suit une marche irrégulière, non seulement en ce qui concerne les parties d'un même lobule, mais encore pour les lobules considérés dans leur ensemble, frappant celui-ci, épargnant cet autre, sans qu'on puisse en fournir la raison. Habituellement, les lobules sont atteints par groupes et, l'infiltration graisseuse aidant, la surface de section du foie ressemble plus à la noix muscade (*foie muscade*) que lorsque l'atrophie reste exclusivement centrale. Il faut se défier de cette dénomination de foie muscade donnée à l'atrophie rouge, car, si elle répond à l'aspect général du foie atteint d'atrophie rouge, elle ne peut pas représenter les importantes lésions combinées que le microscope décèle.

Les coupes soigneusement orientées et examinées dans l'*eau salée* donnent des vues d'ensemble excellentes. On voit le centre du lobule coloré, soit parce que les globules rouges contenus dans les capillaires ont conservé leur matière colorante, soit parce que ces globules ayant subi des altérations cadavériques, les parties sont imprégnées de la matière colorante du sang. Dans ce cas la coloration a son maximum à son point d'origine.

Ces préparations offrent de très belles images par suite de l'absence des cellules hépatiques. Le contraste entre les parties qui contiennent des cellules et celles qui sont atrophiées devient plus

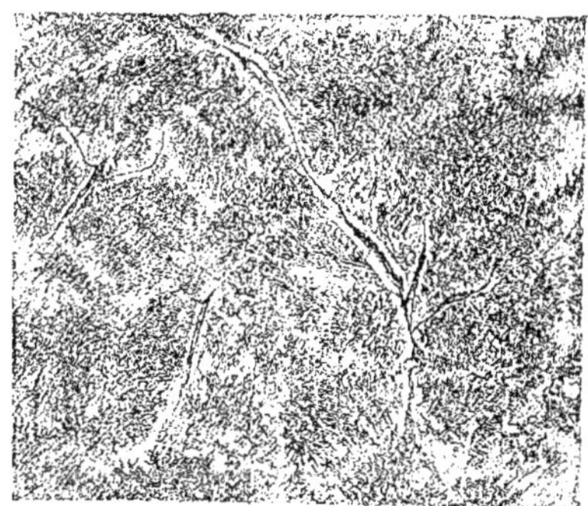

Fig. 115. — *Dégénérescence amyloïde du foie;* les parties amyloïdes sont rougeâtres, transparentes tandis que les parties périphériques du lobule paraissent plus claires à la lumière directe. Gr. 5/1.

grand encore quand on a soin d'ajouter un peu d'eau qui dissout la matière colorante du sang. Les lacunes du tissu parenchymateux sont ainsi rendues plus évidentes; ce qui reste de ces cellules atrophiées est représenté par des petits amas de pigment.

Les cellules respectées peuvent être facilement examinées à l'aide de préparations par dissociation. Il est inutile d'ajouter que l'affection que nous venons de décrire s'accompagne également de diverses modifications du tissu interstitiel. Ces lésions peuvent occuper toute l'étendue du foie; mais le plus souvent elles restent circonscrites à un territoire vasculaire.

La *dégénérescence amyloïde des vaisseaux* s'accompagne souvent également de graves lésions du parenchyme. Toutefois nous devons dire que la plupart des cellules disparaissent par simple atrophie brune et que la dégénérescence amyloïde des cellules hépatiques ne peut être démontrée que très difficilement. La cellule atteinte d'infiltration amyloïde perd tous ses caractères et devient méconnaissable. Il faut noter que la dégénérescence amyloïde du foie est une lésion essentiellement vasculaire ; même avec des capillaires très atteints, comme on le voit sur les coupes, les cellules

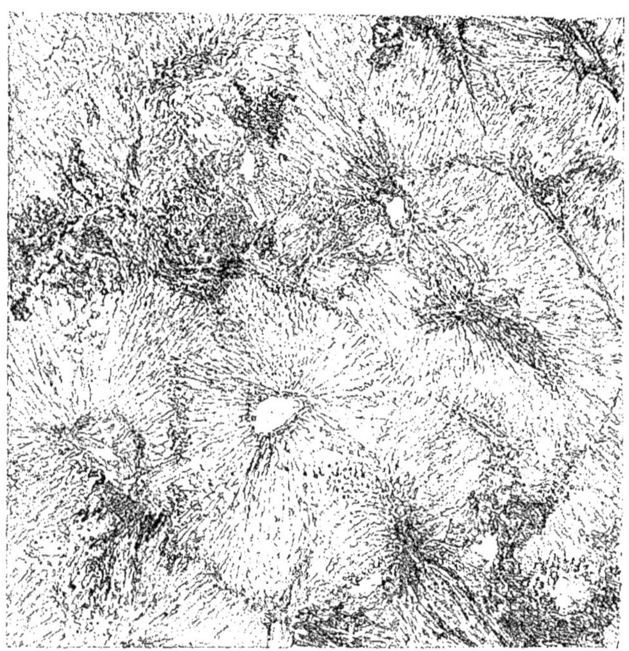

FIG. 116. — *Dégénérescence amyloïde très avancée du foie.* — Il n'existe de groupes cellulaires qu'à la périphérie des lobules. Les cellules se distinguent des régions dégénérées par leur aspect opaque et foncé Coupe provenant du même foie que la fig. 115. Gross. 25/1.

hépatiques peuvent résister longtemps ; et ce n'est que lorsque les capillaires sont largement dégénérés que les cellules disparaissent, écrasées par l'infiltrat vasculaire.

L'infiltration amyloïde n'offre pas de caractères spéciaux quand elle occupe les artères et les capillaires interlobulaires ; il n'en est plus de même lorsque la lésion pénètre dans l'acinus ; il y a là une particularité extrêmement caractéristique : la substance amyloïde choisit pour siège de prédilection la zone intermédiaire du lobule (voy. p. 309).

C'est au niveau de ce point que la dégénérescence des capillaires est la plus complète ; et quand la lésion est limitée, elle n'apparaît que dans ce point, abstraction faite des petits rameaux de l'artère hépatique. L'explication de ce fait est donnée par la disposition des capillaires artériels (voy. p. 308), dont le sang ne se distribue qu'à partir de ces réseaux à mailles étroites, tandis que la zone périphérique du lobule ne reçoit habituellement que le sang de la veine porte.

La dégénérescence amyloïde peu étendue peut être mise aisément en évidence à l'aide des réactions connues (voy. p. 88). Il faut toujours avoir recours à ces réactions dès que l'on trouve sur une coupe de foie certains points d'une transparence remarquable. Lorsque l'affection est étendue, les parties vitreuses dans lesquelles les cellules manquent en totalité ou sont fortement atrophiées, ne peuvent passer inaperçues, même sans coloration, tant les parties opaques tranchent sur les zones dégénérées. Ce que nous avons dit plus haut de la combinaison possible de différents processus peut s'appliquer également à la dégénérescence amyloïde. Nous ajouterons seulement qu'on est sûr de découvrir les plus petites parcelles amyloïdes si l'on a soin de traiter une coupe avec la teinture d'iode et l'acide acétique.

Dans les lésions hépatiques étudiées jusqu'ici, on pouvait toujours s'orienter à l'aide du système vasculaire. L'*hépatite interstitielle chronique*, dans ses formes graves, détruit de grands territoires parenchymateux et interstitiels, au point que toute délimitation devient impossible. Toutefois cette impossibilité n'est absolue que le jour où le tissu conjonctif néoformé a atteint un certain développement. Au début de l'affection, ou bien lorsque le processus est peu violent, on peut encore établir la topographie du foie. L'examen de l'organe prouve alors que tous les éléments qui constituent le tissu interstitiel sont atteints primitivement et que les éléments parenchymateux ne sont pris jamais que d'une manière secondaire.

L'examen microscopique doit toujours être précédé d'un examen attentif à l'œil nu. Cette étude préalable permettra de se rendre compte des lésions parenchymateuses et de la prédominance des altérations interstitielles. Les vaisseaux de moyen volume, tant qu'ils sont conservés, peuvent se différencier du tissu néoformé qui les entoure, et permettent d'esquisser les limites des lobules hépatiques circonvoisins. Tant que l'affection est en voie d'évolution on peut observer à tous les stades de son développement la néoformation inflammatoire. Le tissu ainsi produit est un tissu conjonctif fibreux, qui a donné d'ailleurs à la maladie son nom d'*hépatite fibreuse*.

Le tissu cellulaire, formé par la prolifération du tissu conjonctif préexistant et par celle des vaisseaux (y compris les capillaires), ne se

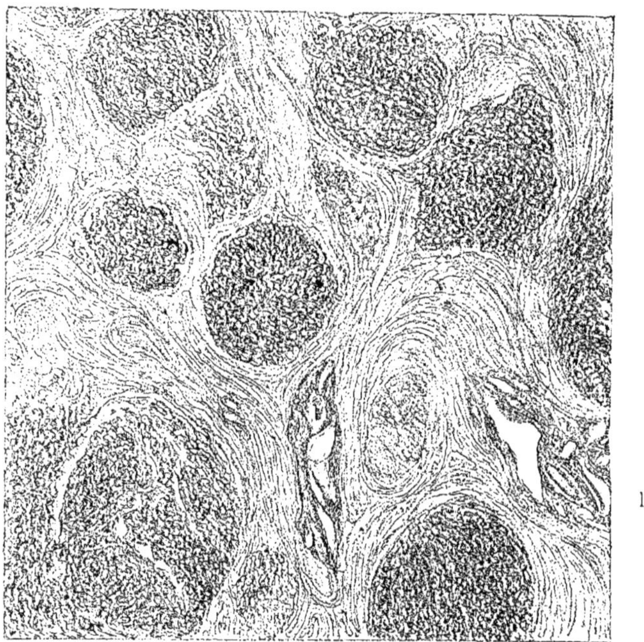

FIG. 117. — *Hépatite interstitielle chronique.* — A côté d'un tissu conjonctif néoformé abondant se voient des traces assez notables de parenchyme hépatique. P., vaisseau-porte coupé obliquement. Gross. 25/1.

distingue en rien du produit de l'inflammation chronique interstitielle des autres organes. La transformation en tissu conjonctif fibreux se fait de la même manière. S'il y a certaines différences, elles sont dues à la participation du parenchyme et des voies biliaires. Il est clair que, suivant le développement ultérieur et l'espace qu'occuperont les néoformations interstitielles, on pourra observer à côté d'une atrophie brune, la métamorphose graisseuse des cellules hépatiques ; ou bien encore, lorsque des lésions irritatives cellulaires s'ajouteront au processus, on pourra reconnaître des hypertrophies ou des hyperplasies cellulaires. Dans ces deux formes de réaction, la cellule peut complètement perdre ses caractères morphologiques et son contenu. Mais il est toujours possible de distinguer ces éléments épithéliaux des cellules granuleuses provenant du processus de néoformation, même là où le tissu les enserre fortement. Il sera souvent difficile de confondre les canalicules biliaires (ainsi d'ailleurs que les néocanalicules biliaires produits par leur prolifération), avec les cellules du tissu conjonctif néoformé. Il est bien

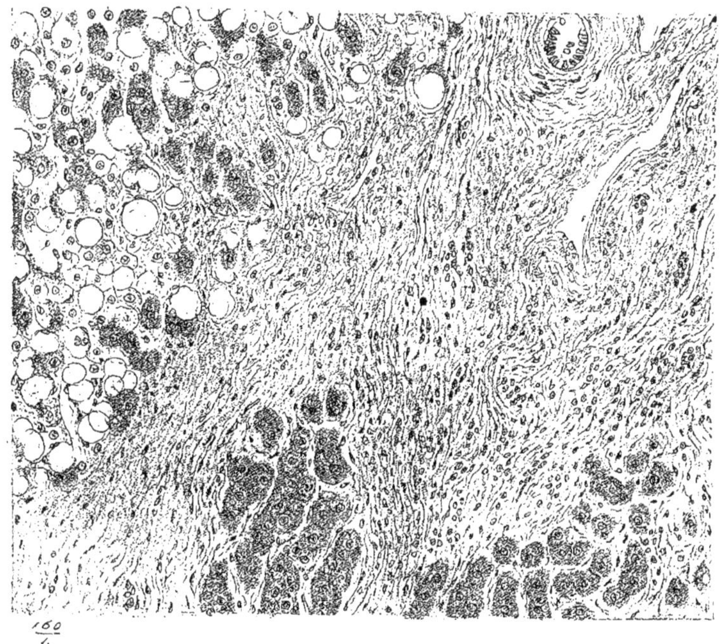

FIG. 118. — *Cirrhose atrophique avec dégénérescence graisseuse des cellules hépatiques.* — Dessin de Karmanski d'après une préparation de M. LETULLE. Gross. 160/1.

plus difficile, il est même quelquefois impossible de différencier les produits cellulaires des voies biliaires d'avec les cellules hépatiques en voie de régression ou d'hyperplasie, surtout lorsque ces amas de cellules hépatiques sont traversés par des faisceaux conjonctifs qui leur enlèvent toute activité.

Il en est pour les cellules hépatiques et pour les cellules épithéliales des canalicules biliaires de même que pour la muqueuse gastrique dont les glandes pepsinifères montrent, à l'état de repos, leurs éléments fonctionnels de plus en plus semblables aux cellules des canaux excréteurs ou de la surface de la muqueuse (voy. p. 332).

Le parenchyme n'est pas la seule partie épithéliale qui prenne part aux lésions hépatiques : les voies biliaires qui sillonnent le tissu interstitiel sont également frappées. Une partie de ces canaux biliaires contiennent même, sur le cadavre, une certaine quantité de bile qui les différencie grossièrement des vaisseaux sanguins ; d'autant mieux que la bile imbibe, d'une façon plus intense que le sang, les tissus

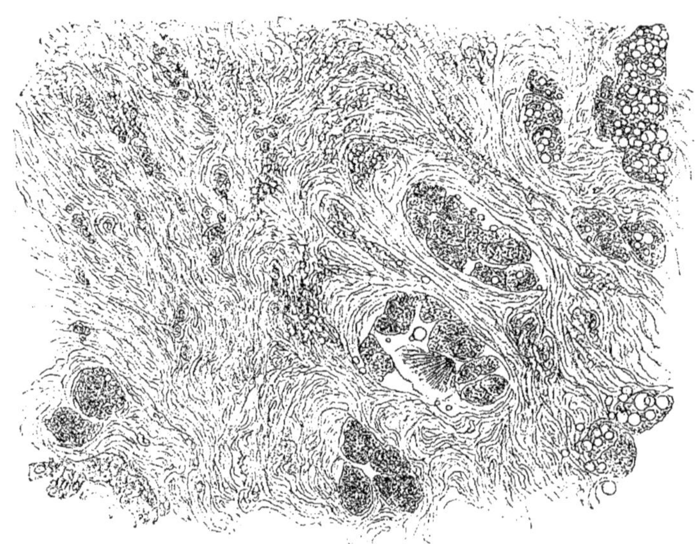

FIG. 119. — *Hépatite interstitielle chronique.* — Coupe mince colorée légèrement avec une solution iodée, provenant d'une portion du foie où le tissu conjonctif prédomine. Des cellules rondes existent également ; à droite et en bas, groupe de cellules hépatiques dont quelques-unes contiennent des gouttelettes graisseuses ; une grosse goutte de graisse sortie d'une cellule est cristallisée. Gross. 250/1,

avoisinants. On peut donc aisément reconnaître ces canaux, à l'aide d'un faible grossissement ; et il n'est nullement nécessaire, pour le diagnostic, de rechercher l'épithélium caractéristique qui exige, lui, de très forts grossissements. Mais lorsqu'il s'agit de petites dilatations kystiques la preuve est nécessaire, lorsque leur contenu a perdu son caractère primitif. Les choses se passent alors, comparativement, de la même façon que dans l'hydropisie de la vésicule biliaire dont le contenu devient muqueux et marche souvent de pair avec les dépôts de concrétions biliaires amorphes ou cristallines.

Tant qu'elles n'ont pas disparu, les voies biliaires interlobulaires sont reconnues à la coloration de leurs parois. Cela est d'autant plus facile que le tissu interstitiel est resté presque toujours libre de toute coloration et que le parenchyme supporte les frais de toute la diffusion colorante.

La *tuberculose du foie* affecte deux formes essentielles : 1° la tuberculose miliaire qui, naissant dans le tissu interstitiel, intéresse plus ou moins le parenchyme; 2° la tuberculose des grosses voies biliaires. La première forme donne des images plus ou moins instructives. Les tubercules du foie produisent souvent des foyers tellement

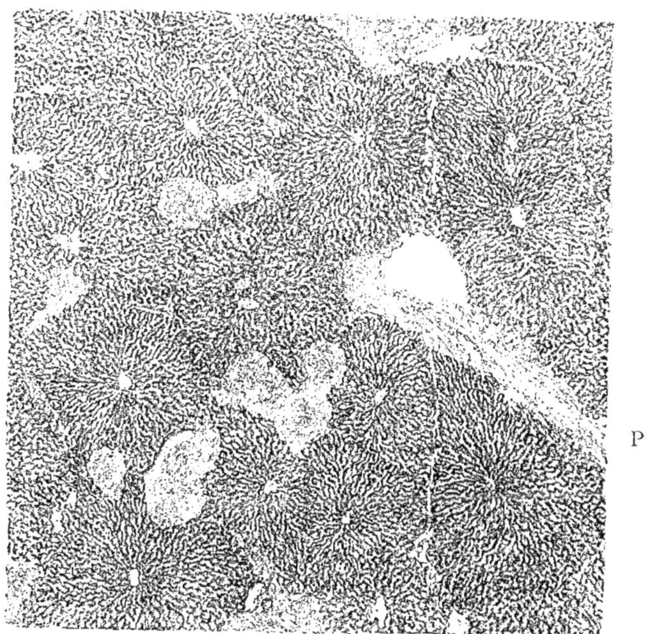

FIG. 120. — *Tubercules sub-miliaires du foie.* — Les lobules coupés transversalement sont petits ; aucune lésion de structure n'est appréciable dans ces lobules. En P, vaisseau porte, arraché en partie pendant la coupe. Examen dans l'eau. Gross. 25/1.

minuscules que l'œil le plus exercé peut les laisser passer inaperçus. Il y a même des tubercules du foie, relativement rares il est vrai, assez peu volumineux pour qu'on ne puisse les observer qu'au microscope (voy. fig. 120).

Les *gommes du foie* peuvent se reconnaître macroscopiquement. Les gommes miliaires syphilitiques du nouveau-né ressemblent tellement à des tubercules qu'elles seraient totalement confondues avec des lésions tuberculeuses si on ne les observait chez l'adulte. Au point de vue microscopique, la métamorphose graisseuse de la néoformation est pathognomonique (voy. les fig. 121, 122 et 123).

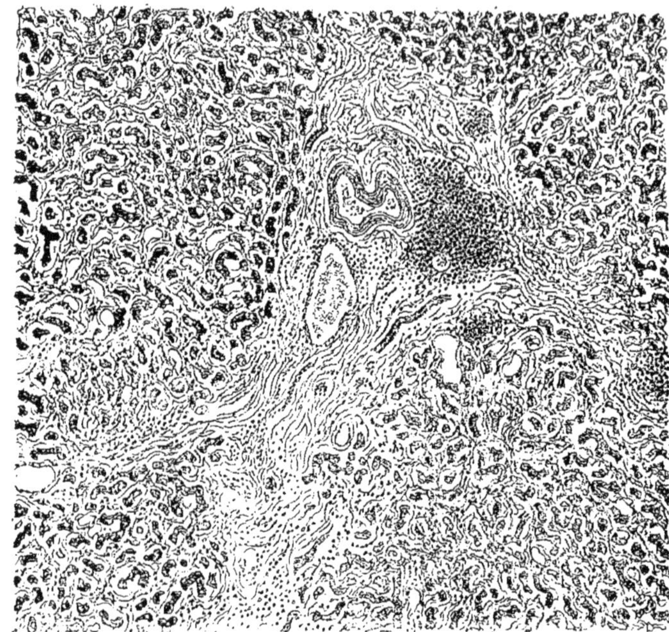

Fig. 121. — *Syphilis hépatique. Amas de cellules embryonnaires (syphilomes miliaires) au niveau d'un espace porte; infiltration embryonnaire généralisée.* — Dessin de Karmanski, figure empruntée à la thèse de M. le Dr Hudelo.

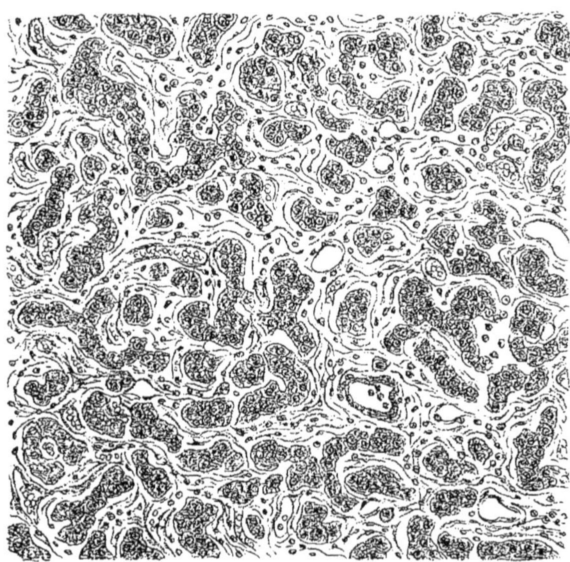

Fig. 122. — *Syphilis hépatique. Sclérose interstitielle diffuse.* — Fragmentation des travées hépatiques ; disparition des capillaires sanguins. Dessin de Karmanski, figure empruntée à la thèse de M. le Dr Hudelo.

Nous ne ferons que mentionner ce fait que le foie est le siège de prédilection des *tumeurs malignes secondaires*. C'est une très grande rareté d'y constater des *néoplasmes primitifs*.

L'examen de ces tumeurs ne réclame pas une méthode spéciale.

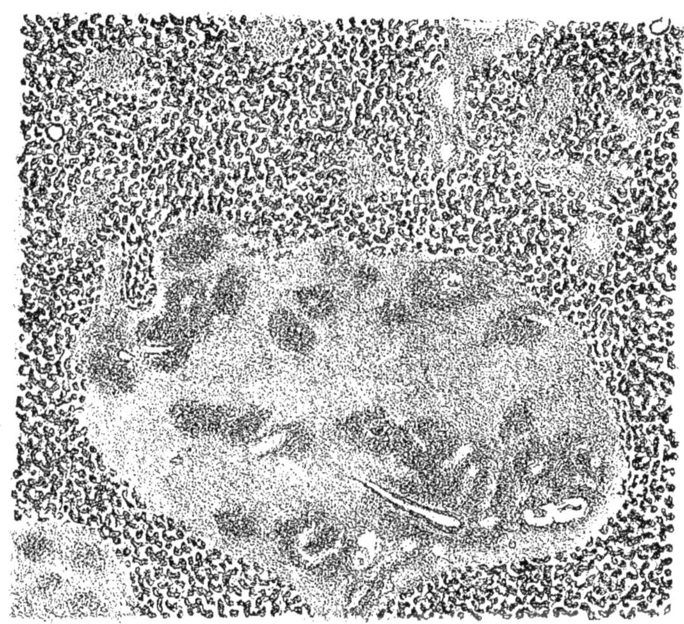

Fig. 123. — *Syphilis hépatique; nodule gommeux constitué par la réunion de plusieurs nodules élémentaires.* — Quelques-uns de ces nodules présentent chacun une cellule géante. Dessin de M. Karmanski, figure empruntée à la thèse de M. le Dr Hudelo.

Les petits *angiomes* qu'on rencontre assez fréquemment dans le foie (1), doivent être excisés avec un demi-centimètre de matière hépatique à l'entour; on les plonge dans l'alcool absolu (2).

§ 7. — Tube digestif.

Les différentes régions du tube digestif, malgré leurs variations de structure, attirent l'attention de l'histologiste, surtout au point de vue des lésions de la muqueuse.

(1) Pour les échinocoques, Pentastomes, etc., voy. Parasites, p. 203-216.

(2) Mieux encore dans le liquide de Müller.

Il faut choisir avec le plus grand soin, à l'œil nu, les foyers morbides qui serviront aux préparations microscopiques ; mais il faut également avoir toujours présentes à l'esprit les différences de structure qui existent à l'état normal, et dont la connaissance est indispensable pour la compréhension des lésions pathologiques.

Ce sont surtout les *points de transition* entre les différentes parties du tube digestif qui méritent la plus grande attention. Nous ne mentionnerons ici que les limites qui séparent le *pharynx* et l'*œsophage*, limites si nettement tracées par le développement spécial de leur système vasculaire ; le pharynx se distingue, en outre, par un développement abondant de tissu adénoïde qui manque absolument dans l'œsophage.

Les glandes à mucus logées dans la sous-muqueuse sont moins nombreuses dans l'œsophage que dans le pharynx, et l'épithélium pavimenteux stratifié atteint dans le pharynx un développement considérable.

Les limites de l'épithélium vibratile stratifié du pharynx nasal varient ; il en est de même pour les lignes frontières de l'épithélium pavimenteux de la cavité buccale. La limite épithéliale qui sépare l'œsophage de l'estomac est dentelée, irrégulière, et très nette à l'œil nu.

Les couches d'épithélium pavimenteux de l'*œsophage* pauvre en glandes contrastent vivement avec l'épithélium cylindrique, unistratifié, mince et délicat qui recouvre la *muqueuse gastrique* si extraordinairement riche en glandes.

Les limites inférieures et supérieures de la muqueuse intestinale villeuse sont moins nettes ; au contraire, le point de transition entre la muqueuse du rectum et la peau est très vivement marqué, ainsi d'ailleurs que les transitions entre la muqueuse buccale et la naissance des lèvres.

Les différences qui distinguent la sous-muqueuse de la couche musculeuse sont encore très frappantes. On doit également considérer la tunique sous-séreuse, peu abondante et d'une minime importance physiologique, si on la compare à la sous-muqueuse, mais qui acquiert un rôle capital dans certaines lésions.

Les observations dans lesquelles une vue microscopique d'ensemble de toutes les couches de l'intestin est nécessaire sont des plus rares. D'ailleurs, dans les points les plus minces les couches présentent une épaisseur suffisante pour permettre leur dissociation à l'œil nu. On peut donc, le plus souvent, renoncer à faire des coupes d'ensemble portant sur la totalité de l'intestin, et se contenter de coupes partielles portant sur les différentes couches.

A. — *Contenu intestinal.*

Le contenu de l'intestin diffère dans ses diverses portions. On peut l'examiner, même pendant la vie, soit dans les matières vomies, soit dans les matières fécales. On dissocie dans une gouttelette d'eau une petite quantité de la substance que l'on veut examiner, et on a recours successivement aux faibles et aux forts grossissements. Nous pouvons nous contenter d'une simple énumération, les notions nécessaires étant connues du lecteur grâce aux traités d'histologie normale, aussi bien qu'aux indications déjà fournies dans le présent ouvrage.

Citons tout d'abord les cellules épithéliales desquamées, souvent en voie de transformation muqueuse (cellules caliciformes), et le mucus qui recouvre spécialement en grande quantité la surface de l'estomac (voy. *Mucine*, p. 93). Les produits pathologiques sont constitués par du sang, du pus, des éléments néoplasiques, mieux conservés dans les selles que dans les matières vomies. La bile détermine, à l'état normal, une coloration intense des parties contenues dans l'intestin grêle et dans le gros intestin ; l'absence de cette coloration est toujours pathologique. On trouve encore de grands amas épithéliaux sans coloration biliaire dans l'intestin d'individus dont les fonctions digestives ont été, longtemps avant la mort, fort compromises.

On rencontre aussi les reliquats les plus variés des aliments : la viande, les végétaux fournissent des images caractéristiques. On y voit des fibres musculaires, du tissu conjonctif fibrillaire, des fibres élastiques, de la graisse soit en gouttes, soit cristallisée par refroidissement ; c'est aussi de l'amidon, sous la forme caractéristique de granulations concentriquement stratifiées, se colorant en bleu par l'iode ; ce sont des cellules végétales ou leurs fragments sous les formes les plus variées, de même que des fragments entiers de tissus végétaux contenant de l'amidon ou de la chlorophylle. Parmi ces éléments on rencontre des *micro-organismes saprophytes* en grande abondance, des *sarcines gastriques* (voy. fig. 43,

p. 179), en si grande quantité parfois qu'elles forment un dépôt brunâtre indiquant où l'on doit les chercher ; la levûre de bière (p. 190, fig. 45), des *microcoques* et des *bâtonnets* en très grande quantité. On trouve plus rarement des masses de *leptothrix buccalis* entraînées par la déglutition, et plus rarement des *mycéliums de muguet.*

Dans quelques cas exceptionnels, on trouve encore dans l'estomac des *parasites animaux* passés de l'intestin, leur demeure habituelle, dans la cavité gastrique. Nous avons donné, dans un chapitre spécial, l'étude histologique de ces parasites et de leurs œufs ; nous n'y reviendrons pas.

Dans le duodénum commence l'imprégnation biliaire des aliments ; les cellules épithéliales cylindriques desquamées, les éléments végétaux ou animaux du contenu intestinal sont plus ou moins colorés par la bile.

Les *matières fécales* contiennent très peu de mucus à l'état normal et, dans certaines affections intestinales, elles sont plus ou moins mélangées à des produits cellulaires et à d'autres éléments.

La *fibrine* est rare dans l'intestin, pour la raison que les affections fibrineuses de l'intestin sont rares et, en tout cas, peu étendues. L'acide acétique différencie la fibrine de la mucine. Lorsque le *sang* prend son origine dans les portions terminales de l'intestin, il peut se présenter dans les selles souvent sans modifications ; mais quand il séjourne un certain temps dans le tube intestinal, les globules rouges sont détruits après avoir rapidement perdu leur coloration. Les matières fécales peuvent également être mélangées à du *pus*, à des *portions de tumeurs* les plus variées, encore reconnaissables cependant. Les formes les plus diverses des végétaux saprophytes peuvent pulluler dans le contenu intestinal. Nous ne ferons qu'indiquer la grande importance qu'acquièrent à ce point de vue les bacilles du choléra (voy. p. 188).

L'apparition des grandes masses d'amidon, de graisse en gouttelettes ou en aiguilles, a une signification pathologique. On trouve assez souvent de grosses masses cylindriques ou en lambeaux membraniformes qu'on désigne sous le nom d'*infarctus intestinaux*. Ces masses sont constituées par les restes d'aliments non digérés ou indigestes, notamment des fragments de tendons (fibres élastiques et tissu conjonctif souvent gonflés), des vaisseaux sanguins volumineux ; ces infarctus sont colorés en brun par les altérations chimiques qu'ils ont subies et par l'ébullition. De même aussi des débris de squelettes végétaux constitués par de la *cellulose*. Pour mettre celle-ci en évidence, on n'a qu'à colorer par l'iode et ajouter de l'acide sulfurique concentré qui donne à la cellulose un ton bleu intense.

Pour obtenir de bonnes préparations de détail, on doit avoir recours aux dissociations.

B. — *Muqueuse de l'estomac.*

La muqueuse gastrique pourvue d'un très grand nombre d'appareils glandulaires est reliée, comme la muqueuse de l'intestin, à la tunique musculaire par une couche sous-muqueuse de tissu conjonctif lâche et de fibres élastiques.

Nous n'avons pas à rappeler la disposition des couches musculaires de l'estomac et de l'intestin. Il nous suffira de dire que la couche sous-muqueuse et la muqueuse sont séparées nettement l'une de l'autre par une bande de fibres musculaires lisses qu'on appelle la *muscularis mucosæ*.

La couche sous-muqueuse est très largement prédisposée à toutes les lésions qui frappent le tissu conjonctif lâche et qui, dans certaines conditions, peuvent également intéresser les vaisseaux de cette région.

Il est bon d'attirer l'attention sur la grande propension qu'ont les cellules conjonctives de cette couche à s'infiltrer de graisse, cela explique la présence de certaines grappes graisseuses dont l'aspect microscopique est d'autant plus étrange que la graisse est souvent coagulée et forme des gouttelettes foncées ou contenant des cristaux adipeux.

L'examen de la muqueuse gastrique peut se faire par dissociation, en ayant soin de dissocier attentivement des fragments recueillis avec méthode. Mais il est meilleur de pratiquer des coupes parallèles et des coupes perpendiculaires à la surface. Les coupes longitudinales sont faciles à obtenir ; il suffit de tendre un fragment de muqueuse sur l'index gauche, puis d'y faire avec un rasoir aiguisé de minces couches qu'on peut examiner immédiatement dans leur propre liquide.

Un exercice plus grand est nécessaire pour pratiquer des coupes perpendiculaires à la surface : le fragment gastrique qu'on veut examiner est tendu comme précédemment, on y fait un pli en soulevant la muqueuse comme il est indiqué fig. 125 ; on excise ce pli avec de petits ciseaux courbes. Sur les bords de cette incision on peut pratiquer les coupes que l'on désire, ainsi qu'il est indiqué fig. 125, 2 et 2 a. Les débutants coupent de trop gros fragments. Le schéma 125, grossi 3 fois, indique bien les bonnes dimensions de ces coupes.

Sur une coupe transversale bien réussie de la muqueuse on trouve la coupe de la *muscularis mucosæ* de trajet variable, et

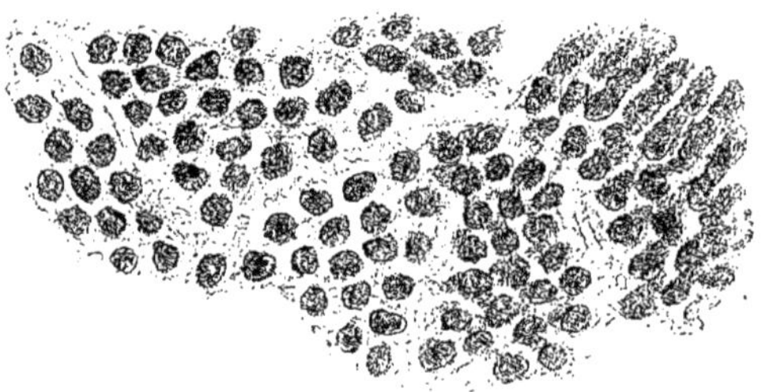

FIG. 124. — *Gastro-adénite parenchymateuse.* — Coupe parallèle à la surface examinée dans une solution diluée d'iode. Gross 25/1. Les cellules épithéliales sont atteintes de tuméfaction trouble ; elles remplissent la lumière des glandes. Les interstices glandulaires sont légèrement dilatés par un liquide. Les glandes qu'on aperçoit forment par leur gonflement des champs visibles à l'œil nu.

habituellement une partie plus ou moins étendue de la sous-muqueuse, ainsi que le montrent les fig. 126 et 127. En transportant les coupes dans la gouttelette qui se trouve sur la lame on doit éviter d'altérer la coupe avec les aiguilles, car il s'y forme alors des plis qui rendent fort difficile un examen total de l'organe.

Les bonnes coupes transversales montrent dans la couche glandulaire les glandes couchées les unes à côté des autres. Déjà à un faible grossissement, cette disposition se montre sous forme d'une masse grossièrement striée, qui, à un fort grossissement, prend le caractère d'une série de glandes longitudinalement coupées. En ajoutant un peu de soude, on met en évidence la membrane propre des glandes. De cette manière le tissu interglandulaire est très peu important s'il n'a pas subi de modifications pathologiques. Pour se rendre compte de la disposition du tissu interstitiel par rapport au parenchyme épithélial, les coupes parallèles à la surface sont très utiles (voy. fig. 124).

De cette façon on arrive à obtenir sur la plupart des affections de l'estomac des renseignements précis en se servant de préparations fraîches, renseignements qu'il est très difficile d'avoir aussi com-

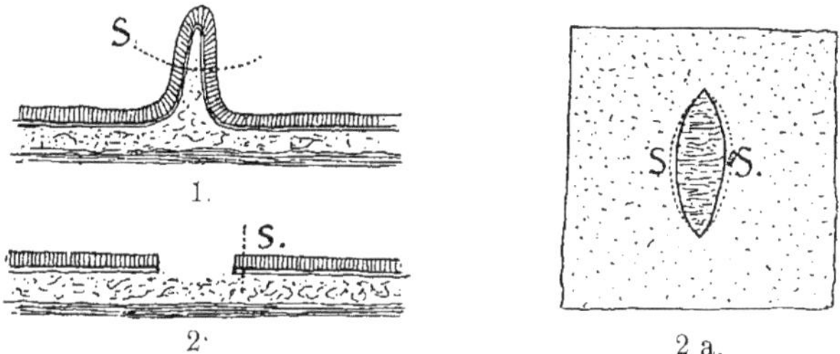

Fig. 125. — *Schéma d'une coupe aux ciseaux portant à travers la muqueuse gastrique ou intestinale.* — 1, pli. S, trait des ciseaux. — 2, les deux bords faits par la coupe I. S, direction du coup de ciseaux consécutif. — 2 a. Coupe 2 vue de face. Les lignes ponctuées S.S. S.S. désignent les traits de ciseaux à l'aide desquels les coupes transversales ont été faites sur la muqueuse.

plets en employant des préparations durcies. Toutefois il faut recon-

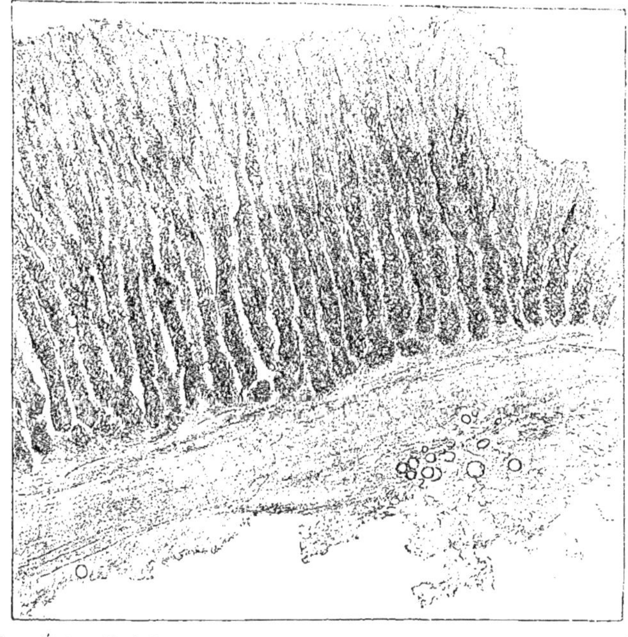

Fig. 126. — *État trouble de la muqueuse gastrique dans la gastro-adénite parenchymateuse.* — La partie supérieure des glandes paraît cependant claire par suite de la chute des épithéliums. La muscularis mucosæ est fortement épaissie. La sous-muqueuse montre quelques cellules adipeuses. Coupe aux ciseaux. Examen dans l'eau. Gross. 25 1.

naître que certains désavantages de notre procédé peuvent être améliorés par un durcissement préalable de la muqueuse.

Des coupes faites à travers une muqueuse durcie et incluse dans un fragment de foie forment le complément nécessaire de ces premières recherches.

Dans l'estomac frais, de même que dans le reste de l'épithélium intestinal, les épithéliums se détachent très facilement. Ils ne manquent pas seulement au niveau de la surface, mais également dans les portions supérieures des glandes. On les trouve alors en grande quantité à la surface des coupes et dans la couche de mucus dont elles sont souvent recouvertes (voy. fig. 22), cette couche de mucus adhère fréquemment aux coupes et comme elle est traversée par des cellules on est souvent tenté de la prendre pour la muqueuse elle-même.

Dès que l'épaisseur de la muqueuse dépasse les dimensions ordinaires par suite de quelques néoformations, la muqueuse, la sous-muqueuse et la musculaire souvent ne forment plus qu'une seule couche, les ciseaux doivent céder le pas au rasoir et au couteau à double lame.

Les *modifications du parenchyme glandulaire* de l'estomac ne diffèrent pas des lésions des autres glandes. On y rencontre la tuméfaction trouble, la métamorphose graisseuse, des dépôts hémorrhagiques intra-glandulaires, et enfin des modifications particulières, telles que la transformation muqueuse. Les aspects et les réactions de ces diverses lésions ont déja fait l'objet d'une étude détaillée (voy. p. 78 et suivantes).

La tuméfaction trouble nous arrêtera cependant encore : elle peut d'ailleurs cacher une légère transformation graisseuse. Pendant la digestion, les glandes de l'estomac sont fortement troubles.

A l'état de jeûne on ne rencontre dans l'estomac frais, chez l'homme, que peu de différences entre les cellules sécrétoires et les cellules de recouvrement des glandes gastriques. Mais ces deux espèces de cellules deviennent presque opaques pendant la digestion, par suite de l'accumulation de granulations albumineuses dans leur intérieur. Ces granulations, comme celles de la tuméfaction trouble, se dissolvent sous l'action de l'acide acétique. Mais cet état trouble ne frappe que les parties moyennes et profondes de la glande qui sont souvent d'une couleur véritablement très foncée sur beaucoup de cadavres. Il est donc bon, lorsqu'on veut porter le diagnostic de tuméfaction trouble, de constater d'abord la tuméfaction des cellules, puis de rechercher si cette tuméfaction s'étend non seulement aux parties profonde et moyenne des glandes, mais aussi à leurs canaux excréteurs et à l'épithélium de la surface de l'estomac.

Lorsque la tuméfaction trouble n'occupe que les parties profonde et moyenne des glandes, si cette tuméfaction ne s'accompagne pas de transformation graisseuse, on ne peut conclure à une tuméfaction étrangère au processus de la digestion.

Nous mentionnerons spécialement encore les *glandes en grappe du pylore* qui n'ont pas été suffisamment décrites, à notre avis, dans les travaux d'histologie normale. Ces glandes, développées d'une manière variable, siègent dans la portion pylorique de l'estomac et présentent des modifications remarquables de la forme tubuleuse simple ou bifurquée des autres glandes de l'estomac. On trouve toutes les formes transitoires entre le tube ramifié et la glande acineuse la plus nette, cette dernière ressemblant tout à fait aux glandes de Brunner du duodénum. Elle en diffère cependant en ce qu'elle n'occupe pas, comme dans le duodénum, la sous-muqueuse.

La *rétention muqueuse* se rencontre dans les glandes de l'estomac et ne diffère pas de la même lésion des autres glandes ; elle détermine, dans certains cas, rares il est vrai, de petits kystes souvent très nombreux, à contenu vitreux et dont le revêtement épithélial est plus ou moins profondément modifié.

Les *lésions du tissu interstitiel* sont multiples ; ce tissu est formé, en effet, par un réseau capillaire très abondant, par les membranes propres des glandes, et par quelques fibres conjonctives et cellules peu importantes. La réplétion variable des capillaires, extraordinairement développée dans le catarrhe cyanique de l'estomac, se voit très facilement sur les coupes examinées dans une goutte d'eau salée. Ces coupes mettent en évidence les réseaux serrés situés immédiatement au-dessous de la surface de la muqueuse et expliquent la *pigmentation* habituelle de cette portion de l'organe. Une partie du sang extravasé peut pénétrer dans les cavités glandulaires et y subir toutes les différentes phases de sa transformation pigmentaire. Toutefois, la coloration ardoisée du catarrhe chronique des buveurs a son point de départ dans le pigment déposé au milieu du tissu interstitiel.

Des coupes parallèles à la surface et que l'on peut débarrasser par le pinceau de leur épithélium glandulaire, montrent parfaitement cette disposition.

La *dégénérescence amyloïde* est rare dans les vaisseaux sanguins de la muqueuse gastrique. Elle frappe plus fréquemment, au contraire, les petites artères de la sous-muqueuse.

On peut constater sur les coupes fraîches la participation du tissu interstitiel dans la *gastrite proliférante*, les glandes et leur membrane basale se multiplient d'une manière étonnante ; toutefois, l'examen après durcissement offre de sérieux avantages. Le tissu interstitiel apparaît plus nettement en cause dans l'*inflammation*

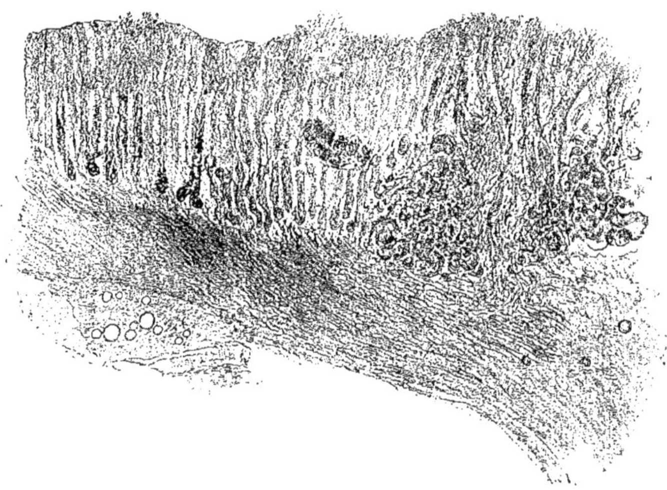

FIG. 127. — *Léger degré de gastrite proliférante dans la portion pylorique.* — Coupe aux ciseaux à travers la muqueuse de l'estomac ; examen dans l'eau. Au niveau d'un certain nombre de glandes pepsinifères, la tunique propre est infiltrée par un pigment hémorrhagique. A gauche, on aperçoit, dans la muqueuse même, quelques glandes acineuses *(glandes pyloriques)*. La *muscularis mucosæ* est épaissie de même que la sous-muqueuse qui contient quelques cellules graisseuses et un petit rameau artériel. Gross. 25/1.

interstitielle chronique qui détermine quelquefois une atrophie considérable des glandes. Plus les néoformations cellulaires se développent et s'étendent, plus les lésions glandulaires augmentent.

Les glandes paraissent plus espacées qu'à l'état normal et sur certaines coupes transversales on ne rencontre même plus de tunique glandulaire propre, dernière trace de l'existence des glandes. Les formations kystiques sont relativement rares dans cette maladie ; mais, par contre, des dépôts hémorrhagiques, les dégénérescences parenchymateuses s'y rencontrent fréquemment.

Les effets de *poisons corrosifs* sur la muqueuse de l'estomac méritent une attention spéciale. Il faut d'abord, dans un point donné, rechercher s'il existe encore trace de la muqueuse. Car, dans certains cas graves, comme, par exemple, dans l'empoisonnement par l'acide chlorhydrique, le caustique détruit non seulement la muqueuse, mais aussi la sous-muqueuse qui est remplacée par un infiltrat de sang brun coagulé. S'il reste encore une portion de muqueuse et si elle a été instantanément nécrosée par le poison, on ne trouve, au microscope, que peu de lésions qui se résument en un état trouble tout à fait léger.

Les noyaux sont le plus souvent mis en évidence par l'acide acétique et par les méthodes colorantes.

Avec les poisons moins corrosifs, on constate des hyperhémies inflammatoires, des proliférations cellulaires hémorrhagiques très étendues (1).

Nous avons recommandé de faire les coupes d'ensemble aussi perpendiculaires que possible à la surface de la muqueuse. Ceci est vrai même lorsque la paroi gastrique a subi des épaississements notables, comme dans le *cancer primitif* qui est aussi fréquent dans l'estomac que les cancers secondaires y sont rares.

Les carcinomes, quelle que soit leur forme, naissent de la muqueuse et n'épargnent aucune couche de la paroi gastrique; aussi peut-on rencontrer dans chacune des couches de l'estomac des masses carcinomateuses. On observe également des épaississements inflammatoires chroniques des parties conjonctives dans le voisinage des tumeurs. La sous-muqueuse est hypertrophiée et la muscularis mucosæ est hyperplasiée.

Les petits *myomes* circonscrits qui apparaissent dans la sous-muqueuse et dans la sous-séreuse de l'estomac, sans qu'on en sache la cause, peuvent être coupés finement lorsqu'on a soin d'inclure le fragment dans un organe dur comme le foie.

Mentionnons encore les *altérations cadavériques* de l'estomac. Le contenu de cet organe peut détruire la muqueuse et même la totalité des parois. Le gonflement des parties et la coloration par l'hématine déterminent les manifestations microscopiques les plus variables, même lorsque la coloration brune primitive n'a pas été modifiée en vert ardoisé par l'hydrogène sulfuré.

Si les glandes de la muqueuse sont conservées elles se colorent admirablement dès qu'elles viennent au contact du sang des veines de la sous-muqueuse.

Les noyaux des autres parties constitutives des parois présentent

(1) LESSER. *Arch. de Virchow*, vol. LXXXIII, 1881.

également une grande avidité pour la matière colorante du sang. La graisse même de la couche sous-muqueuse prend assez souvent un ton brun rougeâtre très intense, quelle que soit d'ailleurs la forme de la gouttelette graisseuse. Dans le ramollissement brun la sous-muqueuse est le siège de ces colorations.

C. — *Muqueuse intestinale.*

On emploie pour étudier la muqueuse de l'intestin la même méthode que pour l'estomac. Les coupes ainsi obtenues montrent à leur surface des villosités qui multiplient singulièrement la surface de l'intestin. L'épithélium se détache bientôt après la mort, de sorte qu'il faut avoir recours à des précautions particulières pour l'obtenir maintenu en place. Dans l'intervalle des villosités débouchent de petites glandes, cryptes de Lieberkühn, qui sont de petits tubes peu importants tapissés d'un épithélium bas qu'on ne peut observer que sur des coupes très fines. Dans une coupe bien faite aux ciseaux (fig. 128), on trouve d'un côté les villosités, de l'autre les glandes. Les pièces durcies, si faciles à couper, sont, au point de vue strict, bien inférieures aux coupes fraîches. Les villosités intestinales, très exposées aux lésions de toutes sortes, sont fréquemment le siège d'altérations les plus diverses. On observe, par exemple, la forme de la villosité assez notablement modifiée ; c'est ainsi qu'à côté des villosités tout à fait courtes on rencontre des villosités longues et minces avec des renflements en massue ; elles peuvent même disparaître presque complètement et laisser comme trace des bosselures aplaties. Il existe souvent aussi, au niveau du sommet de la villosité, des *amas pigmentaires* d'ailleurs disséminés dans le reste de la surface de l'organe. Le pigment provient du sang ; à la suite de la putréfaction cadavérique, la matière colorante devient un pigment noir qui se dissout dans l'acide sulfurique concentré et reprend ainsi sa teinte primitive.

Les inflammations, qui modifient si profondément la forme des villosités, déterminent quelquefois une *rétention de graisse* dans le vaisseau chylifère central. Ce dernier, distendu par des gouttelettes de graisse claires ou coagulées, se gonfle énormément et produit une sorte de tuméfaction de la villosité. Ces grosses accumulations de graisse ne doivent pas être confondues avec la graisse finement granuleuse de la période de digestion. On reconnaît, déjà à l'œil nu, ces accumulations de graisse à la présence, sur la muqueuse, de petits points blanchâtres ou jaunes si nets qu'on peut aisément les exciser aux ciseaux.

La rétention du chyle peut se faire non seulement au niveau des villosités, mais également dans le reste du champ du système chylifère. C'est ainsi qu'on observe assez souvent dans la couche sous-

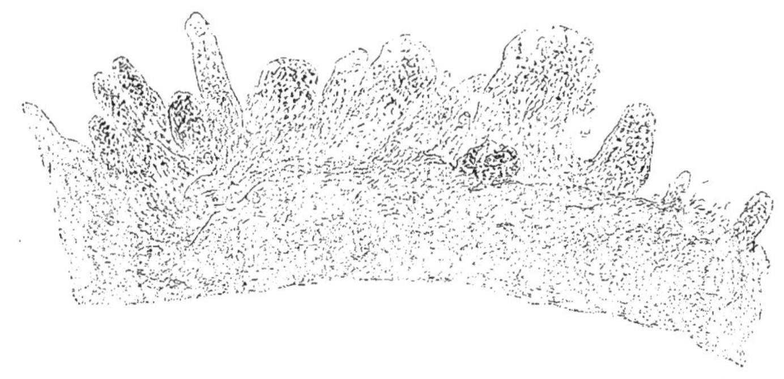

FIG. 128. — *Entérite chronique.* — Les villosités intestinales allongées, mais également épaisses et raccourcies contiennent du pigment dans leur sommet. Les glandes ne sont que peu visibles. Examen dans l'eau. Gross. 25/1.

séreuse des filaments jaune blanchâtre en chapelets, qui incisés donnent issue à une fine émulsion de graisse, c'est la *stase chyleuse*..

Mentionnons encore l'ascite chyleuse, qui se distingue par de petites granulations de graisse insolubles dans la soude.

Un élément constitutif de l'intestin, le *follicule lymphatique* constitué par un tissu adénoïde, présente une grande importance au point de vue anatomo-pathologique.

Dans l'estomac, on rencontre un nombre variable, le plus souvent insignifiant, de follicules lymphatiques, de la grosseur d'une lentille, occupant notamment la région pylorique. Ces follicules s'hyperplasient rarement. Ils forment, dans l'intestin grêle et dans le gros intestin, des follicules solitaires et agminés, ces derniers surtout accumulés dans l'iléon.

Il faut noter, au point de vue microscopique, que les follicules, dont la structure est celle du tissu lymphatique, interrompent complètement la couche glandulaire. Dans l'intestin grêle, leur surface n'est pas recouverte par des villosités ; on ne trouve à leur niveau qu'une couche d'épithélium cylindrique qui disparaît quelquefois après la mort. Tout en faisant une saillie légère à la surface de la muqueuse intestinale, le follicule pénètre plus ou moins dans la couche sous-muqueuse. Lorsque les follicules sont hyperplasiés, cette disposition devient encore plus frappante. Ils subissent souvent une sorte de destruction cadavérique qui, dans la *fièvre typhoïde*, imprime à la muqueuse intestinale un aspect particulier. En effet, ramollis considérablement par suite du processus typhoïde, et infiltrés de cellules, ces follicules se détruisent très rapidement après la mort, alors que les portions de muqueuse qui se trouvent intermédiaires aux plaques de Peyer, bien qu'infiltrées également de cellules, sont plus résistantes et restent conservées.

Toutes les lésions qu'on observe au niveau des ganglions lymphatiques peuvent se retrouver au niveau des follicules de l'intestin ; il est donc inutile de les décrire à nouveau dans le présent chapitre.

La *dégénérescence amyloïde* détermine des modifications très étendues, soit au niveau de la muqueuse intestinale, soit au niveau des vaisseaux afférents de la sous-muqueuse, ou même de la musculeuse. Si dans les différentes affections qui prédisposent à la dégénérescence en question, on trouve une muqueuse intestinale anémiée ou même légèrement vitreuse, il faut rechercher la présence de la substance amyloïde. L'adjonction d'un acide est plus souvent nécessaire dans la recherche de la dégénérescence amyloïde de l'intestin que dans celle des autres organes. Lorsque l'affection est à son début et qu'elle est limitée à des petits territoires artériels, on obtient de très belles préparations avec les coupes de la couche sous-muqueuse. La dégénérescence amyloïde rend les villosités très friables, ce qui fait qu'elles succombent rapidement à la destruction cadavérique.

La *diphtérie de l'intestin* et les ulcérations qu'elle détermine exigent, pour être vues, un examen soigneux de la muqueuse intestinale. Les petits dépôts, caractéristiques à l'œil nu, se montrent au microscope constitués par un mélange de muqueuse nécrosée et d'exsudats plus ou moins inflammatoires ; l'exsudat fibrineux pur, comme on en trouve, rarement d'ailleurs, dans les portions terminales de l'intestin atteint *d'entérite fibrineuse*, doit être rigoureusement séparé de la diphtérie proprement dite. La nécrose détermine le plus souvent un trouble très accentué de la muqueuse intestinale. Les noyaux ne sont pas visibles même après l'action de l'acide acétique, et les colorants sont généralement impuissants à les mettre en évidence. Les portions nécrosées contiennent des micro-organismes disséminés, pathogènes probablement, si l'on en juge d'après leur distribution. Il faut toutefois en séparer les masses extraordinairement abondantes de microcoques et de bâtonnets qui sont sûrement des saprophytes, et qu'on met facilement en évidence en ajoutant aux squames de la muqueuse un peu de soude ou d'acide acétique. Ces microbes rappellent les micro-organismes qui passent après la mort, du contenu intestinal dans le tissu de la

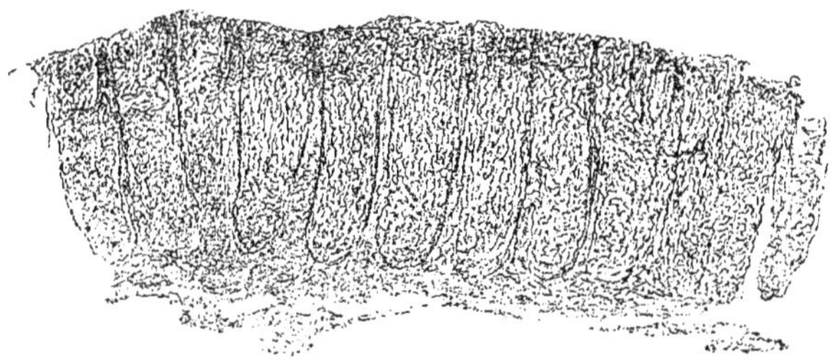

FIG. 129. — *Coupe perpendiculaire à travers la muqueuse du gros intestin,* faite avec des ciseaux examinée dans l'eau. Gross. 25/1. Le tissu est infiltré de liquide ; le bord supérieur de la muqueuse montre une pénétration cadavérique de micro-organismes, d'où sa teinte plus foncée.

muqueuse (fig. 129) et qui, par leur disposition régulière, éloignent toute idée de microbes pathogènes.

Les *ulcérations intestinales*, de même que celles de l'estomac, si nombreuses et si variées dans leur nature, seront étudiées avec plus d'avantage sur des coupes durcies et colorées d'après les méthodes connues. Il faut encore ajouter que la muqueuse intestinale présente, dans le voisinage des ulcérations, des lésions microscopiques qui se répercutent à des degrés différents dans la sous-muqueuse, voire même dans les couches musculeuse et séreuse de l'intestin.

Comme le diagnostic des ulcérations de l'intestin repose surtout sur leurs caractères macroscopiques, le microscope ne contribuera que rarement à lui donner une plus grande certitude. Le microscope sera utile pour caractériser les petis foyers tuberculeux et notamment les tubercules crus microscopiques, et pour distinguer si une néoformation ulcérée est de nature carcinomateuse ou sarcomateuse. Ces ulcérations néoplasiques seront examinées surtout sur leurs bords et dans leur fond.

De toutes les tumeurs de la muqueuse intestinale, les plus fréquentes sont les *polypes*, qui sont des formations hyperplasiques dont la structure rappelle leur point d'origine. Ils sont constitués, en effet, par un tissu interstitiel riche en vaisseaux et par des portions glandulaires hyperplasiées qui gardent leurs caractères originels et qui subissent, dans certaines conditions, des troubles secondaires. Un polype de l'estomac se distingue autant d'un polype du rectum que ces deux portions du tube digestif diffèrent entre elles. Mais la néoformation peut prendre des aspects particuliers sous l'influence de modifications pathologiques du stroma ou des cellules glandulaires. La transformation muqueuse des épithéliomes glandulaires avec rétention du mucus est commune à toutes les portions du tractus intestinal ; l'entérite kystique représente un degré élevé de cette lésion. Pour la recherche plus ample, il est nécessaire de durcir les préparations et de colorer ensuite les noyaux et les cellules.

La *tunique musculaire* de l'intestin avec ses couches longitudinale externe et circulaire interne peut être le siège de différentes lésions visibles déjà à l'œil nu. On y rencontre, en effet, l'atrophie brune, la métamorphose graisseuse et quelquefois la disparition totale des fibres musculaires lisses. Pour étudier les modifications musculaires, il faut faire des coupes qu'on peut dissocier. Pour voir l'étendue des lésions il est bon de séparer artificiellement les couches musculaires. Cette préparation réussit très bien si l'on plonge l'intestin vingt-quatre heures dans une solution d'acide acétique très dilué (1 : 300) et si on l'étend ensuite sur une plaque de liège.

§ 8. — Système nerveux central et nerfs périphériques.

Les enveloppes membraneuses des centres nerveux, développées surtout en longueur et en largeur, peuvent être étudiées de deux manières : sur des coupes dans la direction de leur surface, et sur des coupes transversales, c'est-à-dire perpendiculaires à cette surface. Les coupes transversales sont celles qui conviennent le mieux si l'on suppose que toute la membrane est constituée par des séries de ces coupes.

Cela ne veut pas dire qu'il ne faille pas enlever les productions déposées à la surface des membranes avec ou sans une portion de membrane même ; on peut les examiner sans aucune autre préparation si elles sont suffisamment minces, ou les dissocier si elles sont peu transparentes. Il est certain qu'à l'état frais il est difficile de pratiquer des coupes transversales sur l'*arachnoïde* sans la léser gravement. Il est plus facile d'en faire sur l'arachnoïde durcie, non séparée des couches cérébrales corticales, qui offrent au rasoir un excellent point d'appui.

La *dure-mère* peut être coupée, même à l'état frais, à l'aide

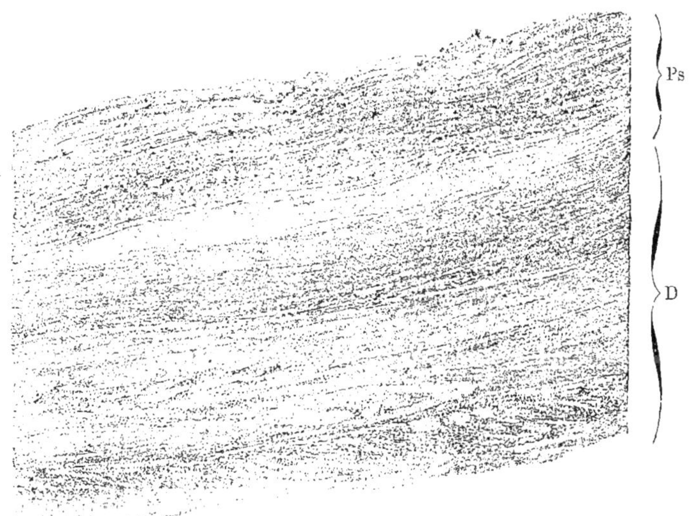

FIG. 130. — *Pachyméningite pseudo-membraneuse hémorrhagique.* — D, dure-mère ; Ps, pseudo-membrane montrant une grande quantité de pigment hémorrhagique foncé. Dans la portion périostée de la dure-mère existent un grand nombre de faisceaux fibreux coupés transversalement qui paraissent plus foncés que ceux coupés longitudinalement. Coupe au rasoir entre deux fragments de foie. Examen dans l'eau. Gross. 25 1.

d'inclusion dans le foie, en ayant soin de conserver les fausses membranes qui s'en détachent si facilement.

Si les exsudats inflammatoires sont rares au niveau des deux faces de la dure-mère, les *pseudo-membranes*, extraordinairement vascularisées, sont, au contraire, très fréquentes à la face interne de la dure-mère. Ces néomembranes déterminent des hémorrhagies plus ou moins abondantes.

Les préparations microscopiques peuvent se faire, comme nous avons dit plus haut, et si l'on veut apprécier la richesse vasculaire des membranes, on doit examiner les préparations dans une goutte d'eau salée. Quant à la chronicité du processus, c'est-à-dire la constatation des produits de transformation du sang épanché, l'absence de globules rouges dans les vaisseaux, l'examen dans l'eau vaut mieux, surtout lorsqu'on a soin d'ajouter de l'acide acétique dilué ou des alcalis dilués.

On rencontre assez souvent au niveau de la dure-mère et de la pie-mère de petites *lamelles osseuses*, produit d'une inflammation ossifiante, tellement fines qu'elles peuvent être portées directement sur une lame pour l'examen. S'il faut pratiquer des coupes à travers ces lamelles, il faut absolument les soumettre à une décalcification préalable. Ces lamelles osseuses sont surtout fréquentes dans l'arachnoïde spinale des vieillards, sans qu'on puisse toutefois leur attribuer une grande signification pathologique.

La pie-mère ou l'arachnoïde présentent souvent des néoplasies conjonctives hyperplasiques, résidus d'inflammation chronique qui font que ces membranes paraissent déjà, à l'œil nu, troubles, blanchâtres et moins fines. Les inflammations aiguës déterminent des infiltrations purulentes des méninges qui vont rarement jusqu'à former des exsudats à leur surface.

Le plus souvent, on voit se former autour des plexus vasculaires arachnoïdiens, des suppurations plus ou moins abondantes, c'est-à-dire dans les couches les plus profondes de l'arachnoïde ; pour arriver jusqu'au pus, il faut inciser et pratiquer l'examen comme il a été dit page 109. Il faut surtout y rechercher la présence des micro-organismes. Afin d'obtenir la matière pure, il faut employer des pipettes flambées stérilisées à la température de 150° pendant une heure (1). L'examen doit en être fait aussi rapidement que possible.

La *tuberculose* et l'*inflammation tuberculeuse de l'arachnoïde* fournissent fréquemment un sujet d'étude. L'inflammation avec développement de tubercules peut être aiguë ou chronique et affecter, par conséquent, soit le caractère fibreux, soit le caractère purulent.

Les tubercules sont toujours sub-miliaires et fournissent, au niveau des ramifications de l'artère sylvienne, une belle occasion pour l'étude de la formation des tubercules le long des vaisseaux (voy. à cet égard le chapitre Vaisseaux).

(1) On casse la pointe de la pipette stérilisée, on flambe la pointe et on l'introduit dans le foyer. On aspire et on ferme la pointe à la lampe.

La préparation sera faite comme il a été indiqué à la page 233. Au lieu d'exciser un fragment de la pie-mère, il est quelquefois possible d'isoler un vaisseau et d'obtenir ainsi, avec les fins ramuscules, des images très instructives à un faible grossissement.

A la base du cerveau, entre le chiasma des nerfs optiques et la protubérance, l'arachnoïde est particulièrement fine et l'on peut en exciser des petits fragments de quatre millimètres de long qui, préparés dans l'eau salée, donnent des images d'ensemble très remarquables.

Lorsqu'un de ces fragments est desséché sur une lamelle et placé dans l'alcool absolu pendant 5 à 10 minutes, on peut s'en servir utilement pour la coloration des bacilles de la tuberculose; mais il faut examiner avec le plus grand soin dans sa totalité une telle préparation, avant de conclure sans erreur à l'absence des microbes de la tuberculose.

On ne doit pas s'étonner de rencontrer des cellules de l'arachnoïde contenant une plus ou moins grande quantité de *pigment*, si l'on se rappelle les relations embryogéniques qui relient cette méninge à la toile choroïdienne des organes de la vision.

Des amas de cellules pigmentaires reconnaissables déjà à l'œil nu peuvent exister dans tous les points de la pie-mère; toutefois, c'est surtout au niveau de la base de l'encéphale, et en particulier autour du bulbe, qu'on les rencontre d'une manière spéciale. Avec leur pigment brun granuleux, leurs prolongements multiples un peu massifs, leur noyau clair et leur substance intercellulaire fibrillaire, ces cellules rappellent de très près les cellules de la choroïde. Il n'y a pas de raison valable pour considérer ces cellules comme l'expression apparente d'une arachnitis pigmentaire, car on les trouve souvent en des régions qui n'offrent aucune trace d'inflammation quelconque.

Partis des membranes encéphaliques, les processus inflammatoires, la tuberculose, les néoformations syphilitiques, les tumeurs gagnent aisément la *substance cérébrale*. Cette propagation facile est due à la pénétration des vaisseaux pie-mériens dans la pulpe encéphalique. Rappelons ici que la préparation anatomique de ces vaisseaux (voy. p. 233) fournit à elle seule des indications importantes au sujet des lésions de la substance cérébrale.

D'ailleurs, autour de ces vaisseaux nourriciers vient s'ajouter dans la substance cérébrale elle-même un nouvel élément, le système désigné sous le nom *d'espaces lymphatiques périvasculaires*. Cette fente périvasculaire qui, en réalité, est occupée par quelques minces fibrilles du tissu conjonctif représentant ainsi l'adventice du vaisseau, se trouve considérablement élargie par les divers procédés de durcissement. Cette disposition artificielle a donné, comme on sait, naissance aux interprétations les plus arbitraires. Étant donnée la mollesse de la substance cérébrale, il n'est pas étonnant que des produits pathologiques tels que les éléments hémorrhagiques ou inflammatoires, les cellules lymphatiques, les corpuscules graisseux, et même les parcelles néoplasiques s'accumulent dans les espaces lymphatiques et les distendent. On peut étudier ces différentes lésions sur les cerveaux frais ou durcis ; cependant, il faut reconnaître que pour l'étude de la topographie et des lésions microscopiques du cerveau les objets durcis sont préférables.

Pour la *coloration* qui ne peut guère être obtenue qu'après durcissement dans le Müller, le carmin, qui donne une coloration persistante aux noyaux et au cylindre-axe, est la meilleure des matières colorantes indiquées p. 28.

Afin de bien apprécier les examens microscopiques, l'observateur doit être bien pénétré des grandes différences qui séparent la substance *blanche*, si riche en myéline, de la substance *grise* si abondamment fournie de névroglie, de cylindres-axes et d'éléments cellulaires.

La substance blanche ne contient pas de cellules nerveuses et les *cylindres-axes* sont dépourvus de gaîne de Schwann, aussi bien dans la substance blanche que dans la substance grise.

Cette gaine est remplacée par la *névroglie* qui forme en même temps le tissu interstitiel renfermant des fibres nerveuses pourvues ou non de myéline, et contenant des cellules nerveuses.

Les cellules nerveuses sont le parenchyme de l'écorce cérébrale. C'est également dans la névroglie que l'on trouve les vaisseaux capillaires destinés à assurer la nutrition et le fonctionnement de la substance cérébro-spinale.

La névroglie possède des cellules pâles à noyau assez grand, et à fins prolongements multiples qui se répandent dans la substance interstitielle. Cette substance intercellulaire se montre finement fibrillaire ou finement granuleuse et se différencie de la myéline par sa sensibilité extrême à l'action de l'acide acétique et mieux encore de la soude (voy. p. 8).

On trouve dans le cerveau, plus souvent peut-être que dans les autres organes, des lésions *simultanées* du parenchyme et du tissu interstitiel. Il est des cas où les modifications anatomiques occupent surtout le tissu interstitiel, et d'autres où le parenchyme semble surtout atrophié sans lésions notables du tissu interstitiel; il n'en est pas moins vrai que les deux systèmes sont d'une grande vulnérabilité. Aussi, dans un grand nombre de circonstances, ramollissement ou sclérose, il est difficile d'établir celle des lésions interstitielle ou parenchymateuse qui est prédominante.

Préparation du cerveau et de la moelle.

Cette préparation dépend essentiellement de la consistance des régions que l'on veut examiner. Lorsque la substance cérébrale offre une résistance normale ou même exagérée, on peut, pour les objets frais, employer le rasoir, à condition que la lame coupe bien, qu'elle soit largement arrosée et que l'observateur renonce à une trop grande finesse des coupes.

Pour les vues d'ensemble à l'aide de grossissements faibles ou moyens, de telles préparations fournissent des renseignements suffisants. Quant aux examens à l'aide de grossissements plus forts, on est obligé d'avoir recours aux dissociations, surtout lorsqu'il s'agit de foyers de ramollissement. Toutes les fois qu'on voudra apprécier la teneur vasculaire ou la formation de pigments, on devra employer l'eau salée. Les réactifs seront utilisés sur le microscope de la manière habituelle ; on aura grand soin de ne pas écraser les parties molles en manœuvrant la lamelle. Pour déterminer les fins détails histologiques et la topographie des processus pathologiques, les durcissements sont nécessaires. Après coloration, il est meilleur de conserver les coupes dans la glycérine, de préférence au baume. Le liquide de Müller représente un procédé parfait, non seulement pour obtenir la consistance voulue, mais encore pour colorer ultérieurement les coupes. D'ailleurs ce liquide respecte la myéline que l'alcool finit par dissoudre progressivement.

Si l'examen des pièces fraîches démontre la présence de la chaux, il est bon de durcir une partie des pièces dans l'alcool, car les solutions chromiques dissolvent des petites quantités de sels de chaux. La distinction rigoureuse des processus interstitiels et parenchymateux, si utile pour la classification anatomique des maladies des organes, n'est pas toujours possible pour les centres nerveux. On ne doit pas oublier que les résultats de l'examen des centres nerveux dépendent beaucoup de l'heure plus ou moins hâtive de l'autopsie, la substance nerveuse étant une de celles qui s'altèrent le plus rapidement après la mort.

Une des premières modifications cadavériques consiste dans la coagulation de la myéline. Les formes particulières que donnent à cette substance les préparations de tissu nerveux encore vivant, aussi bien que les techniques suivies après la mort, exposent à de nombreuses causes d'erreur. Un examen attentif démontre que les gouttelettes de myéline ne sont pas des cellules ; d'ailleurs il suffirait d'ajouter un peu de soude diluée pour constater que ces gouttelettes ne se dissolvent pas. En outre, la comparaison avec les fibres nerveuses vivantes, comparaison facile, quand on examine le mésentère de la grenouille, voy. p. 120, démontre que les prétendues fibres variqueuses ne sont pas préformées, mais qu'elles doivent leur aspect à la rétraction de petites quantités de myéline coagulée. On ne sait pas encore se rendre un compte exact de la valeur des fentes qui entourent les cellules nerveuses ; s'agit-il d'espaces lymphatiques ? Quant aux fentes lymphatiques périvasculaires qui s'agrandissent par les procédés de durcissement, elles ont été précédemment décrites.

Pour bien voir les prolongements des cellules nerveuses et des cellules de la névroglie, rendus très friables par le durcissement, il faut une grande attention et une grande prudence, leur isolement étant déjà difficile sur les cerveaux frais des animaux (1).

L'examen permet ainsi de se rendre compte des modifications notables subies par les cellules nerveuses ; parmi ces lésions les plus fréquentes et les plus nettes sont : l'*atrophie avec pigmentation* et la *calcification*. Le pigment, qu'on aperçoit déjà à un faible grossissement et dont il existe des traces, même à l'état normal, rend, à l'état pathologique, les cellules très foncées.

Les cellules nerveuses infiltrées de chaux se distinguent par eur aspect granuleux brillant, ou par leur état grossièrement grenu. L'emploi de l'acide chlorhydrique démontre leur nature calcaire. Parfois la forme de la cellule change peu ; elle semble être

(1) Plonger pour cela les petites pièces dans une solution d'acide osmique au millième, puis, pendant quelques jours, dans la glycérine ; dissocier ensuite avec précaution et éviter la compression exercée par la lamelle.

transformée en un élément fortement réfringent, assez brillant, dont les prolongements ramifiés sont différenciés, par leur infiltration calcaire, des fibres qui les entourent.

Dans le voisinage étroit de cicatrices développées à la suite d'un ramollissement rouge, on rencontre assez fréquemment ces cellules sans que les autres éléments soient modifiés.

En ce qui concerne les modifications morbides de la *myéline* et du *cylindre-axe* sans solution de continuité du tissu, nous ne connaissons que leur disparition qui ne peut guère s'effectuer sans le concours de lésions interstitielles concomitantes.

Les processus inflammatoires chroniques déterminent dans le cerveau de la *sclérose* ou du *ramollissement*, suivant que les pro-

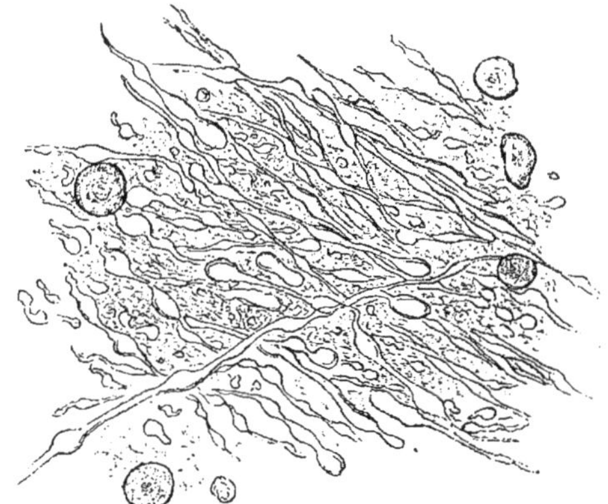

FIG. 131. — *Coupe fine d'une ancienne cicatrice de la substance blanche.* — Partie dépourvue de pigment. On voit de la névroglie finement fibrillaire, granuleuse, des fibres nerveuses variqueuses, et des corpuscules amylacés qui présentent en partie une stratification. L'iode y a déterminé une coloration grise allant au bleu violet. Gross. 251/1.

duits inflammatoires se détruisent ou deviennent durables.

Leur apparition en foyers et leur différence de consistance avec le tissu normal permettent de choisir, à l'œil nu, les points qui peuvent servir à la préparation.

Les foyers sclérosés se distinguent par la présence de *corpuscules amylacés* qu'on trouve dans l'encéphale partout où le tissu nerveux est lentement détruit (voy. p. 87). Ces formations sphériques sont disposées en couches concentriques de volume variable, d'un aspect particulièrement brillant. Suivant l'action plus ou moins intense de l'iode, ils prennent une coloration gris foncé, bleue, tirant sur le bleu noir, qu'il ne faut par confondre avec la réaction amyloïde.

On rencontre avec une fréquence extrême ces corpuscules amylacés : dans les cicatrices du cerveau et de la moelle épinière, dans les processus chroniques et atrophiques du tabes dorsal (atrophie grise des cordons postérieurs) et, lorsqu'on cherche bien, dans l'épendyme et les cavités ventriculaires du cerveau. Notons encore l'*épendymite granuleuse*, épaississement granuleux proprement dit de l'épendyme, que l'on rencontre si fréquemment chez les vieillards et les déments paralytiques.

L'épendyme est constitué, on le sait, par un amas de névroglie plus dense qu'ailleurs et recouvert d'une couche unique de cellules épithéliales ; rien d'extraordinaire par conséquent à ce que, dans l'épendymite chronique, on observe un épaississement notable du tissu. Entre les cellules allongées, translucides, munies de longs noyaux granuleux, on trouve un grand nombre de fibrilles souvent très nettes. L'épithélium est également épaissi, car une couche de cellules cubiques apparaît au-dessous de la couche des cellules cylindriques. Sur le cadavre on ne trouve plus de cils vibratiles, qui disparaissent rapidement dans le liquide ventriculaire.

Si les processus chroniques que l'on observe dans le cerveau et dans la moelle sont relativement restreints eu égard à la multiplicité des formes cliniques, cela tient à la différence des localisations qui, pour le système nerveux, jouent un rôle beaucoup plus important que pour tout autre système organique. L'étude détaillée des lésions chroniques, irritatives ou atrophiques des centres nerveux dépasse le cadre du travail que nous nous sommes proposé. L'examen de ces lésions se fait à l'œil nu, à la loupe, ou à un faible grossissement sur des pièces colorées ou non par différentes méthodes (1). A l'état normal la névroglie ressemble à peine au tissu conjonctif fibrillaire; mais les processus inflammatoires chroniques viennent démontrer nettement qu'elle appartient à la classe des substances conjonctives. Une autre preuve consiste dans les réparations des lésions traumatiques du système nerveux, qui s'élaborent à l'aide d'un tissu souvent très dur dont la structure est nettement fibrillaire, et qui contient dans son intérieur des petites cellules rappelant les corpuscules conjonctifs.

Ajoutez à ces parties constitutives du pigment sanguin amorphe

(1) La méthode de Weigert pour la coloration des centres nerveux est encore aujourd'hui la plus parfaite.

ou des cristaux d'hématoïdine, et l'on aura l'image qui caractérise les *cicatrices ocreuses* observées dans les différentes régions du cerveau ; il en sera de même pour la paroi de ces kystes à contenu clair ou trouble qui représentent la terminaison des ruptures si fréquentes de la substance cérébrale.

On n'aura pas souvent l'occasion de trouver la phase qui précède ce travail de cicatrisation complète, car les cicatrices ocreuses sont la conséquence du ramollissement rouge qui se termine tantôt par la mort rapide, tantôt par la cicatrisation complète.

Le *ramollissement rouge* consiste, au point de vue microscopique, en une sorte d'*encéphalomalacie ;* et le *ramollissement brun* qui caractérise une phase plus avancée du ramollissement rouge est constitué par une transformation brune du sang qui précède la cicatrisation complète de la lésion.

Le microscope ne peut nous dire le point de départ du ramollissement brun ; toutefois il nous aide à séparer les différentes formes du ramollissement rouge. S'agit-il de simples foyers hémorrhagiques, le plus souvent dus à des affections vasculaires chroniques, la bouillie du ramollissement est composée par un mélange d'éléments sanguins, de myéline et d'autres détritus de la substance cérébro-spinale normale. On peut obtenir artificiellement ce même aspect en broyant du sang avec la substance cérébro-spinale.

En examinant les vaisseaux avec soin, on constatera des lésions vasculaires et surtout des anévrysmes miliaires. Ces lésions vasculaires peuvent même parfois se voir à l'œil nu. La dégénérescence graisseuse de cellules endothéliales des capillaires n'a pas, dans ces cas, une grande importance, car on la rencontre souvent sans qu'il y ait eu la moindre hémorrhagie.

Si le ramollissement est dû à une inflammation aiguë, à une *encéphalite hémorrhagique*, il est constitué par un assez grand nombre de petits foyers. Il n'est pas difficile, d'ailleurs, d'y reconnaître des amas cellulaires auxquels il faut attribuer la cause de l'hémorrhagie.

Une pareille inflammation hémorrhagique doit d'ordinaire faire penser à la présence de micro-organismes, aussi faut-il les y rechercher toujours avec soin (1). A côté des microbes habituels, il est

(1) On peut, en se servant des méthodes bactériologiques connues, employer soit des lamelles, soit des coupes durcies à l'alcool absolu.

indispensable de rechercher aussi les bacilles de la tuberculose, sitôt que l'on trouve des lésions tuberculeuses, soit dans les méninges, soit dans différents autres points du cerveau.

La transformation des extravasats se fait de la manière que nous avons décrite p. 62 (chapitre Extravasations sanguines et pigment sanguin). Ces hémorrhagies cérébrales sont souvent assez considérables pour permettre d'y suivre, de place en place, toutes les transformations que nous avons signalées plus haut.

A côté de la diffusion de la matière colorante du sang et de l'imbibition rouge jaunâtre des tissus du voisinage, on rencontre encore des blocs assez gros de matière colorante, allant du jaune au rouge feu. Les stromas des hématies persistent, et s'accolent entre eux comme dans les thrombus ordinaires.

On y reconnaît encore un grand nombre de petits globules rouges qui constituent ces amas ; mais ni l'eau ni l'acide acétique ne peuvent les dissoudre. Il ne s'agit pas en effet d'hémoglobine, mais d'amas pigmentaires en voie de transformation.

Ces foyers hémorrhagiques donnent l'image la plus saisissante des transformations subies par les hématies dans l'intérieur des éléments cellulaires, surtout lorsque ces derniers sont nombreux et remplis de sang ou du pigment qui en dérive. Quand la transformation est très avancée et s'est établie en zones concentriques se distinguant par leur teinte particulière métallique, rouge jaunâtre, on trouve alors des masses de cristaux d'hématoïdine ; des pièces semblables offrent donc les meilleurs objets pour l'étude des différents stades de la transformation du pigment sanguin.

Si ces transformations dominent le tableau du ramollissement rouge ou brun, il est encore une autre transformation très fréquente, limitée à la vérité, qu'on appelle le *ramollissement jaune*. Cette lésion est surtout le résultat de troubles produits par l'ischémie. La coloration jaunâtre opaque, qui trahit à l'œil nu l'existence de foyers plus ou moins considérables, dépend de la *transformation graisseuse* de la portion de tissu altéré.

Les dissociations, les coupes fines obtenues au moyen des ciseaux montrent que les cellules de la névroglie ont irrégulièrement augmenté de volume par suite de la production, dans leur intérieur, de granulations graisseuses sphériques. On rencontre également des masses graisseuses finement granuleuses détruites et des vaisseaux, notamment des capillaires, en voie de métamorphose graisseuse.

Souvent alors on ne rencontre pas trace d'éléments sanguins; aussi peut-on opposer le ramollissement jaune, purement graisseux, au ramollissement rouge purement hémorrhagique. Si le foyer de ramollissement jaune guérit, la cicatrice qui se forme ainsi que la paroi du kyste qui peut en résulter sont totalement dépourvues de détritus hémorrhagiques.

Mentionnons ici l'*encéphalite des nouveau-nés*, décrite par Virchow. Cette affection résulte d'un processus irritatif et se traduit, au microscope, par l'augmentation de volume des cellules de la névroglie et par leur transformation graisseuse. A l'œil nu, le cerveau du nouveau-né ou d'un enfant tout jeune atteint de cette affection se distingue par une rougeur de la substance blanche, et par une forte réplétion des capillaires; on rencontre même, par places, des taches d'un jaune opaque. Cette lésion n'atteint que la substance blanche et réside dans la substance médullaire des hémisphères et surtout dans le corps calleux.

La lésion est tellement fréquente que sa signification pathologique, surtout lorsqu'elle est localisée, n'est pas encore bien déterminée. Dans les cas les plus nets on voit, à un faible grossissement, les capillaires remplis de sang à l'extrême. Comme les fibres nerveuses ne contiennent à cet âge que très peu de myéline, quand même elles n'en sont pas totalement dépourvues, les éléments en voie de métamorphose graisseuse tranchent par leur teinte foncée sur le reste du tissu relativement transparent.

Les cellules granuleuses devenues complètement graisseuses se distinguent par leur aspect punctiforme foncé ; celles qui ne sont qu'au début de la transformation graisseuse affectent la forme d'anneaux foncés. Il semble, en effet, que le processus soit très lent et que le noyau demeure intact un temps relativement très long. A la lumière directe (ce qu'on obtient en recouvrant le miroir avec la main), la préparation donne assez bien l'impression d'un ciel étoilé. Comme les coupes ne doivent pas être très fines, puisqu'on emploie de faibles grossissements, on peut les pratiquer à l'aide du rasoir bien humecté.

L'emploi d'alcalis dilués comme réactifs de la graisse est également nécessaire, parce qu'une partie des cellules névrogliques possèdent, précisément à cet âge, un grand nombre de granulations albumineuses qui pourraient être confondues avec la graisse si elles n'étaient pas dissoutes par l'alcali.

Les autres lésions du cerveau ne diffèrent guère de celles des autres organes et nous ne ferons que mentionner encore le *tubercule solitaire du cerveau*, constitué dans sa plus grande masse par un amas fibro-caséeux autour duquel existe souvent une zone d'inflammation tuberculeuse parsemée de petits tubercules. La *tumeur cérébrale* la plus fréquente est une formation homologue : le *gliome*, ou neuro-gliome et le *glio-sarcome*, néoplasmes plus ou moins riches en cellules et rappelant par leur structure la névroglie;

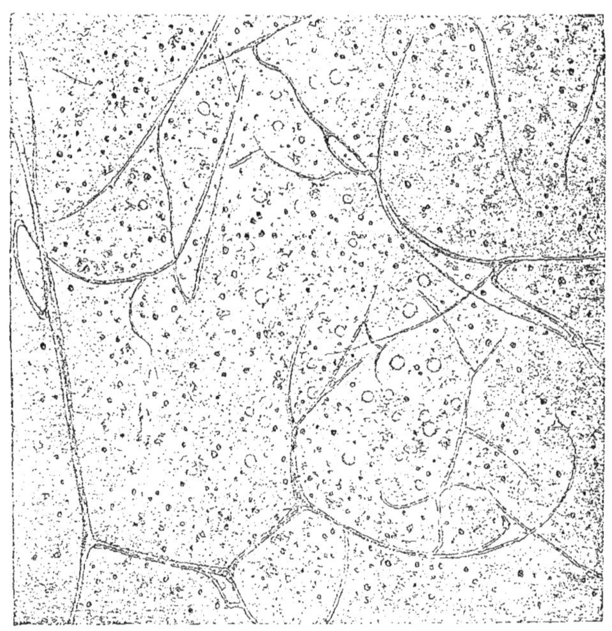

FIG. 132. — *Encéphalite des nouveau-nés.* — Coupe mince de la substance blanche du corps calleux. Examen dans l'eau salée. Les vaisseaux remplis que l'on aperçoit sans peine sont pour la plupart des capillaires. Dans la substance uniformément transparente, on distingue les cellules remplies de granulations graisseuses sous forme de points noirs, et les cellules moins lésées sous l'aspect d'anneaux. Gross. 50/1.

toutefois les images obtenues par les préparations sont variables puisque la formation d'éléments cellulaires peut être considérable. La substance intercellulaire finement granuleuse ou fibrillaire se dissout dans l'acide acétique et établit ainsi le diagnostic différentiel des *myxomes*, dont les cellules ressemblent souvent aux éléments des gliomes. Lorsqu'on choisit les points à examiner pour la préparation, il faut ne pas oublier les hémorrhagies, les transformations régressives et les modifications secondaires qui se passent dans le voisinage des tumeurs (surtout le ramollissement).

Il est plus rare de rencontrer dans le cerveau et dans la dure-mère les *cholestéatomes*, tumeurs épithéliales par rétention, très voisines de l'athérome et constituées par un épithélium aplati très transparent et par de la cholestérine. Il en est de même des *Psammomes*, tumeurs fibreuses ou sarcomateuses, farcies de concrétions calcaires stratifiées, sphériques, conglomérées, comme le représente à l'état normal l'Acervule de la glande pinéale. Ces sortes de granulations calcaires sont très fréquentes à la face interne de la dure-mère chez le vieillard. On peut en faire des préparations en les raclant avec un scalpel et en les examinant dans l'eau ; mais contrairement aux Psammomes, les amas cellulaires qui englobent ces grains de sable sont de nature épithéliale.

On rencontre également des grains de sable dans l'arachnoïde et on ne doit pas les confondre avec les plaques osseuses (voy. p. 342).

L'examen microscopique des *nerfs périphériques* se fait à l'aide des procédés ordinaires employés en anatomie normale ; toutefois les méthodes utilisées pour les pièces fraîches ne sont guère applicables aux fragments provenant d'une autopsie toujours tardive. Les coupes longitudinales ou transversales et les dissociations de nerfs durcis ou frais montrent que les processus actifs sont minimes dans les fibres nerveuses et que la participation de la substance nerveuse proprement dite aux lésions si fréquentes du tissu interstitiel est essentiellement passive.

On observe la destruction ou la dégénérescence de la gaine de myéline, la métamorphose graisseuse et l'atrophie avec ou sans conservation du cylindre. L'atrophie peut être secondaire et due à un trouble du système nerveux central. Dans ce dernier cas, le tissu interstitiel peut paraître intact ; toutefois, même dans l'atrophie secondaire des fibres nerveuses, on peut constater des lésions irritatives du tissu interstitiel. La numération comparative, sur les coupes transversales, des tubes nerveux à myéline, peut fournir des renseignements précieux sur l'extension des processus.

§ 9. — Appareil musculaire.

Les muscles que l'on enlève sur le cadavre frais sont tellement mous qu'on ne peut faire que des coupes longitudinales à l'aide de fins ciseaux, ou des petites coupes transversales avec le rasoir (1). Il est toujours facile d'étendre et de dissocier avec les aiguilles les coupes ainsi obtenues et qui sont toujours plus épaisses à leur centre qu'à la périphérie.

De cette manière, on pourra employer des grossissements moyens ou faibles. Les dissociations sont nécessaires pour l'examen avec un fort grossissement. En examinant soigneusement le trajet des fibres musculaires et l'état du tissu interstitiel, autant qu'on peut le voir à l'œil nu, on pourra obtenir des images assez nettes pour le microscope. Les dissociations des fibres musculaires seront poussées très loin jusqu'à l'isolement de chaque fibrille. Le tissu musculaire comprend les *fibres contractiles* et la *substance interstitielle*.

La *substance contractile* est striée transversalement et contenue dans des gaines pourvues de noyaux, le sarcolemme, qui par sa résistance aux alcalis dilués se range parmi les substances élastiques. Les fibres primitives sont réunies en faisceaux par une sorte d'enveloppe de tissu conjonctif lâche, pauvre en fibres, riche en vaisseaux, le perimysium interne et externe.

Les noyaux des vaisseaux et notamment des capillaires qui forment des réseaux à mailles étroites longitudinales, se distinguent très nettement par leur forme des noyaux musculaires. Évaluation différentielle utile à bien connaître, parce que les processus pathologiques y sont également différents.

Les modifications cadavériques subies par le tissu musculaire méritent une grande attention. Dans *la rigidité cadavérique*, la fibre musculaire perd en longueur ce qu'elle gagne en largeur. La destruction de la substance contractile dans les fibrilles primitives, plus rarement dans les disques de Bowman, est également un phénomène cadavérique.

Après la mort, la striation transversale se conserve dans les conditions habituelles ; toutefois on rencontre fréquemment soit des

(1) Le couteau à double lame et les microtomes à congélation n'offrent pas de grands avantages à cet égard.

faisceaux musculaires, soit des fibres isolées qui, par l'écartement des fibrilles primitives, présentent une striation longitudinale bien nette, alors que la striation transversale est peu nette ou à peine accusée. Le parenchyme et le tissu interstitiel sont assez souvent frappés d'une manière simultanée. Cependant il est bon de séparer ces deux ordres de lésions afin de pouvoir comparer les altérations primitives aux altérations secondaires.

L'*atrophie musculaire* détermine, surtout dans les affections de longue durée, une diminution des diverses dimensions des fibres, et cela sans autre lésion.

Les modifications peu avancées de l'atrophie ne peuvent, ainsi d'ailleurs que celles de l'hypertrophie, s'étudier que par comparaison. Un grand nombre de mensurations est nécessaire, et pour le débutant il faut avoir recours à de nombreux dessins.

Les coupes transversales sont moins commodes pour les mensurations, mais plus instructives, surtout lorsqu'il existe dans le même faisceau des fibres atrophiées ou hypertrophiées à côté de fibres normales. On ne doit pas oublier que la forme de la fibre musculaire est conique et que, sur une coupe transversale passant au voisinage de l'extrémité de quelques fibres, on trouvera normalement des coupes optiques petites et non atrophiées.

Dans l'appareil des muscles striés, l'*atrophie* de la fibre musculaire avec *pigmentation* du reste du protoplasma périnucléaire (lésion très fréquente dans les cellules myocardiques) est plus rare que l'atrophie simple ; en tout cas, elle y est toujours moins étendue.

L'*infiltration graisseuse* ne joue pas seulement un rôle capital dans la disparition des fibres musculaires mais aussi dans la stéatose musculaire ; dans ce dernier cas, le dépôt de graisse se produit toujours au sein du tissu interstitiel avec retentissement sur la fibre musculaire elle-même.

Les cellules du perimysium interne et externe se gorgent de graisse qui se dépose, sous forme de grosses gouttes, d'une manière si régulière qu'on assiste à une véritable métaplasie d'un tissu conjonctif pauvre en un tissu adipeux abondant.

Sur des coupes longitudinales, on aperçoit des cellules graisseuses disposées en séries entre les faisceaux musculaires, ou accumulées en amas plus volumineux dans les espaces qui séparent les faisceaux primitifs, alors que le processus est plus avancé.

On ne rencontre jamais dans les muscles, pas plus que dans les cellules cardiaques, l'infiltration graisseuse, car lorsqu'on rencontre de la graisse au milieu de la fibre musculaire, cette graisse est produite *in situ* aux dépens de l'albumine musculaire.

Dans les lésions des muscles, la *métamorphose graisseuse* se rencontre tantôt comme manifestation partielle à côté de l'infiltration graisseuse, tantôt comme une terminaison de l'inflammation parenchymateuse. Cette lésion se caractérise par l'apparition de petites granulations fines ne formant des gouttelettes que quand la métamorphose est avancée. Tantôt la striation transversale existe, tantôt elle a disparu. Pour se produire, la métamorphose graisseuse n'a pas besoin d'un processus inflammatoire antérieur ; elle n'est pas la fin obligée d'une inflammation parenchymateuse.

L'inflammation récente du parenchyme trouve son expression la plus élevée dans la *tuméfaction trouble* des fibres musculaires avec légère prolifération des noyaux. La tuméfaction et le trouble sont dus à l'apparition de petites granulations albumineuses, comme on en voit d'ailleurs lors de l'inflammation parenchymateuse d'autres organes. Ces granulations, qui finissent par masquer tôt ou tard la striation transversale, se dissolvent dans l'acide acétique et démontrent ainsi leur composition chimique. Cette réaction permet souvent de voir, en même temps, des granulations graisseuses concomitantes et qui, malgré leur réfringence fort différente, ne tranchent pas sur la masse des granulations albumineuses. Les lésions de la tuméfaction trouble sont, généralement, l'expression partielle d'une inflammation grave aiguë de toute la substance musculaire ; le plus souvent il s'agit d'une maladie infectieuse siégeant dans les mailles du tissu conjonctif interstitiel. Il n'est donc pas étonnant de voir reproduire la désagrégation des fibres contractiles en fibrilles primitives et en disques transversaux, désagrégation qui progresse encore même après la mort. C'est précisément dans les inflammations aiguës qu'on observe un fendillement des fibrilles primitives, état qu'on peut constater déjà lors de la dissociation à l'aide des aiguilles. Les fibrilles, ainsi divisées, possèdent encore une striation transversale et éclairent de la sorte d'une manière intéressante la structure de la fibre primitive.

La *dégénérescence en blocs vitreux* se rencontre le plus ordinairement, sans tuméfaction trouble, dans la dothiénentérie et les autres fièvres graves. Dans cette destruction, les muscles montrent à l'œil nu des modifications qui leur ont fait donner le nom de dégénérescence cireuse ; les fibres deviennent vitreuses ; la striation transversale disparaît ; ces parties modifiées paraissent plus transparentes que normalement et sont parsemées d'un grand nombre de brisures transversales. Le muscle devient très friable et est fréquemment le siège de ruptures et d'hémorrhagies qui contribuent, pour une large part, à rendre très variable l'aspect de ces muscles à un faible grossissement.

On rencontre aussi dans les mêmes coupes des fibres vitreuses foncées ou normales, et il est nécessaire d'employer de forts grossissements pour se rendre compte de la valeur différente de ces diverses lésions.

Les *inflammations interstitielles aiguës et chroniques* se produisent dans les muscles, comme partout ailleurs, aussi leur étude devra-t-elle procéder de la même manière. La longueur des espaces interstitiels réclame l'examen de la forme des foyers. On verra souvent que les amas cellulaires sont disposés en séries longitudinales et qu'ils proviennent soit de la prolifération des cellules du tissu interstitiel, soit des leucocytes émigrés.

Il en est de même pour les produits de l'inflammation chronique : les callosités interstitielles sont formées par du tissu conjonctif fibreux disposé en travées longitudinales. Les vaisseaux et les capillaires sont affectés au même titre que le tissu conjonctif interstitiel. Les noyaux du sarcolemme se mettent à proliférer et déterminent des foyers locaux de noyaux pâles et ovalaires.

Pour l'étude de ces processus interstitiels, les coupes longitudinales sont utiles ; mais les coupes transversales donnent les notions quantitatives des produits inflammatoires. En ce qui concerne l'étendue du processus interstitiel, il est également bon de colorer les noyaux sur des pièces durcies.

Pour mettre en évidence la dégénérescence vitreuse de la substance contractile, il est bon d'employer outre les matières colorantes habituelles de la matière hyaline (voy. p. 91), la matière rouge de Congo qui donne des colorations durables non seulement dans le baume mais encore dans la glycérine. Le picro-carmin (voy. p. 31) fournit également de bonnes préparations. L'orséine produit des colorations doubles remarquables.

Le parasite microscopique des muscles humains, la trichine, une fois entrée dans la fibre musculaire, détermine une grave inflammation interstitielle, étroitement limitée, mais s'accompagnant d'une destruction de la fibre musculaire ainsi atteinte (1).

§ 10. — **Os et cartilages**.

Les problèmes que présentent à l'anatomo-pathologiste les lésions des os et des cartilages ne sont pas aussi variés que semblerait devoir l'exiger l'étude de leur pathologie générale. Il s'agit en effet, presque toujours, de grosses lésions macroscopiques, telles que les troubles de croissance, les anomalies d'architecture, etc., mais habituellement constitués par les mêmes éléments microscopiques qu'à l'état normal.

Sur l'os compact avec ses lamelles typiques, sur les trabécules les plus fines du tissu spongieux, sur le périoste fibreux et dans la moelle vasculaire riche en graisse et en éléments cellulaires, on ne rencontre souvent aucune lésion, alors que le squelette est profondément altéré. Il est donc nécessaire de bien connaître la disposition normale des systèmes, car les variétés de volume ont une réelle importance. L'épaississement du tissu spongieux, c'est-à-dire l'hyperplasie des trabécules osseuses et la diminution des espaces médullaires, produit une véritable *sclérose* déjà frappante à l'œil nu. Les éléments sont demeurés les mêmes ; seul, le rôle qu'ils jouent dans la structure de l'organe a changé.

Si le périoste produit des couches nouvelles de tissu osseux par suite d'une prolifération inflammatoire, il en résulte certains aspects macroscopiques particuliers, caractérisés par de nombreuses couches osseuses minces avec espaces médullaires. Ainsi se trouve constituée une néoformation, souvent étendue, entre l'os préexistant et le périoste ; c'est la *périostite ossifiante*. Au point de vue macroscopique, on ne trouve pas d'autres éléments que ceux qui appartiennent au développement de l'os et du cartilage. Il est donc bon que l'observateur fasse, pour chaque région qu'il examine, des préparations des mêmes points anatomiques normaux, appartenant à des individus de même âge.

Nous ne mentionnerons ici que la présence de graisse et de matière glycogène (voy. p. 286) dans les cellules du cartilage, et la

(1) Voy. *Trichines*, p. 209, et *Cysticerques*, p. 202.

production physiologique de moelle graisseuse au lieu et place de la moelle lymphoïde dans les os en voie de développement. Le grossissement à l'aide d'une loupe facilite grandement cette étude.

Il existe, en outre, une série de lésions dont on ne connaît pas les exemplaires normaux dans l'os ou dans le cartilage ; nous citerons, par exemple, certaines anomalies de développement donnant naissance au tissu ostéoïde et au cartilage ostéoïde (voy. p. 360). Il en est de même pour tous les autres processus qui conduisent à la destruction de l'os ou du cartilage, qu'il s'agisse de productions inflammatoires ou de processus néoplasiques (tumeurs).

Parmi les anomalies de développement, nous citerons en première ligne le *rachitis*, dont les effets grossiers (incurvations osseuses, augmentation du cartilage diaphysaire) ne trouvent d'explication plausible que dans l'étude de leur constitution microscopique.

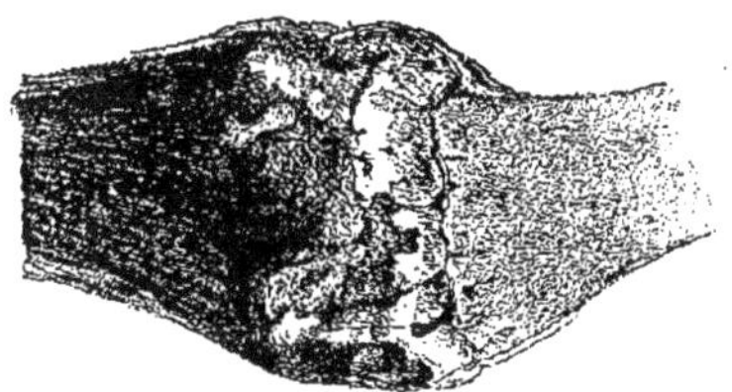

Fig. 133. — *Cartilage costal rachitique d'un enfant de 6 mois.* — Coupe longitudinale suivant l'axe de la côte et passant à travers le tissu chondro-costal. Examen à la lumière directe sans lamelle ni liquide Gross. 5/1.

Le processus du développement normal de l'os aux dépens du cartilage préexistant ne se fait pas d'une autre manière. Dans le rachitis, il s'agit de lésions qui atteignent le volume de l'os et sa durée d'évolution. Pendant le processus normal, les cellules cartilagineuses prolifèrent de préférence selon une seule direction. Au fur et à mesure que la substance fondamentale hyaline disparaît, elles se transforment en cellules médullaires. Le reste de la substance fondamentale s'infiltrant de substances calcaires représente la ligne régulière de la zone limite, intermédiaire à l'os et à son cartilage. Une partie de ces cellules médullaires se transforme rapidement en ostéoblastes, et l'os définitif est formé par la calcification de la substance intercellulaire qui sépare les anciens ostéoblastes devenus corpuscules osseux.

Chez le rachitique, l'uniformité dans la marche de ces transformations fait défaut.

A l'état normal, la chaux de la calcification provisoire se dépose, si l'on en juge à l'œil nu, suivant une ligne régulière, droite et fine; au microscope elle apparaît séparée du cartilage par une ligne essentiellement parallèle à la limite des espaces médullaires. Dans le rachitis, au contraire, cette zone calcaire se forme par taches, par îlots irrégulièrement délimités. Les espaces médullaires pé-

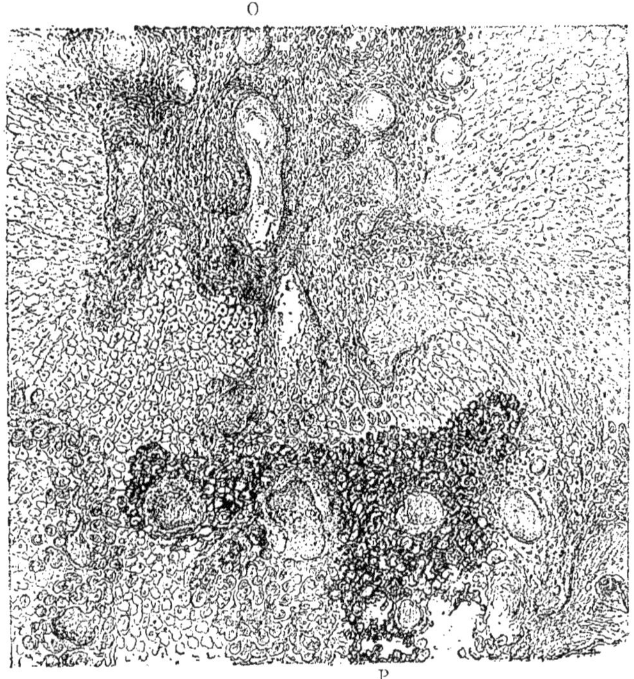

FIG. 134. — *Coupe longitudinale d'un fémur rachitique d'un enfant de 6 mois.* — Espaces médullaires d'un développement très avancé. La moelle a disparu par suite de la préparation. — O, tissu ostéoïde, territoire très étendu. Dans la moitié inférieure de la figure, on voit des espaces médullaires entourés d'une mince couche osseuse. — P, foyer de calcification provisoire commençant en P. A gauche, os complet. Les cellules cartilagineuses ont partout fortement proliféré. Gross. 50/1.

nètrent sur un grand nombre de points dans le cartilage proliféré. Sur d'autres points, ces espaces manquent totalement, de sorte que l'on rencontre des îlots de cartilage entourés de tissu osseux complètement développé; ailleurs, à côté du cartilage déjà ramolli par la prolifération cellulaire, on observe certains territoires de cellules cartilagineuses au repos; ailleurs encore, la substance hyaline fondamentale du cartilage existe à côté de substance déjà calcifiée.

Le développement des ostéoblastes se fait, dans le rachitis, aussi irrégulièrement que celui des espaces médullaires. Alors que la formation des corpuscules osseux avance, la calcification de la substance fondamentale osseuse néoformée demeure en retard. Il se produit ainsi un *tissu ostéoïde*, c'est-à-dire une substance cartilaginiforme mais contenant des corpuscules osseux.

A l'aide de forts grossissements, on peut voir sans peine la transformation des cellules médullaires en corpuscules osseux, et même, par places, la métamorphose directe des cellules cartilagineuses proliférées en ostéoplastes sans passer par le stade de cellules médullaires. La cellule sphérique ou ovoïde devient petite et brillante; un certain nombre de prolongements fins s'y montrent entre lesquels la substance fondamentale transparente reste dépourvue de chaux. Le rachitis est essentiellement caractérisé par ces lésions de développement..

Pour faire de pareilles coupes d'ensemble, il faut employer, au lieu de rasoir, un scalpel fort parce que la résistance des points calcifiés brise la lame et que le cartilage est assez résistant. On obtient ainsi une petite quantité de la substance spongieuse néoformée. Quant aux parties les plus solides de cette substance spongieuse et à l'os compact, il faut décalcifier d'abord pour parvenir à y faire des coupes. Avec cette méthode (voy. p. 16), on obtient le périoste encore adhérent à l'os, les vaisseaux qui s'y enfoncent et les ostéoblastes sous-périostés.

La direction des coupes sera faite autant que possible suivant la ligne de développement, mais elle peut lui être parallèle ou perpendiculaire.

Les coupes longitudinales permettent une bonne vue d'ensemble des lésions générales. Les coupes fines transversales sont surtout excellentes pour mettre en évidence les relations qui rattachent les espaces médullaires et leurs cellules aux parties osseuses avoisinantes.

L'*ostéo-chondrite syphilitique* apparaît à une période de la vie beaucoup plus précoce que les lésions rachitiques. Dans les différents degrés de l'affection, on rencontre une zone plus ou moins large, irrégulièrement dentelée, qu'il est difficile de préparer pour l'examen microscopique, à cause de sa trop grande dureté; la décalcification, par contre, lui enlève ses caractères distinctifs. Cette zone est friable, aussi ne peut-on pas en obtenir des coupes par usure, comme on fait de l'os ordinaire.

Il en est de même lorsqu'il s'agit d'établir les rapports qui existent entre les cartilages et les os ; car la zone cartilagineuse extraordinairement proliférée, bleuâtre à l'œil nu, et qui se continue avec un tissu de granulation bien caractérisé, est tellement molle qu'il est fort difficile de séparer les parties dures des parties molles. On ne peut donc faire porter l'examen que sur des petites coupes qui contiennent des cellules cartilagineuses proliférées avec une substance fondamentale considérablement diminuée; ces coupes montrent une zone étroite de petites cellules proliférées tendant à la dégénérescence graisseuse, zone pourvue de capillaires et ne présentant pour ainsi dire pas de substance intercellulaire.

L'examen des autres affections du cartilage ou des os se fera de la même manière que celle indiquée pour le rachitis. Disons encore que quand l'os est dénudé, on peut faire des coupes fines du périoste décollé en ayant soin de l'inclure dans un fragment de foie; ou bien on peut, comme avec la moelle des os, dissocier la membrane périostique pour l'examen détaillé.

Pour l'examen de la moelle osseuse (voy. p. 223, fig. 72), si l'on veut en observer à un faible grossissement les vaisseaux, on n'a qu'à employer la solution de sel de cuisine. Autrement on aura recours à l'eau qui ne lèse que les globules du sang, mais respecte les autres éléments.

La néoformation d'os dans la *guérison des fractures* mérite une certaine attention, puisqu'elle précède la formation du cal. Celui-ci est, dans sa plus grande partie, une prolifération périostique ; la moelle osseuse n'y joue qu'un rôle des plus restreints. Au début, le cal présente les caractères prédominants du tissu ostéoïde associé au tissu de granulation. Ces granulations accumulées en grand nombre autour des capillaires, se transforment rapidement en moelle osseuse et réalisent ainsi une portion de substance osseuse qui doit réunir les fragments de l'os fracturé. Quant à l'autre partie, d'origine périostique, elle se transforme directement en os, métaplasie que l'on observe également dans le rachitis. Nous n'avons pas à revenir sur la *sclérose* qui resserre d'une manière exagérée les espaces médullaires et qui donne à la néoformation osseuse une densité plus grande que le tissu normal (voy. p. 358).

La sclérose de l'os spongieux trouve son pendant dans la multiplication des lamelles de l'os compact (*éburnation*). L'étiologie en est bien connue, tandis que les causes du ramollissement du tissu osseux sont très différentes. C'est ainsi que dans l'*ostéomalacie*, affection rare, il s'agit d'une résorption des sels calcaires de l'os adulte avec formation progressive d'espaces médullaires. Quant aux autres affections qui déterminent la destruction du cartilage et de l'os, elles appartiennent à des processus que nous avons déjà eu l'occasion d'examiner dans d'autres chapitres. La formation de cellules géantes connues sous le nom d'*ostéoblastes* produit la destruction du tissu osseux par un processus métaplasique. Cette destruction peut encore être réalisée par des produits pathologiques, tels que le tissu de granulation ou le pus.

Lorsque le processus est néoplasique et qu'il prend son point de départ dans la moelle et simultanément dans le périoste, on voit la substance osseuse disparaître au fur et à mesure que la néoplasie progresse. Les lacunes de Howship qui existent dans l'os normal apparaissent avec beaucoup plus de netteté. Il s'agit d'un accroissement de l'os qui se distingue de l'accroissement normal par son exubérance inégale et son irrégularité. Il n'est pas rare de rencontrer, dans le pus, de l'ostéomyélite ou des cavernes osseuses, des petites trabécules osseuses absolument identiques à celles que l'on peut enlever avec une pince du tissu spongieux normal. Il faut, pour les distinguer, employer de forts grossissements qui permettent de reconnaître la destruction des cellules osseuses. On rencontre également les mêmes phénomènes dans les tumeurs métastatiques des os, dont les éléments raréfient le tissu osseux envahi, dans les gommes osseuses qui déterminent la carie sèche et enfin dans les affections tuberculeuses du périoste et de l'os. Pour bien voir ce processus, on n'a qu'à examiner une trabécule osseuse enlevée avec la pince et préparée dans une solution d'eau salée.

Le tissu compact doit être décalcifié quand on veut l'examiner sur des coupes. Les usures minces de l'os macéré, tout en ne contenant plus de cellules, donnent l'aspect de la raréfaction et permettent même de voir les lacunes dont nous parlions plus haut.

La *carie* nous apprend combien peut être considérable la destruction de l'os solide par dissociation. On y trouve des restes de tissu osseux sous forme de poussières, qui, à un fort grossissement, permettent de reconnaître soit leurs cellules osseuses, soit les cavités ostéoplastiques et démontrent ainsi leur nature osseuse.

Nous arrivons maintenant à ces *modifications du cartilage* qui conduisent finalement au ramollissement, sans déterminer cependant d'énormes délabrements dans les régions attenantes du squelette. Le cartilage, en effet, est un des tissus les plus passifs de l'organisme. Il suppure rarement et encore ne joue-t-il qu'un faible rôle dans la suppuration.

Les productions pathologiques du cartilage sont dues à des troubles régressifs de la nutrition des éléments cartilagineux, aussi bien que de la substance fondamentale intercellulaire. La possibilité d'une ossification ultérieure est très limitée ; elle est d'ailleurs presque toujours d'origine périchondrique, comme on le voit sur le cartilage thyroïde lorsqu'il se transforme en tissu spongieux. Autrement les affections du cartilage prolifèrent rarement de façon à donner lieu à des lésions caractéristiques. L'infiltration urique, dans la *goutte vraie*, est absolument passive. Dans ce cas, on trouve dans la substance fondamentale, aussi bien à la surface qu'à l'intérieur, les aiguilles uriques fortement réfringentes, réunies en gerbes et remplissant les cavités des cellules cartilagineuses mortes, d'une telle façon que l'intégrité des parties avoisinantes est bien faite pour démontrer la grande tolérance du cartilage.

Le cartilage costal des vieillards, de même que le cartilage articulaire dans les différentes arthrites, procurent les plus belles occasions pour l'étude des lésions du cartilage. Dans les arthrites, on trouve surtout la synoviale atteinte d'une formation de tissu de granulation, le cartilage n'est frappé que par contiguïté. Le *ramollissement sénile du cartilage*, qui donne naissance aux formations kystiques séniles, pourrait souvent s'appeler dégénérescence muqueuse à cause du contenu des petites cavernes intracartilagineuses. La coloration cireuse du voisinage des cavernes, et la formation de foyers en stries, rappelant les filaments d'asbeste, visibles à l'œil nu, permettent de prévoir qu'au microscope on trouvera des lésions multiples.

La première altération qu'on peut rencontrer, à un âge peu avancé, consiste en un trouble de la substance fondamentale du cartilage : La masse hyaline devient finement granuleuse, donnant à l'œil nu l'impression d'une substance cireuse.

Il semble qu'il s'agisse d'une densité inégale du cartilage qui, d'une part, peut devenir fibreux et de l'autre présenter des foyers de prolifération cellulaire plus ou moins abondante. La prolifération du cartilage épiphysaire nécessaire à la formation de l'os, suit une orientation déterminée même lorsqu'il s'agit d'affections syphilitiques ou rachitiques ; les cavités cartilagineuses s'allongent, se rétrécissent, et se remplissent de cellules disposées en séries longitudinales. Ce type régulier ne se retrouve plus dans les proliférations du cartilage sénile ; il s'agit alors d'un processus nettement inflammatoire. Les cavités cartilagineuses se développent très irrégulièrement sans suivre aucune direction déterminée. La substance fondamentale diminue là où le cartilage se dissocie en fibres. Au niveau de ces taches (*transformation asbestique*) qui se montrent à l'œil nu sous la forme de stries blanchâtres, on voit des fibrilles courtes, fines, disposées en longues séries interrompant le groupement des cavités cartilagineuses. Ces fibres ne s'anastomosent pas, et constituent une couche tellement dense que les régions ainsi atteintes sont absolument opaques. Il ne s'agit pas là de parties néoformées, comparables, par exemple, aux fibres collagènes du cartilage qui se développe dans le tissu conjonctif, ou aux fibres élastiques du cartilage réticulaire ; c'est un processus vraiment régressif qui, dans les cartilages articulaires, finit par déterminer la transformation fibreuse de la surface et, sur les cartilages costaux, produit la transformation muqueuse de certaines parties. Il se forme simultanément une fissure dans laquelle les fibres font une saillie en palissade. Nous ne voulons pas dire, on le remarquera, que la substance fondamentale, seule, subit la transformation muqueuse ; toutefois, il semble bien que les proliférations cellulaires qui dilatent les cavités cartilagineuses finissent par se dissoudre et par disparaître, avec ce qui reste encore de la substance fondamentale ramollie avoisinante. La petite quantité de liquide qu'on obtient au niveau de ces points est coagulée par l'acide acétique, il s'agit donc bien de mucus. On trouve encore dans les cellules cartilagineuses des gouttelettes graisseuses et, chez les individus âgés, des gouttelettes particulières de matière glycogène ; mais on ne saurait dire s'il s'agit réellement d'états pathologiques. Comme la prolifération cellulaire produit de nouveaux matériaux, la substance fondamentale devient également le siège d'une genèse nouvelle de capsules cartilagineuses ; des couches étroites, concentriques, réfringentes, se déposent autour des cavités cartilagineuses.

La *calcification* de la substance fondamentale qu'on observe notamment dans le voisinage des foyers de ramollissement, de même que la réplétion calcaire des cavités cartilagineuses ayant perdu leurs cellules, sont évidemment de nature régressive.

Ces fines granulations calcaires se font remarquer par leur opacité dans le voisinage des cavités cartilagineuses et au niveau de leurs pôles.

L'acide chlorhydrique les dissout et démontre que les cavités remplies de chaux ne contiennent plus aucune cellule. Ces lésions

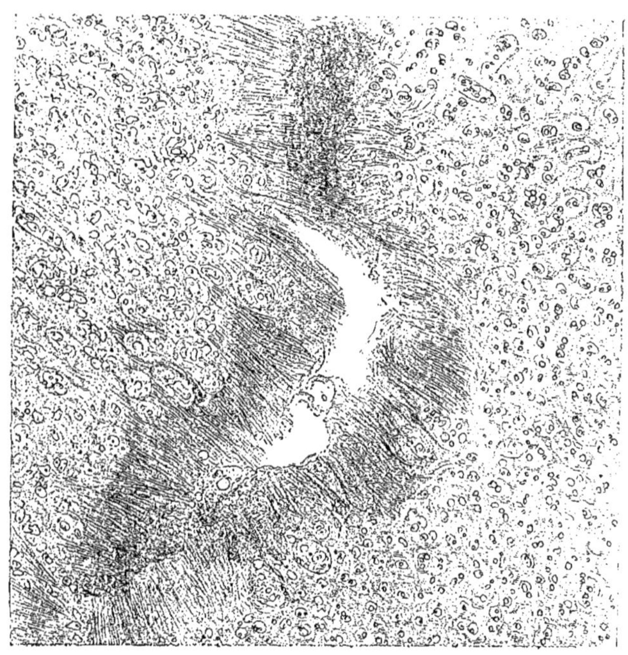

FIG. 135. — *Ramollissement sénile du cartilage.* — Coupe transversale d'un cartilage costal. Prolifération abondante des cellules cartilagineuses. Au centre de la figure, ramollissement muqueux et dégénérescence fibreuse de la substance fondamentale qui, dans le reste, est finement granuleuse. Gross. 50/1.

séniles du cartilage peuvent s'arrêter et rester longtemps stationnaires, sur une bonne coupe transversale d'un cartilage costal d'un homme âgé, on peut rencontrer toute la série des processus que nous venons de passer en revue. L'examen en peut être fait dans l'eau, ou bien avec la solution iodée et on emploiera, après les faibles grossissements, les forts objectifs afin de voir ces détails.

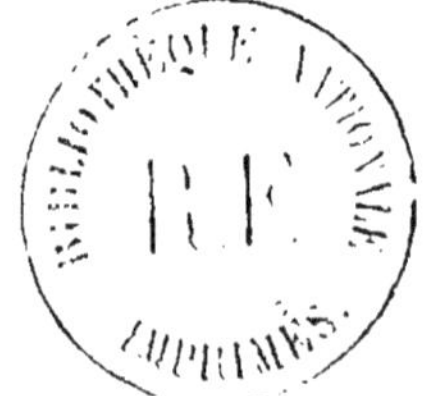

TABLE ALPHABÉTIQUE

IMPRIMERIE LEMALE ET Cie, HAVRE

ATLAS

PLANCHE I

Fig. 1. — *Pneumonie fibrineuse.*

Coupe d'un poumon fixé dans le Müller et durci dans l'alcool, colorée au picro-carmin et montée dans la glycérine. Gross. 75/1.

Les alvéoles, limités par des travées conjonctives (en rose), sont remplis par un exsudat fibrino-leucocytique abondant. Les fibrilles de fibrine sont d'un rouge vif ; à la partie inférieure et à droite, on aperçoit une large travée conjonctive infiltrée de charbon.

Fig. 2. — Même poumon traité par la méthode de Weigert.

La fibrine est colorée en bleu vif, le reste de l'exsudat demeure incolore.

Coupe montée dans le baume du Canada. Gross. 75/1.

PL. I.

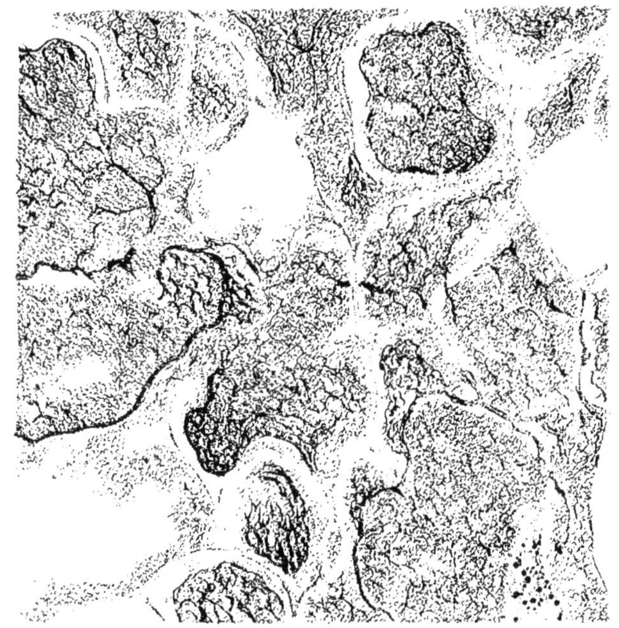

Fig. I.

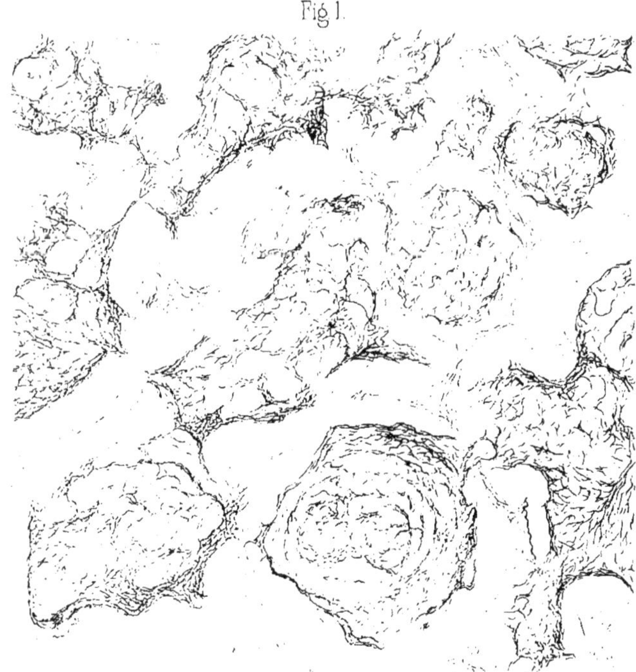

Fig. II

A. Karmanski ad nat. del. et lith. G. Steinheil Editeur

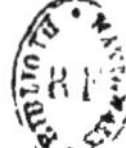

Imp. Lemercier & Cie, Paris

PLANCHE II

FIG. 1. — *Broncho-pneumonie morbilleuse.*

Coupe d'un poumon d'enfant fixé dans le Müller, durci dans l'alcool, colorée au picro-carmin et montée dans la glycérine. Gross. 15/1.

Les quatre placards roses disséminés dans la figure représentent des espaces bronchiques. Les taches rouge brun qui forment à leur périphérie des cercles incomplets sont des alvéoles remplis d'exsudats fibrineux (nodule péribronchique de Charcot).

Un grand nombre des autres alvéoles sont gorgés de sang et donnent à l'ensemble de la préparation un ton verdâtre caractéristique.

L'espace bronchique situé au bas de la figure et à droite montre deux cavités bronchioliques remplies de pus.

FIG. 2. — *Induration rouge du poumon* (Poumon cardiaque).

Coupe d'un poumon fixé dans le Müller, durci dans l'alcool, inclus dans la celloïdine ; colorée à l'hématoxyline-éosine. Gross. 100/1.

Les capillaires alvéolaires considérablement dilatés font saillie dans la cavité aérienne.

A droite, les alvéoles sont remplis de sérosité parsemée de grosses cellules épithéliales desquamées.

En haut quelques alvéoles affaissés sont remplis de cellules pigmentées (cellules cardiaques).

Quelques minces trousseaux de tissu conjonctif épaissi apparaissent, çà et là, colorés en rose.

PL. II.

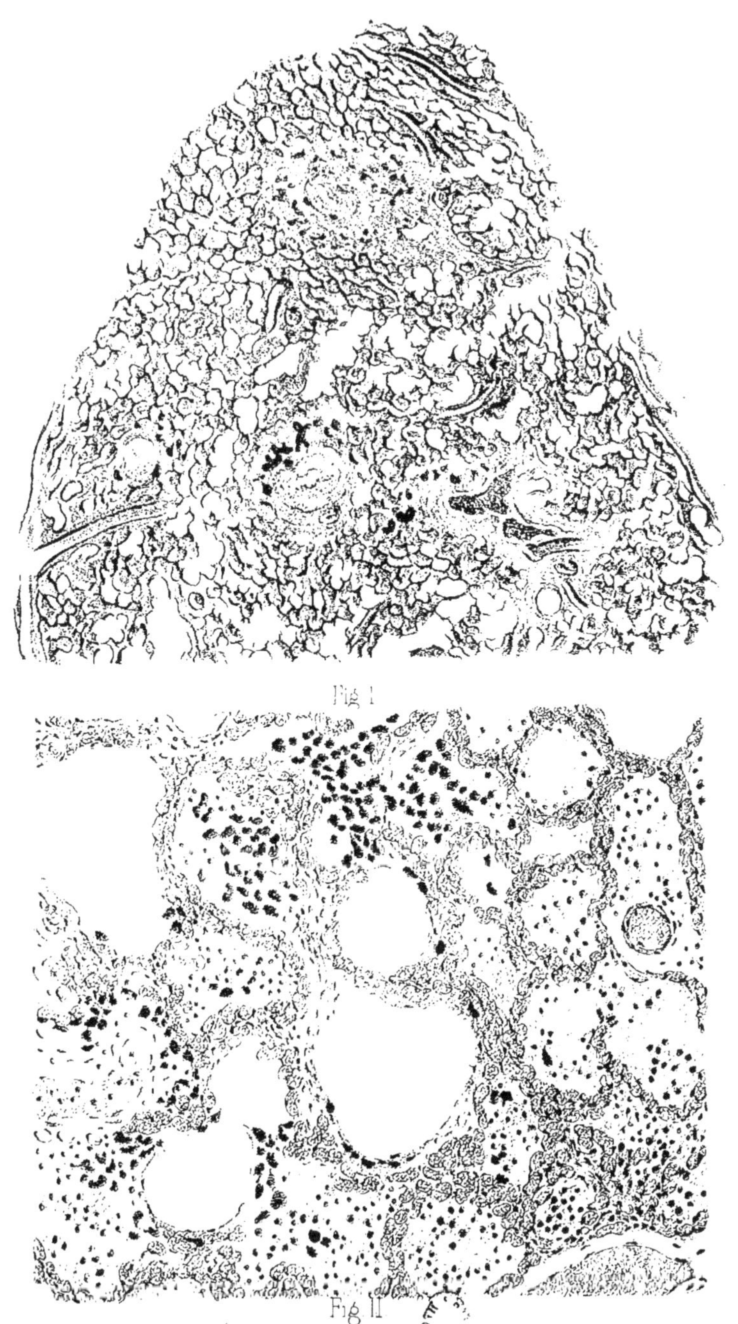

Fig. I

Fig. II

A. Karinanski ad. nat. del. et lith. — G. Steinheil Editeur. — Imp. Lemercier & Cie, Paris.

PLANCHE III

Fig. 1. — *Tuberculose pulmonaire chronique.*

Coupe d'un poumon fixé dans le Müller, durci dans l'alcool, inclus dans la celloïdine ; colorée à l'hématoxyline-éosine, montée dans le baume. Gross. 15/1.

Trois gros blocs roses d'apparence mûriforme représentent chacun le centre caséeux d'un gros tubercule ; ils sont entourés d'un certain nombre de cellules géantes reconnaissables à leur coloration rouge vif et à leur forme incomplètement circulaire.

Chacun des nodules tuberculeux est entouré d'une zone d'éléments embryonnaires infiltrant les alvéoles et le tissu interstitiel voisin.

Dans le reste de la préparation, quelques amas tuberculeux arrondis se montrent, comme les précédents, entourés d'un cercle incolore dans lequel la caséification paraît débuter.

A droite, vers la partie moyenne, une bande horizontale en forme d'Y semble appartenir à une thrombose vasculaire caséifiée.

Fig. 2. — *Lymphangite cancéreuse du poumon secondaire à un cancer de l'estomac.*

Coupe d'un poumon fixé dans l'alcool, colorée au carmin d'alun, montée dans le baume. Gross. 13/1.

A la périphérie de la figure, au-dessous de la plèvre, on voit une série de nodules cancéreux ayant végété dans les lymphatiques. Ces nodules sont composés d'îlots épithéliomateux séparés par des travées fibreuses ; on constate également en ces points des amas anthracosiques.

Dans le reste de la préparation, on aperçoit quelques gros amas cancéreux lymphangitiques périvasculaires ou péribronchioliques. Un certain nombre d'alvéoles sont remplis de cellules cancéreuses.

PL. III.

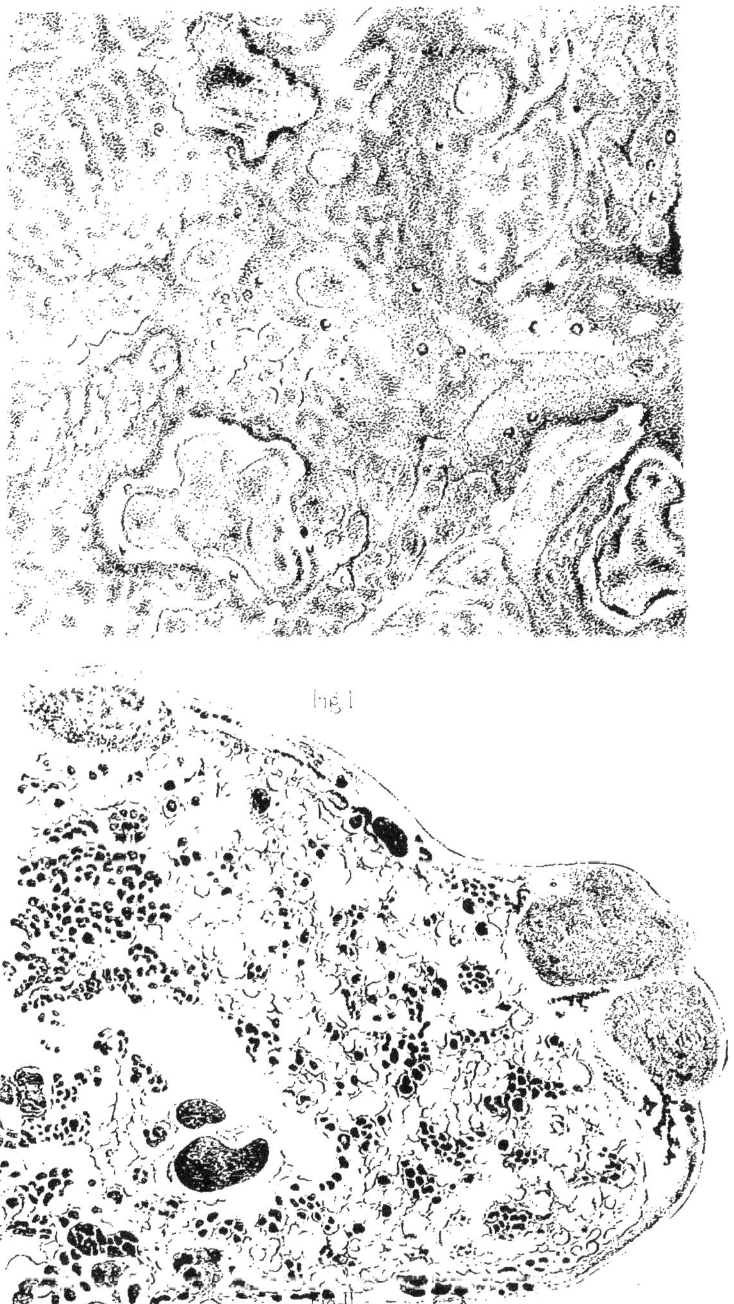

Fig I

Fig II

A. Karmanski ad nat. del. et lith. G. Steinheil Editeur Imp. Lemercier & Cie Paris.

PLANCHE IV

Fig. 1. — *Néphrite chronique.*

Coupe d'un rein fixé au Müller, durci à l'alcool ; colorée au picro-carmin, montée dans la glycérine. Gross. 65/1.

Au centre de la préparation, on aperçoit cinq blocs roses, fibreux, glomérules atrophiés.

A la partie inférieure et à droite, deux glomérules encore perméables apparaissent entourés de tissu fibreux.

Les quelques tubes contournés respectés par la sclérose diffuse se reconnaissent à leur rangée de cellules épithéliales dont le noyau est vivement coloré en rouge et le protoplasma en jaune brun. Les tubes sont pâles au milieu des plaques sclèreuses.

A la partie supérieure, un grand nombre de vaisseaux capillaires interstitiels se montrent dilatés et gorgés de globules rouges (colorés en vert).

Fig. 2. — Même préparation, colorée à l'hématoxyline-éosine, montée dans le baume. Gross. 80/1.

Les glomérules fibreux ne présentent qu'un petit nombre de noyaux.

La sclérose interstitielle péritubulaire a créé de larges travées fibreuses modérément nucléaires.

PL. IV

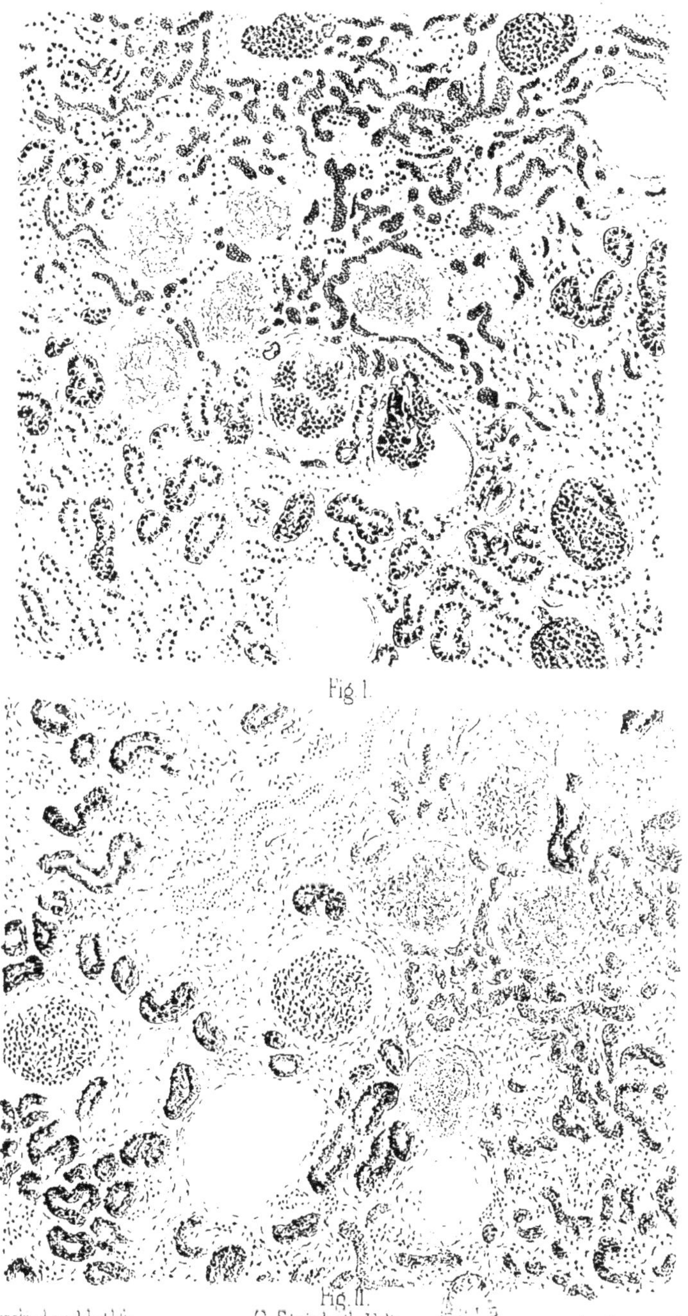

Fig. I.

Fig. II.

A. Karmanski ad. nat. del. et lith. G. Steinheil Editeur. Imp. Lemercier & Cie, Paris.

PLANCHE V

FIG. 1. — *Néphrite chronique.*

Coupe d'un rein fixé dans l'alcool, colorée au picro-carmin, monté dans la glycérine. Gross. 60/1.

Tous les glomérules visibles dans la préparation sont entourés plus ou moins complètement par des plaques de sclérose déjà ancienne. Le glomérule le plus élevé offre, sur le côté droit, les signes d'une inflammation proliférative de la capsule de Bowman.

En plusieurs points, particulièrement au centre de la figure, on reconnaît un certain nombre d'épithéliums tubulaires ayant subi la dégénérescence graisseuse.

A gauche, plusieurs tubuli contorti considérablement ectasiés.

FIG. 2. — *Foie gras et amyloïde.*

Coupe d'un foie fixé dans l'alcool, traitée au violet de Paris, montée dans la glycérine. Gross. 30/1.

Toutes les cellules hépatiques sont graisseuses. La matière amyloïde (colorée en rouge violet) s'accumule dans les espaces intertrabéculaires et de préférence au voisinage des gros vaisseaux.

L'apparence lobulaire du foie est encore reconnaissable.

PL. V.

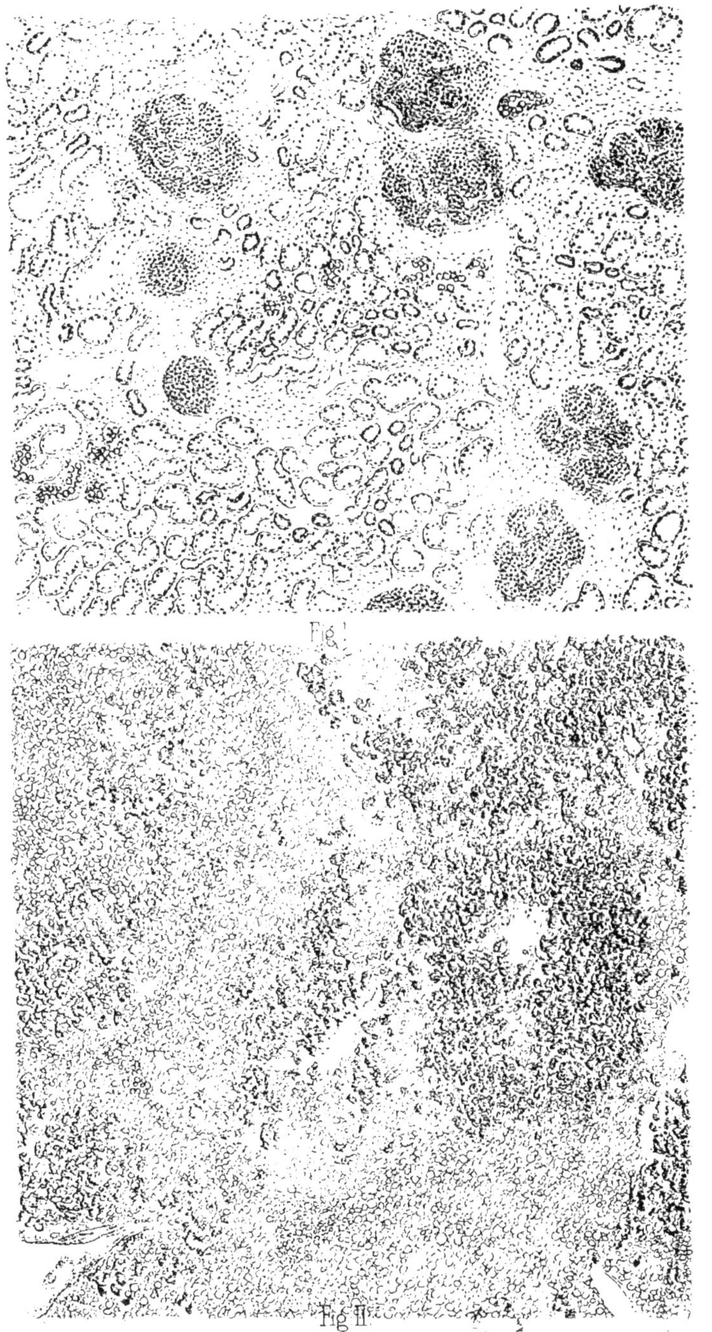

Fig. I

Fig. II

A. Karmanski ad nat. del. et lith. G. Steinheil Editeur. Imp. Lemercier & Cie, Paris.

PLANCHE VI

FIG. 1. — *Hépatite nodulaire graisseuse.*

Coupe d'un foie fixé dans le Müller, durci dans l'alcool ; colorée au picro-carmin, montée dans la glycérine. Gross. 45/1.

Les cellules hépatiques graisseuses sont reconnaissables à leur coloration claire et à leur forme arrondie. A gauche de la préparation elles se groupent en un nodule dont la périphérie n'est pas encore atteinte par la dégénérescence graisseuse.

FIG. 2. — *Hépatite chronique scléreuse avec dégénérescence graisseuse (cirrhose dite hypertrophique graisseuse).*

Coupe d'un foie fixé dans l'alcool, colorée au picro-carmin et montée dans la glycérine. Gross. 16/1.

Les bandes scléreuses dissocient largement et dans tous les sens les trabécules hépatiques d'ailleurs envahies par la dégénérescence graisseuse. Un grand nombre d'éléments embryonnaires infiltrent les travées cirrhotiques.

PL. VI.

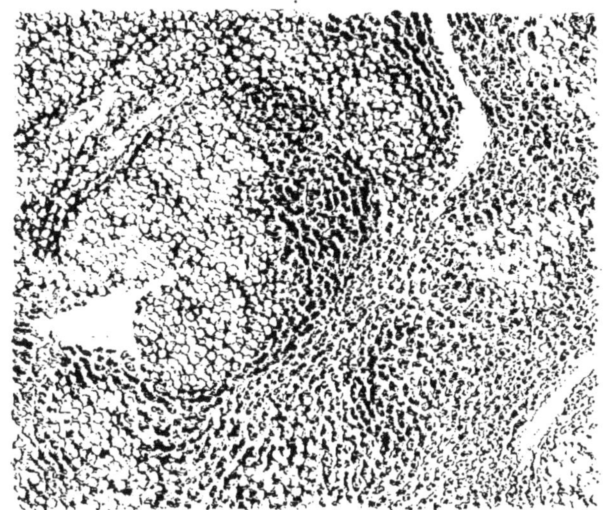

Fig. I.

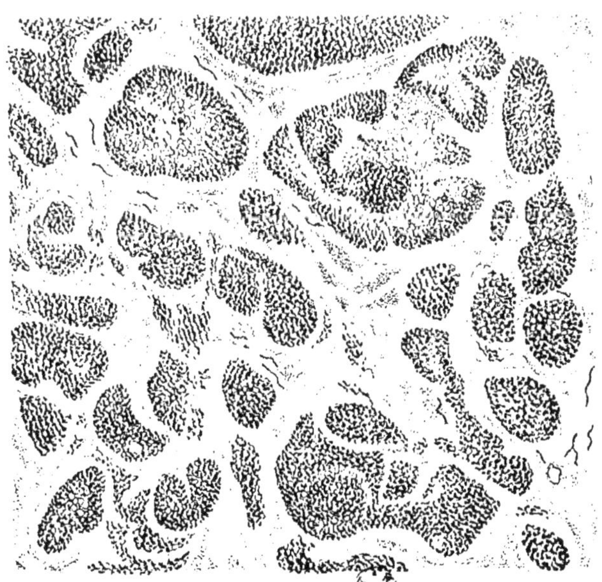

Fig. II.

A. Karmanski ad. nat. del. et lith. G. Steinheil Editeur. Imp. Lemercier & Cie, Paris.

PLANCHE VII

FIG. 1. — *Nécrose centrale du lobule hépatique dans un foie cardiaque.* (Pièce appartenant au Dr Hudelo.) Coloration au picro-carmin. Gross. 18/1.

Chaque lobule hépatique est dissocié en trois zones : l'une, centrale, jaune verdâtre, nécrosée ; l'autre moyenne, brune, dans laquelle les cellules hépatiques sont conservées à peu près normales ; la troisième, périphérique, rose, fibroïde occupant les espaces périlobulaires élargis.

On aperçoit encore, autour de chaque veine centrale du lobule, quelques travées jaunâtres qui correspondent au squelette des trabécules hépatiques mortes.

FIG. 2. — Même coupe, colorée à l'hématoxyline-éosine. Gross. 40/1.

Au centre de la préparation, un lobule hépatique entier. La région nécrosée contient encore quelques éléments nucléaires.

Autour de la veine centrale, les trabécules hépatiques nécrosées semblent avoir subi une sorte de vitrification. L'espace périlobulaire est rempli d'éléments embryonnaires.

PL. VII.

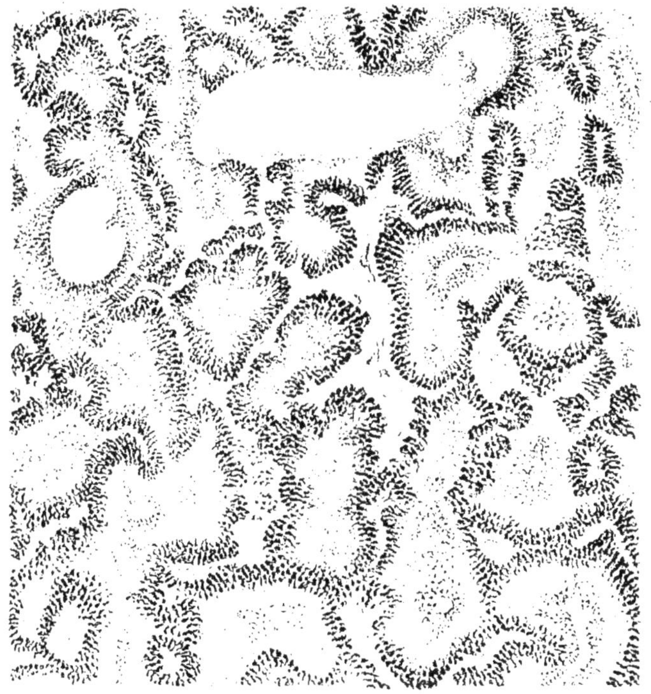

Fig. 1

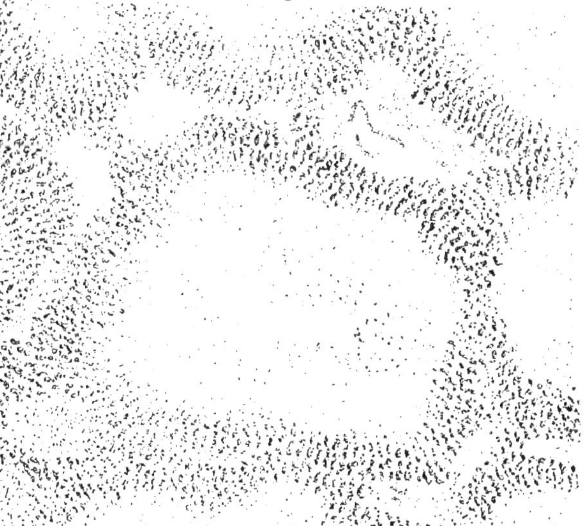

Fig. II.

A. Karmanski ad nat. del. et lith. G. Steinheil Editeur Imp. Lemercier & Cie Paris.

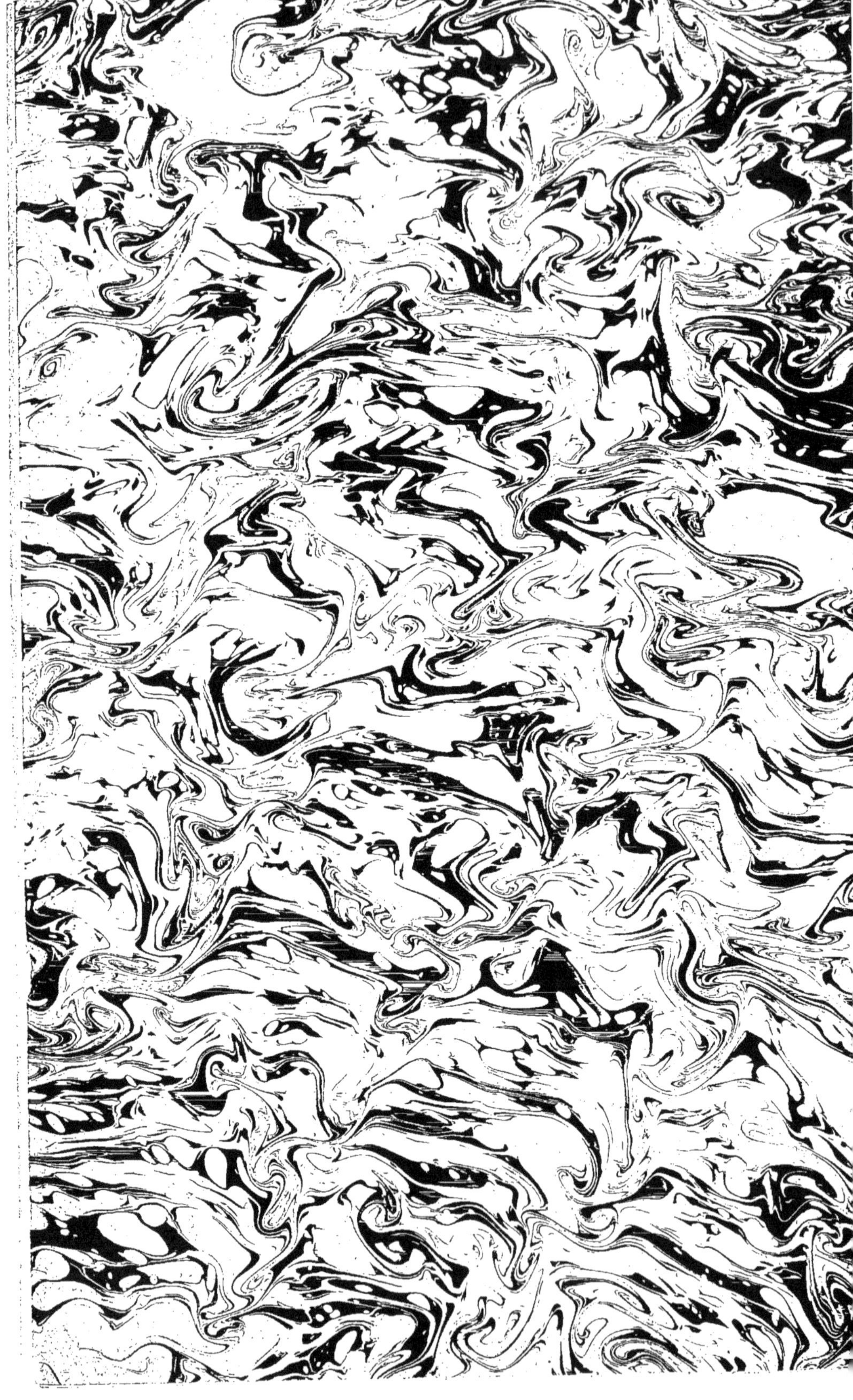

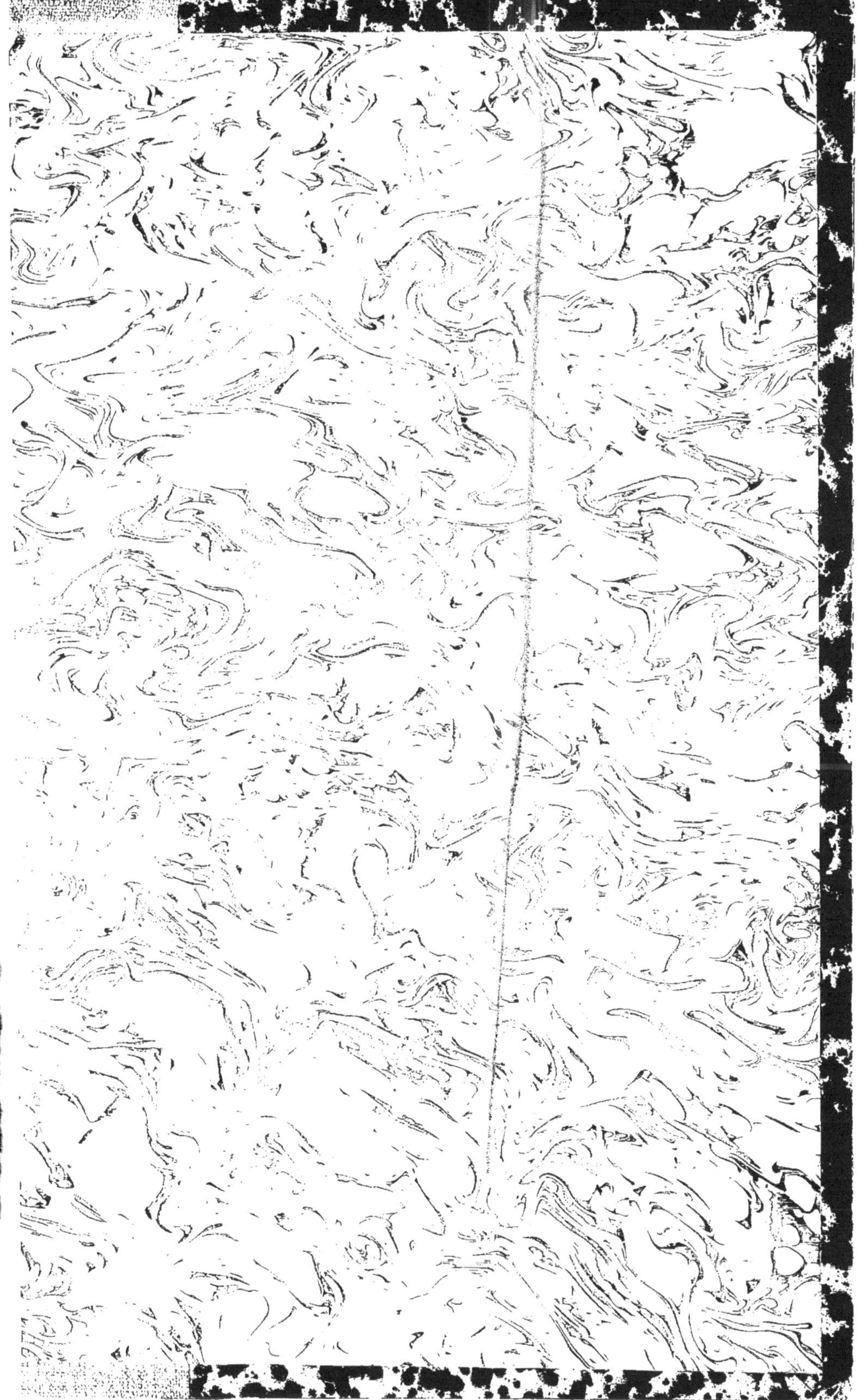

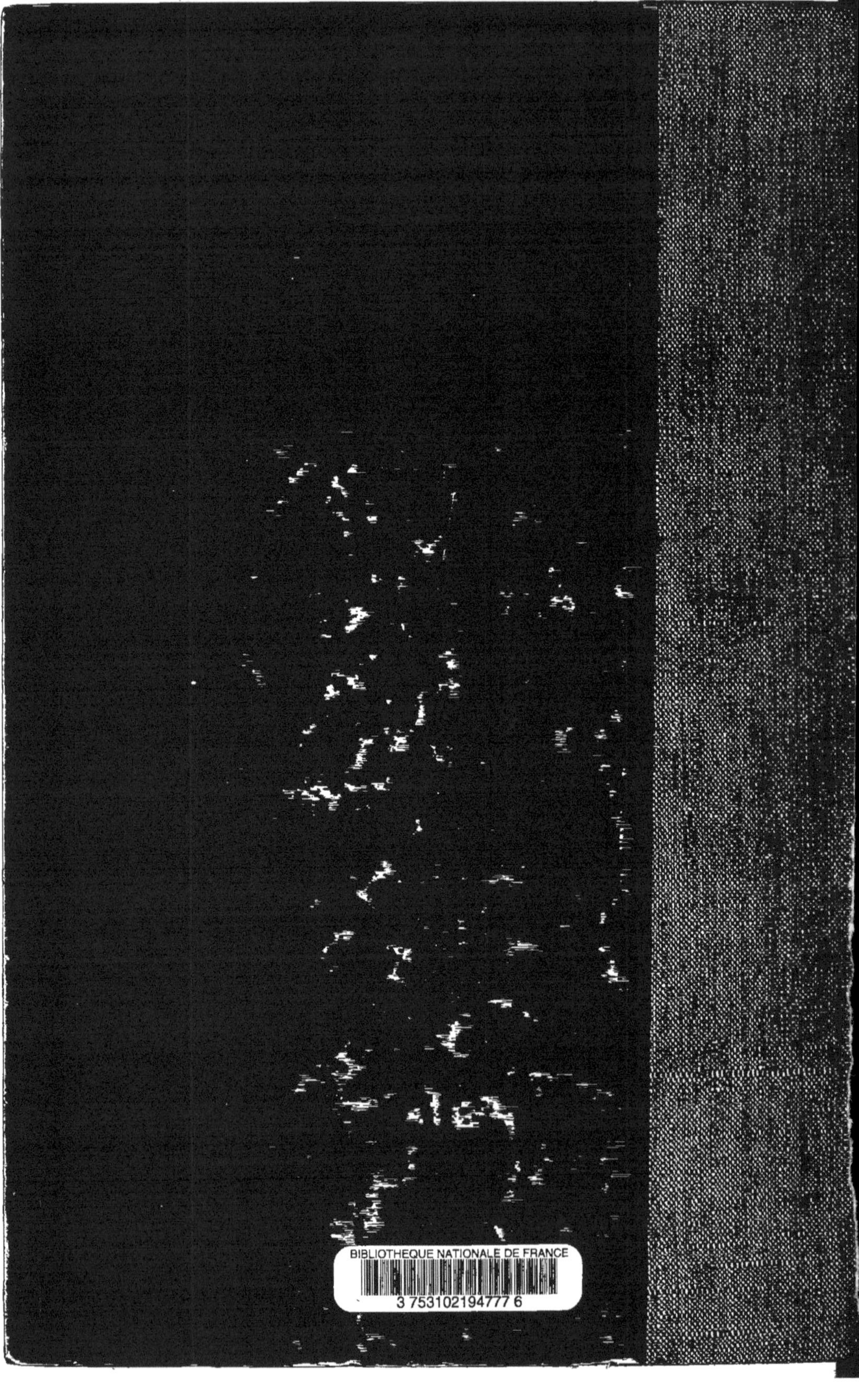
BIBLIOTHEQUE NATIONALE DE FRANCE
3 753102194777 6

www.ingramcontent.com/pod-product-compliance
Ingram Content Group UK Ltd.
Pitfield, Milton Keynes, MK11 3LW, UK
UKHW020257230726
13925UKWH00001B/104

9 782013 622745